DU VÉRITABLE MODE D'ACTION

DES EAUX DE MER

Principaux travaux de l'Auteur :

1° Histoire de l'inflammation dartreuse, et historique des Dartres depuis les temps hippocratiques jusqu'à nous. Paris, 1833, in-4°, chez M. Labé.

2° Dogmatisme pratique, au sujet des maladies dartreuses en particulier et des maladies chroniques en général. Paris, 1849, in-8°, chez M. Labé.

A ce travail s'ajoutent de nombreux mémoires publiés dans le Bulletin général de thérapeutique sur les maladies de la peau, telles que la *melitagra*, le *rarus*, l'*herpes squamosus madidans*; les traitements du styrax pour les Dartres rongeantes (*esthiomenos, lupus*); celui du goudron pour les affections dartreuses et dyscromateuses, etc.

3° De la fièvre typhoïde et de son traitement dans le midi de la France, Bulletin général de thérapeutique (1842).

4° Nouveaux principes et nouveaux Glossocômes pour le traitement des fractures, (*ibid.* 1843 et 1853).

5° Nouveau traitement dê certaines espèces de gangrènes, notamment des gangrènes séniles, (*ibid.* 1848).

6° Synthèse pathologico-thérapeutique, ou pratique médicale expliquée par les mouvements physiologiques médicateurs naturels et provoqués. Paris, 1850, chez M. Baillière.

Imprimerie de Ch. Lahure (ancienne maison Crapelet)
rue de Vaugirard, 9, près de l'Odéon.

HYDROTHÉRAPIE GÉNÉRALE.

DU VÉRITABLE MODE D'ACTION

DES EAUX DE MER

EN PARTICULIER,

DES EAUX THERMO-MINÉRALES,

ET DE L'EAU SIMPLE EN GÉNÉRAL,

Ouvrage dont les deux premiers essais
ont été couronnés par la Société impériale de médecine de Marseille,

PAR A. H. A. DAUVERGNE,

Docteur en médecine de la Faculté de Paris
médecin de l'hôpital de Manosque (Basses-Alpes), membre et secrétaire
du conseil de salubrité et d'hygiène de l'arrondissement de Forcalquier,
médecin cantonal, lauréat de plusieurs Académies de médecine,
membre associé correspondant de la Société de médecine de Paris, etc., etc.

« *Experientia fallax ratione destituta.* »
BAGLIVI.

« Rassemblons des faits pour nous donner
des idées. » BUFFON.

PARIS

LABÉ, ÉDITEUR, LIBRAIRE DE LA FACULTÉ DE MÉDECINE
ET DE LA SOCIÉTÉ IMPÉRIALE ET CENTRALE DE MÉDECINE VÉTÉRINAIRE
Place de l'École de Médecine, 23 (ancien n° 4)
1853

PRÉFACE.

Malgré les efforts des Bordeu, des Alibert, des Anglada, des Patissier, des Marchant, des Gerdy, des Jaumes, des Gaudet, etc. , les eaux minérales sont demeurées comme une superfétation dans la thérapeutique. Elles constituent toujours une médecine séparée qui a ses dogmes, ses principes, sa pratique. La faute en est à nos facultés de médecine, à nos gouvernements qui ont laissé se former une école distincte, une doctrine à part : les premières, pour être restées muettes à l'endroit des eaux, et les seconds, pour avoir institué des médecins inspecteurs à chaque source, n'ayant aucun rapport avec l'enseignement général , n'en ayant même point entre eux. De là est résulté une telle confusion , que l'expérience particulière est devenue illusoire pour la science commune. En effet, là où une organisation scientifique eût été possible, en obligeant chaque médecin inspecteur à des observations régulières , aboutissant à une chaire de nos facultés , qui eût pu rassembler, comparer et conclure, il n'y a eu que des expériences personnelles qui, s'exerçant toujours sur des faits analogues, n'ont pu que s'égarer dans des vues exclusives.

En cet état de choses, il est arrivé qu'un paysan de la Silésie , expérimentant sur l'eau froide simple, a obtenu des résultats tels, qu'il a même pu faire croire non-seulement que l'eau ordinaire pouvait remplacer toutes les eaux minérales, mais être encore l'agent universel d'une thérapeutique générale. C'est ainsi que, par leur indifférence, nos écoles sont menacées de voir surgir en dehors d'elles et une doctrine générale et une nouvelle thérapeutique se substituant à la leur.

Cependant, il ne peut y avoir qu'une seule médecine, de

même qu'il n'y a qu'une physiologie et qu'une pathologie. Quels étaient les moyens de la trouver? C'était de prendre la voie inverse qui avait été suivie; au lieu de faire des observations isolées sur chacune des eaux, il fallait en faire de parallèles sur les plus opposées et les plus distinctes, étudier le mode d'action physiologique de chacune d'elles sur nos divers appareils organiques, sur les modifications fonctionnelles qu'elles déterminent, et ensuite comparer à ces études les résultats thérapeutiques obtenus, non-seulement avec chacune de ces eaux, mais encore avec la médecine ordinaire.

C'est ce que nous a permis de faire, pendant plus de vingt ans, la position pratique au milieu de laquelle nous nous sommes trouvé. Entouré des eaux minérales salines froides ou thermales de Manosque, de Saint-Martin, de Pusclat, qui sont sulfureuses, salines et froides; des eaux de Digne, de Gréoulx, d'Aix, qui sont salines, sulfureuses et thermales à divers degrés; enfin, des eaux de mer, puisque Manosque n'est qu'à douze lieues de Marseille, et que toute la contrée rayonne vers cette grande ville; nous avons pu comparer les principaux résultats de ces eaux, et ces comparaisons unies aux recherches sur les eaux froides simples, faites à notre hôpital, nous ont donné, avec tous les éléments de la question, l'observation la plus générale.

Joignez à cela cette pratique des campagnes où le médecin est toujours en face des plus grandes difficultés pathologiques, et non des simples malaises de la sensibilité engendrés dans les grandes villes par l'atmosphère des salons, par l'énervation des boudoirs, qu'augmentent encore toutes les passions soulevées dans les contacts si multipliés d'une civilisation raffinée et délicate, et alors vous comprendrez qu'il n'est plus possible de croire seulement à l'influence du voyage, du changement d'habitudes. Avec cette influence que nous ne récusons pas, il faut encore admettre, pour le genre de maladies et de malades que nous voyons, une puissance médicatrice réelle et bien positive.

Dans une telle situation pratique, tous les véritables éléments de la pathologie générale et d'une thérapeutique universelle étaient sous notre observation ; pour nous persuader et nous convaincre, il ne s'agissait que de distinguer toute chose, et de trouver un fil conducteur qui, en ralliant ces différentes observations, pût diriger notre esprit dans cette immensité de faits. La comparaison nous conduisit à la physiologie, et bientôt celle-ci put tout dominer, en tout embrassant. Aussi avons-nous dû croire à la fidélité de notre guide, lorsque nous avons reconnu qu'il était aussi bien applicable à la médecine séculaire qu'à celle des diverses eaux froides ou thermales, simples ou minérales. (Voy. notre *Synthèse pathologico-thérapeuthique*, ou *Médecine expliquée par les mouvements naturels ou provoqués*, *Bulletin de thérapeutique*, 1850.) La vérité ne se déduit-elle pas, en effet, de la généralité d'applications ; et l'expérience ne se réduit-elle pas en principes pour être saisissable ? La plus vaste des expériences ne peut être qu'une théorie plus précise, plus rapprochée, mieux arrêtée, c'est-à-dire, une plus grande certitude de pouvoir faire d'une manière plutôt que d'une autre.

En 1847, la Société royale de médecine de Marseille, en mettant au concours cette question que j'ai conservée pour titre à cet ouvrage : *Du véritable mode d'action des eaux de mer*, me fournit l'occasion de mettre en ordre mes observations sous les principes qui en avaient émané, et je dus persévérer dans ces mêmes travaux après le jugement de cette honorable Société, qu'exprima si énergiquement M. le docteur Dugas, rapporteur de la commission. (Voy. le Compte rendu des travaux de cette Société, 1849, p. 60 et 61.) Les paroles si caractéristiques et si flatteuses d'un homme aussi éclairé que M. Dugas, sur une œuvre dont il ne connaissait pas alors l'auteur, ne purent que m'encourager, et me faire espérer que si je n'avais pas touché le but, j'étais au moins dans la voie qui devait le faire atteindre.

J'ai donc travaillé depuis avec un nouveau zèle, et c'est

dans l'espoir de présenter à cette heure mon travail aussi complet que possible, qu'après beaucoup de nouvelles recherches je le publie aujourd'hui, en embrassant la thérapeutique générale et la thérapeutique particulière des diverses eaux sous les mêmes principes physiologiques. J'ai espéré ainsi mettre un tel ordre dans les faits, la théorie et l'expérience, que le pêle-mêle dans lequel la pratique s'est débattue jusqu'ici, ne devrait plus être possible.

Surtout enfin, suis-je persuadé d'avoir répondu à un besoin tellement désiré et pressant, qu'il est inscrit partout : dans la question posée par l'Académie de Marseille, dont ce travail est la réponse agrandie, et dans un ouvrage des plus remarquables et des plus récents sur les eaux minérales, où l'auteur dit :

« S'il suffisait d'un grand nombre de faits pour fonder la science des eaux minérales, celle-ci devrait être depuis longtemps faite et connue; car les livres et les notices fourmillent de cas isolés, d'observations multipliées.

« Nous dirions presque de cet assemblage innombrable d'observations, ce qu'Ésope disait du plat de langues qu'il servait à ses maîtres : Elles sont bonnes ou mauvaises suivant le langage qu'on leur prête.

« Une interprétation rationnelle et doctrinale peut seule jeter un peu de clarté dans ce chaos, dans cette mêlée confuse, et restituer aux choses observées leur valeur, une signification véritables. » (G. ASTRIÉ, *De la médication thermale sulfureuse.* Paris, 1852, p. 78.)

Pour arriver à cette fin, il n'y avait qu'une voie : c'était celle des observations parallèles et non pas isolées, fussent-elles plus multipliées encore. C'est ce que nous avons soutenu, dès 1847, devant la Société royale de médecine de Marseille. Aussi reste-t-il toujours plus évident : que la pratique réclame, à grands cris, des principes vrais autour desquels elle devra se rallier pour pouvoir être dirigée.

Si **M.** Astrié, si riche en pratique personnelle, ne l'exprimait pas hautement par un aveu qui l'honore, il serait facile de comprendre que toute expérience doit nécessairement se réduire en principes ; car tous les praticiens sont obligés de convenir, comme l'a dit si justement M. Mérat « que c'était la nécessité de joindre les méditations de l'esprit à l'observation des faits évidents qui faisait toute la difficulté de la médecine. » (*Dict.* en 60 vol., art. *Théorie.*)

Or, notre ouvrage peut être regardé comme cette théorie physiologique de nécessité, apportée par les faits les plus nombreux et les plus divers, puisque nous nous fondons sur des observations parallèles de l'hydrothérapie générale, souvent comparées encore à la médecine ordinaire.

Ce sera donc être spécialement utile à la pratique, en lui indiquant comment et pourquoi elle doit se servir des eaux de mer en particulier, et des autres eaux en général ; car, c'est ainsi seulement qu'on peut montrer aux praticiens de quelle manière ils atteindront le but qu'ils cherchent, et aux malades comment ils pourront plus directement y arriver.

Ceci est dit contrairement à ces ouvrages qui s'intitulent *Guide des baigneurs.* Les baigneurs ne peuvent être guidés que par un médecin expérimenté, et, s'ils s'en persuadent dans mon ouvrage, je croirai leur avoir été vraiment utile. Seulement, y aura-t-il quelques personnes étrangères à la médecine, qui aient le courage de pénétrer avec moi dans les profondeurs si cachées et si étroites de notre organisme, dont le mode d'impressionnabilité, les changements apportés aux matériaux de la nutrition sont la seule action des eaux en général, comme d'ailleurs de tous les autres remèdes ?

PROLÉGOMÈNES.

PHYSIOLOGIE PATHOLOGIQUE PRÉLIMINAIRE POUR COMPRENDRE
LE VÉRITABLE MODE D'ACTION DES EAUX
ET DIRIGER LEUR APPLICATION SUR LES PHÉNOMÈNES
VITAUX ORGANO-PLASTIQUES.

Des fonctions physiologiques ultimes et résultantes, tellement capitales et essentielles qu'elles constituent aussi bien les éléments de la vie que les forces médicatrices que nous pouvons atteindre et diriger.

A nulle époque on n'a peut-être aussi bien compris qu'il ne suffit pas d'observer, mais qu'il faut encore réfléchir et raisonner. Voilà pourquoi on a fini par se convaincre que la maladie est bien positivement sous l'empire des aberrations physiologiques, et non pas dans un être de raison qu'il fallait reconnaître, attaquer et combattre.

Depuis Hippocrate, et bien que ce génie resplendisse de lumières étonnantes à ce sujet, tous les médecins, même ses sectateurs les plus ardents, ne pouvaient se défendre de cette idée, qu'il fallait chercher le remède du mal ou du moins celui des éléments de la maladie. De là, tous les spécifiques.

Aujourd'hui de telles idées sont sapées de tous côtés, et les progrès de l'anatomie pathologique, les analyses des liquides, les recherches physiologiques ne laissent guère de place à une erreur que vient de détruire complétement à mon avis la médecine hydrothérapique.

Dans son bel ouvrage de chirurgie, mon excellent ami et digne maître M. le professeur Gerdy, dit : « En même temps que la maladie est un état particulier de l'organisation opposé à la santé, c'est, comme tous les états du corps, une manière d'être qui n'existe pas séparément des corps vivants, qui n'en a point d'existence indépendante ; en un mot, la maladie n'est point un être physique existant par lui-même.» (*Chirurgie pratique complète*, t. I, p. 66.)

« A l'École de Paris, continue l'illustre professeur, où nous sommes ultrà-matérialistes, nous disons volontiers que les maladies sont toujours des altérations matérielles appréciables ou non appréciables ; mais cela n'empêche pas que ce ne soient des phénomènes. On croit cependant que les phénomènes, qui accompagnent les maladies , tiennent toujours en définitive à une lésion matérielle ; qu'il ne peut pas en être autrement ; et, si vous en demandez la preuve, on vous répond qu'il n'y a pas d'effet sans cause. Ce n'est là qu'un raisonnement inexact qui , pour être généralement répété et accrédité , n'en est pas moins faux. En effet, 1° il est impossible de prouver que toutes les maladies consistent primitivement, comme les lésions physiques ou mécaniques, dans une altération matérielle ; et supposer alors une altération inappréciable, ce n'est pas la démontrer. 2° Affirmer que les phénomènes non matériels d'une maladie comme la douleur, dépendent d'une altération matérielle, c'est affirmer sans preuve que ces phénomènes dépendent d'autres phénomènes. En effet, les lésions organiques supposées seraient elles-mêmes des phénomènes, des troubles de nutrition dans les dégénérations, d'accroissement dans les hypertrophies et les atrophies, de formation dans les productions morbides. 3° D'ailleurs, *ces derniers troubles, qui sont des phénomènes vitaux, précédant nécessairement les lésions dites organiques, il en résulte que ces maladies viendraient elles-mêmes d'abord d'une lésion phénoménale vitale et non d'une lésion matérielle.* » (*Ibid.*, p. 81.)

Il y a plus encore, et toutes les observations hydrothérapiques le prouvent jusqu'à l'évidence : tous nos traitements, excepté ceux de la médecine opératoire, s'adressent, non à la lésion matérielle, mais bien à la perturbation phénoménale vitale.

Je crois avoir démontré ailleurs (*Dogmatisme pratique des maladies dartreuses, Bulletin de thérapeutique*, t. XXXVII); *Synthèse pathologico-thérapeutique, ou médecine expliquée par les mouvements médicateurs naturels ou provoqués,* (*Ibid.*, t. XXXIX), et je compte surtout mettre en évidence dans un ouvrage prochain, portant pour titre : *Des sources des indications thérapeutiques*, que tous nos traitements s'adressent aux phénomènes les plus immédiats de la vie, c'est-à-dire, à ce que nous pouvons concevoir et atteindre de cette prodigieuse merveille, que nous nous bornions à admirer dans son unité insaisissable. Je n'y reviendrai pas ici; mais je m'efforcerai d'expliquer comment les actions des eaux atteignent vraiment les éléments de la vie, les sollicitent et les mettent en jeu pour débarrasser l'organisme de la lésion matérielle, et pour rétablir l'harmonie fonctionnelle du *consensus général.*

Pour preuves premières, je n'ai pour ainsi dire qu'à poser ces questions :

1° Comment comprendrez-vous les effets de l'eau, s'adressant également bien à la pléthore et à l'anémie, à l'hypérémie sthénique et asthénique, autrement que par l'impression qu'en auront reçue les moteurs de l'organisme vivant, les phénomènes vitaux influençant tel ou tel organe, telle ou telle fonction?

2° Comment vous rendrez-vous compte de ces observations que : le traitement à l'eau simple froide, marine ou minérale, par le seul effet de quelques sécrétions intestinales, rénales ou cutanées, guérit également bien des rhumatismes, des dartres, des hépatites, etc. ?

Invoquerez-vous la dérivation et la révulsion seulement? Mais ces mêmes actions provoquées sur l'organisme vivant ne sont que des conséquences d'une impressionnabilité physiologique qui elle-même a une cause; et cette cause ne peut se trouver que dans la vie dont nous reconnaîtrons bientôt les éléments sensibles.

De cet état de choses, il résulte forcément que dans toute pratique, et plus encore dans toute pratique hydria-

tique, on est obligé de remonter à la connaissance de ces moteurs physiologiques qu'on a appelés phénomènes vitaux, et
que nous appelons éléments de la vie, parce que nous avons
pu réduire toutes les propriétés vitales, si nombreuses pour
quelques physiologistes, en quatre conséquences fonctionnelles tellement essentielles, qu'elles sont à la fois les résultantes obligées de tout le mécanisme organo-plastique de l'é-
conomie et les véritables facteurs de ce que nous pouvons
appeler la vie. En effet, sans un de ces éléments, nous ne
pourrions concevoir rien de vivant.

Malheureusement, me voilà de suite placé sur le terrain d'une question physiologique, que, à grand tort, dit
bien éloquemment M. le professeur Rostan, dans son livre sur
l'Organicisme, on a voulu placer sur le domaine de la psy-
chologie. La vie est pour nous un résultat, et non, comme le
veulent l'École de Montpellier et les théologiens, un principe
spontané. Cependant nous ne croyons pas pour cela mériter
la qualification de matérialiste, car, pas plus que nous, personne ne sait si Dieu a ordonné à telles conditions de la matière de produire la vie, ou s'il a créé la vie dans de telles
relations avec la matière.

Toujours est-il que, pour nous, médecin, nous n'aurions
qu'à reproduire les nombreux et savants arguments que M. le
professeur P. Bérard a apportés à cette question dans les prolégomènes de son bel ouvrage de physiologie ; mais nous dirons
seulement que cette prétendue guerre n'en est pas une, parce
que dans le mot vie, de même que M. Bérard, nous n'enten-
dons comprendre ni l'intelligence ni l'âme qui paraissent en
être parfaitement distinctes, puisque la force de la vie n'est
pas ordinairement en rapport avec le brillant de l'intelligence
ni avec les qualités de l'âme.

Déclarons donc qu'il y a là des questions séparées, et que
tout en voulant rendre, autant que qui que ce soit, à Dieu
ce qui est à Dieu, nous, praticien, nous ne pouvons pas
faire autrement que de nous arrêter aux derniers faits ren-
dus sensibles ou évidents par l'expérience, et de reconnaître
que la vie s'éteint ordinairement peu à peu par les obstacles

organiques à l'accomplissement mécanique des fonctions, tandis que, dit M. Bérard, « la transition doit être brusque aux yeux de ceux pour qui la vie est un principe et non un résultat. » (*Cours de Physiologie*, t. I, p. 18.)

Cependant, si nous regardons la vie comme le résultat de toutes les conséquences fonctionnelles qui se résument en quatre fonctions principales, nous démontrons pareillement à notre tour que si chacun de ces éléments, en particulier, est la conséquence des fonctions organiques, dépendant même directement de certains organes et de fonctions spéciales, ces mêmes résultats physiologiques deviennent la force motrice d'autres organes et d'autres fonctions. C'est même là le point de jonction de ce cercle sans fin de la vie, c'est là ce *consensus unus* d'Hippocrate et de l'École de Montpellier. De sorte que, loin de rien altérer de ces doctrines, nous y apportons les faits évidents d'une physiologie sensible, pouvant être suivie dans tous ses détails et enseignée dans toutes ses conséquences.

Aussi ces quatre éléments physiologiques, à la fois fonctions de certains organes et moteurs de certains autres, unissent si bien ce cercle de la vie, qu'on peut représenter ainsi l'organisme vivant dans ses fonctions agissantes :

Appareils dont les éléments de la vie sont les fonctions.	Éléments de la vie ou facultés résultantes dirigeant.	Actions et réactions de ces mêmes facultés sur l'organisme, produisant.	Conséquence.
Le système nerveux..	La sensibilité,......	Les fluides,........	
Le système fibrillaire.	La contractilité....	Les solides........	
Tous les systèmes élaborateurs et sécréteurs...........	La nutrition........	Les liquides........	Vie.
Le système respiratoire et circulatoire jusque dans les fonctions des capillaires...........	La caloricité........	La composition et décomposition...	

Cette conséquence est si vraie :

1° Qu'il n'est pas possible de concevoir dans notre organisme animal un organe sans la jouissance de ces quatre facultés, de même qu'on ne saurait concevoir et s'expliquer la mort que par l'absence absolue au moins de l'une d'elles. Ce sont donc bien là les quatre éléments de la vie ;

2° Que, quelque agent de notre matière médicale qu'on recherche, l'on verra que constamment il va aboutir à l'une ou à l'autre de ces quatre facultés, qui embrassent d'ailleurs à la fois et entièrement tous les systèmes vitalistes, solidistes et humoristes qui ont régné dans les divers âges de la science.

Ces raisons nous autorisent donc encore à dire : qu'en même temps que ces quatre facultés sont les éléments de la vie, elles sont aussi les véritables forces médicatrices que nous pouvons mettre en jeu ; car si l'une d'elles, une fois touchée et impressionnée fait agir les autres, elle devient véritablement cet *impetum faciens* qu'Hippocrate reconnaissait et admirait à juste raison, mais sans savoir où le trouver ni comment l'atteindre. La suite de cet ouvrage montrera que l'hydrothérapie a éclairé ce mystère, et qu'en reconnaissant les principes que nous posons, le médecin peut parfaitement, en excitant telle de ces facultés, faire mouvoir nos organes et nos fonctions, d'après tel ou tel *impetum faciens* plus particulièrement nécessaire à la modification recherchée.

Il résulte clairement de ces motifs que nous sommes à la fois organiciens, vitalistes et humoristes, et cela d'une manière tellement unitaire, comme l'est la vie et notre machine organique, que sans notre humorisme nous ne pourrions pas être vitalistes, et sans notre vitalisme, notre organicisme ne saurait avoir de raison d'être. Par conséquent, si nous pouvons dire avec M. Rostan : organes sains, fonctions saines ; organes malades, fonctions malades, nous ne saurions nous écrier avec l'éloquent professeur : Voilà toute la médecine ! (Ouv. cit., p. 85.)

Immédiatement, nous sommes obligé d'y ajouter : fonctions troublées, organes malades. D'où il suit que nous proclamons également dans toute l'acception du mot, que si l'organe fait la fonction, la fonction fait l'organe. Il est en effet d'une trivialité d'observation, que si le muscle détermine la contraction, l'exercice de cette contraction, qui d'ailleurs n'est pour nous, comme pour M. Rostan, que la contractilité, développe le muscle. En même temps l'hydrothérapie a déjà démontré comment la fonction modifiée modific tout l'organisme.

Mais il y a plus. Qu'est-ce qu'un organe sain? N'est-ce pas celui qui jouit intégralement des quatre facultés ou fonctions précitées, fonctions dont trois lui viennent d'ordinaire d'autres organes, sensibilité, nutrition, caloricité. La contractilité seule peut lui appartenir en propre. C'est anatomiquement incontestable.

Qu'est-ce qu'un organe malade? N'est-ce pas celui qui a sa propre faculté ou fonction diminuée, ou qui se trouve paralysé dans sa puissance, précisément par les perturbations survenues dans les autres fonctions? Voilà donc encore des fonctions troublant l'organe malade. C'est évident.

L'organe peut donc directement et indirectement être malade par le fait des fonctions. Par conséquent, déjà l'importance isolée de cet organe n'est pas si grande, si d'une part sa propre fonction dépend de l'intégrité des autres, et si d'autre part les fonctions altérées des autres l'altèrent lui-même. Il reste donc évident que ce n'est que par le concours de tout l'ensemble, organes et fonctions, que peut résulter l'harmonie fonctionnelle ou la santé, et qu'en conséquence le retour à celle-ci, dans le cas de maladie, réclame d'abord le retour de certaines fonctions à l'harmonie générale, même pour y ramener l'organe malade.

D'ailleurs, comme on ne peut considérer isolément chaque organe, toujours lié ou dépendant du *consensus* qui doit arriver à la résultante vie, je suis parvenu, en analysant les divers appareils, à la synthèse des quatre principales fonctions qui en résultent, fonctions sans lesquelles on ne peut pas plus comprendre le but de l'organisme que le résultat vie.

Or, maintenant, je répète que ces quatre fonctions cardinales sont si véritablement, à la fois, l'expression ultime de toutes les fonctions de l'organisme et les forces motrices qu'il est donné au praticien d'atteindre pour attaquer le mal, que :

1° Il est impossible de comprendre que des causes de maladies (autres que les causes physiques qui déterminent une plaie, cassent un os, compriment un organe, en étranglent un autre, etc.), agissent différemment sur un organe que sur sa sensibilité, sur sa contractilité, sur sa nutrition, sur sa caloricité.

2° De même, il est impossible de voir les causes originelles des maladies, que j'appelle radicules pathologiques, ailleurs que dans ces conséquences organiques, qui sont en même temps les éléments cardinaux de la vie, ses pôles les plus immédiats. En effet, supposez telle lésion, telle inflammation, tel virus, telle spécificité que vous voudrez, toujours vous serez obligé d'en aller chercher les radicules dans une de ces quatre fonctions, qui, par leur éminence et leur réciprocité d'action, deviennent des facultés. (Voyez notre *Synthèse pathologique*, déjà citée.)

3° Tout pareillement, concevez un traitement, quel qu'il soit, et non-seulement jamais vous ne pourrez l'appliquer exclusivement à tel ou tel organe, mais encore vous ne pourrez le faire porter en dehors de ces quatre facultés qu'il possède lui-même, comme tout le reste de l'organisme. De prime abord même, vous toucherez une de ces facultés, et ce ne sera que par l'impulsion toute particulière que vous communiquerez à celle-ci, qu'elle donnera à son tour aux autres organes et aux autres fonctions, une impulsion, qui devient la véritable *force médicatrice* que l'on a tant cherchée, et que l'on regardait comme introuvable. C'est donc après cela que nous croyons avoir surtout le droit de nous écrier à notre tour : Voilà toute la médecine ! En effet, nous découvrons toutes les conséquences de l'organisme, ses fins physiologiques, les aboutissants étiologiques, les radicules pathogéniques, en même temps que le but que le médecin doit atteindre, en lui dévoilant les *forces médicatrices* auxquelles il peut s'adresser et qu'il doit mettre en action.

La force médicatrice est donc dans l'intelligence du médecin, comme le montrent d'ailleurs tant d'observations, comme l'avouent les hommes les plus éclairés, et non pas dans l'antagonisme du remède contre le mal. Dans ce sens, l'axiome d'Hippocrate, *contraria contrariis curantur*, ne souffre pas d'exception, puisqu'il s'agit de diriger dans un sens opposé les facultés physiologiques déviées.

C'est particulièrement ce que démontrera tout ce travail qui, avec les principes philosophiques ou dogmatiques que nous posons, n'a d'autre but que d'être utile à la pratique et de guider le médecin dans ses applications.

Mais pour y parvenir plus sûrement, il faut encore que nous exprimions l'idée que l'observation et les progrès de la science nous ont conduit à admettre sur la pathogénie de l'inflammation. C'est une question importante, qui change toute la pratique, et qui porte les lumières les plus évidentes sur la pathologie et la thérapeutique ; car elle dévoile, par les faits cliniques mêmes, comment les inflammations les plus spécifiques se guérissent par un même moyen, réveillant l'action organique fonctionnelle ; et d'analyse en analyse, comment peuvent se former ces mêmes spécificités que nous admettons, mais que nous ne pouvons encore individualiser que par l'ensemble de leur physionomie.

Ce n'est pas que je désespère que l'analyse chimique ou les observations microscopiques ne puissent parvenir un jour à connaître ces individualités, comme l'anatomie est parvenue à localiser les maladies ; mais je dis que déjà nous pouvons assurer de leur mode de formation et de leur élimination possible. Il est vrai que nous ne le démontrons pas par des faits matériels et visibles ; mais la force des choses y conduit la raison d'une manière si directe, qu'il est impossible de comprendre qu'il puisse en être autrement. Dira-t-on encore que ce ne sont pas là des preuves suffisantes ? Dans ce cas, je répondrai que nous en sommes réduits là pour les plus grandes vérités qui nous consolent, comme pour les principes qui nous dirigent. En médecine même, nous ne pouvons poser un diagnostic, souvent le plus matériel, que par voie d'exclusion.

D'ailleurs, en pratique, que fera même la connaissance de ces individualités pathologiques originelles, si nous n'avons rien pour les combattre, et s'il faut toujours simplement mettre en jeu le mécanisme organo-fonctionnel pour en débarrasser l'organisme? Dans ce cas, ne vaudrait-il pas mieux étudier comment peuvent se faire ses altérations, et comment nous pouvons nous en débarrasser? L'histoire de l'art, depuis Hippocrate jusqu'à l'hydrothérapie de nos jours, apporte bien des faits à cette manière de considérer la pathologie dans sa physiologie.

Pathogénie de l'inflammation.

Pour Bichat, la cause de l'inflammation était la *sensibilité organique augmentée;* pour Broussais c'était l'irritation ; ce qui peut être regardé comme la même chose, d'autant que tous deux plaçaient la cause dans les solides, et répondaient également ainsi au vieil axiome : *ubi stimulus, ibi fluxus.* Idée fausse sur beaucoup de points, donnant à la maladie l'expression d'une activité individuelle agissante qu'elle n'a pas, et laissant en dehors une infinité de faits qu'on a cru dénommer par les mots d'inflammation passive.

C'est à peu près l'inverse qui se passe, et l'observation, aussi bien que les expérimentations analytiques des phénomènes, le démontre. Voici, en effet, ce que j'observe :

Quatre individus font une route pénible par un temps froid et venteux. Ils sont obligés pendant deux heures de monter une longue rampe abritée du vent, et arrivés au sommet, ils parcourent une vaste plaine exposée à toutes les agitations atmosphériques.

De ces quatre individus, le premier, jeune, fort et vigoureux, ne ressent rien; le second, ayant eu plusieurs inflammations de la gorge, a une angine violente; le troisième, qui avait toutes les dents vacillantes, encroûtées de tartre, les gencives tuméfiées, a une gengivite générale; le quatrième, qui a eu plusieurs hémoptysies, qui depuis vingt ans est catarrheux, qui a eu différentes inflammations de poitrine, est atteint de la plus grave des pneumonies, à laquelle il n'a échappé qu'à grand'peine. Il était d'ailleurs amaigri, presque cacochyme.

Quelle conclusion tirer de ces faits ?

1° Que c'est l'individu le plus robuste, le plus fort, qui n'a rien eu, et que c'est le plus faible, celui dont les tissus présentent le moins de force, et, partant aussi, le moins de puissance de réaction, c'est-à-dire de contractilité, qui a eu la maladie la plus grave ;

2° Que, chez ces trois derniers individus, l'inflammation, ou, ce qui est plus conforme à l'observation, l'hypérémie, s'est portée sur l'organe le plus affaibli, et, faut-il le dire, le moins contractile, parce qu'il avait eu à subir diverses stagnations sanguines qui, chaque fois, avaient fait perdre de sa puissance au ressort organique.

D'où l'on peut induire, que la cause irritante était dans les liquides, et la cause localisante de l'inflammation du tissu dans l'extensibilité prédisposante ou acquise des capillaires.

Les choses sont nécessairement ainsi, parce qu'elles ne peuvent être autrement. En effet, que peut-il s'être passé dans cette marche forcée, pendant l'ascension de cette longue rampe ? Nécessairement l'organisme en action, excitant la respiration et la circulation, et par elles le mouvement de toutes les molécules interstitielles, poussait à la décomposition. C'est ce que prouve l'augmentation de toutes les sécrétions pendant l'exercice. La décomposition était donc augmentée ; la caloricité accrue par le carbone et l'hydrogène comburés dans tous les interstices des tissus : faits physiologiques admis aujourd'hui par tout le monde, sans compter que les expérimentations de MM. Andral et Gavarret établissent que les caractères fondamentaux de toute phlegmasie aiguë consistent dans l'élévation de la température animale et l'augmentation de la fibrine du sang : de la fibrine qui, comme nous le verrons plus tard, vient, dans ces cas, d'une véritable digestion musculaire.

Cette décomposition, dont la chimie ignore encore tous les divers éléments, se portait surtout, par le mouvement centrifuge, à la peau pour être éliminée, lorsque l'impression longtemps soutenue de l'air froid, du vent agissant comme corps comprimant, l'a forcée de rebrousser chemin et de rentrer dans la masse des fluides en circulation.

Dans cette condition, que sont devenues ces molécules que je puis appeler excrémentitielles? Forcément, elles sont restées dans le sang, dont elles ont dû modifier et la nature et l'excitabilité, d'autant que sa caloricité était augmentée. Les maladies charbonneuses des animaux surmenés, si le fait en lui-même n'entraînait cette explication, nous le démontreraient encore.

Par conséquent, s'il y a irritation, s'il y a changement de nature, altération primitive, cette altération est dans le sang. Et cela, est-ce un fait si obscur qu'il ne puisse tomber sous nos sens? Nous avons cité l'exemple des animaux surmenés, nous pourrions rappeler ces faits d'angine maligne que j'ai vus quelquefois, et dont un digne confrère, le docteur Quesnel de Rouen, en s'inoculant le sang du malade, a été une des malheureuses victimes. Dans ce cas, qui entraîna un gonflement énorme du membre, où était la cause irritante, l'aiguillon du stimulus? Était-il dans les solides? S'il eût été dans les solides, ne se fût-il pas borné à la partie contaminée? Aurait-il envahi le membre tout entier et le thorax lui-même? D'ailleurs, les malades mourraient-ils par les symptômes généraux d'empoisonnement qui se trouvent souvent en disproportion avec les phénomènes locaux?

Donc, la partie ne devient pas douloureuse, tendue, par la sensibilité organique augmentée. Il y aurait, dans ce cas, augmentation de contractilité, et, dès lors, les phénomènes de stagnation des liquides n'auraient plus de raison d'être. Par conséquent s'il y a douleur, c'est par l'impressionnabilité que reçoivent les tissus au contact d'une cause irritante; c'est par la distension forcée de ces mêmes tissus.

N'est-ce pas plus naturel et plus simple de l'admettre ainsi, lorsque, d'ailleurs, nous voyons que tel sang, telle inflammation; telle résistance des tissus, telle douleur. Ne voit-on pas évidemment, les inflammations les plus violentes chez les hommes les plus robustes, les plus pléthoriques; les douleurs les plus vives dans les tissus les moins extensibles, comme dans le panaris? Au contraire, n'observe-t-on pas la passivité, l'indolence de ces inflammations dans les tempéraments lymphatiques, les maladies scrofuleuses, scorbutiques, anémiques?

Dirait-on? Mais ce ne peut être dans le sang, puisqu'un de vos quatre individus n'a rien eu. Comment! n'avez-vous pas noté que c'était le plus jeune, le plus robuste, le plus capable de réaction, celui dont aucun organe particulier n'était plus impressionnable, plus affaibli? Et, dans ce cas, la force de la constitution n'a-t-elle pas pu et dû éliminer les principes hétérogènes du sang, par d'autres émonctoires que ceux de la peau? L'exhalation pulmonaire, la sécrétion rénale et hépatique ne sont-elles pas des fonctions supplémentaires de la transpiration? Dès lors, au milieu des conditions organiques où se trouve cet homme, peut-il être étrange d'admettre une élimination pour lui, et de ne pas en admettre au moins une insuffisante pour les trois autres individus, qui offraient encore une cause prédisposante locale?

Ici, que d'observations pratiques attesteraient également que ce n'est pas à la vitalité accrue d'un organe qu'est due la localisation de l'hypérémie, mais bien à sa faiblesse. Qu'on observe, comme je le dirai avec détails dans mon ouvrage *Des sources des indications thérapeutiques*, nos paysans qui ont eu plusieurs pneumonies, et l'on verra que les dernières, avec moins d'intensité dans le mal, souvent moins d'étendue, sont toujours plus graves et plus difficiles à conduire vers la résolution. Qu'en conclure donc, sinon que l'obstacle est dans le défaut de contractilité locale?

Par conséquent, la cause prédisposante et localisante de toute hypérémie est dans le défaut de contractilité des tissus, comme la cause première pathogénique de la nature du mal est dans le sang. D'ailleurs, quel est celui de nos tissus qui est le plus apte à se laisser pénétrer et distendre par l'hypérémie, si ce n'est le plus lâche? N'est-il pas d'observation, en effet, que c'est dans la trame du tissu cellulaire que se fixent les plus diverses altérations, que se dépose le blastème, pour parler comme M. Lebert, des différentes espèces de cancer, que l'on reconnaît se former ailleurs? Ailleurs; et où, si ce n'est dans le sang?

La cause donc de la localisation de l'hypérémie, et même de toute lésion organique par hypertrophie, est dans le défaut de contractilité de nos tissus et de cette même disposition individuelle dans tel ou tel organe. On en trouve la preuve anatomique la plus évidente; puisque, tandis que le tissu cellulaire est celui qui en offre le siége le plus fréquent, parce qu'il est le plus lâche, le moins contractile, le tissu contractile par excellence y est tellement peu disposé, qu'aujourd'hui la question est encore indécise, si les muscles peuvent être véritablement enflammés (GERDY, *Chirurgie pratique complète,* t. II, p. 12). En même temps, Béclard dit que la transformation graisseuse des muscles est plutôt apparente que réelle. « Elle résulte de la pâleur et de l'atrophie du muscle, conjointement avec l'accumulation de la graisse entre les faisceaux. » (*Anatomie générale*, p. 551, édit. de M. JULES BÉCLARD.)

Mais à quoi bon ces preuves générales indirectes, lorsqu'il en existe de directes qui attestent que le sang, loin d'affluer vers une partie enflammée, ne fait que se déposer dans les capillaires et les tissus dilatés, à mesure qu'il arrive à la partie en parcourant les circonvolutions de la circulation. En effet, déjà M. le professeur Andral, dans son *Anatomie pathologique*, en rejetant le mot inflammation pour celui d'hypérémie, a voulu exprimer qu'il n'y a souvent rien d'actif dans ce travail pathologique, comme cherchait à l'indiquer la première dénomination. Il est vrai que, tout en admettant une hypérémie par diminution de tonicité des capillaires et une hypérémie cadavérique, ou par hypostase, qu'a démontrée encore M. Piorry sur le vivant, M. Andral reconnaît de plus une hypérémie par irritation. Or, sur quoi le savant professeur se fonde-t-il ici? Sur la rougeur subite des joues et de la face, à la suite d'une émotion morale, et après, sur une action stimulante locale. (*Anatomie pathologique*, t. II, p. 12.) Les causes extérieures ne sont pas en question ; mais, au sujet de l'exemple cité des congestions de la face, n'est-ce pas un raptus sanguin, dont la cause nerveuse productive n'est qu'un ébranlement général portant sur les centres circulatoires, et qui s'arrête à la face, et surtout aux joues, parce que cette partie est plus visible pour nous, et que d'ailleurs les capillaires y sont originellement plus dilatés? La congestion des organes génitaux, sous l'influence des caresses de l'amour, s'effectuerait-elle sans le tissu érectile disposé pour cela? Et, admettant ici le raptus même, ne peut-on pas reconnaître pareillement que l'exaltation circulatoire étant générale, la congestion s'effectue plutôt sur un organe vasculaire, spongieux, que sur un autre, abstraction faite des sympathies organiques qui, selon moi, constituent encore un mystère, dont il ne faut pas abuser, comme on l'avait fait.

Mais voici des opinions plus explicites et des faits plus palpables. Vacca, en 1765, à Florence, a soutenu le premier, que l'action des capillaires, dans l'inflammation, était diminuée au lieu d'être augmentée. D'ailleurs il a dit :

« 1° L'inflammation ne se développe jamais dans une partie du corps, à moins qu'il n'y ait dans cette partie une congestion de sang réduit presque à l'état de repos ;

« 2° Une congestion ou *demi-stagnation* de sang ne peut se manifester dans une partie du corps sans y produire une débilité absolue ou relative.

« En effet, dans l'état de santé, *la résistance à la distension est égale à la force d'impulsion*; quand cette résistance devient *inférieure, la distension* doit nécessairement avoir lieu ; mais une diminution dans la force de résistance ne peut provenir que *de la débilité.* » (*Traité de l'inflammation*, de J. Thomson, traduct. par Boïsseau et Jourdan, p. 89.)

La doctrine d'Allen, que résume aussi notre auteur, assure encore que : « Les vaisseaux qui sont le siége de l'inflammation se contractent avec moins de force que ne font les vaisseaux plus rapprochés du cœur, d'où ils reçoivent du sang. » (*Ibid.*, p. 43.)

C'est un fait qui paraît démontré dans les inflammations cérébrales où les artères carotides battent plus fort. Aussi ne serait-ce que dans ce sens qu'il serait possible d'admettre aujourd'hui l'axiome *ubi stimulus ibi fluxus*, tellement compromis, dès qu'on a voulu vérifier le phénomène, que M. Dubois d'Amiens, après avoir répété bien des expériences que nous citerons, dit : «La congestion est un phénomène tout à fait mécanique; le sang afflue là où il trouve moins de résistance.» (*Préleçons de pathologie expérimentale.*) J. Thomson ne conclut, à la vérité, ni pour, ni contre ces opinions, parce que ses expériences sur les grenouilles portent plutôt sur la circulation que sur l'inflammation. Il n'en est pas de même de Philippe Wilson qui «aurait vu le sang circuler plus lentement dans les vaisseaux enflammés, à proportion du degré de l'inflammation, et même rester stagnant dans les *vaisseaux affaiblis* d'une partie enflammée.» (Samuel Cooper, *Dictionnaire de chirurgie*, t. II, p. 7.) Ce qui se trouve confirmé en tout point par les expériences microscopiques d'Hastings, qui mettent d'accord celles de Thomson, restées incomplètes. En effet, comme Thomson, il a remarqué la contractilité des capillaires; mais, dans l'inflammation, il les a vus se dilater, admettre un sang moins fluide, qui perd son apparence globuleuse, et qui se meut *beaucoup plus lentement qu'à l'état normal;* phénomènes encore complétés par ce qu'il aurait distingué dans la résolution : les vaisseaux dilatés se contracter. (Samuel Cooper, *ibid.*, p. 9.)

Enfin, les choses se passent si véritablement ainsi, que Gruithuisen, Katersbrunner, Koch, M. Dubois d'Amiens et M. Lebert sont venus confirmer en tout point les observations de Hastings, tandis que M. Magendie a montré que le sang ne converge vers une partie, que lorsqu'un vaisseau capillaire étant ouvert, il y a moins de résistance en ce point. (Voy. Gerdy, *ouv. cit.*, t. II, p. 24 et 25).

Que faut-il conclure de ces faits évidents, si parfaitement d'accord avec notre observation clinique? Il faut conclure que Bichat, Broussais et surtout Marandel n'avaient fait que copier les anciens, et prendre le résultat tout entier pour les phénomènes productifs, lorsqu'ils ont appelé l'inflammation *une exaltation des forces vitales organiques, résultant d'un agent extérieur et intérieur, et dont l'effet le plus général est de produire un afflux de liquide dans la partie irritée.* C'est ainsi que, parce qu'il y a résistance, dureté de la partie enflammée, on a cru à la vitalité augmentée des tissus ; tandis qu'on a pensé qu'il y avait relâchement, lorsque la tumeur se dégorgeait. C'était l'inverse, puisque la résolution ne commençait que par le retour de la contractilité. On a donc confondu les caractères généraux et complexes avec ces phénomènes particuliers que l'analyse seule pouvait faire reconnaître.

Des effets purement physiques attestent les phénomènes que nous avons indiqués : « La situation déclive d'une partie aggrave tellement les lésions physiques les plus légères, les contusions, les écorchures, les piqûres, en les compliquant d'inflammations érysipélateuses, de lymphite, de phlébite qu'elle aggrave elle-même, lorsque les malades continuent à se tenir debout, à marcher, que nous croyons rendre un immense service à la science et à l'humanité, en mettant cette importante vérité dans tout son jour. » (GERDY, *ibid.*, t. I, p. 166).

Dans ces cas-là, n'est-ce pas en portant obstacle à la contractilité que s'aggravent ces inflammations? et lorsque, par la position élevée, on en obtient la résolution, comme j'en ai vu, il y a vingt ans, les plus beaux exemples dans la clinique du professeur cité, n'est-ce pas en permettant et en facilitant le retour de la contractilité? Dira-t-on que c'est, au contraire, parce que les liquides ne s'y portent plus? Ce serait se faire une fausse idée des phénomènes, attendu que ceci expliquerait bien comment l'inflammation ne s'aggrave plus, mais ne donnerait pas l'explication de sa résolution. Or, non-seulement les inflammations se résolvent ainsi; mais des plaies et des ulcères se cicatrisent mieux que par tout autre moyen. N'y a-t-il donc pas alors quelque chose d'actif, de ranimé dans la contractilité? Ne devient-elle pas l'*impetum faciens* de la résolution ?

Pour avoir donc la vérité, on n'aura, pour ainsi dire, qu'à intervertir les termes de Bichat, de Broussais et de Marandel, et on dira ainsi :

1° Que toute inflammation ou congestion est l'effet d'une dilatation des capillaires de la partie ;

2° Dilatation provoquée surtout dans l'état aigu, par le changement survenu dans la caloricité et la constitution des éléments du sang, c'est-à-dire dans sa crase, comme disaient les anciens.

C'est si réellement ainsi, que, observez une contusion : les capillaires ont été meurtris, déchirés, le sang s'épanche dans les tissus, et malgré la douleur, l'irritation par ce sang épanché, il ne se fait point d'inflammation. Mais qu'après cela l'individu se fatigue, que son sang s'enflamme, et la partie elle-même s'enflammera.

D'où il suit que l'on peut dire, pour résumer le grand phénomène pathogénique de l'inflammation : tel sang, telle inflammation ; tel abaissement de la contractilité des tissus, tel développement de l'inflammation ; phénomènes radicaux d'autant plus vrais que l'on peut dire encore pour les maladies chroniques : tel sang, tels tissus ; ce qui explique toutes les cachexies où la pauvreté et l'altération du sang sont en rapport avec l'état de la texture organique qui en est alimentée.

Ces faits physiologiques, démontrés par tant d'expérimentations, le sont encore aujourd'hui par les conséquences cliniques de l'hydrothérapie générale qui a montré que, si l'on voit des tissus régénérés par les modifications obtenues dans la constitution des liquides au moyen des actions des eaux minérales, de même le retour de la tonicité fibrillaire, c'est-à-dire de la contractilité générale, sous l'action des bains froids, modifie le sang, comme on le voit par les guérisons d'anémie, de constitutions lymphatiques, scrofuleuses.

Tel sang, telle inflammation, ai-je dit. Peut-on en douter lorsqu'on voit certaine disposition dans des familles amener des inflammations rhumatiques, strumeuses, cancéreuses, dartreuses ; qu'on trouve chez d'autres familles une prédisposition particulière aux virus syphilitiques, varioliques, etc. ? Chez un sujet scorbutique, est-ce que l'état général des liquides ne précède pas les symptômes locaux ? Et d'ailleurs, dans toute maladie, est-ce que les causes générales ne portent pas sur les fluides, et ne découvrons-nous pas les premiers rudiments du mal dans ceux-ci ? Les étiologies, reconnues par Galien à cet égard, me paraissent d'une justesse incontestable, et d'ailleurs « les inflammations sont quelquefois précédées d'une fièvre d'invasion : on l'observe surtout lorsqu'elles *sont ou paraissent être spontanées*; mais des phlegmasies causées par le froid, comme une pharyngite, une pleurite, une pneumonite, sont même souvent précédées de frisson et de fièvre d'invasion. » (GERDY, *ouv. cit.*, t. II, p. 32.)

Le quelquefois du savant professeur ressemble déjà par ses additions à un toujours. D'ailleurs, de ce que la douleur pleurétique est le premier symptôme qui a attiré l'attention du malade, s'ensuit-il que ce soit le premier phénomène pathologique? Il ne resterait donc en dehors de tous ces faits que la fièvre traumatique. Mais ici encore, outre que l'on peut comprendre qu'un travail pathologique suscite de la fièvre par les réactions produites, les observations, que fournit aujourd'hui l'anesthésie par le chloroforme, attestent qu'en supprimant la douleur de l'opération, c'est-à-dire la commotion générale, on supprime la fièvre.

Nous pouvons donc toujours dire tel sang, telle inflammation, comme tel défaut de contractilité organique, telle localisation phlegmasique; ce qui, par conséquence naturelle, entraîne cette double idée : *Telle modification dans le sang* et *telle excitation dans la contractilité, telle résolution.*

Voilà la source de toutes les indications thérapeutiques ; car il ne s'agit jamais en médecine appliquée que d'augmenter cette contractilité dans la partie locale phlegmasiée pour obtenir la dérivation (sédation), et de la diminuer dans les parties éloignées pour déterminer la révulsion. Concours de mouvements organiques qui effectuent la résolution, puissamment facilitée par les actes généraux des élaborations et des sécrétions, changeant la plasticité et rendant ainsi au sang ses qualités et, par elles, des influences organiques perdues dans le trouble pathologique. Restent les modifications spécifiques à obtenir; mais là, la science en est encore à ses premiers essais. Heureusement que, comme nous le prouverons, la synergie organico-vitale supplée bien des fois à notre insuffisance, puisqu'il est manifeste que, en réveillant seulement la contractilité générale, on atteint les élaborations; de même que, en provoquant en général les sécrétions, on modifie ces mêmes élaborations et par suite la contractilité. Actions et réactions, au moyen desquelles on peut arriver ainsi, par les voies les plus opposées, aux résultats de résolution et de régénération, dans des maladies fort différentes.

Tels sont donc les phénomènes qui, en proclamant encore la solidarité d'action de l'organisme, expliquent cette maxime, par laquelle notre faiblesse est aussi bien dévoilée qu'est rehaussée la grandeur prévoyante de l'Être suprême, qui a présidé à l'organisation de l'admirable mécanisme de notre machine vivante : *Pessimâ methodo medendi non omnes trucidentur*. Raisons et conséquences, néanmoins, dont l'enchaînement n'indique que mieux que nous sommes dans la voie de la vérité, puisque nous reconnaissons les véritables motifs de ces causes et de ces effets. Dès lors il ne reste plus qu'à chercher comment il doit être plus utile et avantageux de toucher ces facultés physiologiques médicatrices, pour les diriger le plus promptement et le plus sûrement possible vers le but cherché.

C'est en regard de ces principes moteurs de tout l'organisme et directeurs de toute la thérapeutique, que nous allons étudier les eaux de mer en particulier et les eaux froides simples et minéro-thermales en général, dans leurs actions sur les divers appareils organiques et leurs résultats sur les différentes conditions pathologiques.

Cependant, comme, peut-être déjà et dans le cours de cet ouvrage plus encore, on pourra me reprocher d'énoncer ou de formuler des opinions trop positives, trop arrêtées, je dois d'avance me justifier en disant : que c'est, au contraire, la force de mes convictions, qui seule a pu m'engager à mettre au jour ce travail; que, d'ailleurs, il est manifestement avéré dans l'esprit de chacun et dans celui de la science même, que si notre époque pêche sur quelque point, c'est surtout par

son manque de foi, et cela, lorsqu'il est reconnu que sans elle
il ne peut y avoir d'art hippocratique.

Pouvais-je, d'ailleurs, rester dans le doute, lorsque les faits
particuliers et généraux ont pu se corroborer les uns par les
autres, et se concilier parfaitement dans un ensemble harmonique? Il m'a semblé que chaque fait acquérait ainsi d'autant plus de force qu'il était plus généralement appuyé par
les rapports de tous, tandis que la vérité de la doctrine était
assurée dès l'instant qu'elle prenait ses racines dans le passé
et qu'elle s'irradiait par ses rameaux dans l'avenir, au moyen
des plus nombreuses et plus éclatantes évolutions du présent. Est-ce que, en effet, les progrès du présent ne contiennent pas en germe l'avenir?

DU VÉRITABLE MODE D'ACTION

DES EAUX DE MER

EN PARTICULIER

ET DES EAUX THERMO-MINÉRALES;

DE L'EAU SIMPLE EN GÉNÉRAL.

SECTION PREMIÈRE.

PROPRIÉTÉS PHYSIQUES ET CHIMIQUES DE L'EAU DE MER.

§ 1.

Ce qu'est l'eau dans la nature.

L'eau est un corps inorganique dont les qualités et les conditions d'origine la rapprochent des espèces minérales. Ainsi que la plupart des minéraux, elle est répandue dans la nature soit à l'état solide, liquide ou gazeux, mais plus ordinairement à l'état liquide.

Pelletier et Sage, Cordier et Hassenfratz, Méran, Romé de Lisle, Bosc–Dantié et Haüy se sont occupés de sa cristallisation et ont cru constater qu'elle cristallisait en octaèdre, tandis que M. Malus en découvrant à ces cristaux la propriété de double réfraction établirait par ce fait qu'elle cristalliserait en octaèdre à triangles scalènes, comme le soufre par exemple.

1

Les autres circonstances encore qui font que ces natura-listes regardent l'eau comme une espèce minérale se tirent de ce qu'elle n'est jamais seule, mais toujours associée avec des espèces salines; de ce que d'autres minéraux, tels que la chaux hydro-sulfatée, l'alumine fluatée, et, parmi les pierres et les métaux, la mésotype, la lanmonite, la stil-bite, le talc, le manganèse hydraté, le zinc calaminé, le cuivre et le cobalt arséniatés, etc., en perdant leur eau de cristallisation perdent toutes leurs formes et leurs caractères physiques.

D'ailleurs, la connexité de l'eau avec les minéraux est si grande que déjà quelques-unes de nos eaux minérales se re-connaîtraient à leur gisement (voy. le tableau de Brongniart dans le grand *Dictionnaire des sciences naturelles*). D'où il suit que les eaux minérales tirent leurs qualités des divers terrains qu'elles traversent.

Or, s'il en est ainsi, l'eau de mer répandue sur une grande surface de la terre, en contact perpétuel avec une diversité infinie de terrains, battue et agitée en divers sens par les courants, les marées et les vents, imprégnée des détritus de tant de plantes, d'animaux et de coquillages marins doit être l'eau minérale par excellence. Ce qui le prouve, c'est que La-voisier retira de quarante livres d'eau de mer prise à Dieppe, 12 onces, 1 gros, 26 grains de matières salines ou extracti-ves; tandis que sur 100 grammes d'eau de la Méditerranée que M. Marsan, pharmacien, a fait évaporer sous mes yeux il a obtenu 6 grammes de résidu.

§ 2.

Couleur.

L'eau de mer prise en petite quantité est claire et limpide; examinée en masse, elle reflète la couleur du ciel.

Les voyageurs attribuent cependant à la mer des couleurs qui varient suivant les parages, mais aucun fait n'atteste suf-fisamment que ces couleurs appartiennent à l'eau elle-même.

Ainsi, Banks et Scoresby ont reconnu que l'eau verdâtre ou jaune était due à une infinité de petits animaux microscopiques qui font la principale nourriture des baleines. D'après M. Bory de Saint-Vincent, les coulées de laves, qui, dans les îles de la Réunion entrent dans la mer, donnent à l'eau cette même couleur jaune verdâtre ; c'est tout pareillement que la mer Jaune doit sa couleur aux eaux du fleuve Hohan-Ho.

Quant à la mer Noire, elle aurait été ainsi nommée parce que sa navigation était dangereuse et surtout par opposition à la mer de l'Archipel que les Orientaux désignaient par mer Blanche.

La mer Rouge, suivant don Jean de Castro, tirerait son nom d'une espèce de polypier, *tubipora musica*, qui recouvre ses rochers, et, d'après Cook et Marchant, elle le devrait à des myriades de petits crustacés d'un beau rouge dont ils ont vu cette mer couverte sur des espaces de plusieurs lieues. Beaucoup d'autres, enfin, pensent que cette mer ayant été la mer des Éduméens, elle aura été appelée par corruption mer d'Edom dont nous aurions fait mer Rouge ; parce que le mot *Edom* chez les Hébreux veut dire *rouge*.

§ 3.

Pesanteur, densité.

Suivant M. de Humboldt, l'eau la plus salée depuis le 60ᵉ degré de latitude nord jusqu'au 40ᵉ sud contiendrait 0,0387 de sels et la moins salée 0,0322. M. Gay-Lussac a inséré dans le tome VI des *Annales de chimie et de physique* qu'il a obtenu pour résultat moyen 0,0365. Ce même savant établit encore que la pesanteur spécifique de l'eau étant 1,0000, la moyenne de celle de la mer doit être de 1,0286 :

D'ailleurs on estime assez généralement la pesanteur spécifique des différentes eaux de la manière suivante :

La pesanteur de l'eau distillée étant............. 1,0000

Celle de l'eau de pluie est de................. 1,0002

  «   de rivière........................... 1,0004

Celle de source.............................. 1,0008
  «   de puits.............................. 1,0010
  «   de l'Océan.............................. 1,0280
  «   de la Méditerranée.................... 1,0320

Cette différence de la densité ou de la pesanteur de l'eau de la Méditerranée, s'explique parfaitement parce qu'il a été prouvé que cette mer perdait plus par l'évaporation qu'elle ne recevait par les fleuves, en même temps qu'au lieu de verser dans l'Océan, elle recevait toujours de celui-ci par le détroit de Gibraltar.

La chaleur atmosphérique est donc ici pour quelque chose dans le phénomène; mais on a été dans l'erreur lorsqu'on a transporté par analogie à l'Océan, le même principe; car, ici, il n'est plus possible de calculer le rapport de son évaporation avec ce qu'il reçoit des différents fleuves. Cependant, MM. de Humboldt et Gay-Lussac établissent par des tableaux d'analyses que les eaux de l'hémisphère austral sont un peu plus salées que celles de l'hémisphère boréal; mais que les eaux intertropicales ne sont pas sensiblement différentes de celles de l'équateur.

Il est vrai que MM. Pages, J. Davy et Van-Reusselaen, les capitaines Scoresby et Ross, les docteurs Marcet et Trail, attestent que la pesanteur spécifique de l'eau de l'océan Atlantique décroit de l'équateur aux pôles; de telle sorte, qu'étant à l'équateur de 1,0295, elle serait suivant Scoresby au 66e degré de latitude nord, de 1,0259 et seulement de 1,0200 selon Ross. Résultats qui se comprendraient assez bien s'ils ne se rapportaient que de l'équateur au pôle boréal et qui, même bien appréciés dans les causes et les effets, pourraient donner la raison de ce que M. Gay-Lussac aurait trouvé le *minimum* de salure à la latitude de Calais.

J'ai voulu m'assurer par moi-même de la densité de l'eau de la Méditerranée, et comme j'ai pu m'en procurer par l'obligeance de mon excellent confrère et ami, M. Dugas, j'ai constaté que cette eau marquait 13^0 et quelques centièmes à l'aréomètre de Baumé, l'eau distillée marquant 10; ce qui s'accorde assez bien avec d'autres expériences faites à Marseille, ainsi qu'avec les résultats obtenus par MM. Bouillon-Lagrange et Vogel.

Une circonstance qui concourt à augmenter la densité de l'eau de mer, c'est qu'elle renferme moins de gaz que toute autre eau : ainsi, tandis que l'eau de rivière en contient 40 centimètres cubes par litre, l'eau de mer, assure-t-on, n'en renferme que 20.

L'eau de la Méditerranée aurait peut-être encore une raison de densité sur les autres eaux de mer : c'est qu'elle contient moins de gaz acide carbonique. Dans l'analyse comparative de MM. Bouillon-Lagrange et Vogel qu'on verra plus loin, on n'y trouverait que 0,11 de gaz acide carbonique, tandis que l'eau de la Manche et de l'océan Atlantique en renfermerait 0,23 sur 1000.

§ 4.

Température.

Si l'on interroge l'expérimentation pour connaître la température des eaux des différentes mers, on trouve sur cette question tout autant d'incertitude que sur la précédente, malgré toutes les diverses expériences faites dans les profondeurs de la mer, au large ou sur le voisinage des terres.

Le comte de Marsigli, Buffon, Mairan, Patrin, ont cru pouvoir avancer qu'à une certaine profondeur, la mer avait ainsi que la terre, une température constante de 10 à 10 degrés et demi de Réaumur ; mais Forster au pôle austral, Irwing au pôle boréal et Péron à l'équateur, y ont constaté de notables différences ; tandis que, ces observateurs ont également vu leur thermomètre s'abaisser à mesure qu'ils le plongeaient à de plus grandes profondeurs.

Enfin, Ellis, d'après plusieurs observations faites dans les mers d'Afrique, établit que la température de l'eau diminue à mesure qu'on s'enfonce, mais il fixe le terme de la diminution à 1200 mètres de profondeur, au delà desquels il y a augmentation.

D'ailleurs, tous les observateurs s'accordent à reconnaître que l'eau de la mer est sensiblement plus chaude à sa surface ; mais, il n'en est pas de même aux approches du rivage. Péron croit qu'elle augmente, de Humboldt assure qu'elle diminue ; enfin, M. Prévost conclut ainsi de tous les faits connus :

1° La température de l'Océan diminue de l'équateur aux régions polaires ;

2° Elle diminue dans la pleine mer en raison des profondeurs, excepté dans les mers du Nord, où le contraire a lieu.

3° Elle s'abaisse au-dessus des bancs de sable, ainsi que l'a remarqué M. de Humboldt à Terre-Neuve.

Enfin, constatons qu'il est généralement reconnu que la température de l'eau de mer est ordinairement au-dessous de celle de l'atmosphère à l'ombre à l'heure de midi, tandis qu'elle est plus élevée à minuit, et que air et eau se font équilibre le matin et le soir. Ainsi, si l'on cherche le terme moyen de température de l'eau de mer avec celui de l'air, on trouve celui de l'eau plus élevé, ce qui doit tenir à la densité de l'eau de mer, qui retient davantage le calorique. C'est à n'en pas douter, par cette raison que l'eau de mer gèle difficilement et qu'il ne faut guère moins de —24° centigr. pour la faire prendre en masse ; encore faut-il que les sels qu'elle tient en dissolution se déposent, et par conséquent qu'elle soit tranquille. L'on peut donc conclure que l'eau de la Méditerranée gèlerait plus difficilement que celle de l'Océan, et que partant elle conserverait mieux son calorique, puisqu'elle a $\frac{5}{1000}$ en plus de salure et de densité.

§ 5.

Phosphorescence et électricité.

Rien n'est plus difficile, dans les phénomènes physiques de l'eau de mer, à expliquer que la phosphorescence que l'on y observe. Divers observateurs l'attribuent exclusivement à l'électricité, d'autres à la phosphorescence d'animalcules microscopiques, et enfin, d'autres encore à la décomposition putride et phosphorée que subiraient les matières animales des poissons qui meurent dans la mer, etc. En analysant soigneusement tous les faits, on arrive à conclure qu'aucune de ces opinions exclusives ne serait vraie, mais que toutes le sont en particulier.

En effet, les marins ont observé la lumière de la mer sous beaucoup de formes. Quelquefois, ce sont des flammes qui s'élèvent du fond des eaux ou qui s'élancent de leur surface. Dans les régions tropicales, ordinairement par un temps sec et lorsque la mer est agitée, les vaisseaux, en sillonnant les flots, laissent derrière eux une trace de feu qui persiste plus ou moins longtemps. Le même phénomène est quelquefois développé par le frottement à la surface de la mer ou sur les sables humides en y posant le pied. Enfin, on a vu des nappes de feu recouvrir la surface de la mer par portion ou en totalité, comme à Gênes, en 1703. Tous les traités de physique constatent qu'on a vu des feux Saint-Elme, appelés autrefois Castor et Pollux, sur les pointes des mâts des navires. On trouve aussi, dans les collections académiques des *Curieux de la nature*, la relation d'un voyage où l'on put voir l'eau de la mer, à Débl, tellement lumineuse, que l'eau coulait des rames comme un feu limpide. Le narrateur pense que les vents sont pour quelque chose dans la production du phénomène, attendu qu'il était plus manifeste lorsque le vent soufflait de l'est ou du sud.

Valisnieri, Rigaud, Dicquemare, Vionelli, Adanson, MM. Suriray, Verhægle et tout dernièrement M. Quatrefages, ainsi qu'une multitude d'autres physiciens ou naturalistes ont voulu expliquer la lumière de la mer seulement par la phosphorescence qu'on reconnaît aux méduses, aux biphores, aux pyrosomes ou à des zoophytes microscopiques tels que le *noctilicus miliaris*. Mais comme pour nous, praticiens, les controverses de tels faits n'ont aucune importance, nous ne chercherons pas à suivre chacun d'eux et encore moins M. Quatrefages qui assure que ces infusoires, regardés comme des acalèphes, doivent être classés maintenant parmi les phizopodes ou peridiniens. Il nous suffit de constater avec Schaw, Spallanzani, Banks, Borda et Lacépède, qu'il y a dans les mers non-seulement des animalcules phosphorescents, mais des crustacés aussi resplendissants que des vers luisants, des troupes de dorades, de dronites, de bancs de harengs qui nageant au-dessous de la surface d'une mer calme paraissent très-distinctement lumineux. Feu M. Robert l'oncle, à qui je dois ici payer un tribut de reconnaissance pour les différents entretiens que j'avais eus avec lui sur l'eau de mer et qu'une mort trop anticipée malgré son âge, a enlevé à mes sentiments d'estime particulière, assure dans son *Manuel des bains de mer* que la phosphorescence « est très-apparente sur la côte de Marseille aux environs des Madragues dans le temps que les thons et les sardines y abondent, et durant la canicule, lorsque les méduses et différentes espèces de vers flottent à la surface des eaux. »

D'autre part Patrin raconte qu'à son retour de Pétersbourg en France, il eut presque tous les soirs le spectacle de la mer lumineuse et qu'il voyait distinctement une foule de globules de la grosseur d'un pois et plus, qui s'échappaient de l'écume bouillonnante pour rouler sur la surface des flots comme des gouttes d'eau roulent sur un corps gras. Il ajoute que plusieurs fois il avait pu attraper avec une grosse cuiller attachée au bout d'un bâton, quelques-uns de ces globules, mais que jamais, il n'avait aperçu qu'une matière grasse qui devenait phosphorique quand il la frottait entre les doigts dans l'obscurité.

D'après tous ces faits, il paraît incontestable que certaines phosphorescences de la mer sont dues à des bancs de poissons, à des myriades d'animalcules lumineux ou à une matière grasse phosphorique. Mais ce fait que la mer est lumineuse lorsqu'elle est frappée ou sillonnée par un autre corps, quand elle vient se briser contre les rochers, toujours alors par un temps sec et principalement dans les régions tropicales, peut-il être rapporté à ces derniers phénomènes? Ce feu qui de la surface de la mer monte et se perd dans l'air, peut-il tirer son origine d'aucune matière nageant sur la surface de l'eau ou de quelques animalcules phosphorescents? enfin ces flam-

mes lumineuses qu'on observe à la pointe des mâts des vaisseaux , celles que détermine leur sillage , peuvent-elles
revendiquer pareilles causes? De plus, est-il possible d'expliquer avec ces animalcules et les matières grasses provenant
des débris d'animaux ou des pétroles des volcans, cette mer
lumineuse qui à Gênes se montra pendant quatorze jours?
N'est-il pas logique de croire que ce qui se montra alors, devrait se produire plus ordinairement s'il tenait à des causes
semblables?

Concluons donc que ces derniers faits, comme celui que
M. Rivière indiquait à M. Biot, des flammes très-élevées sortant de la mer et qu'il avait vues au fort royal de la Martinique
pendant les nuits des 10, 11 et 14 juillet 1820, sont dus à des
phénomènes électriques se passant dans la mer et n'étant
visibles que sous certaines conditions de l'atmosphère.

D'ailleurs, si à ces manifestations d'électricité on ajoute
qu'il est rationnel de penser que les diverses opérations chimiques qui s'effectuent incessamment parmi les différents sels
de l'eau de mer, les substances végétales et animales qu'elle
contient peuvent développer du fluide électrique ou électro-
magnétique ; si l'on réfléchit encore que cette grande masse
d'eau qui occupe la terre d'un pôle à l'autre, doit recevoir de
celle-ci une influence électro-magnétique, on cessera d'être
étonné que l'eau de la mer puisse être imprégnée d'électricité, d'autant mieux que les sels qu'elle tient en dissolution
permettent de croire qu'elle peut ainsi transmettre ce fluide
d'un endroit à l'autre.

Pourquoi, au reste, Bayle n'aurait-il pas raison, lorsqu'il
pense qu'il se produit une certaine somme d'électricité par le
frottement produit à la surface des eaux dans la rotation rapide de la terre?

De plus : Leroy de Montpellier avait observé que l'eau de
mer était lumineuse en raison de l'agitation qu'elle éprouvait et surtout en raison de la nature du corps qui l'agitait.
C'est ainsi que le fer la faisait briller d'un plus vif éclat que le
bois. Il avait pareillement expérimenté que, de l'eau lumineuse laissée pendant deux jours dans un vase ouvert, per--

dait sa propriété; tandis qu'elle la conservait beaucoup plus longtemps dans des vases clos, où, pensait-on, des animalcules ne sauraient subsister [1].

§ 6.

Mouvement.

Je n'ai pas à m'occuper ici de la cause des marées, je n'ai qu'à les constater et à établir que les mers les mieux renfermées dans les terres ont toujours un balancement, sinon des mouvements de flux et de reflux; seulement, ces mouvements sont assujettis à des règles fixes dans l'Océan, tandis qu'ils sont très-variables et fort divers dans les mers méditerranées.

C'est ainsi qu'on lit dans les *Annales de chimie et de physique*, que le 28 juin 1812, l'eau de la mer se retira tellement du port de Marseille, que les vaisseaux se trouvèrent à sec dans ce bassin; mais par son retour qui eut lieu avec une grande rapidité, l'eau inonda toutes les rues voisines. Le 22 juillet 1822, le même phénomène se reproduisit par un temps calme et serein, et le flux et le reflux furent observés neuf fois en trois heures trente-cinq minutes. La collection des *Curieux de la nature* parle d'un débordement qui eut lieu en basse Normandie, depuis Avranches jusqu'à Saint-Malo, mais qui dura sans flux et reflux de la mer, depuis le dernier novembre jusqu'au 2 décembre 1716. Les naturalistes pensent, en s'au-

---

1. Un de mes amis, observateur aussi intelligent qu'éclairé, M. Henri Raibaud Lange, me disait à propos de la phosphorescence de la mer, qu'il la croyait due au flottement des molécules électrisées de l'eau ou à celui du corps qui les mouvait; qu'il ne saurait attribuer le spectacle de la mer phosphorescente à des animalcules et que dans un long voyage dans les mers du Sud, il avait parfaitement constaté qu'en prenant des bains la nuit dans une baignoire qu'on remplissait à bord, la phosphorescence ne s'apercevait pas, tant qu'il n'agitait pas le liquide marin, mais qu'il observait ces lueurs surtout au contact de son corps et de l'eau à mesure qu'il remuait. Si le phénomène n'eût tenu qu'à des animalcules ou à du pétrole surnageant, ne les aurait-il pas distingués sur l'eau calme et également à toute autre part qu'au point de contact de l'eau et de son corps. D'après tous ces faits l'électricité de l'eau de mer ne saurait plus être mise en doute.

torisant de ces faits et de beaucoup d'autres, que ces perturbations extraordinaires sont dues à quelque grande commotion lointaine, comme celle d'une éruption volcanique au
fond des mers.

Je n'ai pas non plus à discuter la cause des *courants :*
peu importe à notre sujet que la surface des eaux de la mer
se porte des pôles à l'équateur et que les *contre-courants* inférieurs suivent une marche inverse. Il nous suffit de savoir
que, soit par un mouvement propre de la totalité de la masse
des eaux, soit par diverses actions intrinsèques ou relatives,
ces mêmes eaux sont soumises à des oscillations, à des
agitations plus ou moins sensibles. C'est ainsi que personne
n'ignore le trouble qu'occasionnent les vents à d'assez grandes
profondeurs; quoique Boyle, certes bien éloigné de Virgile,
affirme que la hauteur moyenne des vagues n'excède pas
douze pieds, et que par conséquent, le vent n'exerce pas
d'action sur l'eau au delà de six.

Constatons surtout qu'il n'y a pas de mer où les eaux,
même par le temps le plus calme, soient d'une tranquillité
parfaite. Il y a toujours un balancement sensible, une sorte de
mouvement respiratoire, si l'on peut ainsi dire, qui se manifeste par une élévation et un abaissement successifs d'autant
plus éloignés l'un de l'autre que l'air de l'atmosphère est plus
calme. Cependant j'ai pu observer à Marseille que même quelquefois, par un temps fort calme, les lames qui venaient se
briser au rivage étaient encore assez élevées pour submerger
les baigneurs ; il est vrai que j'avais choisi, dans les bains de
M. le docteur Giraudy, si bien ordonnés, les baignoires les
mieux exposées à l'action de la vague pour en étudier les
effets.

PROPRIÉTÉS CHIMIQUES.

§ 7.

Odeur.

L'odeur de l'eau de mer, soit au bord du rivage, soit au large, est fort prononcée et souvent fatigante pour certaines sensibilités. Elle est tellement particulière qu'une fois qu'on l'a sentie on ne saurait la confondre; mais, précisément à cause de ses qualités propres, il n'est pas facile de la définir; ce qu'on peut dire, cependant, de plus exact, c'est que cette odeur a quelque chose de chloruré et d'empyreumatique tout à la fois.

Évidemment, cette odeur tient à l'évaporation des matières extractives de l'eau de mer, et surtout à la matière grasse végéto-animale qu'elle renferme ou au pétrole que lui versent les divers volcans sous-marins. Ce qui l'atteste, c'est que l'odeur de la mer augmente par les gros temps, alors que les vagues déracinent, soulèvent et déposent sur la plage les fucus et les algues au milieu desquels doivent résider, confondus et arrêtés, les détritus végétaux et animaux qui certainement servent d'engrais à ces plantes marines.

Toutefois, ces faits n'expliquent pas entièrement l'odeur composée de la mer. D'où peut lui venir, en effet, ce caractère chloruré que distingue en elle si évidemment l'organe de l'olfaction? serait-il dû réellement à du chlore, à des chlorures, ou, comme le pense M. Mourgué, ex-médecin inspecteur des eaux de mer à Dieppe, à de l'acide chlorhydrique?

Mead, Buchan, M. Sarraméa, de Bordeaux, disent que les brises de la mer sont salées. Le docteur Robert a reconnu, par du sel déposé à leur surface, que les plantes des environs du bassin de Marseille l'étaient pareillement; mais il ne faudrait pas conclure de là que les sels marins se volatilisent et que l'atmosphère marine contient toujours du chlorure de sodium. Le phénomène de la distillation de l'eau de mer atteste comme l'ont admis Hippocrate, Pline, Harbuthnot, Morogues, M. Mourgué, etc., que le sel marin ne se volatilise pas, de sorte qu'on ne peut attribuer l'odeur de l'eau de mer qui est constante à la présence de ce sel dans l'air. S'il y en a, ce n'est qu'accidentellement, lorsque les vents soulèvent une poussière aqueuse de dessus la surface de la mer, ainsi que l'admet le docteur Guigou, de Livourne, et comme le constate l'expérience, incomplète toutefois, de M. Liebig. Une plaque de verre, dit-il, fixée sur une barre élevée entre deux bâtiments, à peine éloignés l'un de l'autre de douze cents pas, se trouve le matin, après l'évaporation de la rosée, tantôt d'un côté, tantôt de l'autre, suivant la direction du vent, constamment tapissée de cristaux de sel.

Évidemment cette expérience ne peut prouver l'évaporation du sel marin, mais seulement sa présence dans l'atmosphère lorsqu'il fait du vent. Maintenant resterait à savoir s'il y en a toujours, même par les temps les plus calmes et les plus doux? Or, si c'était un phénomène d'évaporation, il serait à son summum d'intensité pendant les plus grandes chaleurs, et non pas pendant la rosée de la nuit. Ce n'est donc, comme le dit le docteur Guigou, de Livourne, que la poussière de la mer, soulevée par les vents, qui est salée.

Berzélius nous expliquerait-il le phénomène de l'odeur de la mer lorsqu'il a dit et prouvé que les chimistes, après avoir vainement cherché l'iode dans l'eau de mer, l'ont rencontré à l'état d'iodure sodique accompagnant le chlorure comme le bromure magnésique? Ce qu'il y a de certain, c'est que des iodures et des bromures ont une odeur qui a la plus grande analogie avec celle de la mer. Aussi serais-je tout disposé à attribuer l'odeur de la mer, ou du moins une partie de cette odeur, à une certaine portion d'iode et de brome non combinés ou qui se dégagent de leurs combinaisons salines. Or, s'il en était ainsi, le phénomène serait expliqué, car l'iode et surtout le brome ont une odeur chlorurée excessivement distincte et prononcée.

D'ailleurs, pourquoi de la mer ne se dégagerait-il pas directement du brome, de l'iode et peut-être du chlore? N'avons-nous pas constaté que l'odeur de la mer est surtout très-prononcée pendant et après les gros temps, alors que les fucus et les algues marines ont été charriés, déchirés, broyés par les mouvements des vagues? Pourquoi, dans ce cas, la chimie naturelle de cette vie d'une espèce particulière, n'agirait-elle pas et ne pourrait-elle pas, comme dans les cornues de nos laboratoires, faire combiner quelques portions libres d'acide avec certains oxydes retenus par ces iodures, bromures et chlorures, d'où résulterait le dégagement de l'iode, du brome et du chlore[1]?

Est-ce que cette trituration qu'éprouvent les plantes marines, trituration si marquée qu'elle augmente l'onctuosité de l'eau de mer, ne pourrait pas favoriser les actions chimiques dont nous parlons?

Ce qu'il y a de bien positif, c'est que cette odeur chlorurée et empyreumatique dépend en partie des conditions physiques du liquide ; car l'eau de mer conservée la perd si elle n'est pas bouchée, ou si elle est bouchée elle prend une odeur hydro-sulfureuse. J'ai encore, depuis plus de seize mois, de l'eau de mer qui, après avoir subi ces diverses transformations, a fini par n'avoir plus aucune odeur ; mais il ne s'est produit aucune modification dans sa salure, car elle témoigne toujours de la même densité à l'aréomètre.

Comme nous l'avons déjà dit, l'odeur de la mer ne peut tenir nullement à ses sels fixes, tandis que, outre les considérations auxquelles nous venons de nous livrer, la volatilité de l'iode, du brome et du chlore, ainsi que celle du pétrole, qui pourrait être plus ou moins combiné avec le phosphore, d'après l'observation de Patrin, permettent de croire que ces substances qui entrent dans les éléments de l'eau de mer, lui donnent vraisemblablement l'odeur que

---

1. A force de recherches et de réflexions, je supposais la présence de l'iode dans l'atmosphère marine, lorsque M. Chatin, professeur à l'École de pharmacie, expose à l'Académie des sciences, le 5 mai 1851, un travail où il démontre l'iode dans toutes les atmosphères. Il établit qu'à Paris 4000 litres d'air contiennent $\frac{1}{500}$ milligramme d'iode. Est-ce étonnant que l'air de la mer en contienne beaucoup plus et d'une manière sensible à l'organe de l'olfaction?

nous lui reconnaissons. De cette manière seule, d'ailleurs, tout concorde, et l'analyse chimique et les résultats thérapeutiques obtenus, et enfin cette sensation éprouvée par notre odorat, si réelle, si manifeste.

Mais, comme il résulte de l'observation que l'odeur de la mer joue un grand rôle dans les effets physiologiques curateurs de la médication marine, nous devons insister sur ce sujet et en retirer tout ce que pourront nous fournir nos connaissances actuelles. Or, M. Lewy vient de trouver dernièrement que l'air atmosphérique de la surface de l'Océan, contenait plus d'oxygène pendant le jour que pendant la nuit.

Oxygène pendant le jour.................... 21,0,5973
  »   pendant la nuit.................... 20,9,6084

Assurément, si, comme l'attestent Bertholet et Fourcroy, l'air atmosphérique contient de 21 à 23 d'oxygène, l'eau de mer, par cette observation de M. Lewy, doit absorber pendant la nuit une part de cet oxygène pour l'approprier à ses combinaisons chimiques. Si, au contraire, les résultats obtenus par Bertholet et Fourcroy n'étaient pas bien précis, il serait évident que la mer dégagerait de ce gaz pendant le jour.

Toutefois, ce qu'il y a d'essentiel, c'est cette variation de l'oxygène, qui semble témoigner qu'il se fait incessamment dans la mer des combinaisons chimiques. Quant aux autres rapports proportionnels, ils peuvent tenir à une infinité de circonstances dues aux diverses localités. Résultats variables et infinis, qui nécessiteront peut-être encore des siècles d'observation avant que nous puissions les apprécier chacun à leur juste valeur.

Mais une chose remarquable encore et extrêmement importante pour la pratique, c'est que tout assure qu'il y a moins d'acide carbonique dans l'air de la mer que dans celui des terres. Ainsi, outre que MM. Bouillon-Lagrange et Vogel ont trouvé une notable proportion d'acide carbonique $\frac{0.23}{1000}$ dans l'eau de mer; il est certain, en outre, que ce gaz étant plus pesant que l'air et par conséquent en contact avec la surface du liquide, doit se combiner d'autant plus facilement avec l'eau de la mer qu'il est fort soluble, et qu'il a une très-grande affinité pour la chaux que l'eau de mer doit toujours contenir.

§ 8.

Saveur.

L'eau de mer a une saveur à la fois salée, amère, empyreumatique, chlorurée, mais toujours nauséabonde et répugnante, qn'on désigne par le nom collectif de saumâtre.

Cette saveur est due en partie aux sels de soude et de magnésie qui lui donnent, les uns leur saveur salée, les autres leur amertume. Quant au goût chloruré et empyreumatique, elle doit l'empyreumatique aux substances végéto-animales dissoutes et même au pétrole que lui fournissent les foyers volcaniques sous-marins; Flacourt, Breislak, le jésuite Bourseis, le comte de Marsigli ont vu cette substance nager à la surface de la mer aux îles volcaniques du cap Vert, dans les mers des Indes, au pied du Vésuve et dans différents endroits de l'archipel méditerranéen.

Enfin, ce goût chloruré empyreumatique tient si bien aux parties volatiles que l'eau de mer renferme, le brôme, l'iode, le chlore, le phosphore et le pétrole, que lorsqu'on conserve pendant longtemps de cette eau, elle perd ce goût primitif pour en prendre un hydro-sulfureux qui rappelle assez celui des eaux d'Enghien. Mais cette dernière saveur due aux actions chimiques nouvelles qui s'opèrent entre les substances salines et les substances végéto-animales de l'eau de mer se dissipe aussi, lorsque l'hydrogène sulfuré qui s'est produit a été entièrement dégagé. De sorte que, comme nous l'avons déjà dit, après un certain temps, il ne reste plus dans l'eau de mer que le goût salin et légèrement amer de ses sels de soude, de chaux et de magnésie.

§ 9.

Composition chimique.

Tout ce qui précède a suffisamment prouvé que l'eau de mer est une des eaux les plus composées et surtout les plus riches par la variété et l'importance des substances qu'elle renfermé, encore n'est-il guère permis de croire que l'analyse ait pu tout apprécier; il y a certainement, comme dans tout, une action collective qui échappera toujours à ces sortes de dissections chimiques. Aussi y avons-nous, autant que possible, suppléé par ce que la raison pouvait nous permettre de synthèse.

Ce qui attesterait encore l'insuffisance de la chimie, ce sont les différents résultats obtenus dans les diverses analyses connues. Lavoisier, par exemple, a trouvé dans 100 parties d'eau prises à la côte de Dieppe, 1,376 de chlorure de sodium; tandis que Bouillon-Lagrange et Vogel en ont retiré 2,510; tout comme Lavoisier y trouva une quantité notable de chlorure de calcium et de sulfate de sodium que ne rencontrèrent pas ces derniers savants.

Quoi qu'il en soit, nous n'entrerons pas dans de plus amples discussions sur ces différences ; nous ne reproduirons que quelques analyses, et notamment celles de MM. Bouillon-Lagrange et Vogel, parce qu'elles établissent une comparaison entre quelques eaux de mers différentes ; nous passerons sous silence d'autres analyses de Macquer, Sage, Klaproth, J. Murray, des docteurs Marcet et Robert neveu, qui ne portent que sur des différences de quantité.

1000 parties d'eau donnèrent à MM. Bouillon-Lagrange et Vogel :

	De la Manche.	Mer Atlantique.	Méditerranée.
Acide carbonique..........	0,23	0,23	0,11
Chlorure de sodium.......	25,10	25,10	25,10
» de magnésium....	3,50	3,50	5,25
Sulfate de magnésie.......	5,78	5,78	6,25
Carbonates { de chaux... / de magnésie. }	0,20	0,20	0,15
Sulfate de chaux..........	0,15	0,15	0,15
Résidu fixe........	34,73	34,73	36,90

Comme on voit, tous les résultats physiques, chimiques et naturels s'accordent pour faire trouver plus de densité à l'eau de la Méditerranée ; seulement, il résulterait de cette analyse qu'elle ne renferme pas plus de chlorure de sodium et davantage de sels magnésiens. Mais ce qu'il y a surtout de remarquable, c'est que l'eau de la Méditerranée contienne bien moins d'acide carbonique et même des carbonates. Cette particularité tiendrait-elle à ce que ce gaz serait en plus minime proportion dans l'atmosphère de la contrée ? Ce qu'il y de certain, c'est que l'eau en renfermant moins, elle pourrait en dissoudre davantage, et que, par ce fait, l'atmosphère devrait presque nécessairement en moins contenir, puisque, d'ailleurs, la chaux ne peut manquer à l'eau de mer et le gaz acide carbonique étant plus pesant que l'air ne saurait éviter le contact de l'eau et de s'y dissoudre ou de se combiner avec les éléments qu'elle contient.

Nous lisons dans le *Journal de chimie et de pharmacie* que M. Gmelin a trouvé dans 100 parties d'eau de la mer Morte :

Chlorure de calcium........	3,2141
» de magnésium..............	11,7734
Bromure de magnésium..............	0,4893
Chlorure de sodium................	7,0777
» de potassium..............	1,6738
Hydrochlorate d'ammoniaque...... ..	0,0075
Chlorure d'aluminium..............	0,0896
» de manganèse.............	0,2117
Sulfate de chaux..................	0,0527
	24,5398

Que conclure de la différence notable de ces résultats ? Devons-nous aux progrès de la science une plus grande perfection de l'analyse, et convient-il d'adopter cette dernière comme type ; ou bien est-ce que les eaux de la mer Morte sont très-différentes des autres eaux de la mer ? A en croire certains voyageurs, ces eaux seraient tellement chargées de sels qu'elles ne pourraient nourrir aucun poisson. D'après Balbi, la densité des eaux de cette mer est telle, que les personnes qui ne savent pas nager flottent à sa surface.

Il est difficile de croire à de telles assertions, quoiqu'il soit fort remarquable, d'après l'analyse de M. Gmelin, que les eaux de cette mer contiennent 18 fois plus de parties salines que celles de la mer Méditerranée, à laquelle nous avons trouvé 6 grammes sur 100.

Cependant, j'ai peine à croire que ce soit à l'air salé, ou même à la poussière de l'eau de la mer Morte, que l'on doive l'aspect désolé et aride des montagnes du Liban qui l'avoisinent, lorsque l'on peut voir à Marseille, à côté des collines les plus dénudées, les penchants les plus verdoyants ; cela tient plus naturellement, sans doute, à des causes géognosiques qui ont présidé à la formation de ces divers terrains. Aussi est-ce peut-être plutôt à la nature de ces terrains que la mer Morte doit ses propriétés, qu'elle ne peut elle-même les leur transmettre.

Concluons, néanmoins, que l'eau de mer contient des chlorures de chaux et de magnésie, des sulfates et des carbonates de chaux, des sulfates et des chlorhydrates doubles de potasse et de chaux, surtout du chlorure de soude, enfin des iodures de sodium et des bromures de magnésium, qui, quoique non appréciables dans la plupart des analyses faites, doivent compter dans l'eau de mer, puisqu'on les trouve dans les eaux mères des salines[1].

C'est ainsi que, d'après ce que nous avons dit sur son odeur, on doit y reconnaître de l'iode, du brome, du chlore, du phosphore et du pétrole, ainsi qu'une matière végéto-animale à qui elle doit son onctuosité, matières végéto-animales dont les transformations chimiques peuvent lui donner encore de l'hydrogène sulfuré.

Toutes ces circonstances de composition, jointes à l'électri-

---

1. D'après un compte rendu de l'Académie des sciences tout récent, M. Daubrée aurait trouvé de l'arsenic dans l'eau de mer. Ceci n'a rien qui doive étonner. Si ce géologue en a rencontré dans tous les combustibles minéraux, l'eau de mer étant en contact avec tous les terrains doit nécessairement emprunter à chacun d'eux tout ce qui est susceptible de se dissoudre dans ce liquide ou de s'attacher à quelque composition saline ou autre qu'il renferme.

cité que renferme l'eau de mer, en font une des eaux minérales des plus composées et des plus variées ; mais, par ce même fait, conclure à une action spéciale de sa constitution chimique serait une énormité et une manifeste invraisemblance.

SECTION II.

DES EFFETS DE L'EAU DE MER SUR L'ORGANISME PHYSIOLOGIQUE.

Je dois me justifier d'ouvrir mon travail par l'étude des effets physiologiques de l'eau de mer, et expliquer que je ne pouvais pas procéder autrement, puisque, dans ma pensée la plus profonde, toute la puissance médicatrice que nous pouvons avoir se résume à bien connaître les effets que nos médicaments peuvent produire sur nos fonctions.

Mais, comme ici la controverse peut s'établir de suite sur ce principe qui, à mon avis, est le fondement de la pratique de l'eau de mer comme de toutes les branches de la science et de l'art, je dis, en attendant que ce travail le démontre d'une manière plus particulière encore, qu'il en est si bien ainsi, que personne, que je sache, n'a jusqu'ici contredit ces paroles d'Hippocrate qui l'expriment si clairement : « Ce qui est principalement nécessaire pour tout médecin qui veut bien réussir à exercer son art, se réduit à savoir ce que l'homme est par rapport à ce qu'il mange et à ce qu'il boit, et les changements que chaque chose peut opérer en lui. » (*Traité de l'ancienne médecine*, chap. XXII.)

Sans reproduire les paroles de Bordeu, qui, dans ses *Maladies chroniques*, exprime le même fait par des paroles fort analogues, je me contenterai de rapporter que de nos jours, vingt-quatre siècles après Hippocrate, les belles expériences de M. Fourcault sur les conséquences des fonctions de la peau, les observations de M. Pravraz sur les effets de l'accomplissement de l'hématose dans les résolutions et les éliminations, celles de M. Durand Fardel sur les eaux de Vichy et celles que j'ai publiées avant ces auteurs dans mon dogmatisme des maladies dartreuses (*Bulletin général de thérapeutique*, 1849) attestent que la science et la pratique marchent réellement dans cette voie.

Elles y marchent si véritablement, que toutes ces maladies si graves et si spéciales pour lesquelles on cherchait constamment des remèdes spécifiques depuis Paracelse, se guérissent bien plus sûrement et radicalement par des traitements hydrothérapiques ou par d'autres que l'on pourrait simplement appeler mécaniques ou hygiéniques. Chose plus remarquable encore, c'est que par ces moyens on obtient bien plus complétement des *métasyncrises* réelles, c'est-à-dire des recorporations manifestes, qu'il est si souvent indispensable d'obtenir pour empêcher toute reproduction du mal.

Or, ces faits auraient dû cesser de nous étonner depuis longtemps; car, sans remonter à Hippocrate, à Bordeu; J. Thomson, M. Guersant père les indiquent aussi; tandis que J. Müller, que nous aurons souvent l'occasion de citer, y est conduit par les nombreuses expériences physiologiques qu'il a faites ou analysées, et qu'il résume dans un passage par ces paroles : « Les conditions de la vie sont telles que *les matériaux seuls de l'hygiène* ne se bornent pas à changer la composition des parties organiques et à les stimuler par un changement d'équilibre ; mais ils entrent, comme *parties intégrantes*, dans la constitution des organes, et cela d'une manière indispensable à leurs fonctions. »

S'il en est ainsi, je n'ai donc rien préjugé, je n'ai rien préconçu ; je ne fais que donner à mon travail la forme la plus naturelle qu'il pouvait avoir, c'est-à-dire celle qui s'accorde le mieux avec les vérités fondamentales qui doivent guider la science et l'art, et présider désormais à toute évolution de nos connaissances médicales philosophiques ou pratiques.

DES EFFETS PHYSIQUES ET PAR SUITE VITAUX DES EAUX DE MER SUR L'ORGANISME.

§ 1.

Effets de l'air et des lieux.

Bordeu, dans ses *Maladies chroniques*, a dit : « Le traitement des eaux minérales employées à leur source est sans contredit de tous les secours de la médecine le mieux en état d'opérer, pour le physique et pour le moral, toutes les révolutions nécessaires et possibles dans les maladies chroniques. Tout y concourt : le voyage, l'espoir de réussir, la diversité des nourritures, l'air *surtout qu'on respire et qui baigne et pénètre le corps*, l'étonnement où l'on se trouve sur les lieux, le changement de sensations habituelles, les connaissances nouvelles qu'on fait, les passions qui naissent dans ces occasions, l'honnête liberté dont on jouit ; tout cela change, bouleverse, détruit les habitudes des incommodités et des maladies. »

Après un tableau si saisissant d'intérêt et si complet dans ses détails, il me paraît fort inutile de parler ici de l'aspect imposant de la mer, des spectacles si variés qu'elle donne, des impressions vives qu'elle produit ; nous n'ajouterions rien ainsi à la pensée de Bordeu, ni même aux descriptions élégantes de M. Mourgué.

Nous nous attacherons surtout à l'appréciation des effets physiques, et par suite vitaux, que peuvent produire dans la médication marine l'air et les lieux, c'est-à-dire le climat. Dans les questions hygiéniques, nous pourrons apprécier plus directement l'action des causes morales sur l'accomplissement de nos fonctions.

Aussi, pour entrer de suite dans les faits, nous dirons qu'il est d'observation générale qu'un air sec et chaud, en activant les fonctions de la peau, diminue la tonicité des organes intérieurs, et par conséquent leur activité vitale et organique : la diminution de l'appétit et de la puissance d'élaboration des organes digestifs en été, ainsi que celle de la sécrétion urinaire, le prouvent assez.

Un air humide s'opposant à l'exhalation pulmonaire et cutanée, empêche l'élimination de l'acide carbonique, et, viciant ainsi les liquides et la nutrition, finit par exagérer et produire des constitutions lymphatiques. C'est ce qui résulte des recherches de Nysten et de M. Lhéritier, des observations de M. Baudelocque, de celles de M. Fourcault, etc. L'air chaud, rare et humide, serait celui qui développerait plutôt ces tristes phénomènes, comme il en résultera par l'ensemble de cette étude.

C'est ainsi qu'on a déjà parfaitement pu apprécier, par des observations faites dans divers climats et par la différence des maladies de l'hiver et de l'été, que le froid sec, en condensant l'air atmosphérique, augmente la puissance et l'animalisation de l'hématose, ce qui dispose aux inflammations aiguës. « Le terme de l'activité organique, dans les pays chauds et en été, dit M. Fuster dans son livre intéressant *sur les Maladies de la France en rapport avec les saisons*, c'est le tube digestif et ses appendices, la moelle rachidienne et la masse encéphalique ; en hiver et dans les pays froids, c'est la cavité thoracique, les poumons et le cœur. »

Ce résumé d'observations n'est cependant vrai que sous le point de vue de l'impressionnabilité organique, et tout en donnant la localisation des maladies, il ne saurait en désigner la radication première. Celle-ci dépend nécessairement de l'état du sang par rapport à l'accomplissement de la respiration et de l'assimilation. En effet, il est d'observation générale : qu'un air sec et chaud, dans les pays du midi, en activant les fonctions de la peau, porte une action indirecte sur les organes gastro-hépatiques. Mais quelle est véritablement cette action ? Est-ce une stimulation par sympathie, par continuité d'une fonction à l'autre ? C'est ce que l'on répète, ce que l'on a cru et adopté. Je ne saurais en faire autant, parce que la raison des faits s'y refuse.

A-t-on jamais pu conclure de ce qu'un organe fonctionnait avec plus d'activité, qu'il était pour cela plus exposé à l'inflammation? Mais les érysipèles sont plus rares en été qu'en hiver! Et si l'on concluait que c'est parce que le poumon fonctionne plus activement en hiver que les pneumonites, les bronchites sont plus fréquentes dans cette saison, on se tromperait étrangement; car l'observation dévoile ici un mécanisme pathogénique complexe, reconnaissant pour causes productives :

1° La dilatation des tissus de l'organe, soit par la chaleur générale augmentée, soit, si l'on veut, par cette même activité fonctionnelle habituelle ;

2° Le refroidissement de la peau, sa contractilité et le refoulement des liquides à l'intérieur, refoulement qui porte son action sur l'organe le plus prédisposé, en ce sens qu'il est, ou plus parenchymateux, ou, dans la circonstance, moins contractile.

Qu'on y réfléchisse bien, en se rapportant à tout ce que nous avons déjà dit dans nos prolégomènes, et l'on verra que l'on ne peut comprendre autrement les influences du froid et du chaud et leurs conséquences sur l'organisme. D'ailleurs, si en été et dans les pays chauds nous observons les sécrétions intestinales plus faciles, il faut si manifestement les rattacher à un défaut de contractilité que :

1° Les aliments qui augmentent la tonicité locale et générale, de même que certains médicaments toniques, diminuent ces hypersécrétions ;

2° Et que les aliments dits relâchants, ou ceux qui modifient trop subitement l'impressionnabilité de l'organe, les augmentent.

Au reste, de ce que nous voyons une sécrétion augmentée, pouvons-nous conclure à l'activité de l'organe même? Ne voyons-nous pas les sueurs froides des agonisants alors que toute l'activité fonctionnelle abandonne la peau pour se porter vers le cœur et le poumon?

Le phénomène de la diminution de la force digestive dans les climats chauds et la cause localisatrice des inflammations sont si évidemment dans ce défaut de contractilité, que, outre que nous voyons la diminution de l'appétit en été et celle de la puissance digestive, j'observe d'ordinaire des hémorrhagies utérines en cette saison, et quatre-vingt-dix fois sur cent une diarrhrée consécutive chez les femmes le plus habituellement constipées. Que peuvent prouver de pareils faits, si ce n'est un relâchement des tissus ; et ces conséquences, une émanation directe de cette disposition organique? Aussi est-ce toujours les individus qui peuvent opposer le moins de puissance organique à de telles influences qui en ont le plus à souffrir, puisque c'est chez les enfants et les vieillards particulièrement que nous observons, en été, ces hypersécrétions, qui finissent par devenir chez eux de graves maladies. C'est ainsi que beaucoup de ces malades ne guérissent que par le changement de saison, observation déjà faite par Broussais, qui constate, dans ses phlegmasies chroniques, que plusieurs de ces malades guérissaient ou étaient amendés en les transportant d'un pays chaud dans un froid. Seulement, de ce fait, Broussais en tirait une fausse conséquence, que la chaleur disposait le sang à l'inflammation, tandis que les faits connus et ceux que nous y joindrons prouvent le contraire.

Dira-t-on à cela : Mais comment! n'observe-t-on pas souvent des inflammations des organes digestifs et de ses appendices avec tous les caractères sthéniques dans les pays chauds, et, dans ce cas, comment les rapporter à un relâchement? Ne confondons pas ; je ne viens pas ici soutenir la doctrine du *strictum* et du *laxum* de Thémison. Pour moi, une telle maladie ne rentre pas plus dans le strictum que toute autre ; la différence est dans la condition des liquides. En effet, c'est dans ceux-ci qu'est la véritable cause de l'inflammation, parce que, outre que je remarque que ces phlegmasies arrivent à la suite de fatigues, d'abus de boissons et de nourritures échauffantes, d'éliminations empêchées, etc., je tiens compte des observations de MM. Andral et Gavarret, qui constatent les changements survenus dans les proportions de fibrine du sang, de même que je dois apprécier les recherches de M. Cohen, qui observe la diminution des principes alcalins de ce liquide chez les sujets affectés de maladies inflammatoires (séance de l'Académie de médecine du 5 juin 1851, M. Lecanu, rapporteur).

De tels faits, comme on voit, ne contrarient nullement nos observations générales, que les pays chauds portent une action hyposthénisante sur les organes digestifs et ses appendices, et nous font admettre que lorsqu'il y a inflammation, celle-ci tient à la fois à la diminution de la contractilité des tissus et aux modifications survenues dans le sang.

Et maintenant, lorsqu'on a parlé de l'activité de la peau dans les pays chauds, de la puissance révulsive de cette activité, n'a-t-on pas pris l'effet pour la cause, habitués que nous sommes à rapporter tous les phénomènes à une sorte d'individualité agissante que nous prêtons à nos organes? Ici, au moins, nous observons, outre les sécrétions augmentées, que la peau est plus colorée, plus souple, quoique plus rénitente. Mais est-ce l'influence directe du chaud qui appelle ainsi plus de vie à la peau, ou est-ce l'action générale de la chaleur, qui agissant sur tout l'organisme, dilate tissus et liquide, et en déterminant, par cet effet, une action centrifuge, porte à la peau, avec les liquides, plus de vie? J'avoue que j'incline, ou plutôt je me décide pour cette dernière idée, bien qu'elle ne soit pas celle admise jusqu'ici.

Il est tellement positif que l'activité de la peau n'est qu'une conséquence de l'effet général de la chaleur, que souvent on peut s'exposer aux ardeurs du soleil sans voir la transpiration augmentée, tandis qu'on se trouve tout en nage pour peu de mouvements que l'on fasse, même dans des conditions différentes de température ou d'insolation ; car tous les jours nos paysans sèchent au soleil la sueur de leurs travaux.

Concluons donc qu'un climat chaud n'excite pas plus directement la peau qu'un autre; mais que la chaleur, portant les liquides à la circonférence, cette peau se trouve activée par effet consécutif ; tandis que d'autres organes intérieurs manquent d'autant plus de cette activité, qu'ils ont subi les effets de l'extension générale des tissus, sans avoir la même stimulation par la circulation, d'où l'on pourrait peut-être induire qu'ils laissent échapper les fluides blancs qui les pénètrent encore, ou qui sont arrivés jusqu'aux derniers termes des vaisseaux exhalants.

Effet général, en définitive, qui n'en amène pas moins cette conséquence, que l'action de la chaleur, en dilatant tous nos tissus, facilite généralement toutes nos excrétions : conséquence à laquelle concourt aussi l'état du sang, plus fluide, plus dilaté. C'est ainsi que, manifestement, nous perdons plus en été qu'en hiver; dans les pays chauds que dans les pays froids; ce qui le prouve, c'est que nous maigrissons généralement en été; que les habitants des pays chauds sont ordinairement plus secs, plus tendineux; tandis que ceux du nord sont, ou obèses ou avec des formes plus arrondies, à tissus cellulaire et adipeux plus abondants.

Conditions physiologiques d'où l'on peut tirer une foule d'inductions thérapeutiques que les observations pathologiques sous de tels climats attestent encore. Je veux dire, qu'étant manifeste que les excrétions sont plus abondantes et que les maladies humorales telles que la scrofule, la tuberculisation, sont plus rares dans le midi que dans le nord, on doit attribuer cet effet, comme le prouvent les expérimentations et les observations de M. Fourcault sur la suppression de la transpiration, à la dépuration incessante qui s'effectue par les excrétions.

Ainsi donc, voilà que les avantages des climats chauds se tirent précisément de leurs inconvénients, tout ce qui tient à l'étude de la nature se lie et se touche par des points de contact presque imperceptibles. Aussi, comme la difficulté consiste à les apprécier, on doit comprendre les obstacles que rencontrent la médecine et nos études, qui doivent particulièrement s'attacher à faire connaître ces points de contact si cachés, si subtils, si nécessaires, si importants.

Toutefois, l'action d'un climat chaud et sec ne se borne pas à dilater nos tissus et nos fluides : nous avons déjà reconnu, avec M. le professeur Foster, que la masse encéphalo-rachidienne était activée. Peut-on en douter lorsqu'on apprécie l'activité intellectuelle, l'imagination ardente poétique des méridionaux; leur énergie même lorsqu'elle est mise en jeu par la passion. La sensibilité est donc accrue, de même qu'est activée la circulation capillaire. Or, que ces deux effets soient intimement liés l'un à l'autre et dépendent du premier, cette action accrue de la puissance nerveuse n'en a pas moins de grandes conséquences physiologiques par son influence sur toutes les fonctions.

Quant à l'activité de la circulation capillaire, deux sortes de faits directs et indirects la prouvent : en effet, si nous ne voyions plus de coloration à la peau, nous remarquerions ce fait : qu'en été, nous mangeons moins qu'en hiver, et que dans les pays chauds, tels que l'Italie, l'Afrique, du riz bouilli, quelques melons d'eau et un peu de décoction de café sont une nourriture suffisante; tandis que dans le nord de la France, l'Angleterre, l'Allemagne, il faut de larges tranches de bœuf et de l'eau-de-vie pour entretenir l'existence.

Or si, comme le dit le professeur Gerdy, et comme le prouvent tant de faits et de raisons physiologiques, le sang se fait dans les capillaires, outre que le phénomène de nutrition dont nous parlons puisse revendiquer certaines conditions différentes de la respiration, nous ne pouvons pas faire autrement que de reconnaître que la chaleur du climat modifie ce mouvement de décomposition et de composition qui se passe dans les capillaires. Si nous prenons moins de nourriture tout en perdant davantage par les sécrétions, cela ne fait que donner raisons aux théories de M. Liebig, en s'accordant avec les faits que nous déroulerons dans cet ouvrage; car, cela prouve que la chaleur du climat pénétrant l'organisme suplée d'une certaine façon à la caloricité engendrée dans nos actes vitaux. Évidemment, il y a moins d'aliments brûlés, donc aussi moins de dépensés. Par conséquent, de cette manière les mouvements de la nutrition se passent plus particulièrement entre les éléments mêmes de l'organisme, fluides et solides; ce qui explique, et la facilité des dépurations et comment une nourriture moindre est parfaitement suffisante pour la reconstitution des tissus et la régénération du sang.

Sans doute qu'après l'expression de ce fait nous ne pouvons descendre plus loin dans le mécanisme de la nutrition; mais n'est-ce pas déjà assez de saisir l'ensemble de l'action et la part de l'influence? Ne peut-on pas déjà tirer de ces phénomènes expliqués les conséquences les plus utiles dans les applications de l'art?

La circulation capillaire, écrivait M. Gerdy, en 1834, et répète aujourd'hui M. Fleury, n'est suffisamment étudiée ni dans les livres, ni dans les écoles; et cependant, de quelle importance n'est-elle pas dans les maladies et dans la pratique médicale? (*Traité d'hydrothérapie*, p. 425.) Si c'est elle qui nous nourrit, puisqu'elle fait le sang; si c'est elle qui nous dépure, puisqu'elle décompose nos tissus, elle est véritablement la clef de voûte de tout l'édifice physiologique, en même temps qu'elle doit être l'aboutissant de toute la thérapeutique. C'est, en effet, ce que nous verrons toujours mieux dans l'ensemble de études lorsqu'il s'agira de résolution et d'élimination.

Pour le moment, contentons-nous de constater l'action des climats chauds sur cette circulation capillaire et sur la contractilité abaissée de nos tissus, car dans ces deux faits se trouvera l'explication de toutes nos actions hydrothérapiques, froides et chaudes, sur nos organes et sur nos fonctions, dont la réciprocité d'action est la seule force spontanée, le véritable *impetum faciens* que nous puissions comprendre, et partant que nous puissions utiliser à la pratique de notre art. Ces deux grands phénomènes nous expliquent encore cette observation restée cependant si mystérieuse : que les maladies du nord guérissent dans le midi, comme celles du midi guérissent dans le nord. Je connais nombre de malades du midi qui ont recouvré la santé et une meilleure constitution dans le nord, tandis que tout le monde connaît les avantages que les malades du nord retirent du midi. Cette observation est même si générale, qu'on lit dans la *Doctrine des maladies chroniques* de M. le professeur Ch. L. Dumas : « Les maladies chroniques qui sont formées dans une contrée peuvent trouver leur guérison dans un autre pays, et elles se dissipent en s'éloignant de l'air, des lieux et de toutes les causes extérieures qui les ont fait naître. » (P. 589.) Pareillement, M. le docteur Pouget de Bordeaux, dans son ouvrage *Sur les bains de mer*, s'exprime ainsi : « Si l'on parcourt les diverses observations rapportées dans le présent travail, on verra que les guérisons les plus remarquables obtenues à Royan concernent les personnes venues de villes assez éloignées, Poitiers, Tours, Tulle, Limoges, etc. ; et que celles des bains de la Méditerranée se sont réalisées sur des habitants de Lyon, etc. » (*Des bains de mer*, p. 376.)

Que concluait-on de là, et quel enseignement tirait-on de faits si importants? Aucun, parce qu'on n'avait pas suffisamment étudié les conséquences physiologiques, climatériques que nous cherchons à placer dans tout leur jour pour en tirer des conséquences pratiques de thérapeutique générale, et d'hydrothérapie en particulier.

En effet, dans le midi, pendant que la sensibilité est accrue, la contractilité des tissus est diminuée ; et en même temps que ce défaut de contractilité peut être un inconvénient, il devient un avantage par les fluides qui pénètrent, arrivent et activent les capillaires. Sans doute qu'à un certain degré de plus, et localement surtout, arrivent les conditions pathologiques ; mais, tant que ce degré n'est pas atteint, c'est un avantage qui se traduit par la généralité du phénomène de la circulation capillaire augmentée, par la sensibilité accrue, par la nutrition facilitée, c'est-à-dire la décomposition et la recomposition intersticielle plus faciles sinon plus parfaites.

Or, que dans cet état une maladie chronique soit soumise à ces actes généraux de l'organisme, on comprendra de suite et les actions qui pourront détourner la lésion locale et celles qui, en facilitant les excrétions, modifieront l'hématose. Dernier fait qui, à lui seul, change tout l'organisme, parce que le sang est l'incitateur de nos fibres et de tous nos organes, comme le réparateur de tous nos tissus.

Mais ce qu'il y a de plus important à comprendre pour le praticien, c'est que, sous de telles conditions physiologiques, les impulsions médicatrices que l'on pourra donner à l'organisme seront d'autant plus efficaces qu'elles atteindront plus facilement la sensibilité, la nutrition, la contractilité, la caloricité qui sont les véritables forces médicatrices tant cherchées, et sur lesquelles nous avons des actions directes et indirectes que tout ce travail démontrera, ainsi que celui DES SOURCES DES INDICATIONS THÉRAPEUTIQUES que je publierai ensuite. Nous croyons qu'il ne s'agit pas ici de vaines théories que nous aurions élevées et conçues pour la satisfaction de l'esprit, mais de la connaissance de véritables forces physiologiques, que le praticien peut mettre en jeu pour exciter certains mouvements de cette vie, dont, depuis Hippocrate, chaque médecin a pu comprendre l'action, la puissance, sans pouvoir la diriger.

En effet, bien que la contractilité soit diminuée dans un pays chaud, si la sensibilité est accrue, la contractilité est influencée, car on ne peut douter que cette dernière ne tienne la première sous une certaine dépendance. Ceci est dit sans exclusion de doctrine et sans parti pris pour les diverses opinions qui donnent la prééminence à la contractilité (Haller) ou à la sensibilité (Adelon), nous ne prenons que le rapport des fonctions entre elles, leurs influences réciproques, et les connexions de la sensibilité et de la contractilité sont prouvées par une multitude de faits (Jobert de Lamballe). Or, par cette sensibilité augmentée, la contractilité, quoique abaissée, n'aura que plus de ressort lorsqu'elle sera soumise à une influence médicatrice. Ne le voyons-nous pas lorsque, sous l'influence de douches d'eau thermale, des tumeurs blanches se résolvent? N'est-ce pas par le retour de cette contractilité abaissée momentanément sous les coups de la douche chaude que s'opère la résolution? C'est le calorique et l'afflux du sang qui abaissent cette contractilité, mais son retour ne peut être que le fait de la sensibilité réveillée, puisque la résolution, en définitive, ne peut se faire que par la contractilité augmentée? Or donc, le choc de la douche et le nouvel afflux sanguin, en impressionnant la sensibilité, ont dû mettre en action cette même contractibilité par contrecoup. On ne peut comprendre le phénomène que de cette manière, dès qu'on voit des douches froides et des bains de mer effectuer directement par la contractilité les mêmes résolutions. D'ailleurs, pourquoi, dans les pratiques de l'hydrothérapie, soumet-on la peau à des irrigations froides, après avoir excité les sueurs et la turgescence de la peau par le calorique accumulé? n'est-ce pas pour augmenter le ressort de la contractilité générale par ces actions et réactions des capillaires? Ce ressort de la contractilité est la sensibilité!

Sans calculer déjà toutes les conséquences de cette action de la circulation capillaire de la périphérie, par le conflit qui a dû se faire entre solides et liquides, relativement à la composition et à la décomposition intersticielle, n'est-il pas évident que les fluides successivement appelés et refoulés doublent non-seulement les ressorts organiques de la peau, mais encore par leur retour brusque et rapide aussi à l'intérieur, la contractilité des organes internes; comme l'attestent les effets hydrothérapiques désignés, ceux des bains froids, des bains d'air comprimé, des bains de mer, sous l'influence desquels l'appétit se prononce davantage, de même que la puissance digestive.

Telle est donc l'action d'un climat chaud, que s'il ne peut par lui-même, dans une foule de cas, amener l'organisme à certaines modifications fonctionnelles, il le dispose de telle manière qu'il devient plus sensible aux diverses modifications qui doivent provoquer les forces physiologiques médicatrices: d'où les conséquences les plus utiles qui se dévoileront toujours davantage, dans le cours de ce travail, par le concours du climat et des médications hydrothérapiques.

Sans traiter cette question, M. Fleury, conduit par la pratique à la justesse de cette conséquence même, proclame bien haut cette idée : *Air chaud, eau froide.*

Telle est la conclusion que nous formulons aussi, parce qu'on peut voir déjà que par ces deux actions opposées sur l'organisme, nous activons son ressort, c'est-à-dire les fonctions de nos organes, la vie. Or, je l'ai dit ailleurs, ainsi que le professeur Gerdy (ouvrage cité), notre organisme est une machine à engrenage dont il suffit souvent de toucher un rouage pour faire mouvoir tous les autres. Voilà pourquoi nous avons déjà montré que la contractilité de la peau, excitée par sa diminution et son élévation successives, retentit sur celle de nos organes les plus profonds, de même que, par les modifications survenues dans les métamorphoses que subissent le sang et les tissus au moyen du conflit plus intime qui se fait entre eux dans les capillaires, l'absorption générale et la nutrition se trouvent modifiées, effet général qui ne peut s'effectuer sans une augmentation notable dans les sécrétions, dont la conséquence retentit encore sur la nutrition, et constitue un enchaînement de phénomènes qui explique et les résolutions et les métasyncrises que l'on observe dans les différentes applications des eaux en général.

Cependant, ce principe, air chaud, eau froide, ne saurait être absolu : car il est facile de reconnaître qu'un air chaud trop prononcé, et surtout trop continu, altère l'hématose par la respiration ; d'où les conséquences sur la dynamie générale que je trouve dans la contractilité et dans la sensibilité. Les observations de M. Pravaz, en établissant qu'on guérit bien des maladies cachectiques par l'air comprimé, celles que j'ai données autre part, et que je reproduirai plus loin, attestant que des chloroses ne reconnaissent pas de plus puissantes causes que la raréfaction de l'air par la chaleur de l'été, indiquent qu'il ne suffit pas d'apprécier un phénomène, quelque important qu'il soit, mais qu'il faut distinguer toutes les conditions suffisantes, diverses et le plus souvent contraires, sous l'influence desquelles notre existence s'effectue et s'entretient avec plus ou moins de vigueur.

Or, il est certain que le passage du chaud au froid, de l'hiver à l'été et de l'été à l'hiver en sont peut-être les conditions les plus indispensables, et comme tant de faits le prouvent, les influences qui assurent le mieux notre force et notre énergie. C'est ainsi que dans la médication marine on doit beaucoup compter, comme l'indique M. Pouget de Bordeaux, non-seulement sur la pression plus considérable de la colonne atmosphérique, mais encore sur les brises de mer ; et je ne veux pas parler ici de l'action topique de l'air de la mer sur les bronches qu'établissent tant d'observations et entre autres celles de Buchan, de Mourgué, de **M.** Pouget, ni de l'action chimique de cette atmosphère sur l'hématose au moyen de la respiration ; je n'entends désigner l'action des brises marines en tant que densité de l'air et changement de température impressionnant tout l'organisme, car elles peuvent modifier l'hématose et par la contractilité générale de la surface de notre corps augmentée et par la respiration activée : phénomènes fonctionnels qui dans le *consensus* de notre organisme s'activent encore réciproquement l'un et l'autre.

En effet, si l'on s'expose à ces brises ou aux différents vents que la Providence, dans sa sagesse, fait régner à des degrés très-divers, mais presque journellement dans le midi de la France, l'on observe que la peau, les aponévroses semblent alors plus intimement appliquées sur nos muscles, tandis que ceux-ci paraissent avoir acquis plus de force et de tonicité, résultat d'autant plus sensible et plus prononcé que la veille ou dans la journée la chaleur avait été plus élevée. On sent pareillement que la respiration est plus complète, plus réparatrice si l'on peut ainsi parler.

Or, les bienfaits de ces contrastes ne sauraient être mis en doute puisque nous constatons et plus de force et plus d'énergie chez les individus qui luttent habituellement contre toutes ces variations atmosphériques, et les santés les plus délicates chez les personnes qui, par état ou par idées fausses, évitent tous les changements de température. Les archives de la science, la pratique journalière et l'ouvrage de M. Fourcault fourmillent de faits qui garantissent ces assertions. Aussi, l'auteur que nous citons ne craint pas d'établir en principe que : pour préserver l'homme et les animaux des affections tuberculeuses, il faut les soumettre habituellement, dans l'état de liberté, aux influences de l'atmosphère (*Causes générales des maladies chroniques*, *spécialement de la phthisie pulmonaire*, p. 24). « A Scheveningue, près de la Haye, dit-il, les enfants scrofuleux se guérissent et ne deviennent point phthisiques lorsqu'ils peuvent jouer sur les bords de la mer et se baigner dans ses flots. A Lille, les orphelins qui vont travailler chez les artisans ne meurent point scrofuleux, phthisiques, comme les filles qui sont renfermées dans l'hôpital général ; à Vienne, les garçons élevés à la campagne ne subissent pas le sort des filles qui sont élevées à l'hospice de la Charité. A Rocca du Pape, les enfants rachitiques se redressent sous l'influence de la lumière et ne deviennent ni scrofuleux, ni phthisiques ; enfin, dans les colonies agricoles de la Belgique, les pauvres qui travaillent dans les champs ne sont point moissonnés par la phthisie, ainsi que les criminels qui sont renfermés dans les prisons, les pauvres qui restent dans les ateliers de charité, les enfants qui s'étiolent, languissent et meurent dans les pénitenciers. » (*Ibid.*, p. 104.)

Ainsi donc, pour exciter certains mouvements organiques et arriver aux conséquences fonctionnelles préservatrices comme curatrices de nombre de maladies, outre les conditions de chaleur, de lumière, il faut encore celles de l'exercice, de l'excitation des contrastes atmosphériques, et tel climat qui les présentera, non pas avec trop d'intensité, mais dans de justes variations, sera celui qui offrira le plus de moyens au médecin pour activer les mouvements fonctionnels curateurs que nous appelons à la fois éléments de la vie et forces médicatrices. Éléments de la vie et forces médicatrices, parce que les fonctions ultimes, auxquelles nous faisons allusion, sont les résultantes culminantes de nos fonctions, de même que chaque fonction, et mieux encore chacune de ces fonctions ultimes, est alternativement ou concurremment l'incitateur de nos organes, le moteur d'autres fonctions. Dès cet instant, elles deviennent forces médicatrices ; et si nous les avons distinguées, si dans tout ce travail nous les désignons à chaque circonstance pathologique ou thérapeutique, c'est afin que le praticien, après avoir appris à les reconnaître, sache quand et comment il peut les impressionner pour les mouvoir et les faire agir. Mais, dira-t-on, cette conclusion sur l'action excitante curatrice des variations atmosphériques est en opposition directe avec les idées reçues jusqu'ici sur les bienfaits de l'invariabilité de la température et l'uniformité du climat, à tel point que c'est à cause de ces qualités que toute l'Europe septentrionale envoie ses malades à Nice. A-t-on bien réfléchi à cela? n'a-t-on pas confondu l'action curatrice avec la palliative? Vraiment, les climats les plus invariablement chauds favorisent toutes les sécrétions, comme nous l'avons prouvé, et par conséquent toutes les éliminations, ainsi que l'attestent, entre autres faits, l'innocuité de la syphilis en Égypte (Pariset, éloge de Larrey); mais, dans la plupart des cas, la chaleur suffit-elle pour rendre toute la force nécessaire à la curation parfaite, à la régénération constitutionnelle?

Cette assertion serait en opposition directe avec ce grand fait, que la vie est bien moins longue et bien moins active dans les climats uniformément chauds, de même qu'elle serait en opposition flagrante avec l'importance des observations que viennent de produire l'hydrothérapie, la pratique des bains d'air comprimé, de la gymnastique, etc. Sans doute que certains malades atteints de phthisie ou de maladies chroniques arrivées à leur dernière période, alors que l'affaiblissement organique ne permet plus d'obtenir une réaction suffisante au choc imprimé, se trouveront bien mieux d'une action insensible qui facilite momentanément le mouvement et les conséquences des organes. Mais ces actions, ces mouvements, ces conséquences sont-ils suffisants pour ramener ces mêmes organes à toutes leurs forces physiologiques, les fonctions à tous les résultats médicateurs nécessaires? Non! car, si on cite à Nice bien des malades soulagés, on en compte bien peu de guéris.

Tout cela est encore étayé par un nouvel ordre de faits : c'est que, la chaleur humide, qui est la conséquence la plus extrême de l'invariabilité atmosphérique, engendre en Égypte la peste (Pariset, éloge de Larrey); la peste, la viciation humorale et constitutionnelle on peut dire la plus complète, la plus terrible, parce qu'elle est la plus spontanée; c'est que l'air humide, chaud ou froid qui suppose toujours l'absence de ces variations atmosphériques, constitue la condition la plus favorable au développement des maladies chroniques que j'appelle cachectiques, parce que toute la constitution est malade.

Comment en serait-il autrement? Les faits rapportés par MM. Baudelocque, Lhéritier, Fourcault, Fuster, Edwards, etc., attestent que la puissance encéphalo-rachidienne est diminuée; que la respiration s'effectuant dans un air dilaté ou raréfié par l'interposition de la vapeur aqueuse, est insuffisante, et que les fonctions de la peau, comme l'exhalation pulmonaire, sont entravées. D'où il résulte, avec un abaissement de la contractilité générale, la conséquence d'une dépuration carbonique incomplète par le foie seulement, ce qui expose l'économie à une augmentation de sucs albumineux et adipeux imparfaits dont les derniers résultats, ainsi que nous le verrons mieux plus tard, peuvent conduire jusqu'aux viciations rachitiques, scrofuleuses et tuberculeuses les plus extrêmes, puisque c'est sous de telles conditions qu'on fait naître à volonté la scrofule chez les animaux (Coster), les foies gras des oies (Lhéritier). De plus, le village d'Ezy, dans la vallée de l'Eure, près de la ville d'Anet, en a donné une preuve manifeste, suivant M. Fourcault, d'après les observations de M. Delasiauve. Le village est abrité à l'ouest et au nord par une montagne; à l'est et au midi par des arbres élevés qui arrêtent les courants atmosphériques et s'opposent ainsi à l'évaporation de l'humidité. Au contraire, Anet est placé dans une partie large, élevée, sablonneuse de la vallée, accessible aux vents. Les scrofules et les autres maladies chroniques se multiplient tellement à Ezy, qu'elles entrent dans la proportion d'un huitième dans le chiffre des décès, tandis qu'elles n'atteignent que la proportion d'un cinquantième à Anet, où les maladies aiguës dominent (Fourcault, ouvr. cit., p. 83).

Ces faits sont tellement nombreux qu'il est impossible de les tous rapporter ici, et encore moins de les examiner sous toutes leurs faces. Aussi, qu'il nous suffise de rappeler, avec M. Bureaud-Rioffrey, combien les maladies chroniques cachectiques étaient plus communes à Londres avant l'incendie de 1666, qui réduisit cette ville en cendres. Alors, les rues du vieux Londres étaient obscures, étroites, sales et tellement humides que des chaînes étaient souvent tendues à l'entrée pour avertir qu'on ne pouvait traverser les mares d'eau et d'immondices qui les baignaient. Aussi a-t-il fallu ces grandes et belles rues et ces jardins interposés pour diminuer les conséquences fâcheuses de ces brouillards qui plongent en plein midi la ville dans les ténèbres les plus obscures.

Qui ne sait, par les rapports de Mojon, que les habitants des divers pays qui se trouvent sur le littoral de la mer ligurienne jouissent de la santé la plus florissante et sont fort rarement atteints de scrofule, tandis que ceux d'entre eux qui travaillent dans les mines de Lavagna, où l'eau transsude goutte à goutte de toutes les parois, de manière à inonder certaines galeries, meurent pour la plupart avant cinquante ans, par les progrès de la scrofule, de la phthisie ou de l'anasarque.

Et maintenant, que ne pourrions-nous pas nous-mêmes ajouter sur la différence des maladies et des constitutions de nos artisans du midi avec celles de nos pêcheurs, de nos paysans? Autant la phthisie, la scrofule et le rachitisme sont des maladies fréquentes chez les cordonniers, les tisserands, les tailleurs, les couturières qui restent renfermés dans des chambres étroites, autant elles sont rares à Marseille chez les pêcheurs, les débardeurs, les portefaix et tous nos paysans du midi. Et quelle différence de constitution! Les uns sont grêles et étiolés; les autres sont musculeux et d'une coloration dont le midi de la France seul offre le type. Ce n'est plus, en effet, le teint seulement basané de l'Afrique, mais avec cette teinte foncée une coloration sanguine qu'on reconnaît appartenir aux artérioles capillaires.

Dans nos Basses-Alpes, la plupart de nos paysans scrofuleux meurent en bas âge, alors qu'ils n'ont pu prendre part aux travaux des champs, qu'ils ne sont pas encore sortis de la maison, étroite, humide, ici comme partout. Mais, s'ils sont assez heureux pour franchir cette période de leur vie, forcément recluse, l'insolation, le vent, la pluie auxquels ils s'exposent deviennent les modificateurs les plus manifestes et bien autrement efficaces que tous les agents de notre matière médicale qu'on leur avait prodigués jusqu'alors. De cette observation il résulte qu'il y a des enfants scrofuleux, rachitiques dans le midi, mais qu'il n'y en a presque point parmi les adultes.

Il ne saurait en être autrement : un vent de mer, un vent frais, assez habituel dans un pays chaud, dont le sol est sec et calcaire, est un bienfait extraordinaire ; et cette remarque n'avait pas échappé à Jules César, qui disait que la Provence devrait élever des autels aux vents du nord-ouest qui viennent si souvent en agiter l'atmosphère. C'est ainsi que depuis vingt ans que je pratique la médecine dans ce pays, j'ai positivement observé que les maladies étaient bien moins nombreuses dans les années où régnaient particulièrement les vents du nord. C'est au point que, s'ils y règnent au printemps, en été, en automne, les maladies saisonnières manquent pour ainsi dire tout à fait ; tandis que c'est bien manifestement les printemps les plus invariablement chauds qui vous donnent le plus de rhumatismes, de bronchites épidémiques, surtout des pleurésies et même des pneumonies ; de même que ce sont les étés les plus absolument brûlants qui nous donnent le plus de diarrhées, et les automnes humides le plus de fièvres typhoïdes à forme muqueuse, ataxique, etc.

Dans ces dernières circonstances, l'économie provoquée, comme nous l'avons dit, à la décomposition et à l'excrétion par le fait de l'activité capillaire et de la diminution de la contractilité, est extrêmement impressionnable. Et dans nos campagnes, il suffit que ce mouvement organique soit excité par l'exercice, la fatigue dans les champs, et ensuite subitement arrêté en rentrant dans une habitation fraîche et humide, pour que cette suppression d'élimination par la peau et le poumon, alors que les matériaux excrémentitiels en étaient, si je puis ainsi parler, préparés et répandus dans le torrent circulatoire, constitue une phlogose du sang, une viciation générale de ce fluide, viciation qu'on désignera comme on voudra, mais qui ne demande qu'un organe plus affaibli, moins contractile pour l'y retenir et localiser ainsi une phlegmasie. Ces faits, extrêmement nombreux, qui s'observent particulièrement et plus évidemment par les conséquences de la vie champêtre du pays où j'observe, ces faits si constants et si manifestes, comparés avec ceux d'une autre espèce que nous avons déjà relatés, m'ont conduit aux idées pathogéniques que j'ai représentées dans mes prolégomènes et que l'on pourrait résumer ainsi : Toute inflammation aiguë reconnaît pour cause générale et originelle des décompositions intersticielles provoquées et subitement arrêtées ; toute inflammation chronique, si surtout il est bien vrai, comme le disait Bordeu, que les maladies chroniques ne soient que des aiguës allongées, trouve sa cause dans des phénomènes semblables, insensibles et souvent répétés ; phénomènes qui viennent se résumer dans cette pensée de Galien : que toute radication de maladie aboutit à ce que *nous absorbons ou nous n'excrétons pas* (Daniel Lecler, *Histoire de la médecine*, p. 680).

Mais que peut le règne habituel de ces vents contre ces causes pathogéniques ? Évidemment, ils doivent entraîner l'humidité et les miasmes que nous pourrions absorber, et encore, quoique nos excrétions se fassent par les conséquences passives de l'extensibilité de nos tissus, comme le prouvent nos observations précédentes, il est également certain qu'elles se feront bien plus sûrement par leur contractilité active, ainsi que le démontrera la suite de ce travail. Ce phénomène physiologique apprécié sur ces deux conséquences extrêmes, les avantages de la pression de l'air par les vents, l'action de leur fraîcheur sur la contractilité ne peut être désormais un mystère, et deviendra un puissant adjuvant médicateur employé avec prudence et sagacité, de même qu'il est un bienfait hygiénique. Bienfait hygiénique tel que, outre ce que j'en ai déjà dit, je puis ajouter que depuis trois ans que règnent plus particulièrement des vents presque continuels, le nombre des maladies est infiniment moindre. Pendant cet été de 1852, qui s'est maintenu pluvieux et venteux, ce qui ne saurait empêcher dans le midi de belles journées et de longues éclaircies de soleil, rien de plus rare que des maladies aiguës sérieuses. C'est au point que mon service à l'hôpital de Manosque n'a guère renfermé que des maladies chroniques que m'a apportées la garnison militaire venue d'Afrique, pendant tout le temps que ces variations atmosphériques ont régné ; et ce n'a été qu'à la fin d'août, lorsque les chaleurs ont été continues et l'atmosphère calme, que se sont montrées différentes fièvres typhoïdes, des bronchites et des pneumonies.

Concluons donc que ces conditions atmosphériques seront un levier médicateur dont l'intelligence du médecin pourra diriger la puissance, comme nous verrons qu'elle doit diriger celle de l'eau froide ou chaude, marine ou minérale ; car nous pourrons observer que c'est toujours par le même mécanisme physiologique, les mêmes impressionnabilités excitées, prises en différents sens, que se meuvent les divers mouvements fonctionnels curateurs.

Ici, même sur la question des vents, pourrait-on jusqu'à un certain point soutenir avec M. Fourcault qu'ils favorisent la transpiration. Rien de plus positif que nos vents du midi favorisent l'évaporation de l'humidité à la surface des corps ; car nos paysans observent très-bien qu'une journée de vent sèche la terre plus vite et plus complétement que trois journées d'un beau soleil. Aussi, de ce fait pourrait-on déjà conclure à l'évaporation de la transpiration, mais de la transpiration produite ; car il n'est guère possible que le vent en resserrant la peau, en la comprimant et refoulant les fluides qu'elle contient, puisse exciter les sueurs. Cependant, des expériences de M. Edwards attestent que l'air sec et en mouvement excite la transpiration insensible, tandis que l'air humide et en repos la réduit infiniment. Ce savant a prouvé ce fait, en montrant que des grenouilles exposées à une fenêtre perdent des quantités de transpiration trois ou quatre fois plus grandes que celles qui sont placées dans l'intérieur d'un appartement ou dans un vase où l'air est en repos. Expériences qui ont même amené à cette conclusion que ces pertes sont presque égales dans l'air sec et en repos, dans l'air humide et en mouvement (Fourcault, ouvr. cit., p. 79).

Ces résultats sont certainement très-remarquables, mais ne concernent, je crois, que la transpiration insensible en rapport avec de faibles mouvements de l'atmosphère, sans pouvoir s'appliquer d'une manière absolue à tous nos vents, comme aussi on accuse à tort ceux-ci d'être la cause de bien des maladies, en supprimant la transpiration. J'ai noté plusieurs cas semblables, mais j'ai pu constater qu'on n'avait pas suffisamment analysé le phénomène. Dans ces circonstances, la transpiration n'est pas supprimée par le vent, mais par les vêtements imbibés de sueur et à l'instant transformée en eau froide dont le contact trop prolongé arrête la transpiration pendant que le corps reste encore échauffé par l'agitation intérieure.

Toutefois, examinons si cette action des vents frais et secs dans le midi existe tout entière, comme semble l'induire M. Fourcault, dans la transpiration favorisée? La chose est impossible, comme nous l'avons déjà fait pressentir : leurs effets et leurs conséquences sont multiples, car il nous paraît manifeste qu'ils activent la respiration et toutes les fonctions qui tiennent à l'acte complexe de la nutrition. La respiration augmente vraiment de puissance sous l'influence d'un air sec et frais en mouvement, les grandes inspirations, les expirations plus longues qu'on observe, la plus grande liberté organique que l'on ressent, annoncent ce que l'on conçoit facilement, que l'air plus dense pénètre encore par compression dans le poumon. Or, comment cela ne serait-il pas ainsi, lorsque nous voyons que la compression de ces vents sur le poumon est quelquefois telle qu'elle empêche l'expiration de manière à rendre impossible par cette seule raison le mouvement de progression contre leur direction.

D'autre part, comment n'agiraient-ils pas sur la contractilité de la surface de tout notre corps, lorsque nous les observons d'une violence telle qu'ils déracinent des arbres ou renversent des voitures? Nécessairement leur action compressive, déterminée par la résistance de notre corps, est manifeste, sans compter que notre peau plus fraîche, plus serrée sur les aponévroses et celles-ci sur les muscles, de même quelquefois que l'élévation des bulbes de la peau, que l'on désigne sous le nom de *chair de poule*, indiquent la contraction même des tissus du derme. Dans ces circonstances, je doute fort que la transpiration soit favorisée; les liquides , comme l'excitation qu'ils produisent, sont refoulés à l'intérieur : effet sans action nuisible, mais, au contraire, très-favorable lorsqu'il s'agit de relever la tonicité organique, de provoquer le jeu fonctionnel, de rétablir l'activité du *consensus* des éléments de la vie, si notre corps ne se trouve pas dans les conditions pathogéniques que nous avons indiquées , ou si l'impression produite n'est que passagère et incapable par conséquent d'empêcher une réaction avant que l'effet pathogénique complexe puisse se produire.

Or, de ces deux effets primitifs sur les liquides et sur les solides, sur la respiration et la contractilité extérieure, il en résulte des effets à la fois physiques et chimiques sur la nutrition. Nous ne pouvons pas, il est vrai, les prouver directement; mais les résultats obtenus sous les conditions climatériques, les faits si remarquables de M. Pravaz, joints à nos connaissances actuelles physiologiques, entraînent le raisonnement à cette conclusion forcée : que le sang imprégné de plus d'oxygène par le conflit plus parfait et plus intime de l'air dans le poumon, se trouve modifié de manière que, arrivé dans les capillaires, il est plus apte à la nutrition; la nutrition, qui se compose de deux actes : l'assimilation et la décomposition. Or, ces actes fonctionnels sont d'autant plus complets que le sang est mieux préparé , plus parfaitement modifié par la respiration; tandis que plus il aura d'oxygène, plus il brûlera de carbone; comme, tout pareillement, plus la contractilité des tissus sera excitée, plus l'exosmose et l'endosmose seront favorisées, et le conflit moléculaire des solides et des liquides plus intime : conséquence complète de métasyncrisie, puisque, avec une régénération nouvelle plus parfaite, il y aura une dépuration plus complète. Cette dépuration dont nous ne concevons qu'un élément, la décarbonisation, peut en avoir plusieurs, sans compter que c'est à cette décarbonisation que nous devons rapporter la calorification animale produite, dont l'action consécutive ne peut rester sans influence sur les fonctions organiques en général, et par conséquent sur celles que nous venons d'analyser.

L'essentiel pour guider notre raison dans toutes ces études de la force médicatrice des mouvements physiologiques imprimés par l'usage des eaux, c'est que nous ne nous égarions pas dans les phénomènes indiqués. Or, outre que les expériences de Lagrange, de Hassenfratz, de Crawfort, de Davy, de Scudamore, de M. Dumas, etc., conduisent aux conséquences que nous avons déduites, nous ajouterons, avec M. Lhéritier, que la transformation du sang artériel en sang veineux s'effectue si bien dans les capillaires et y produit la chaleur et l'acide carbonique, qu'il est constant : « que cette transformation ne s'effectue point dans le courant circulatoire artériel ; car le sang est tout aussi artérialisé dans les petites artères que dans les grandes, et tout aussi veineux dans les veines les plus ténues que dans les plus spacieuses. Or, la conversion du sang artériel en sang veineux n'arrive qu'aux dernières limites de la circulation artérielle et veineuse, c'est-à-dire dans la trame vasculaire, dans les capillaires des tissus. En réfléchissant encore au fait suivant, savoir : que le sang artériel sain contient à peine des traces d'acide carbonique libre, mais qu'il en existe en quantité dans le sang veineux, même dans celui des plus petites veines, il devient évident que ce gaz ne se forme pas dans les gros troncs vasculaires, mais dans l'intimité des parenchymes, et que, là où il se développe, là aussi il y a évolution de la chaleur animale. » (*Traité de Chimie pathologique*, p. 135.)

Ces faits intimes de la physiologie ne peuvent qu'être vrais, non-seulement parce que, de conséquences en conséquences, le raisonnement conduit à ces conclusions, mais parce que ces conclusions s'accordent avec tous les phénomènes physiques climatériques analysés. N'est-ce pas, en effet, à de telles actions que nous devons rapporter l'innocuité et souvent les avantages du séjour des montagnes, où, bien que la colonne atmosphérique soit moins pesante, les agitations de l'air y suppléent ? Ces faits sont étayés par l'histoire de différentes ascensions, dans lesquelles les aéronautes, comme dernièrement MM. Barral et Bixio, n'ont pas éprouvé les inconvénients de la diminution de la pression atmosphérique, à cause de l'abaissement considérable de température (37°) dans la couche atmosphérique où ils sont parvenus. Évidemment cet abaissement agissait, relativement à la densité de l'air, en sens contraire de l'altitude (Pravaz, *Essai sur le bain d'air comprimé*, p. 365).

C'est donc ainsi que bien des choses se compensent dans la nature ; et tous ces phénomènes doivent être parfaitement connus du médecin qui a à mettre à profit leurs avantages, tout en évitant leurs inconvénients. Or, disons que les uns et les autres se touchent de près, et que si nous proclamons que dans nos pays chauds de la Provence, le vent frais est un bienfait, nous ne voulons pas établir en règle générale que tous les malades puissent être impunément soumis à toutes ses influences. Nous constatons seulement, à cette heure, que cette action du vent dans les pays méridionaux est un moyen précieux à utiliser pour augmenter la tonicité de la fibre générale et modifier l'hématose, précisément parce que la chaleur porte à la dilatation de nos fluides et de nos tissus : effets alternatifs de chaud et de froid, de dilatation et de contraction qui, en activant les actions et les réactions de nos organes, augmentent les ressorts de ceux-ci et toutes leurs conséquences d'élaboration et de sécrétion, et, partant, d'assimilation et de dépuration. D'où il suit que, mieux que sous aucun traitement de notre matière médicale, nous pouvons, par ces jeux organiques excités, amener des résolutions, et à la fois régénérer des constitutions.

Néanmoins, ces conditions climatériques, précisément parce qu'au moyen des actions physiologiques qu'elles déterminent, elles peuvent aider la résolution de maladies asthéniques et cachectiques nées dans des climats froids et humides, elles seraient nuisibles dans des maladies aiguës, chez des sujets surexcités. C'est donc précisément parce que ces influences sont actives, qu'on doit être averti qu'elles réclament toute la prudence du médecin ; car, même dans les maladies chroniques dont le ressort organique est le plus abaissé, si ce ressort ne pouvait être relevé qu'au profit de la maladie, une telle action de nos climats serait plus nuisible qu'utile. C'est ainsi que nous voyons la phthisie passer très-rapidement de sa première à sa dernière période, et enlever nos malades dans une sorte d'état aigu, souvent si rapide, que des médecins de Marseille ont dénommé par *phthisie galopante* les cas les plus rapides de cette affection. Par contraire, à en juger du petit nombre de ces maladies chez nos paysans et nos pêcheurs, des améliorations de nos artisans qui quittent de bonne heure l'atelier pour les travaux des champs, il n'est pas douteux que des malades exposés à temps et de bonne heure à toutes ces influences extrêmes climatériques, n'y trouvassent des actions médicatrices favorables. D'où l'on peut conclure que, même des maladies tuberculeuses, prises de bonne heure, guériront sous l'influence de ces mêmes effets et de ces mêmes actions organiques imprimées, lorsque celles-ci pourront encore s'exercer au bénéfice général de la constitution, dont bien manifestement le travail incessant de recomposition est le véritable agent médicateur ou résolutif du principe pathologique, comme le prouve ce que nous avons déjà dit, et comme le prouvera mieux encore la suite de ces études.

Toutefois, il ne faut pas croire que ces variations atmosphériques, dans le midi, puissent contrarier la sensibilité de beaucoup de malades et agir ainsi défavorablement sur la maladie. De telles influences sont loin de pouvoir être comparées à celles que redoute tant M. Lecœur de Caen sur les côtes de la Manche. Les vents dont il est question viennent, dit cet auteur, « des vastes savanes et des steppes glacées de la Sibérie. Pour parvenir jusqu'à nous, ils n'ont eu que peu ou point de mer à traverser ; aussi, leur aridité n'étant tempérée par rien, sont-ils secs, brûlants.... et modifient, sans qu'on sache trop pourquoi, toutes les fonctions électro-vitales. » (*Des bains de mer*, t. II, p. 19.)

Rien de semblable sur les côtes de la Méditerranée, ce vent n'est jamais trop sec et constamment plus ou moins frais, ce qui ne fait que tempérer la chaleur solaire que l'on peut toujours ressentir, parce que ces vents ne se lèvent que l'après midi et qu'on peut facilement les éviter en choisissant d'autres heures pour sortir ou pour se baigner. Aussi, n'a-t-on peut-être jamais vu sur les bords méditerranéens, comme M. Lecœur sur les côtes de la Manche, « des personnes désireuses de prendre des bains de mer, habiter pendant plusieurs semaines une plage, et être forcées d'aller s'installer sur une autre côte qui ne se trouvait plus exposée au même orient que la première. » (*Ibid.*)

Enfin, disons avec M. Pouget que les variations atmosphériques sur les côtes méditerranéennes sont de nature telle, qu'elles n'exigent pas ordinairement les précautions que M. Marchant indique pour les thermes pyrénéens, ni celles de M. Édouard Auber qui veut que le manteau soit l'uniforme obligé pour le baigneur. Les malades sur les bords de la Méditerranée n'ont pas à se prémunir contre l'humidité froide des matinées ou des soirées des montagnes et des vallées des Pyrénées (Marchant), ni contre les courants froids des vents d'est et de nord-est dont l'action âpre exerce sur toute l'économie une modification profonde et très-préjudiciable, surtout au début (Auber).

Les vents qui règnent sur le littoral méditerranéen venant de l'ouest ou du nord-ouest, ne sont ordinairement remarquables que par leur force d'impulsion; et si, au début d'une médication marine ou thermale, ils impressionnaient un peu trop vivement le malade qui arriverait de l'intérieur des terres, de courtes expositions à ces vents seraient des précautions suffisantes au début, pour en éviter les dangers; tandis que, à la fin du traitement, pour les raisons physiologiques que nous avons déduites, ces mêmes inconvénients se transformeraient en avantages précieux. C'est ainsi que tel malade qui ne peut, au début, supporter les bains à la lame, en obtient ensuite, après les bains chauds de mer, les meilleurs résultats.

Ce que je viens de dire des vents de la Provence, pour les bains de mer, peut parfaitement s'appliquer aux thermes de cette contrée; car, je n'ai jamais vu et n'ai jamais entendu dire que ces vents, qui règnent aussi dans les Basses-Alpes, aient jamais eu d'inconvénient pour les baigneurs de

Gréoulx ou de Digne. Si l'on se rapporte aux expériences de M. Edwards, aux assertions de M. Fourcault, la transpiration n'en serait que plus favorisée; mais, je crois que sans soutenir ce théorème, il est suffisamment évident par tout ce qui précède, et par les faits généraux acquis à la science, que l'action des vents luttant contre celle de la chaleur du climat ou des effets des eaux thermales, ne peut que favoriser les conséquences d'action et de réaction, dont la vie n'est qu'une succession de phénomènes, et la santé une résistance énergique à ces influences contraires. Or, comme les lésions pathologiques ne se dissipent que par le jeu des actions physiologiques indiquées, ainsi que le prouvera mieux la suite de ce travail : il doit en résulter que des actions thérapeutiques par les eaux et les lieux, en favorisant ces mouvements organiques et leurs conséquences fonctionnelles, doivent, par leurs effets multiples, faire atteindre plus facilement le but cherché.

Mais nous ne pouvons pas tout prouver à la fois; disons seulement à cette heure, que la nature du terrain aide puissamment à toutes ces conditions climatériques, et que l'air sera d'autant plus sec que le sol s'imbibera plus facilement et plus complétement de l'eau des pluies ou absorbera les vapeurs de l'air. C'est ce que nous observons sur les terrains calcaires de la Provence où, à latitude égale, l'air est manifestement plus chaud et plus sec, par conséquent plus pur que sur les terrains tourbeux, argileux, granitiques qui conservent l'humidité. C'est ainsi que j'ai montré, dans un mémoire sur la fièvre typhoïde, dans le midi de la France (*Bulletin de thérapeutique*, t. XXIV), la différence des influences des pays bâtis sur un sol calcaire de celles des vallées formées de l'union de différents terrains, sur la production des Pyréxies dites essentielles. Ces observations devront être d'un grand poids dans toutes ces questions de maladies cachectiques, nées surtout dans un climat humide, parce que la constitution trouvera aussitôt, sous des influences climatériques contraires, toutes les conditions de régénération dont les mouvements organiques sont, comme déjà on peut le pressentir, les véritables forces médicatrices qui doivent déterminer la résolution de l'altération pathologique.

Pour dernière preuve à ces assertions et surtout pour témoigner de l'influence d'une pesanteur atmosphérique plus considérable, nous rapporterons ici une observation extrêmement curieuse du sagace Bordeu, observation qui démontre bien manifestement de quelle action peut être un air sec agité et pesant comme celui des bords de la Méditerranée; car, l'observation de Bordeu contraste absolument avec les faits que nous venons de citer, puisqu'il observait, comme M. Marchant, dont nous avons aussi relaté les remarques sur les montagnes humides des Pyrénées : « Quelque brillante que paraisse la santé des montagnards, il est de fait qu'ils ne sont pas aussi vigoureux que les habitants des plaines; ils sont mous, lents, paresseux et moins capables qu'on ne pourrait le croire de supporter de violents exercices. Ils approchent de l'état qui caractérise le tempérament des enfants, ils ont avec eux des rapports qui font qu'ils sont sujets aux mêmes maladies. » (*Dissertation sur les écrouelles.*)

Cette observation de l'illustre inspecteur des eaux d'Aquitaine, j'ai pu la répéter sur une grande échelle en comparant les populations des Hautes et Basses-Alpes, et celles-ci entre les habitants des plaines les plus basses qui touchent au département des Bouches-du-Rhône. Tandis qu'il n'y a point de différence parmi nos paysans de la vallée de Manosque, des plaines de Valensole avec les pêcheurs et les portefaix de Marseille; il y en a une très-grande entre tous ceux-ci et les populations des parties montagneuses des Basses et Hautes-Alpes. Les habitants de la partie méridionale ou basse sont d'une teinte brune-rouge fort prononcée, leurs muscles se dessinent nettement et s'accentuent vigoureusement; ils sont vifs, ardents, impétueux, prêts à tout ce qui est mouvement et action, fût-ce pour la cause des plus mauvaises passions, pourvu qu'elles soient des plus fougueuses et des plus extrêmes. C'est en effet, ce qu'ils ont prouvé dernièrement dans les malheureuses phases de notre république, qu'ils terminèrent si tragiquement en décembre par une levée de boucliers. Les habitants des Hautes-Alpes et des contrées les plus élevées de notre département ne présentent ni le même caractère physique ni les mêmes dispositions morales ; ils sont lourds et lents, leur peau est blanche et rose, leurs membres grêles ou arrondis et leurs muscles presque toujours effacés. Aussi sont-ils naturellement calmes et tranquilles, et ont-ils laissé passer presque indifféremment tous nos événements politiques ; leur tempérament les portait à attendre, ils ont attendu.

De toutes ces observations, il en résulte bien manifestement que, sous une plus grande pression atmosphérique, l'organisme est activé dans ses fonctions principales de la vie sensitive, contractile et plastique ; ce qui atteste que, sous une température chaude et dans une atmosphère sèche et pesante, l'exosmose cutanée et pulmonaire se fait avec toute son activité fonctionnelle ; qu'au contraire, un air humide ou raréfié met obstacle aux exhalations de la peau et du poumon, de manière que la dépuration carbonique se trouve réduite aux fonctions sécrétoires supplémentaires du foie, et toutes les autres aux reins et à la surface intestinale. Aussi, pour peu que de tels organes soient affaiblis, il en résulte ces altérations de nutrition et de contractilité que nous avons reconnues avec Baudelocque, Lhéritier, Fourcault, etc., altérations organo-plastiques, dont la première conséquence est désignée sous le nom de tempérament lymphatique, et les dernières sous diverses dénominations qui représentent plusieurs conditions pathologiques de la scrofule, de la tuberculisation et du rachitisme.

Conséquences qui, après toutes celles qui précèdent, permettent de tirer cette conclusion que, les eaux de mer et les eaux thermales conviendront bien plutôt à toutes les maladies désignées lorsqu'elles seront sous les conditions atmosphériques méridionales, que sous un climat froid ou humide. Nous venons de voir qu'en certaines limites, le froid est tonique et le chaud sédatif ; d'où l'on peut conclure que bien des phlegmasies chroniques qui auraient encore des causes d'excitation dans les fluides, trouveront dans un climat chaud des moyens d'élimination qui, pour moi, sont les véritables causes de sédation, comme le prouvera mieux la suite de ce travail. A tout prendre, donc, il ne saurait être douteux que le médecin, dans la plupart des cas, devra choisir, pour ses malades, les eaux marines ou thermales qui se trouvent être dans des contrées plus méridionales que celles qu'ils ont jusqu'alors habitées. Il n'y aurait que pour certaines affections névropathiques que je croirais pouvoir enfreindre cette règle, encore ce sujet a-t-il besoin d'être de nouveau étudié mieux qu'on ne l'a fait et que je ne suis en mesure de le faire.

Les faits cliniques, comme les résultats hygiéniques, nous ont amenés aux conclusions qui précèdent, en même temps que les expérimentations physiologiques les étayent également. En effet, d'après celles de Nysten, l'exosmose dépurative serait d'autant plus complète et abondante que l'endosmose s'est effectuée dans un air plus pur, tandis que les expériences de MM. Biot, Harvier et Saint-Lager attestent que cette dernière est d'autant plus parfaite que le conflit de l'air avec le sang s'effectue sous une pression plus manifeste ou au milieu d'une densité atmosphérique moins contrariée par les vapeurs interposées. (Pravaz, ouv. cité.)

Par ces faits donc, les bains de mer de la Méditerranée peuvent réclamer une véritable prééminence ; car, outre la chaleur solaire habituelle, on y rencontre une sécheresse de l'atmosphère, modifiée par des vents presque journaliers qui augmentent la pression atmosphérique. Ces conditions retentissent toutes sur la sensibilité, la contractilité et la plasticité, de manière à modifier tous les organes et toutes les fonctions, pour amener les résultats métasyncritiques les plus heureux et les plus généraux dans les maladies dyscrasiques, telles que les dartres, les scrofules et les affections tuberculeuses et rachitiques, qui semblent précisément s'engendrer par prédilection sous les climats humides et froids de l'Angleterre, de la Belgique, de nos provinces du nord ou du centre de la France. Comment en serait-il autrement dans les deux conditions opposées ? toutes les conséquences de l'hématose et de ses rapports avec la nutrition doivent s'ensuivre dans les mêmes proportions de vitalité organo-humorale, ou, si l'on veut, de contractilité et de plasticité. C'est ainsi que, par les causes productrices et les agents médicateurs contraires, on peut se rendre compte des phénomènes pathogéniques et thérapeutiques correspondants et découvrir les sources des indications pour la pratique ultérieure.

En effet, d'après les expériences de Prout, d'Edwards, Collard de Martigny, J. Muller, Bergmann, et les conclusions de M. Lhéritier, l'endosmose, s'effectuant mieux dans le poumon, la désagrégation de l'acide carbonique de la molécule des tissus, s'effectuerait dans la même proportion de puissance. De sorte que, dès l'instant que les sécrétions elles-mêmes sont faciles, la désagrégation de l'acide carbonique de l'*intimité des tissus* produisant la caloricité animale, il s'ensuivrait que cette caloricité intérieure, multipliant la puissance expansive sécrétante ou l'exosmose, comme l'attestent les diaphorèses, et la facilité de toutes les sécrétions à la suite de l'exercice, ou par l'habitation des pays méridionaux, les opérations diacritiques et assimilisatrices de notre machine organique deviendraient ainsi, dans des proportions concordantes, toujours plus parfaites, par l'action et la réaction des jeux organiques et de l'action qu'ils reçoivent des fonctions effectuées sous l'influence de conditions climatériques suffisamment ménagées.

Ces influences climatériques doivent être certaines par tous les motifs qui précèdent, et si la science manque de faits pouvant parfaitement prouver des guérisons par l'action seule du climat, nous trouvons des attestations indirectes, mais équivalentes, par les guérisons obtenues au moyen de traitements gymnastiques et de bains d'air comprimé. Si nous comparons tous ceux-ci, nous arrivons à cette conclusion : que le bain d'air comprimé ne saurait agir d'une manière différente du climat et même de la médication marine. En effet, il favorise l'endosmose pulmonaire et l'exosmose de toute l'économie, tandis qu'un traitement gymnastique arrive aux mêmes conséquences par une route absolument contraire, c'est-à-dire qu'il commence par favoriser l'exosmose de toute l'économie, qui elle-même amène l'endosmose pulmonaire.

Par conséquent, ces divers traitements concordent merveilleusement entre eux et n'ont que cette différence : que, tandis que les effets primitifs des uns s'adressent à un segment du cercle de la vie, les liquides; les autres s'adressent à l'autre, les solides. Mais, par le merveilleux accord de la nature et l'influence réciproque qui existe d'organes à fonctions et de fonctions à organes, il n'en résulte pas moins que chacun de ces deux effets opposés n'aboutit jamais qu'à ces modifications moléculaires de la nutrition, dont toutefois nous pouvons distinguer le phénomène, sans nous flatter d'en connaître tous les détails d'opération.

Heureusement sans doute qu'il en est des opérations de la nutrition comme de celles de nos autres fonctions ou de nos divers organes. Ordinairement il suffit d'en mouvoir un pour faire agir tous les autres. C'est ainsi qu'en touchant la contractilité nous atteignons la nutrition, comme en influençant la nutrition nous atteignons la contractilité. Ces conséquences seront parfaitement prouvées plus tard, lorsque nous analyserons des guérisons de maladies dartreuses, scrofuleuses, tuberculeuses, etc., par le simple changement de climat, les bains froids, les eaux thermales ou les bains d'air comprimé.

Aussi, devons-nous reconnaître que ces appréciations ultimes des conséquences organiques constituant la vie, ouvrent une voie toute nouvelle à la médecine et dessillent véritablement les yeux à la pratique; car il ne s'agit pas de système, mais d'une harmonie physiologique liant l'observation ancienne avec la nouvelle; harmonie concluante, soulevant toujours davantage ce voile qu'Hippocrate et Galien appelaient nature; Van Helmont, archée; Stahl, âme; Barthez, principe vital, etc.

En effet, en terminant, on me permettra encore cette réflexion philosophico-physiologique plus influente qu'on ne croit sur la pratique ; car celle-ci , quoi qu'on fasse , est toujours dirigée par une idée bonne ou mauvaise. Aussi la théorie qui, en définitive, constitue la science est vraiment le guide de la pratique , et les réflexions que j'ajoute le montreront suffisamment.

Je dis donc , à propos d'Hippocrate, de Galien , de Barthez, que, pour moi , il n'y a qu'une cause première spontanée , c'est la puissance et la volonté de Dieu qui ont assigné la part et la place de toutes choses ; que le mystère des rapports de l'âme avec le corps est trop au-dessus de notre intelligence pour que nous puissions apporter autre chose que notre foi , notre respect et notre amour à une idée aussi grande que consolante. En conséquence, sur ce que les auteurs ont voulu dire relativement aux connexions de l'âme et de la vie , je ne pourrai jamais que répéter, qu'en mêlant ces pensées si élevées et si immatérielles à notre physiologie vitale, il est vrai, mais aussi nécessairement mécanique, on doit toujours craindre de toucher cette sublimité divine qui dépasse certainement toute conception ; tandis qu'en immisçant à cette physiologie , qui doit être palpable dans ses détails même matérialisés , un mystère à peine concevable dans sa totalité par notre sentiment, nous ne pourrions, comme Stahl , que compromettre notre science d'application.

Pour rester donc dans le domaine de la médecine , afin de saisir les altérations de nos organes et de nos fonctions, j'ai été contraint de reconnaître que nos forces motrices n'ont de primitif que l'impulsion qu'elles impriment à d'autres organes et à d'autres fonctions ; ce qui donne en même temps raison à l'École de Paris qui regarde la vie comme résultante, et à l'École de Montpellier qui la considère comme cause directrice. La vie est ces deux choses tout à la fois ou alternativement , et nous en concevons même le mécanisme en la décomposant en éléments physiologiques qui sont à la fois résultats et moteurs de notre organisme. *Consensus* d'organes et de fonctions dont la succession , les rapports, les liens, forment sans interruption le cercle de la vie.

Il fallait aller jusqu'à cette synthèse des fonctions essentielles qui constituent la vie pour comprendre l'importance de nos distinctions, distinctions tout à fait essentielles pour donner un appui à la pratique hydrothérapique qui s'adresse bien manifestement à cette seule et même vie. D'ailleurs, l'École de Montpellier a raison, en pratique générale, dans ce sens que nous ne pouvons agir sur l'organisme que par ses facultés, et non, comme semble le trop manifestement enseigner l'École de Paris, sur nos fonctions par nos organes.

Un organe peut bien être le support d'une action médicinale ; mais les conséquences de cette action portent toujours sur la fonction, tandis que c'est nécessairement par cette dernière que le retentissement s'opère sur l'organisme.

Nous agissons bien sur le tube intestinal par un purgatif, mais les effets qui s'ensuivent ne proviennent que de ce que la sensibilité, la contractilité et la caloricité de l'organe ont été impressionnées, puisque c'est par la sensibilité, la surexcitation produite dans l'action sécrétoire, qu'arrivent et plus de fluides et plus de chaleur sur la partie, de même que, les matériaux excrétés ne retentissent sur tout l'organisme que lorsque la plasticité des liquides a été modifiée par les éliminations effectuées.

Pareillement, les actions atmosphériques que nous venons d'analyser touchent ces fonctions culminantes que nous avons désignées sous le nom d'éléments de la vie, et ne retentissent que par elles sur l'organisme. N'est-ce pas par la respiration, dans ce cas, que la nutrition est modifiée, et respiration et nutrition ne sont-elles pas impressionnées avant que le poumon et nos tissus aient pu sentir les modifications imprimées à leur texture, à leur caloricité, à leur dynamie contractile ?

Les actions donc de nos agents modificateurs ne retentissent sur l'organisme que par nos fonctions qui seules peuvent d'abord être modifiées. Principe fécond que l'on ne doit point oublier, car c'est par lui qu'on peut obtenir des résultats prodigieux. En effet, n'est-ce pas par ce principe que nous pouvons en pratique utiliser cette vérité, que nous agissons sur la vie et non sur la fibre matérielle de nos organes ? Ce fait est bien prouvé par notre impuissance, lorsque la mort ne nous laisse plus qu'un corps inerte. Alors il y a bien en-core nos tissus et nos organes, mais il n'y a plus leur exten-sibilité et leur contractilité, c'est-à-dire leurs fonctions. Je sais bien qu'on a soutenu que ces facultés se montraient en-core après la mort; mais pouvons-nous les exciter par le froid ou par le chaud comme nous le faisions pendant la vie?

Résumons-nous donc, en disant que l'air atmosphérique dont nous venons d'étudier les influences agit sur l'orga-nisme :

1° En forçant par le chaud l'extensibilité de nos tissus et de nos liquides, premier effet, dont les conséquences sont de faciliter les sécrétions, soit par la dilatation des ouver-tures exhalantes, soit parce que les fluides plus ténus se présentent à leurs ouvertures;

2° Que la densité de l'air marin et la force d'impulsion que les vents communiquent à l'atmosphère méditerranéenne tempèrent les effets de la chaleur tout en augmentant la con-tractilité générale de la fibre ;

3° Contrastes d'action et de réaction qui augmentent les ressorts de la fibre, c'est-à-dire sa contractilité essentielle, vitale, la dynamie organique; puissance qui fait passer tous les jeux et les mouvements de nos organes d'un état de pas-sivité à celui d'activité : activité dont les conséquences pro-longées modifient tout l'organisme, nos organes par la plas-ticité des liquides, et la plasticité de nos liquides par la contractilité de nos solides; mouvement de composition et de décomposition qui amène aussi bien les résolutions patholo-giques que les régénérations constitutionnelles.

Aussi, finissons-nous en concluant que toute résolution, comme toute régénération, n'est *que le résultat du mouve-ment incessant de décomposition et de recomposition* qui se trouve à la fois sous la dépendance des conditions chimiques de nos liquides et de la dynamie de nos tissus; et que, les conditions climatériques d'un air sec, pesant, chaud et par-fois agité par des vents frais ne peuvent qu'être utilisées par le médecin, toutes les fois qu'il s'agira de déterminer de pa-reils mouvements organiques dans les affections chroniques

Un tel climat sera donc d'autant plus utile que nous atteindrons par lui plus directement les modifications de la nutrition. La nutrition qui, comme nous l'avons vu, est toujours si bien en question dans la plupart des maladies que M. Chossat, après ses belles expérimentations, arrive aussi à cette conclusion que « toute terminaison de maladie n'est autre chose que la solution d'un problème d'alimentation. » (SUR L'INANITION, *p. 47 de l'Extrait des Mémoires de l'Académie royale des sciences*, t. VIII, *des savants étrangers.*)

§ 2.

Des effets physiologiques de la densité de l'eau de mer.

Tout ce qui sort des mains de Dieu est surtout remarquable par son harmonie et ses rapports, c'est ce qui faisait dire à Hippocrate, avec tant de raison, que la nature, quoique variée, était une en tout, *una horum omnium est natura et non una.* Aussi, si l'on a raison de tant analyser la multiplicité de ses phénomènes, il est tout aussi essentiel d'en étudier les liens, les rapports pour les rapprocher le plus possible du principe dont ils sortent. Je n'ai jamais compris d'ailleurs l'analyse que pour conduire à la synthèse, puisque chaque opération intellectuelle que nous sommes obligés de faire au lit du malade est une synthèse de ses désordres organiques et fonctionnels, unité pathologique que nous combattons avec des moyens qui peuvent être variés, mais qui résultent d'une autre conséquence unitaire de notre expérience générale. On a donc eu raison de dire que nous n'agissons jamais que par la théorie vraie ou fausse que nous nous formons. Aussi, toutes les sciences aspirent à une théorie, et c'est parce qu'il peut y en avoir une en hydrothérapie générale que j'ai publié ce travail, comprenant, comme M. Fleury, que tous les faits hydrothérapiques ne produiraient rien de complétement utile, tant qu'on ne pourrait pas les rattacher à la physiologie et à la pathologie avouées par la science (ouvrage cité ; préface, p. VIII), conséquences qui, seules, en en faisant comprendre les effets, peuvent guider le praticien pour en faire des applications raisonnées et partant utiles à tel ou tel cas. Cependant, comme je ne suis arrivé moi-même à la synthèse que par l'analyse, j'ai voulu pareillement soumettre l'une et l'autre à l'étude du lecteur, comme je les ai soumises longtemps à l'épreuve de l'expérience et de la réflexion.

Je dirai donc que les rapports des effets physiologiques de l'air atmosphérique marin, avec ceux des bains de mer, sont sensibles aux yeux les moins attentifs. Nous avons vu la densité de l'air avoir une influence marquée sur les actes de la nutrition, et par la respiration plus parfaite, et par la contractilité augmentée de nos tissus. Que peut-il arriver maintenant en plongeant le corps dans un liquide plus dense encore, dans le liquide le plus dense qui soit habituellement employé dans nos médications avec les différentes eaux ?

La densité de l'eau de mer, lorsque nous nous y plongeons, ne fait évidemment qu'ajouter quelque chose de plus puissant aux effets que nous avons déjà reconnus à l'action de la pesanteur atmosphérique, et ce quelque chose de plus est très-important, car les milieux sont différents, et l'on est toujours sous l'influence du premier par la respiration.

Mais, tout ce que nous allons dire ne peut être rapporté d'une manière absolue à la seule densité de l'eau, la température de cette dernière y est aussi invariablement liée. Cependant, comme cette même densité est le premier phénomène qui se présente à notre analyse, sommes-nous obligés, pour tout apprécier, d'établir des divisions qui ne sont que dans les limites de notre esprit, et nullement dans les choses ni dans les phénomènes qu'elles produisent.

Néanmoins, nous pouvons dire, avec toute assurance, que par notre passage du milieu de l'air dans celui de l'eau, l'effet primordial et indubitable consiste dans une pression de tout notre corps de la circonférence au centre. Ce qui l'atteste, c'est que les plongeurs assurent que lorsqu'ils séjournent un peu sous l'eau, ils sentent une pression très-vive et quelquefois insupportable dans les oreilles, résultat en tout point semblable à la pression que détermine l'air sous la cloche à plongeur ou dans celle à air comprimé. Mon ami, M. Henri Raibaud-Lange, que j'ai déjà eu occasion de citer, me disait qu'il avait vu plonger dans la mer à une profondeur considérable une bouteille vide, parfaitement bouchée et attachée à une sonde, ressortir entièrement pleine d'eau ; une fois le bouchon ayant été assez peu juste, fut enfoncé dans la bouteille.

Peut-on désirer des preuves plus convaincantes pour attester de la force de pression d'une pareille densité ? Et cette densité constatée peut-on la regarder sans participation dans les phénomènes que nous observons sur l'organisme, c'est-à-dire, dans le resserrement de la peau, manifeste par la saillie de ses bulbes, dans le resserrement des aponévroses et des muscles, si évident par la fermeté que nos chairs acquièrent, par le sentiment de constriction que nous ressentons ?

Or, que peut-il se passer dans la texture de notre organisme sous de telles conditions physiques ? Évidemment, chaque fibre se raccourcit et se rapproche davantage de sa voisine. Mais, comme ce rapprochement et ce raccourcissement de chaque fibre ne peuvent s'effectuer qu'en chassant les liquides interposés, et comme aussi tous les tissus susquelettiques sont également soumis à cette pression, nécessairement ces liquides sont obligés de se rendre dans les cavités splanchniques, et par conséquent dans les boîtes ou cages osseuses qui les protégent contre cette pression.

Le sang afflue donc dans le cerveau, le cœur, le poumon, les organes abdominaux, comme la lymphe doit être poussée dans les ganglions moins comprimés, ou même se vider dans le torrent circulatoire du sang ; car, de proche en proche, le retentissement de cet effet doit être général. Mais, n'anticipons pas ; remarquons d'abord les phénomènes physiques les plus saillants, ils nous conduiront d'eux-mêmes, par gradation, aux plus intimes et aux plus cachés.

Disons seulement que, dans ces circonstances, par ce refoulement si obligé du sang dans les grands vaisseaux, le cœur et les poumons, la circulation doit être plus rapide, la respiration plus active. Voici ce que m'ont appris les expérimentations auxquelles je me suis livré dans l'eau de la Méditerranée, à Marseille.

Au moment de l'immersion et pendant quelques instants, la rapidité du pouls augmente, et cette activité de la circulation est d'autant plus marquée qu'on est moins habitué à se baigner ; et plus fugace et moins prononcée, qu'on s'est baigné plus souvent. Je n'ai jamais observé, comme on va le voir, qu'elle se prolongeât au delà de cinq à six minutes et ne crois pas qu'elle puisse jamais être encore sensible à huit ou dix. Même, après plusieurs bains, il m'est arrivé de ne pas pouvoir toujours la saisir complétement, d'autant qu'en expérimentant sur soi on éprouve quelques difficultés à tenir sa montre et compter les pulsations et les secondes.

Cependant, voici ce que j'ai exactement constaté :

Mon pouls étant à 88 pulsations avant d'entrer dans la mer était deux minutes après à 94, à trois minutes à 92 , 90, à cinq à 75, 70, à six et dix à 64. Après avoir atteint ce dernier abaissement, il ne varia plus pendant la demi-heure de la durée du bain. Je le trouvai trois quarts d'heure après, et cela tout en ayant fait une petite course de dix minutes, dans la même condition.

Ces rapports furent toujours assez constants : la seconde fois mon pouls, étant à 92 avant d'entrer dans l'eau, vint dans les premières cinq minutes à 98, 96, 92, 80 pour rester ensuite à 76.

Ce fut de même chez M. P. R. qui eut la bonté de m'accompagner aux bains de mer et de vouloir bien se prêter à mes expériences. Son pouls à 92 atteignit 96 et resta à 75.

Mais Mme P. R., qui prenait des bains de mer depuis près d'un mois, n'éprouva pas tant de variations. Son pouls à 72 s'éleva jusqu'à 75 pendant trois minutes, puis resta à 68 et s'y trouvait encore une demi-heure après le bain. Notons également que pendant cette action du bain, lors de l'immersion et après, le pouls est toujours petit, serré et quelquefois imperceptible.

Ces expériences, comparées à celles que mon excellent ami

le docteur Vulfranc Gerdy, médecin des eaux d'Uriage, a consignées dans les *Archives de médecine* de 1838 ; et dans une brochure, *Recherches et observations sur les eaux d'Uriage*, amènent à cette conclusion : que, toujours, dans quelque liquide qu'on se plonge, on voit le pouls s'élever et ensuite se relever ou s'abaisser dans les mêmes proportions que la température. D'après les expériences dont je parle, le pouls baisse dès l'instant que cette température est au niveau de la chaleur animale. Alors, est-ce que la densité que nous étudions n'est pas pour quelque chose dans le phénomène? est-ce que son action ne commence pas vraiment à ce point? Notre ami n'a pas examiné la question sous ce point de vue ; cependant, comment comprendre que des bains additionnés de deux, trois livres de sels amenaient le ralentissement du pouls à son état normal d'une manière plus prononcée? (P. 127.)

Il est à regretter que notre consciencieux expérimentateur n'ait pas poursuivi ses études sur le bain froid et n'ait pas comparé tous les phénomènes ; car, s'il est vrai de dire avec lui, que les bains froids comme les bains très-chauds produisent des effets fort analogues (p. 124), c'est-à-dire excitent la circulation, on doit ajouter aussitôt que cet effet est permanent dans le bain chaud et tout à fait passager dans le bain froid, comme je viens de le montrer. D'ailleurs, le pouls est bien précipité dans les deux cas, mais la différence consiste dans la plénitude. Dans le bain chaud, il est large et développé, dans le bain froid, il est serré et même filiforme. D'où je conclus : que la température modifiant la densité de nos liquides et de nos tissus, si je puis ainsi parler, détermine vraiment ces changements fonctionnels par des effets d'abord purement physiques. En effet, en quoi la température du bain peut-elle modifier la circulation, si ce n'est en dilatant davantage nos tissus et nos fluides, lorsqu'elle est plus élevée? Pourquoi le pouls, après s'être élevé, baisse-t-il rapidement, si ce n'est par le resserrement de nos tissus sus-squelettiques, lorsque nous prenons un bain froid ? Évidemment, les effets centrifuges de la chaleur l'emportent dans le premier cas contre la densité du liquide, et dans le bain froid, il y a non-seulement l'action centripète de la température abaissée, mais encore la compression de la densité de l'eau, tout entière, car, à cette densité, comme nous le verrons toujours mieux, il faut additionner les principes salins tenus en suspension, lorsqu'il est question d'eaux minérales, ainsi que déjà semblent le faire prévoir les observations de M. Vulfranc Gerdy.

Quel enseignement pouvons-nous tirer de ces faits? D'abord que le sang est poussé, dans les premiers instants de l'immersion, avec plus de force et en plus grande abondance vers le cœur et les poumons, et nécessairement aussi, dans la cavité abdominale et encéphalique, comme l'attestent les maux de tête subits dont se plaignent beaucoup de baigneurs. Mais, cette surabondance de sang dans le centre circulatoire et les gros vaisseaux ne continue pas, puisque, après avoir été plus plus rapide, le pouls se ralentit et finit par s'abaisser au-dessous de sa vitesse ordinaire.

Que devient donc ce sang qui a été ainsi chassé des tissus dermoïde, cellulaire et musculaire? Nécessairement il a quitté les capillaires des membres pour se porter, après quelques mouvements circulatoires, dans les mêmes vaisseaux des organes intérieurs? Si l'excitation des fonctions gastro-intestinale et rénale ne l'indiquait pas, les douleurs de tête, qui s'observent si fréquemment, et qui persistent souvent longtemps après le bain, alors que le pouls est descendu au-dessous de son rhythme ordinaire, l'attesteraient positivement.

En tout point, la conclusion est forcée ; car ce sang ne peut être revenu vers les membres. Il n'y a pas, en effet, d'expansion, de mouvement centrifuge, dans notre économie, sans l'élévation du pouls et son augmentation de fréquence ; le moindre mouvement fébrile nous le prouve.

Par conséquent, ce sang n'étant plus à l'extérieur comme l'attestent le resserrement de la peau, le ralentissement du pouls, n'étant pas dans les gros vaisseaux comme l'indique la contraction des principales artères, il est forcément dans les capillaires des organes splanchniques.

Oui, il est forcément dans les capillaires des organes splanchniques, car si la raison de l'enchaînement des faits ne l'indiquait pas, tant d'observations de maladies phlegmasiques intérieures, encore trop actives, l'assureraient, puisqu'elles montrent que, dans ces cas, des bains froids ou de mer n'ont agi qu'au bénéfice de l'affection. Les bains froids, au contraire, sont utiles si cette même phlegmasie est atonique et a besoin d'une surexcitation circulatoire. (LISFRANC, *Clinique de la Pitié*, maladies de l'utérus.)

Ainsi donc, le fait, non d'une stagnation, mais d'une congestion capillaire intérieure est établi autant qu'il peut l'être. Cependant pour le moment nous ne faisons que le constater et nous revenons à la respiration.

En analysant les effets que produisait l'immersion sur la circulation, j'ai cherché aussi à étudier ceux qu'elle détermine dans la respiration, d'autant que ce sujet bien qu'étudié par divers expérimentateurs, Marcard et Gerdy surtout, m'a paru incomplet quant à l'analyse des phénomènes et des conséquences à en tirer. Pour le bain froid principalement, la lacune reste entière. Aussi, je dirai d'abord que si, comme ces expérimentateurs, j'ai trouvé cette circulation et cette respiration dans une parfaite concordance, j'ai pu remarquer des particularités dans les modes de cette même respiration, qui jusqu'ici avaient échappé à l'attention générale et qui, cependant. me paraissent de la plus grande influence sur les conséquences de l'oxygénation du sang et partant sur l'hématose et la nutrition.

C'est ainsi que j'ai manifestement constaté que les inspirations et les expirations, étaient fort inégales : les unes rapides, courtes et rapprochées et les autres plus distantes, profondes et étendues.

Ces derniers effets sont instinctifs, et je dis qu'ils sont instinctifs parce que, de peur que ma préoccupation sur ces phénomènes ne me trompât sur moi-même, je les ai observés sur d'autres sans les en prévenir. Dès lors, j'ai pu en conclure que les petites inspirations nous reposaient des grandes et en même temps les nécessitaient.

Cependant j'ai remarqué que les grandes inspirations sont

plus fréquentes que les petites, et surtout qu'elles sont plus étendues que lorsque notre corps se trouve tout entier dans le milieu de l'air.

Or cette dernière circonstance est fort remarquable et surtout très-importante ; mais dépend-elle de ce que les muscles pectoraux, étant obligés de faire un effort considérable pour surmonter la résistance de la pesanteur de l'eau, poussent cet effet jusque dans ses plus extrêmes limites afin de ne pas le renouveler aussi souvent ? La plus grande distance qui sépare toujours une grande inspiration d'une autre inspiration le ferait admettre ; ou bien, serait-ce que les expirations sont aussi plus fortes et surtout plus complètes, aidées que sont celles-ci par la pression du liquide ? Nécessiteraient-elles, dès lors, une plus vaste ampliation de la poitrine pour que celle-ci pût récupérer ainsi ce qu'elle vient de rejeter ? Je crois à l'une et à l'autre influence, et surtout à cette dernière ; car tout le monde a pu observer les grandes et les longues expirations que l'on fait dans le bain, et particulièrement dans le bain froid.

Par conséquent, l'on peut établir en toute confiance que, dans l'eau de mer principalement, les inspirations sont plus rares, mais plus étendues et plus profondes, et les expirations plus longues et plus complètes.

Il y a même ceci de remarquable encore et qui entraînerait à l'opinion que les grandes inspirations sont la conséquence obligée des longues expirations, c'est que, dès le début du bain, les inspirations et les expirations sont plus courtes et plus fréquentes, et ensuite, d'autant plus rares et plus étendues que le bain se prolonge davantage.

Eh bien ! si maintenant nous rapprochons ces deux circonstances, congestion dans les capillaires intérieurs et accomplissement plus parfait de la respiration, faits tout aussi évidents l'un que l'autre, forcément, le conflit de l'air et du sang sera plus intime et plus étendu, et par conséquent, l'oxygénation de ce liquide plus parfaite et plus considérable, phénomènes qui n'ont pas été aperçus par M. Pravaz, et qui sont aussi bien la conséquence du bain d'air comprimé que de celui d'eau de mer.

Aussi va-t-il sans dire que cette endosmose de l'air par la respiration est d'autant plus parfaite que le bain de mer est pris sous une atmosphère plus pure et sous des conditions de pression plus prononcées. C'est ainsi qu'on pourra un jour utiliser les bains de mer chauds en les faisant prendre sous une cloche d'air comprimé, car certainement, dans ce cas, il y aurait des effets très-multipliés, et par la pression du liquide, et par celle de l'air, soit sur le poumon, soit sur le liquide dont la pesanteur propre serait encore augmentée de tout le poids de la nouvelle atmosphère.

De sorte que immédiatement, et sans pénétrer plus profondément dans ces phénomènes que nous reprendrons dans l'étude des effets de la température, nous pouvons dire que par les actions du bain de mer et les conséquences de ces actions, les organes encéphalo-rachidiens, le système nerveux ganglionaire, le foie, les reins, la surface gastro-intestinale se trouvent d'abord alimentés par plus de sang, et ensuite par un sang plus complétement vital, c'est-à-dire mieux oxygéné et moins carboné. Dès cet instant, les conséquences de ces effets entraînent, outre une impressionnabilité particulière, qui excite la vitalité des organes, certainement aussi une assimilation et une décomposition plus parfaites pour leurs propres tissus. La raison nous conduit à ce dernier fait, tandis que le premier est prouvé par cette liberté organique, cette aptitude intellectuelle, cette augmentation de l'appétit, cette facilité d'élaboration et d'excrétion intérieure qu'on observe après le bain froid, et surtout le bain de mer. Ces phénomènes, joints à cet autre fait si bien expliqué par M. Edwards, que le froid augmente la puissance calorigénésique des corps, démontrent que si ce calorique ne se produit que par la génération de l'acide carbonique, et que ce même acide carbonique ne se dégage que par l'addition ou la jonction dans *l'intimité de nos tissus* de l'oxygène au carbone, il est évident que plus un sang artériel sera oxygéné, plus il pourra se former d'acide carbonique. Par conséquent, mieux la respiration s'effectuera, plus complètes seront ses opérations chimiques dépuratives, et plus aussi il y aura du calorique intrinsèque régénéré.

Mais il y a plus : ici, tout s'accorde et se lie invariablement. Le resserrement des tissus rapprochant les molécules des liquides, et forçant plus intimement leur conflit, les effets physiques de la pression du bain de mer doivent de toute nécessité augmenter encore la désagrégation carbonique qui entraîne ceux de dépuration si manifestes que nous observons, et qui s'effectuent par l'exosmose pulmonaire, biliaire, comme par les autres sécrétions intérieures.

Ces nouvelles conséquences de la pression exercée de l'extérieur à l'intérieur par la densité de l'eau entraînent la pensée vers les merveilleux effets que nous obtenons tous les jours avec la compression sur des phlegmons, des tumeurs blanches, des loupes, etc., à l'exemple de MM. Récamier, Velpeau, Trousseau, et nous forcent à nous demander si ce n'est pas par un mécanisme très-semblable à celui que nous venons d'analyser que se sont effectuées de telles résolutions. Avec l'action de la compression sur la contractilité de nos tissus augmentée ou suppléée par elle, n'en résulte-t-il pas ici encore un effet sur la nutrition? Serait-ce aussi par le conflit plus intime du sang et des tissus, et par la décarbonisation locale plus parfaite des uns et des autres que plus de caloricité développée entraînerait l'exaltation des fonctions vitales de composition et de décomposition, sous l'influence desquelles s'effectuerait la résolution? effets locaux qui n'empêchent pas de comprendre tous les mouvements organiques et fonctionnels que soulève successivement le *consensus* organique, dont l'élévation et l'harmonie entraînent bien manifestement les conséquences les plus générales et les plus étendues, même par une action primitive très-limitée.

C'est ainsi que cette action de la densité de l'eau, si elle augmente le conflit des solides et des liquides, si elle pousse le sang des capillaires sus-squelettiques dans les capillaires des organes splanchniques, si elle facilite non-seulement la respiration, mais modifie l'hématose en pouvant oxygéner le sang et décarboniser les tissus, il doit résulter de ces effets, déjà nombreux et importants, des conséquences bien plus nombreuses et bien plus importantes par les actions et réactions organiques et fonctionnelles elles-mêmes, influencées réciproquement soit par la contractilité augmentée de chaque organe, soit par l'influence qu'il reçoit d'une fonction plus complétement effectuée.

L'influence réciproque d'une fonction sur les organes ne peut être mise en doute ; car si les travaux de Barthez, de Meyer, d'Orfila, de Fontana prouvent l'action de l'hématose sur le système nerveux, de même les recherches de Bordeu, Nysten Magendie, Jobert de Lamballe attestent celle de l'innervation sur les organes sécréteurs et la circulation, ainsi de suite. De manière telle qu'on ne peut admettre l'élévation d'une fonction sans comprendre son retentissement de proche en proche sur tout l'organisme et sur ses conséquences physiologiques.

Or, avec de tels faits et de telles idées sur les mouvements physiologiques imprimés, l'action apéritive, résolutive, reconstitutionnelle ou régénératrice du bain froid, de l'eau de mer, et même des eaux minérales ne peut plus être un mystère, et la raison éclairée ne peut plus se contenter des obscurités et des illusions des spécificités. S'il suffit, par une action physique, que nous puissions en comprendre le retentissement sur la nutrition, pour expliquer et toutes les résolutions et toutes les régénérations que l'histoire clinique nous présente, à quoi bon recourir aux mystères de la spécificité que rien n'indique et qui étreignent la science dans des limites qu'elle n'a pas. D'ailleurs, quelles conséquences pour la pratique s'il est possible maintenant d'apprécier une telle action ! N'aura-t-on pas plus de ressources et de puissance pour diriger les applications vers les effets que nous voudrons obtenir, et vers les résultats auxquels nous tendrons ? Aussi, nous résumons-nous ainsi sur l'action que nous venons d'étudier, afin que le praticien le retienne, et mesure ses effets thérapeutiques à l'action organique qu'il voudra provoquer.

1° La densité de l'eau augmente la contractilité organique

de dehors en dedans, et ensuite celle des organes intérieurs
par la surexcitation que les liquides, poussés par cette dernière, y déterminent, à la suite de cette conséquence inévitable,
que dans notre organisme il n'y a pas d'action sans réaction.

2° D'où la conséquence de plus d'activité organique générale et de plus de perfection dans toutes les fonctions, perfection fonctionnelle, si je puis ainsi parler, d'autant plus
directe que cette contractilité générale, augmentant le conflit
du sang et des tissus, modifie aussitôt l'hématose qui, elle, à
son tour, et par une réciprocité d'influence, impressionne la
vitalité organique, et partant toutes les conséquences physiologiques fonctionnelles.

3° D'où il suit encore que, par ces actions organo-vitales
successives, il n'y a pas de limites physiologiques où puissent
s'arrêter de simples effets physiques à propos déterminés,
comme nous le montrent d'ailleurs toutes les conséquences
de l'hydrothérapie simple, des bains d'air comprimé, des
bains de sable, etc.

§ 3.

Effets physiologiques de la température de l'eau de mer.

Pesanteur de l'air, densité et température de l'eau aboutissent toutes au même but. Nous avons vu l'effet des deux
premières influences, il nous reste à étudier la dernière;
mais nous dirons d'abord que ces deux dernières propriétés
de l'eau de mer concourent à déterminer les mêmes actions.
Car, en même temps que la densité, par la pression, rapproche les fibres les unes des autres, le froid, par son action sur l'impressionnabilité des tissus, raccourcit ces mêmes
fibres. Je dis impressionnabilité, comme je dirais sensibilité ;
car je crois, avec mon illustre ami, M. Jobert de Lamballe
(*Étude sur le système nerveux*), que ces deux qualités sont
inséparables. En effet, si l'une ne dépend pas absolument de
l'autre, la première ne peut posséder qu'une force inhérente
à la texture des tissus, tandis que l'autre leur donne réellement l'*énergie d'action et de sentiment*.

C'est pourquoi, quoique l'on convienne que l'eau de la mer sur les côtes de France varie de 15 à 25° centigrades, que M. Mourgué constate que celle du rivage de Dieppe est dans la saison des bains de 13 à 14° Réaumur, et que M. Robert trouve à celle du littoral de Marseille 16 à 19°, il est certain que l'action du bain de mer est toujours relative à l'impression qu'elle produit, et même moins en rapport avec l'état de la température de l'air et de l'eau, qu'avec celui que notre atmosphère fait subir à notre économie. « L'action du calorique commence là où elle est *sentie*...; elle cesse là où elle offense la *sensibilité*, » disent MM. Trousseau et Pidoux. (*Traité de thérapeutique.*)

D'ailleurs, ne sait-on pas par M. Edwards (*De l'influence des agents physiques sur la vie*) que notre faculté calorigénésique est indépendante des milieux qui nous environnent, ou du moins qu'elle ne peut se mettre en rapport avec eux que d'une manière insensible, par le jeu de nos organes? de telle sorte que l'homme qui serait pris tout à coup, pendant les fortes chaleurs de l'été, par un froid de zéro, y succomberait sans résistance. Ainsi en est-il des bains de mer ; ils déterminent une impression de froid d'autant mieux sentie, que notre organisme, pour conserver sa température *effective*, alors qu'il en reçoit toujours, tend à plus d'expansion extérieure ; que notre peau chargée de rejeter ces matériaux du calorique, se trouve dans une exaltation vitale plus manifeste. C'est ainsi qu'un malade, dans un accès de fièvre chaude, trouve toujours un bain glacé, que, bien qu'il soit comburant pour les autres, il éprouve un sentiment de froid à la moindre impression d'air. C'est pour de pareilles raisons qu'un bain froid pris au moment où le corps est très-excité et baigné de sueur serait nuisible.

Cependant, l'hydrothérapie a prouvé, par des observations journalières, et par celles qu'a rapportées de Graëfenberg M. Schedel, qu'il faudrait pour cela que ce bain fût assez prolongé. Dans le cas contraire, il n'a que l'effet d'augmenter le ressort de la contractilité et tout au plus de dévier le courant circulatoire centrifuge extraordinaire, et partant de diminuer

la sueur sans arrêter la transpiration et sans empêcher tout
retour à la peau. Mais un bain froid prolongé serait d'autant
plus nuisible qu'il refoulerait trop les fluides à l'intérieur et
qu'il enlèverait trop de calorique, double effet qui exposerait
d'autant plus à de fâcheuses congestions que le calorique et
les fluides seraient plus concentrés à l'intérieur et plus diminués à l'extérieur. Le calorique ne peut être ni accumulé ni
soustrait au delà de certaines limites, comme le prouvent
tous les jours les pratiques hydrothérapiques, et comme auraient dû en convaincre les relations physiologiques de la
sensibilité et de ce même calorique, qui était appelé par
Récamier, *le stimulant radical du sens vital.*

D'après les explications de M. Fourcault, « pendant le tremblement de l'immersion, le thermomètre, introduit dans
l'anus, indique que la température ne se concentre pas, mais
qu'elle diminue *intra* et *extra.* » Comment, cependant, expliquer cette action réconfortante des bains froids et du froid
de l'hiver lui-même ?

Comment croire que ce sang porté à l'intérieur sur le système nerveux n'augmente pas la chaleur intérieure ? Il est
vrai que quelques expérimentateurs déjà, M. Gendrin, je
crois, avaient trouvé qu'une partie atteinte de phlegmon n'é-
tait pas plus chaude qu'une autre partie du corps.

Ceci donc peut être, sans pour cela détruire l'idée de la
puissance calorigénésique du froid.

On devrait séparer la température réelle de la faculté de
produire et de régénérer cette température, tandis que tout
ceci doit varier suivant la durée de l'immersion ; car j'ai manifestement observé qu'un bain d'eau froide de courte durée
me donnait plus de chaleur à la peau presque instantanément, tandis qu'un bain très-prolongé me laissait une fraîcheur générale extérieure, qui persistait ordinairement jusqu'au lendemain ou jusqu'à un exercice suffisant pour exciter
l'action centrifuge. Depuis, les observations de pratique hydrothérapique ont manifestement montré que des aspersions, des douches froides peu prolongées augmentent la
chaleur de la peau.

Après tous ces motifs, il reste toujours l'impression du passage d'un milieu dans un autre, et, abstraction faite de la densité de l'eau ou plutôt de sa pesanteur, le sentiment que nous éprouvons au contact d'un corps dont les molécules sont plus ou moins rapprochées, plus ou moins distantes, nous le démontre. L'impression différente de froid que nous ressentons au toucher de la pierre et du bois, d'un même métal poli ou non, en sont des exemples.

En conséquence, le corps trouvera toujours l'eau froide par rapport aux conditions atmosphériques et surtout aux dispositions organiques dans lesquelles il vit. D'où il suit que nous devons considérer le bain de mer à la lame comme froid, abstraction faite de son degré de température. En effet, qu'on ne dise pas : mais, dans certains cas, à mesure que l'on sort de l'eau on éprouve un sentiment de froid, quelquefois très-vif, que l'on fait cesser en se replongeant dans le liquide. Ce sentiment véritable est dû à l'évaporation de l'eau que nous entraînons sur la surface cutanée, et le froid que nous ressentons alors est le résultat de la soustraction de calorique qu'enlève à notre corps cette même évaporation.

Enfin, les bains de mer à la lame sont si bien des bains froids, qu'à moins d'une grande habitude qui, si elle n'en paralyse pas l'action, en diminue les effets les plus saillants, ils nous font éprouver un sentiment de froid sur toute la surface cutanée, et quelquefois ce sentiment est poussé jusqu'à faire frissonner et battre des dents, tandis qu'ils occasionnent, pour l'ordinaire, une telle constriction de la peau, que tous ses bulbes font saillie et donnent ainsi, d'une manière plus ou moins marquée, cette rugosité à la peau qu'on appelle *chair de poule*.

Or, dans cet état, les fibres aréolaires du derme se resserrent, se crispent, se raccourcissent. De proche en proche, le même effet se répète sur les lamelles du tissu cellulaire, puis sur les aponévroses qui enveloppent les muscles ; enfin, sur les muscles eux-mêmes, dont les fibres se raccourcissent, se rapprochent les unes des autres, et en définitive se pressent contre le squelette.

Maintenant, abstraction faite des effets de l'air de la mer sur la respiration, calculez les influences réunies de la pesanteur atmosphérique sur le corps, pour quelqu'un qui n'y est pas soumis ordinairement, celle de la pression que détermine la densité de l'eau, la contraction des tissus qu'effectue l'influence de la température du liquide, et vous aurez un résultat dont l'action concourra à pousser les liquides de la circonférence au centre. Ce dernier fait est aussi assuré par la raison que par les observations que nous avons déjà relatées. Il l'est même d'une manière tout à fait directe par d'autres preuves, telles que celles-ci : Portal rapporte qu'une jeune fille étant morte au sortir d'un bain froid, on trouva la veine cave inférieure rompue (*Anatomie médicale*, t. III, p. 355). Cette observation est confirmée par les expérimentations de M. Magendie, qui, ayant laissé périr des lapins dans l'eau froide, où ils pouvaient respirer, trouva, à l'autopsie, les tissus voisins de la peau pâles et décolorés, tandis que tout le sang était accumulé dans le cœur et les gros vaisseaux. (Gerdy, ouv. cit., t. I, p. 388.)

Mais, ceci n'est que la conséquence extrême du phénomène. Nos expérimentations attestent que dans le bain froid le cœur réagit, et d'autant plus que le flot de sang qu'il a reçu est plus considérable. Aussi, le renvoie-t-il à son tour, avec une pareille énergie. Cependant, comme les artères des membres se sont resserrées aussi sous la compression de la peau, des aponévroses et des muscles, que même leur propre tissu doit s'être également resserré en recevant, par continuité, l'impression communiquée des artérioles capillaires aux ramifications et branches successivement plus grandes ; il en résulte que le sang lancé par le cœur rencontre un obstacle matériel qui retentit sur l'organe central et impulsif lui-même. Celui-ci y remédie bien en partie par la fréquence de ses battements ; mais, néanmoins, comme les artères ne se sont pas prêtées à toute la dilatation nécessaire pour recevoir une ondée sanguine proportionnelle au volume général du liquide, il s'ensuit qu'une portion un peu plus considérable de ce sang passe dans chaque branche qu'il a trouvée plus dilatée sur son passage, et ces branches sont nécessairement celles qui se distribuent dans les organes protégés par les cavités osseuses, tels que le cerveau et la moelle épinière, les organes thoraciques et abdominaux.

Ces conséquences sont forcées, et ce qui nous le témoigne ce sont les effets les plus saillants que nous constatons sur les constitutions pléthoriques; les douleurs de tête, l'anhélation, quelquefois des douleurs abdominales dans les hypocondres, attestent la congestion du cerveau, des poumons, du foie et de la rate. C'est ainsi que l'on doit rapporter à ces phénomènes les observations de Larrey qui, à Micneski, pendant la malheureuse campagne de Russie, a vu des hémorrhagies nasales précéder la mort des transis (*Chirurgie militaire*, t. IV, p. 129). M. de Ségur, d'après M. Gerdy, aurait signalé des faits analogues. (Ouvr. cit. t. I, p. 384.)

En rapprochant tous ces faits et toutes ces considérations, nous pouvons donc conclure que dans le bain froid, après quelques tours d'une circulation du sang ainsi modifié par l'état des tissus et des vaisseaux, les capillaires des organes intérieurs se congestionnent d'autant de sang qu'il s'en trouve de moins dans les parties sus-squelettiques. C'est alors, lorsque cet effet s'est accompli, que le pouls après s'être rapetissé se ralentit comme nous l'avons constaté.

Toutefois, si dans l'eau on se livre à la nage, les choses changent légèrement, la fréquence obligée de la respiration, entraîne celle de la circulation; de sorte que le pouls acquiert, et même dépasse souvent de beaucoup les proportions de vitesse ordinaires et notamment celles que nous avons constatées pour le bain en repos dans le moment de réaction. J'ai pu observer le mien à 110, 120, quoiqu'il soit habituellement à 80 en été et à 75 en hiver. Mais comme le pouls reste toujours serré, les mêmes effets subsistent encore, avec cette différence seule, que la circulation générale étant plus précipitée, la circulation capillaire intérieure est d'autant plus active.

Toutefois, cette simple différence dans la circulation doit

être le résultat d'un effet organique complexe, se résumant dans l'activité générale de la contractilité. Ce fait, que le pouls est plus serré et plus précipité, indique que, d'une part, les tissus sus-squelettiques sont contractés de dehors en dedans, et de l'autre, que le cœur réagit vivement pour lutter contre cet obstacle. Les ressorts organiques sont donc généralement et considérablement augmentés dans cette circonstance, sans que les conséquences produites sur les capillaires intérieurs, ainsi que nous l'avons indiqué, soient changées autrement que par le passage plus rapide du sang. D'où il résulte que, par la natation, on obtient les résultats diacritiques que nous avons reconnus et une élévation plus prononcée de la contractilité générale organique, action elle-même, qui active d'autant tous les jeux de nos organes et toutes leurs conséquences fonctionnelles d'élaboration, de sécrétion, et d'assimilation. Aussi, par la natation, observe-on les meilleurs résultats non-seulement dans certaines résolutions, mais encore et surtout lorsqu'il s'agit de régénération.

Après de tels phénomènes si complexes, si solidaires les uns des autres, peut-on mettre toutes les résolutions et les régénérations observées sur le compte de ce qu'on appelle la réaction? et surtout qu'entend-on par cette réaction, le retour de la chaleur à la peau après le bain froid, une excitation produite sur le tégument général? Mais, est-ce possible de se contenter de si peu, de voir dans ce jeu de tous les organes, dans cette exaltation de la contractilité générale et de l'excitation de toutes les fonctions, une simple action centrifuge de retour et pour toutes conséquences fonctionnelles celle de la peau? Vraiment une pareille idée est en désaccord avec tout ce que nous observons, puisque jamais, que je sache, on n'a obtenu de grandes résolutions, et surtout de véritables régénérations, par des révulsifs à la peau, tandis que, s'il en était ainsi, les eaux thermales devraient se montrer bien plus efficaces dans une infinité de maladies scrofuleuses, rachitiques, etc., que les eaux froides et celles de mer. Or, c'est absolument l'inverse.

Pour nous, l'effet thérapeutique des eaux minérales froides ou chaudes n'est pas plus dans la réaction que dans l'action, il est dans toutes deux à la fois, il est dans toutes les modifications survenues et dans la constitution des liquides par l'énergie acquise des solides et dans cette énergie des solides augmentée par une meilleure constitution des liquides. Segments égaux d'un même cercle, l'organisme et les fonctions, dont l'ensemble constitue la vie et qui par leur influence réciproque entraînent toute sorte d'actions physiologico-thérapeutiques. Aussi, bien que nous reconnaissions avec M. Constantin James, qu'une affection ancienne guérira souvent mieux qu'une plus récente, son ancienneté étant une sorte de préservatif contre l'effet trop énergique des eaux (*Guide pratique aux principales eaux minérales*, p. 16.), nous ne pouvons voir dans ce fait qu'une plus grande facilité pratique d'administrer les eaux, par ce principal effet à obtenir, l'élévation de la contractilité organique. Mais, une pareille raison ne peut nous conduire à admettre la guérison des dyscrasies et la régénération constitutionnelle par cette seule pensée qui y correspond : « On a comparé, dit cet auteur, avec quelque raison, l'action des eaux minérales à celle de l'azotate d'argent. Vous touchez avec la pierre la conjonctive engorgée ; l'œil rougit, pleure, sa sensibilité augmente, puis il guérit ; de même pour l'eau minérale, elle agit en déterminant une réaction substitutive. » (*Ibid.*)

Mais vraiment que peut indiquer tout cela, lorsque nous voyons l'eau simple froide agir souvent comme l'eau de mer, et celles-ci comme l'eau minérale thermale ? Évidemment, d'après ces faits, il y a en action un jeu organique bien plus complexe, bien plus solidaire à tout l'organisme que ne peut l'être cette *réaction substitutive!* Qu'est-ce que c'est d'ailleurs qu'une réaction substitutive ? Nous comprenions passablement une inflammation substitutive, encore ne pouvait-elle donner à l'esprit qu'imparfaitement l'idée du mouvement physiologique, sous l'influence duquel s'effectuerait la résolution. Ce que nous devons parfaitement comprendre : c'est la contractilité locale augmentée qui force la résolution de la lésion pathologique, c'est cette même contractilité générale qui contraint l'élimination par les excrétions de la prédominance, je dirai, humorale, sous l'influence de laquelle, cette lésion s'était développée et entretenue. C'est ainsi que depuis Galien on ne peut comprendre autrement les résolutions et les régénérations que par cette modification des liquides d'une part et de l'autre par l'énergie organique augmentée. Il ne suffit donc pas de voir à peu près un côté de la question, il faut la voir tout entière pour pouvoir utiliser en pratique toutes les circonstances, et marcher directement vers le but que l'on a à atteindre.

Ce que nous devons noter ici, c'est que plus le pouls est développé et fréquent, plus les phénomènes d'action et de réaction que nous avons indiqués sont sensibles. Ainsi, j'ai toujours observé dans le bain d'eau de mer, comme dans le bain d'eau froide, que si le pouls était à 85, son augmentation subite et son abaissement consécutif étaient bien plus marqués que si ce même pouls n'était qu'à 75. Les faits rapprochés de M. et Mme P. R. l'attestent comme tous ceux que je pourrai y joindre ici.

Il suit donc de là, que plus l'action du climat aura poussé la circulation vers la périphérie en dilatant les liquides et les tissus, plus l'eau froide les resserrera et portera le sang à l'intérieur : effet qui constate manifestement que les conditions du climat et de la médication marine sont de la plus haute importance, puisque, par ces deux actions opposées, la contractilité organique est surexcitée et son ressort réellement augmenté.

Or, n'est-ce pas là la véritable puissance que nous avons reconnue jusqu'à présent à de pareilles actions physiologiques de l'eau froide. Si nous ne pouvions le constater directement comme nous venons de le faire, les résultats obtenus par la pratique routinière de Priessnitz, lorsqu'il conseille à ses malades de fendre du bois, lorsqu'il les oblige à aller subir la douche glacée après une longue course, le prouveraient également ; tandis que c'est à de pareilles raisons que l'on doit rattacher les effets de l'eau froide après les sudations, soit au moyen de l'enveloppement de la couverture de laine, soit avec les étuves alcooliques de M. Fleury. Or, ce que Priessnitz et

M. Fleury obtiennent péniblement par l'exercice, la couverture de laine ou l'étuve alcoolique, le climat le détermine avec une puissance bien autrement soutenue et une facilité bien plus naturelle.

Disons donc après ces faits que si l'on veut rattacher encore à la réaction le véritable mode d'action des bains froids et des bains de mer, il faudra que l'on tienne compte et du ressort de la contractilité et de son énergie acquise, des conséquences de toutes les réactions organiques sur l'hémasose et de ces deux effets sur les sécrétions, résultats dont les mouvements répétés, en modifiant les liquides, modifient les solides par la nutrition. Mais, lorsqu'on voudra expliquer les effets obtenus par la seule réaction qui revient à la peau, et que mettant sur le compte d'une simple révulsion à la surface cutanée la résolution de diverses maladies qui tantôt siégent sur des organes intérieurs, tantôt à la peau, dans les articulations, sur les os, pour fonder sur ce principe les données d'une pratique rationnelle, je dis que l'on s'expose à de graves erreurs, à des déceptions sans nombre, car il n'est pas possible de comprendre de si grands résultats par de si petits effets, des conséquences si générales par une action si particulière.

Voilà donc cette réaction dont on parle à tous propos au sujet des bains froids et surtout des bains de mer, réaction, qui serait, à en croire le langage vulgaire, *le véritable mode d'action des eaux de mer.*

Ce n'est pas que déjà ces impulsions données à l'organisme ne puissent avoir un grand effet dans des simples perversions de fonctions. Comme nous le verrons par l'observation clinique, bien des affections dépendantes d'un état d'anervie locale, ou d'un défaut d'harmonie dans les jeux organiques, peuvent recevoir une utile et même avantageuse impulsion d'un choc, qui, dominant un instant les premières fonctions de l'organisme, équilibre tous les organes sous un niveau plus puissant et plus général.

Ce sont même de tels faits qui ont entraîné bien des praticiens éclairés et expérimentés à ne prescrire que des bains froids de très-courte durée. Ils avaient raison, en règle génénale, parce que ces bains suffisent et sont quelquefois préférables dans les circonstances dont nous venons de parler, et qu'ils peuvent même suffire dans quelques cas de maladies dyscrasiques, attendu que quelquefois le plus léger mouvement imprimé à nos organes pousse tout l'organisme jusque dans ses dernières conséquences curatrices.

Cependant, on comprendra, par nos observations, qu'une règle ainsi trop absolue ne pouvait être que le résultat de connaissances insuffisantes sur le moyen qu'on employait et sur l'action de ce moyen dans les maladies qu'on traitait.

Continuons donc notre analyse et voyons à quoi aboutissent toutes ces réactions organiques et nous trouverons : que si la compression, déterminée par la densité de l'eau en pressant les tissus les uns contre les autres, a augmenté le conflit des molécules des liquides et celui des molécules des solides, et qu'il en soit résulté les modifications chimico-vitales que nous avons constatées, et même d'autres qui nous échappent, l'addition de l'abaissement de la température doit et peut ajouter quelque chose de plus à ces opérations intimes de la nutrition. En effet, le froid agissant sur la sensibilité, le raccourcissement et le resserrement de cette fibre ne sera pas seulement un effet physique, mais encore une action vitale, circonstance qui, si l'influence nerveuse est pour quelque chose dans cette opération de l'organoplastie, pour me servir du terme de M. Pravaz, doit agir sur le conflit en question, non-seulement par toute la quantité dont elle augmente le resserrement, mais sans doute aussi par la qualité d'action vitale qu'elle déploie.

Si, avant cela même, nous réfléchissons et nous voyons que par le fait de cette compression et de tous ces resserrements fibrillaires, le sang le plus fort, le plus animalisé, si l'on peut parler ainsi, a dû se porter sur les organes intérieurs, puisque, bien des vaisseaux capillaires, des tissus sus-squelettiques ont dû être resserrés au point que tels, qui étaient pénétrés facilement par les globules du sang, peuvent l'être maintemant à peine par les parties solubles de ce liquide, par le sérum ; il en résultera ce que tous les faits cliniques nous indiquent : d'abord cette stimulation de tous les organes intérieurs et ensuite, avec les conséquences de dépuration que nous avons notées, celle d'une modification profonde et essentielle dans la constitution des liquides par la situation organique que nous expliquons.

En effet, dans les conditions physiologiques que nous indiquons, il est impossible de ne pas reconnaître que, tandis que certains phénomènes d'excrétion s'effectuent par les surfaces sécrétantes intérieures, dans les tissus dermoïdes, cellulaires et musculaires, bien des vaisseaux ne contenant guère que des fluides blancs, c'est-à-dire albumineux, c'est nécessairement sur cette sorte de fluide que les opérations chimico-vitales modificatrices doivent plus particulièrement se produire.

L'observation clinique le prouve d'ailleurs, puisque la plupart des personnes qui subissent parfaitement une médication marine maigrissent, tout en prenant plus de force et plus de ton. Je m'explique : pour observer ce résultat, il ne faut pas jeter ses regards sur ces quelques malades affaiblis qui vont prendre quelques bains de mer, et qui disent ensuite qu'ils y ont gagné de l'appétit, de la force et de l'embonpoint. Tout ceci dépend des fonctions digestives relevées et des nouvelles élaborations plus complétement effectuées. Il faut observer sérieusement ces longs traitements exigés par des constitutions lymphatiques, des maladies scrofuleuses avec hypertrophie, chez ces constitutions adipeuses que j'appelle quasi-lymphatiques, constitutions acquises par des occupations sédentaires, et alors on les voit revenir des bains de mer plus minces, plus sveltes, comme me l'écrivait mon excellent ami le docteur Dugas.

Faits physiologiques et cliniques parfaitement concordants ; tandis que ce qui atteste encore la modification réelle des fluides blancs par la médication marine et hydrothérapique froide, c'est qu'on ne peut comprendre leurs conséquences fâcheuses dans les tempéraments sanguins-pléthoriques et leurs résultats favorables dans les anémies, les chloroses, les tempéraments lymphatiques, que j'appelle albumineux, comme nous le verrons plus tard, que par des effets opposés, qui supposent nécessairement une augmentation des globules de la fibrine du sang, et une diminution des fluides blancs ou albumineux. Observez en effet attentivement tous les résultats, et vous trouverez comme conséquence dernière le développement musculaire aux dépens de l'adipeux.

Enfin, même sans toutes ces considérations, dont les vérités s'ajoutent comme conséquences, il suffit d'admettre que le conflit des tissus et des fluides sus-squelettiques se passe particulièrement sur les liquides albumineux pendant le resserrement vital occasionné par le bain froid, pour reconnaître que la décomposition chimico-vitale qui s'effectue porte, sinon en tout, du moins en grande partie sur cette portion de notre sang.

Cela admis, l'action de l'eau de mer ne peut plus être un mystère.

Or, peut-on ne pas l'admettre, lorsque nous voyons que les causes qui tendent à développer les tempéraments sur lesquels viennent s'implanter la scrofule, le rachitisme et les tubercules, empêchent la génération de la fibrine, des globules et des sels terreux du sang pour y laisser de l'albumine en excès? Peut-on ne pas l'admettre, lorsque nous voyons les circonstances inverses, en déterminant des effets opposés, corriger les conséquences des actions de ces causes, ramener la constitution à une équilibration humorale, et par suite organique plus parfaite? car aujourd'hui il ne paraît plus possible de contester que si les organes font les humeurs, les humeurs font les organes, comme ce sont ces dernières qui bâtissent de leur propre substance les altérations.

Mais arrêtons-nous là; tous ces développements viendront en temps utile à leur moment d'évolution, et prendront, en passant, dans leurs différents aspects, le genre de faits dont l'ensemble surtout doit attester de leur véracité. Il nous reste à dire que, si les conséquences organiques déterminées par les actions de la pesanteur atmosphérique, la densité et la température de l'eau de mer, retentissent sur le sang, elles retentissent pareillement sur la lymphe, dont l'élaboration est nécessairement changée par la condition physiologique où se trouve le système lymphatique, tandis que ces deux effets consécutifs sur le sang et la lymphe se multiplient par le résultat particulier de chacun d'eux.

En effet, en même temps que l'organisme activé dans sa contractilité effectue une dépuration par le conflit plus intime du sang et particulièrement de sa partie séreuse avec les tissus, tandis que les organes sécréteurs intérieurs pendant le bain, et extérieurs pendant la réaction reçoivent un sang ainsi modifié, éliminent mieux des principes hétérogènes, qu'ils ont eux-mêmes plus d'activité fonctionnelle, il se passe dans le système lymphatique des phénomènes d'élaboration qui, retentissant de suite sur le sang, ne peuvent que modifier aussi la nutrition générale et par elle la force organique.

Pour bien comprendre cet effet, il faut se rappeler tout ce que nous devons déjà, relativement au système lymphatique, aux recherches et aux expérimentations de Burdach, J. Muller, Tiedemann, Gmelin, Magendie, Collard de Martigny, etc., qui se résument en ce fait : que ce serait dans les vaisseaux lymphatiques, que s'effectuerait une transformation d'albumine en fibrine sur les matériaux albumineux résorbés de tous nos tissus, comme des produits de la digestion. Bien des observations, rapportées par les auteurs précités, attestent cette manière de voir, de même que celles de nos paysans du Midi si musculeux, quoique se nourrissant d'aliments ordinairement albumineux. Ces autres faits de transformation de constitution de lymphatique en musculeuse, chez les enfants de nos paysans à mesure qu'ils peuvent subir les influences atmosphériques et exercer leurs muscles, en témoignent aussi.

Si, après cela, on considère que la trame de nos tissus physiologiques ou pathologiques est spécialement composée d'albumine ou de fibrine, si on prend garde à ce que dit J. Muller, que la fibrine et l'albumine imbibent les moindres molécules de nos tissus, il doit résulter de l'action du bain froid cette conséquence inévitable : que la contractilité étant augmentée, le conflit de la fibre avec le fluide qui l'imbibe doit rendre aussi parfait le phénomène d'assimilation que celui de décomposition que nous avons noté, et par conséquent favoriser l'agrégation de la fibrine à nos tissus plutôt que l'albumine. En effet, la fibrine étant regardée comme la conséquence la plus parfaite de la transformation de nos liquides, puisqu'elle est le dernier résultat de ces mêmes transformations, il est naturel de reconnaître qu'il en est ainsi, de même que tant de faits attestent qu'il n'en peut être autrement.

Dans cet état de choses : par la même conséquence qui fait agréger la fibrine aux tissus, l'albumine restée dans le sérum devra s'engager dans les radicules lymphatiques par endosmose, pressée qu'elle est par la contraction des tissus. Qu'on puisse me disputer le mécanisme du phénomène, c'est possible et je n'y tiens pas; ce qu'il y a d'essentiel, c'est la conséquence qui est prouvée par trop de faits différents, et cependant concordants, pour n'être pas vraie. D'ailleurs, lorsque j'ai parlé d'endosmose, n'en avais-je pas le droit dès l'instant qu'on ignore si les derniers vaisseaux capillaires communiquent avec les lymphatiques par des ramifications plus déliées qui n'admettent que la partie la plus liquide du sang, et ne laisseraient point passer les globules qu'elles sépareraient du liquide par une sorte de tamisation? (J. Muller, *Manuel de Physiologie*, t. I, p. 201.) Breschet et Roussel de Vauzène, ne se sont-ils pas assurés que les vaisseaux lymphatiques se terminaient par des anses sur la surface du derme et non par des ouvertures? Pourquoi en serait-il autrement dans les autres tissus?

Quoi qu'il en soit de ces phénomènes, outre les raisons précitées, s'il est naturel d'admettre que c'est l'élément de nos fluides solubles nutritifs le plus parfait, disons le plus coagulable, avec J. Muller, qui s'est assimilé, évidemment c'est celui le plus liquide et le moins coagulable qui s'est engagé dans les lymphatiques. Comment en serait-il autrement, lorsqu'il est avéré non-seulement que les lymphatiques absorbent les parties les plus ténues de nos liquides, mais qu'ils les métamorphosent; car, dit encore J. Muller : « C'est seulement lorsque la substance alimentaire (chyle ou lymphe) se trouve contenue dans les vaisseaux lymphatiques qu'elle acquiert la propriété de se coaguler ; *et plus elle avance dans le système lymphatique, plus cette propriété devient prononcée.* » (*Ibid.*, p. 207.)

Or, si par les résultats mécanico-vitaux que détermine le bain froid, nous pouvons comprendre ces deux phénomènes de l'assimilation de la fibrine et de l'expression des fluides albumineux dans les lymphatiques, si déjà nous concevons qu'une fois ces fluides engagés, ils doivent cheminer dans l'intérieur de ces vaisseaux par la disposition de leurs valvules, et qu'en y cheminant ils se transforment en matière plus coagulable, c'est-à-dire fibrineuse, nous ne pouvons pas faire autrement de comprendre aussi que plus l'activité organique de ces mêmes vaisseaux sera excitée, plus et mieux s'effectueront toutes ces conséquences. Or peut-on reconnaître que la contractilité organique générale soit relevée sans en faire autant pour les vaisseaux lymphatiques? M'opposera-t-on que Schvœnn et J. Muller ont reconnu que les vaisseaux lymphatiques n'avaient pas de mouvement propre? Mais peut-on leur refuser une certaine contractilité ou dynamic fonctionnelle? et dans ce cas même, ne serions-nous pas obligés de reconnaître l'impulsion qu'ils doivent recevoir du resserrement vital des tissus qui les environnent?

Nécessairement, alors, les fluides albumineux engagés dans les lymphatiques, poussés dans leurs nombreux plexus, entraînés dans les vaisseaux amphicentriques de ses ganglions, se métamorphoseront d'autant mieux qu'ils seront en contact plus immédiat et plus actif avec la surface modificatrice de l'organe, et d'autant plus que le mouvement de circulation sera plus excité et plus souvent renouvelé.

Aussi, dès l'instant qu'on peut comprendre un tel mouvement physiologique, il est facile, en réfléchissant à l'ensemble des phénomènes que nous avons déjà constatés pour l'hématose, au moyen de la respiration et de la décarbonisation des tissus, de la dépuration par les sécrétions, de concevoir le mécanisme des résolutions et des régénérations, puisque non-seulement les veines et les lymphatiques peuvent concourir à ces résolutions, mais ces derniers métamorphosent tellement les matériaux qu'ils charrient qu'ils peuvent les disposer et les utiliser pour la régénération constitutionnelle. On ne pourra donc plus s'étonner des magnifiques guérisons obtenues par les changements de climat, de nourriture, par l'action des bains de mer, de celle de l'eau froide pure, et ce qui restait inexplicable dans les obscurités de la routine deviendra des phénomènes parfaitement rationnels que le médecin pourra diriger et conduire par des phases successives parfaitement appréciables jusqu'au but pratique définitif.

C'est ainsi que le praticien devra se rappeler qu'il résulte nécessairement de tous les faits développés, que plus de fluides albumineux seraient poussés dans les lymphatiques, plus il y aurait de transformation d'albumine en fibrine, et de celle-ci en globules, si cette dernière est vraiment la génératrice, comme tout le confirme, des globules rouges du sang. En effet, si nous observons que l'anémie qui, d'après les expériences de MM. Andral et Gavarret, manque essentiellement de globules, se dissipe par les bains froids et les pratiques hydrothérapiques, évidemment, si les effets de ceux-ci régénèrent d'abord la fibrine du sang, on peut en conclure, en pratique surtout, que la régénération de la fibrine entraîne celle des globules, tandis que ces régénérations seraient d'autant plus actives et parfaites que les vaisseaux lymphatiques auraient acquis plus de contractilité, soit par celle qui lui est imprimée, soit par leur resserrement particulier qui, ici comme dans les artères, doit se transmettre des radicules aux branches. Le mode de la respiration est également pour quelque chose dans cette régénération des globules ; car, de même que nous verrons la chlorose engendrée par un air chaud ou raréfié, M. Pravaz a montré des guérisons de cette maladie par le bain d'air comprimé. Tous ces phénomènes chimico-vitaux et organiques doivent nécessairement s'influencer les uns par les autres, puisque nous avons prouvé qu'ils se touchent de toute part. Il suffit donc de les apprécier afin que l'intelligence du lecteur puisse se faire facilement une idée de leur concours et de leur ensemble. Mais, à propos de toutes ces complications d'effets, nous reprochera-t-on peut-être de trop considérer les phénomènes mécaniques et pas assez les vitaux. Qu'on ne s'y méprenne pas, telle n'est pas notre intention ; mais, en suivant l'analyse de l'observation dans nos appareils organiques, nous sommes obligé de reconnaître que l'action mécanique peut déterminer l'action vitale, puisque, eau de mer et eau froide simple peuvent amener des résultats assez analogues qu'entraînent aussi l'exercice musculaire et les traitements gymnastiques.

D'ailleurs ne doit-il pas suffire que les faits pris sous toutes leurs acceptions aient conduit à la théorie pour que celle-ci soit préférable à des mots vides ou retentissants, et surtout qu'elle puisse mieux qu'un aveugle empirisme diriger la pratique. Or, les faits s'accordent si bien avec toutes les inductions que nous avons développées, que les anciens et les nouveaux s'enchaînent pour étayer cette harmonie des phénomènes. En effet, M. le professeur Rostan ne se guidant que sur la puissance de la raison et la conséquence naturelle des choses, se plaignait, il y a déjà longtemps, de ce qu'on considérait les maladies scrofuleuses comme la suite d'un développement du système lymphatique, tandis qu'on aurait dû ne les attribuer qu'à sa faiblesse. (*Dict.* en 21 vol., art. *Tempérament.*)

Maintenant, si l'on rapproche ces faits physiologiques qui se passent dans l'intimité des tissus, de ces autres qui s'effectuent sur les surfaces exhalantes, nous trouverons une décomposition et une recomposition constantes, suivant le cycle des phénomènes de la vie.

1° Dépuration carbonique des tissus et du sang rapportée par les veines et ensuite rejetée par les exhalations pulmonaires et les sécrétions hépatiques. Effets retentissant sur la surface intestinale et les reins, dont les sécrétions augmentées attestent que leurs éléments excrémentitiels constitutifs doivent être modifiés. Les rapports de ces éléments avec la constitution du sang nous échappent encore, il est vrai ; mais si déjà les expériences de M. Chossat sur l'inanition n'attestaient que nos tissus, en se décomposant, sont rejetés sous des formes différentes par ces sécrétions, nous pourrions comprendre l'importance de leurs conséquences thérapeutiques par les résultats cliniques observés à la suite de ces sécrétions.

2° Tandis que ce mouvement de décomposition s'effectue par les veines et par les surfaces sécrétoires, celui de recomposition s'opère pas les lymphatiques qui transforment plus complétement et plus parfaitemeut les matériaux albumineux du sang en matériaux fibrineux.

3° Actions elles-mêmes multipliées à cause de la puissance calorigénésique augmentée par la décomposition carbonique excitée, et sous l'influence de la densité, de la température des eaux de mèr ; car M. Edwards conclut ainsi à la suite de ses expériences : que dans les animaux à sang chaud, l'élévation soutenue de la température diminue leur faculté calorigénésique, et l'état opposé de la chaleur l'augmente.

Conséquences parfaitement en harmonie avec les résultats obtenus par les bains de mer, puisqu'en multipliant ainsi l'énergie organo-plastique on arrive toujours à augmenter la contractilité et à soustraire les sucs blancs pour accroître le développement musculaire ; ce qui revient à dire : que les opérations excitées dans la nutrition par les effets du bain d'eau froide et de l'eau de mer, sont, avec une juste équilibration des forces et de la contractilité organique générale, une transformation plus complète des deux principes solubles et essentiels de l'organisme, l'albumine et la fibrine, transformation qui tend à augmenter la fibrine aux dépens de l'albumine.

§ 4.

Effets physiologiques déterminés par les mouvements de la mer.

L'accord que nous avons vu régner entre la pesanteur atmosphérique, la densité et la température froide de l'eau de mer au sujet de la résultante de leur action physiologique se retrouve encore parfaitement pour celle des mouvements de la mer.

Véritablement, on a beau analyser les effets des bains de mer et des vagues, on n'y trouve que deux modes d'agir, qui se rencontrent dans une sorte de pression sur la surface du corps et le renouvellement fréquent du liquide froid en contact.

Mais chacun de ces deux effets peut se décomposer néanmoins en deux autres, parce que, suivant le degré du premier, il en résulte une certaine différence dans l'action, tandis que le second peut aussi avoir une double influence sur notre impressionnabilité organique par les conséquences de certaines propriétés de l'eau marine, sa température et l'électricité qu'elle peut contenir.

Disons donc d'abord que la lame comme la vague, que nous distinguons suivant le sens grammatical le mieux interprété et que nous considérons comme deux degrés d'une même chose, l'onde marine, ne produit pas sur notre corps un choc, comme le produit une douche. Ici le choc est amorti par le liquide ambiant en contact, de sorte que le flot nouveau ne peut toucher le corps avant d'avoir refoulé celui qui le baignait auparavant.

Or, dans ce cas, soit par la résistance de ce dernier liquide, soit par son intermédiaire, le choc est amorti, mais la pression est certaine, car on la sent. Ne la sentirait-on pas qu'elle serait toujours manifeste puisque notre corps pourrait être entraîné quelquefois par la vague et par conséquent la force de celle-ci être calculée sur la résistance même du corps.

Il en est si réellement ainsi, que les baignoires exposées à la vague renferment, notamment aux bains de M. le Dr Giraudy à Marseille, une grille en bois pour se cramponner et on l'utilise souvent afin de n'être pas ballotté par les flots.

Eh bien, c'est ici dans la réaction de la fibre organique pour lutter contre cet effet de l'onde marine, que se trouve le second degré de l'action des vagues et c'est l'effort musculaire de résistance qu'elle détermine qui le constitue. Cet effet est si général et si puissant qu'en sortant d'un bain de mer assez prolongé, dans lequel on a lutté contre la mer houleuse, on éprouve un sentiment de fatigue aussi marqué que si l'on venait de faire de longs exercices gymnastiques ou d'équitation.

Par suite de ce renouvellement fréquent du liquide en contact, résulte le second mode d'action de la lame ou de la vague qui consiste, en renouvelant l'impressionnabilité produite, à abaisser par rapport à notre corps la température de l'eau. La vague qui arrive n'est pas plus froide que celle qui l'avait devancée, mais comme le corps s'était mis en un certain rapport de température avec la première, celle qui la remplace lui paraît plus froide. Aussi, observons-nous que le bain de mer est pour nous d'autant plus froid que la mer est plus agitée. Ajoutons à ces effets que si l'eau de mer contient de l'électricité, comme nous croyons pouvoir rationnellement l'admettre, notre corps sera d'autant plus imprégné par ce fluide que les surfaces en contact seront plus souvent renouvelées.

Voilà donc des pressions, des contractions musculaires, des impressions de froid, peut-être des imprégnations d'électricité; mais elles sont intermittentes. Cherchons quels en peuvent être les effets.

Certes, ils ne peuvent être trop différents de ceux que nous avons déjà constatés à l'égard de la contraction déterminée par l'abaissement de température et la densité du liquide; mais ici, l'intermittence du phénomène double l'énergie de l'action provoquée. En effet, une sensation soutenue s'émousse bientôt, tandis qu'une intermittente s'entretient et s'exalte. De même, une contraction musculaire trop prolongée entraîne la fatigue et par suite le relâchement.

Les contractions intermittentes, au contraire, puisent dans leurs relâchements alternatifs une nouvelle puissance contractile et doublent la tonicité et le ressort organique.

De même, si, comme on ne peut que l'admettre, l'eau de mer contient de l'électricité ne fût-ce qu'à l'état latent, ce renouvellement de surface et de contact ne pourrait que la développer et en faciliter la transmission. Mais récusât-on cette dernière action comme insuffisamment avérée, celles si physiques, de l'intermittence de la pression, de la contractilité musculaire, multipliée par cette pression et par l'impression de froid, du renouvellement du liquide, ne peuvent être contestées, et sont parfaitement suffisantes pour faire concevoir les effets obtenus sur les facultés organiques, telles que la sensibilité et la contractilité.

Aussi, si les phénomènes que nous avons déjà relatés dans les autres effets de l'eau marine n'étaient pas suffisamment prouvés, ces derniers effets les assureraient encore, de même que les uns et les autres se prêtent un appui de concordance pour s'étayer réciproquement.

En effet, personne ne peut nier que l'action d'un organe ne soit sa principale stimulation vitale, et que plus cette action est poussée loin dans ses limites physiologiques, mieux et plus sûrement s'accomplit la fonction dont il est chargé. Pour la nutrition, le développement des jambes des danseurs, celui des bras des forgerons l'attestent, ainsi que bien des résultats orthopédiques obtenus par l'application de ces principes.

Or, si comme il résulte par l'observation et ainsi que le dit J. Muller : « Pour que la nutrition s'accomplisse, il faut que les molécules constituantes des organes et des tissus, *leurs cellules primitives ou les fibres provenant de cellules*, attirent les parties dissoutes du sang et restituent des matériaux à ce liquide. » (*Ouvr. cit.*, t. 2, p. 275.) Il doit forcément arriver de la tonicité et de la contractilité excitées par l'action de la vague, que la puissance d'assimilation et de décomposition de ces cellules et de leurs fibres sera considérablement augmentée.

De plus, si tout d'abord par le concours des circonstances que nous avons déjà énumérées, tendant à repousser le sang des extrémités, il se fait qu'il y en arrive une moindre quantité, et que même ce sang, par le rétrécissement de toutes les cellules organiques, de tous les canaux, soit le plus fluide ; cette même puissance développée dans les phénomènes de la nutrition, s'exercera ainsi sur ce sang moins animalisé, moins parfait et tendra ou aboutira d'autant mieux à la décomposition des solides et à la régénération des liquides. La conséquence est forcée, puisque ces mêmes actions tendent à repousser dans les veines les débris de la décomposition, et dans le système lymphatique, les portions du sang incomplétement élaborées. C'est à cause de ces motifs, que dans certaines conditions pathologiques, bien que les eaux de mer déterminent en même temps et la décomposition et la régénération, les faits témoignent tout d'abord de la décomposition, par les sécrétions augmentées, les résolutions effectuées, et l'amaigrissement plus prononcé.

Les choses ne peuvent pas se passer différemment, quoique la vague stimule particulièrement les fonctions du système lymphatique. Celui-ci, n'ayant pas de contraction propre, les fibres contractées des tissus environnants lui en déterminent, pour ainsi dire, une d'autant plus efficace que son intermittence la rend presque cardiaque, puisqu'elle rappelle cette puissance des cœurs lymphatiques qu'on a découverts chez les reptiles. Cependant, cette puissante action sur les lympathiques, qui travaillent ainsi à la régénération des fluides, ne saurait approcher de l'activité bien plus prononcée de la circulation veineuse, c'est-à-dire de la décomposition. Celle-ci l'emporte encore, parce que le système veineux possède par lui-même une certaine coutractilité et que la circulation y est plus active.

Cela doit être, car il n'y a pas de régénération certaine avant une dépuration avancée, d'autant que ces phénomènes doivent primitivement s'exercer sur les fluides générateurs des solides, comme le démontre le mécanisme même de la nutrition. Notre corps échange journellement plusieurs livres de nourriture avec plusieurs livres de sécrétions, et montre, de cette manière, combien peu de matériaux il utilise. Ce qui explique pourquoi toute métasyncrise est nécessairement lente.

Ces actions justifient de la puissante action de la vague dans la reconstitution de certaines dyscrasies, puisque non-seulement elle favorise l'élaboration lymphatique, mais la décomposition par la circulation veineuse en doublant l'activité circulatoire de ces deux systèmes.

Ainsi donc, la vague a pour effet d'activer la décomposition en excitant la circulation veineuse et les élaborations en remédiant au défaut de contractilité des vaisseaux lymphatiques.

Actions et phénomènes qui, réunis, ne font toujours qu'activer les sécrétions intérieures, soit par les nouveaux matériaux apportés aux organes, soit par l'incitation de ceux-ci augmentée sous l'influence de la nouvelle circulation capillaire. Cette circulation est entièrement modifiée dans toutes ses opérations vitales de décomposition et de recomposition par les conflits chimico-vitaux différents que nous avons indiqués et dont nous pouvons, dès maintenant, comprendre l'ensemble dans les excrétions comme dans les élaborations. Aussi, résulte-t-il de tous ses effets un accord parfait dans les mouvements qui s'opèrent dans le cycle de la vie, et ce fait toujours plus évident que les bains et les vagues de la mer déterminent par une action tonique sur les mouvements de l'organisme : et l'élimination carbonée et albumineuse, et la transformation sanguine d'albumineuse en fibrineuse.

§ 5.

Effets physiologiques de la phosphorescence de la mer.

Nous n'aurions ici qu'un mot à dire de la phosphorescence de la mer, si certains auteurs n'avaient pas attaché à la réaction, c'est-à-dire aux phénomènes d'excitation portés à la peau, le véritable mode d'action de l'eau de mer ; mais, comme ce dernier point est essentiellement erroné, serons-nous obligé d'entrer dans quelques détails.

Nous commençons par constater que les cas où la phosphorescence pourrait être supposée avoir agi sur la peau, sont infiniment rares.

Qu'en outre, il est peu probable que les animalcules phosphorescents que renferme la mer puissent avoir la moindre action sur notre peau, devant eux-mêmes cette phosphorescence à leur vie, comme le ver luisant, et celui-ci n'en ayant aucune sur l'impressionnabilité de nos tissus.

Resterait donc le phosphore dû au pétrole ou aux matières grasses de la mer. Circonstance plus probable, et parce que tout d'abord les analyses de la chimie animale nous montrent toujours le phosphore uni aux graisses, et ensuite parce que lorsqu'on a observé quelques impressions de l'eau de mer sur la peau, on les a vues pendant les gros temps, alors que la mer était écumeuse, qu'elle avait remué profondément ses algues et les matières animales arrêtées et entremêlées dans ces plantes.

De sorte que s'il en était bien ainsi, c'est-à-dire que ces érythèmes de la peau fussent dus au phosphore de la mer, plutôt qu'à des sécrétions de divers poulpes, comme l'ont pensé quelques observateurs ; il ne resterait pas moins avéré que ce fait est tout à fait accidentel, et ne saurait jamais prendre rang dans les effets radicaux de la thérapeutique marine.

Il y a plus : l'éventualité dirige si bien ces sortes de faits, que même, sous ces conditions les plus favorables de la mer, les individus ainsi impressionnés font exception, puisque la plupart de ceux qui se sont baignés en même temps n'ont pas éprouvé de pareils effets : d'où il suit que le phénomène est souvent plutôt dû à la disposition particulière du sujet qu'à toute autre cause. N'est-ce pas par de semblables raisons qu'un emplâtre résineux développe quelquefois sur certains individus des érythèmes généraux , tandis que je connais une dame qui ne peut toucher des aubergines sans se voir couverte d'une éruption urtiée.

De tels faits ne peuvent donc nullement être invoqués pour attester que l'eau de mer agit par l'excitation qu'elle produit à la peau ; car alors, elle activerait la fonction de cet organe sécréteur, et si c'était là son véritable mode d'action , combien les eaux thermales et sulfureuses ne lui seraient-elles pas préférables dans tous les cas ?

Or, c'est tellement impossible, que nous voyons les eaux sulfureuses froides agir comme purgatives et diurétiques, et jamais comme sudorifiques ; tandis que nous produirons l'histoire d'une diaphorèse pathologique excessive, ayant amené une anervie dyspepsique des plus graves, guérie par les bains de mer.

D'ailleurs, que peut faire une réaction à la peau sur les

grands mouvements métasyncritiques si nécessaires aux maladies auxquelles conviennent particulièrement les eaux de mer ?

Qu'elles pussent ainsi augmenter la décomposition, nous le concevons ; mais comment pourraient-elles également exciter tous les mouvements circulatoires nécessaires à la régénération fibrineuse ?

Sans doute, en augmentant la puissance calorigénésique du corps on déterminerait une réaction vers la peau. Mais voyez comme elle est lente à apparaître, puisque une demi-heure après le bain, vous trouvez le pouls à 20 pulsations au-dessus de son rhythme ordinaire.

Cette réaction, dira-t-on, n'arrive pas moins ! Oui, elle arrive : après le repas, par la marche, la chaleur du lit, alors que tous les actes de dépuration se sont effectués ou préparés par la décomposition ; alors que de nouvelles métamorphoses se sont faites dans la circulation du système lymphatique, alors que tout l'organisme a été mieux disposé à remplir ses fonctions, respiration, digestion, sécrétion. Mais dans ce cas cette réaction n'est plus un simple mouvement centrifuge, c'est vraiment l'organisme qui se déploie dans tous ses actes avec une tonicité nouvelle. Expansion de toute la vie sensitive, plastique, calorigénésique et organique, d'autant plus favorable que, par le mode nouveau de l'accomplissement des fonctions organiques, toute la machine devient toujours plus apte aux nouvelles modifications que peut successivement déterminer la médication marine.

Ce serait toutefois une simple réaction si le bain n'avait duré que de huit à dix minutes, alors que le cœur vient de réagir contre la primitive fluxion intérieure.

Dans ce cas, les organes seuls reçoivent une stimulation nouvelle dans leur contractilité par le choc imprimé ; mais, évidemment, ces actions sont de trop courte durée pour donner aux liquides une direction déterminée, et, par suite, une tonicité assez prononcée aux solides pour agir sur ces mêmes liquides.

On ne peut ainsi qu'arriver à stimuler assez le système nerveux encéphalo-rachidien, même les nerfs ganglionnaires, et donner à ces régulateurs du mouvement organique une impulsion qui retentisse sur le mécanisme général. Après cela, tous les autres effets restent imprévus ; par conséquent entièrement fortuits ; ils dépendent de la seule synergie des éléments de la vie.

En appliquant ainsi les eaux de mer à des affections humorales, à des dyscrasies, on méconnaît le véritable mode d'action de l'eau de mer, et cela en voulant l'assimiler, par une fausse théorie, à celui présumé des eaux thermales ; d'autant que s'il en était ainsi, ce serait rayer les eaux de mer de la thérapeutique de ces affections, puisque tant d'eaux thermales seraient bien plus propres que l'eau marine à produire l'action centrifuge que l'on sollicite.

Or, les eaux thermales sont plus aptes à diminuer à la longue la tonicité générale qu'à l'augmenter, comme nous espérons le prouver ; car si elles arrivent quelquefois à faire passer, comme le voulait Bordeu, une maladie chronique à l'état aigu, ce n'est que pour forcer l'exosmose sécrétoire et amener par elle une véritable débilitation. Ainsi le fait la fièvre. Pour le comprendre entièrement, il s'agit de se rappeler que la puissance calorigénésique intérieure diminue par le calorique introduit et par tous les mouvements expansifs qu'il détermine dans l'organisme, comme le prouvent les belles expériences de M. Edwards.

Par conséquent, pour conclure sur les effets physiologiques de la phosphorescence de l'eau de mer, disons que, n'agissant que par exception sur la peau et ne pouvant être comprise régulièrement et ordinairement dans les causes de la réaction centrifuge, nous devons la regarder comme sans influence dans les effets physiologiques bien évidents que nous avons déjà reconnus aux qualités physiques de l'eau de mer.

§ 6.

Des effets physiologiques de l'électricité de l'eau de mer.

Si l'on admet l'électricité dans l'eau de mer, on ne saurait refuser à celle-ci une action directe sur le système nerveux. En effet, depuis que M. Prévost, de Genève, est parvenu à aimanter des aiguilles en les plaçant très-près des nerfs, on ne peut contester l'analogie qui existe entre le fluide électrique et le fluide nerveux. C'est à ce point que la plupart des physiologistes, aujourd'hui, croient qu'il y a identité.

Sans donc rapporter les expérimentations de Pfaff, Ahrens et Gardini, qu'il y ait analogie ou identité, les effets du fluide électrique sur l'innervation ne sont pas douteux, et l'on peut dire que si ce dernier n'apporte pas une somme nouvelle d'énergie au fluide nerveux, il excite extraordinairement les fonctions de cette sorte d'appareil électro-magnétique que nous appelons cerveau et nerf.

De sorte que, nous pouvons dire déjà que notre corps, baigné dans un liquide imprégné de fluide électrique, celui-ci ne pourrait que se communiquer à notre organisme et agir notamment sur notre système nerveux. Or, une fois celui-ci excité dans sa puissance, on peut comprendre tout ce qui en résulterait sur l'accomplissement de nos fonctions. La force vitale de chaque organe serait nécessairement accrue, car les recherches de Bordeu, de Tiedemann et Gmelin témoignent que les nerfs agissent aussi bien sur les sécrétions que sur la nutrition ; tandis que Muller se résume en ces termes : « Des effets qui ont lieu dans le système nerveux peuvent accélérer, activer et affaiblir la marche de la nutrition ; c'est même aussi dans cette action régularisatrice que consiste la véritable relation entre le système nerveux et les sécrétions. »

Ce qu'il y a de certain, c'est que j'ai vu l'atrophie du bras être la conséquence d'une paralysie nerveuse, venue tout à coup à la suite d'une contusion des nerfs axillaires, et être guérie l'une et l'autre par la galvano-puncture. C'est ainsi que mon ami, le docteur Bonnet, de Lyon, obtint, par le même moyen, sur un de nos camarades, à l'hôpital Saint-Louis, la guérison d'une sciatique, dont la chronicité avait amené une faiblesse musculaire si prononcée qu'elle entraînait la claudication.

Mais, cette question de l'électricité, soit en physiologie, soit en pathologie, soit en thérapeutique, vient de s'agrandir par les curieuses recherches de M. Duchenne, de Boulogne, que j'ai eu l'avantage de connaître et d'apprécier personnellement; car, pendant mon dernier séjour à Paris, ce savant médecin a eu la bonté de m'expliquer ses ingénieux procédés, d'opérer devant moi, et de me montrer plusieurs malades fort intéressants en cours de traitement. Or, des faits qu'il m'a montrés et du remarquable précis que mon excellent confrère, M. le docteur Debout, rédacteur en chef du *Bulletin de thérapeutique*, a consigné dans les derniers numéros de ce journal (t. XLIII, p. 97), il résulte, comme l'explique parfaitement cet habile observateur, que l'on doit distinguer deux sortes de paralysies : l'une provenant du manque de l'incitation nerveuse centrale par interception de l'influx nerveux, à cause d'une solution de continuité dans la branche du nerf ou d'un épanchement cérébral; l'autre, par l'inertie prolongée de la fibre musculaire elle-même. Le premier fait est incontestable, et le second ne l'est pas moins, lorsqu'on considère les paralysies survenues à la suite d'une longue compression et enfin par des blessures ou un travail phlegmasique local. Aussi, de tous ces faits, M. Debout conclut en ces termes : « La fibre musculaire, privée pendant un temps assez long de l'incitation que lui transmettait le le cerveau, a perdu la faculté de réagir, quoique l'influx nerveux lui fût rendu.

« Peut-on dire, alors, que la perte de la contractilité des muscles du bras soit encore le symptôme de la lésion cérébrale? Non, puisque celle-ci est cicatrisée. Elle en est, en effet, le résultat; elle n'en est plus le symptôme; la preuve, c'est que la paralysie guérit alors par la seule influence de l'électrisation localisée dans les muscles du membre resté paralysé. » (*Ibid.*, p. 99.)

7

De ces observations, il résulte que la cause enlevée de l'interception de l'incitation nerveuse cérébrale, il n'en faut pas moins combattre son résultat. Seulement, au lieu de persévérer à stimuler les centres nerveux, il faut agir sur la périphérie du système. Mais, ici, je pose cette question à mes savants confrères : Guérissent-ils cette paralysie locale, essentielle, comme l'appelle M. Debout, par l'incitation portée aux nerfs ou par les contractions déterminées sur les fibres musculaires? M. Debout incline vers la première pensée.

Dans ce cas, je ne pourrais être de l'avis de ces savants médecins, si leur opinion était trop exclusivement arrêtée, puisqu'elle s'écarterait de l'observation même qui atteste que la paralysie s'est aggravée, s'est maintenue et persiste, par le fait essentiel de l'inertie prolongée de la fibre musculaire, l'incitation nerveuse lui étant rendue ; puisqu'elle s'écarterait encore complétement de cet autre fait des paralysies survenues simplement à la suite d'un long repos et d'une longue compression exigés par un traitement de fracture, paralysies qui, l'une et l'autre, peuvent guérir par l'exercice et le mouvement. J'en prends pour preuve tant de paralysies musculaires de causes externes guéries par l'exercice, et même, dans les hémiplégies, la jambe bien plus tôt rétablie que le bras. Or, ce phénomène ne peut s'expliquer que par l'exercice obligé du premier membre, et par l'incurie que le malade met à exercer suffisamment son bras.

Je suis donc contraint de conclure que lorsque des paralysies ainsi localisées guérissent par l'électricité appliquée surtout localement au moyen des houppes de M. Duchenne, c'est en forçant la contractilité de la fibre par un influx puissant porté immédiatement sur les diverses fibrilles du tissu, et que si, alors et ensuite, la force nerveuse arrive successivement à reprendre ses droits sur cette même fibre, c'est que la force nerveuse peut bien avoir acquis plus d'énergie elle-même par la somme d'électricité ajoutée (si surtout ces fluides sont identiques), mais encore parce qu'une force plus puissante ou plus immédiate qu'elle, ayant d'abord dégagé la fibre musculaire en lui redonnant sa contractilité, l'a rendue plus apte à recevoir l'impression d'un stimulant moins puissant ou dont l'influence est plus éloignée.

Fait qui, réuni avec ces autres si connus, que l'exercice multiplie la force musculaire, que le mouvement forcé triomphe de bien des paralysies localisées, atteste mieux encore que la contractilité seule, réveillée, peut parfaitement influencer la force nerveuse locale, comme elle modifie la nutrition, ainsi que nous l'avons vu.

Dans cet état de choses, que l'électricité dans l'eau de mer apporte sa quote-part dans les phénomènes que nous avons observés, elle n'est pas de rigueur pour les comprendre. Et c'est ainsi que par la contractilité réveillée à la suite de la température, de la densité et des mouvements de l'eau de la mer, on peut parfaitement se rendre raison de cette observation de M. de Bréville, rapportée par M. Mourgué. Après des fièvres intermittentes, des chagrins domestiques, « la faiblesse, dit notre auteur, augmentant de jour en jour, particulièrement dans les muscles des bras et des jambes, on commença à craindre une paralysie générale. » C'est dans cet état que M. Roussel, médecin en chef de l'Hôtel-Dieu de Rouen, conseilla l'usage du bain à la lame. A son arrivée à Dieppe, le malade éprouvait les symptômes suivants : « Accès de fièvres irréguliers, sueurs presque continuelles, céphalalgie, facies apoplectique, décubitus en supination, impossibilité de se coucher sur l'un ou l'autre côté et de se tenir debout sans secours étrangers. M. de Bréville prit le premier bain à la lame soutenu par deux guides, et après le soixantième bain, il se promenait dans la ville la canne sous le bras. » (*Journal des bains de mer de Dieppe*, liv. I, p. 31.)

Dans un tel état de choses, le facies étant apoplectique, la fièvre existant, nous ne pouvons admettre que l'hématose fît défaut; pareillement, la céphalalgie semblerait attester de l'incitation nerveuse centrale, motifs qui indiqueraient que la contractilité musculaire a été primitivement réveillée. Serait-ce alors l'électricité de l'eau de mer, la densité de l'eau, sa température, les mouvements de la mer, qui auraient eu, en particulier ou de concert, cette influence? La question ne peut pas se résoudre. Toutefois, pour nous, qui ne voulons nous étayer que sur les faits les mieux connus, ne pouvant pas apprécier par l'analyse l'action de l'électricité marine, comme celle de la densité de l'eau, de sa température, et des mouvements des vagues, nous nous contentons de cette part d'influence, sans enlever celle de l'électricité. D'où il suit, qu'avec ce genre de faits bien manifestes, nous sommes obligé de transporter l'action curatrice primitive sur la contractilité et non sur l'influence nerveuse; contractilité et sensibilité qui, d'ailleurs, comme nous l'avons déjà si souvent dit, s'influencent si intimement, qu'elles semblent particulièrement solidaires, de même que le sont les quatre éléments de la vie que nous avons reconnus. En effet, ils sont manifestement solidaires, puisqu'il n'est pas possible d'en toucher un sans atteindre immédiatement ou successivement les autres.

Ces faits sur lesquels j'ai insisté dans mes prolégomènes et surtout dans les ouvrages dont j'ai déjà parlé (*Synthèse pathologico-thérapeutique et des Sources des indications thérapeutiques*), commencent à s'élucider dans la science, tandis que les hommes qui en comprennent le mieux le progrès distinguent déjà ces mouvements physiologico-organiques en question. C'est ainsi que je lis avec la plus vive satisfaction ces quelques lignes de M. Debout, dans le travail désigné. « Le mouvement volontaire, comme tous les phénomènes de la vie animale, repose sur une trame organique soumise à une double influence, *l'innervation et l'hématose* : toutes les causes morbides qui viendront détruire l'une ou l'autre de ces influences, anéantiront la fonction. Et plus loin, les résultats (le retour du mouvement et l'augmentation de la nutrition) de l'emploi de cet agent physique (l'électricité), dans le traitement des paralysies, prouvent que c'est *au conflit du sang et de l'influx nerveux avec la fibre musculaire que se produit le mouvement curateur*, et que l'exercice des muscles, lorsque l'irritabilité intacte lui permet d'obéir à l'excitation électrique (gymnastique), de même que la stimulation du système nerveux par l'agent électrique sont des phénomènes secondaires. » (*Ibid.*, p. 100, 103.)

Que notre cher confrère nous permette de critiquer la dernière partie de cette manière de voir, qui d'ailleurs ne change pas le fond de la question, puisque ce qu'il y a d'important, c'est que vraiment, *le mouvement curateur qui se produit s'effectue,* ici, comme dans toute autre circonstance, ainsi que nous l'avons prouvé par de si diverses observations, au conflit du sang et de l'influx nerveux avec la fibre organique. Nous ne différons donc d'opinion avec notre savant confrère qu'en ce qu'il fait jouer un rôle secondaire à la contractilité de la fibre. Or, ceci dépend de ce que ce médecin n'a étudié la question qu'avec l'incitateur électricité; tandis que nous, nous l'étudions après lui, non-seulement sous l'influence de cet agent, mais encore sous l'action de la compression et du resserrement, déterminée par la densité de l'eau, le froid, les douches, les vagues, etc.; de même que nous tenons compte, sans en avoir encore parlé, des effets gymnastiques et de ceux du massage. Aussi, résulte-t-il de cet ensemble de l'observation une synthèse concluant à ce que : dans les facultés ou éléments de la vie, sensibilité, contractilité, caloricité, nutrition, il n'y a rien d'absolument primaire ou secondaire des unes par rapport aux autres. Nous pouvons, comme tout ce qui précède l'atteste, éveiller la contractilité par la sensibilité, la caloricité, la nutrition; de même que nous pouvons éveiller chacune de ces facultés vitales ultimes par la contractilité. Seulement, la véritable question pratique, c'est de pouvoir distinguer le problème qui se présente, sinon à tous les malades, mais à toutes les maladies; quelle est celle de ces facultés qu'il faut primitivement toucher, pour réveiller plus directement tel organe ou telle fonction agissant plus directement sur tels ou tels de ces éléments vitaux? C'est ce que prouvera particulièrement ce travail au sujet des eaux minérales, tandis que notre ouvrage *Des Sources des indications thérapeutiques* répondra aux autres médications en général. Toutefois il suivrait, des considérations générales qui précèdent, que si l'eau de mer contient de l'électricité comme tout le fait admettre, elle possède ainsi un adjuvant de plus, soit que cet

agent s'adresse primitivement à la contractilité soit à la sensibilité. Dans l'un et l'autre cas, il n'en atteint pas moins l'une
ou l'autre, et de celles-ci il ne retentit que mieux, comme la
densité de l'eau, sa température, les mouvements de la mer,
sur les autres fonctions intimes, parce qu'il agit en augmentant la puissance organique. D'où il suit que toutes les actions
physiques que nous avons reconnues à l'eau de mer, s'har-
monient et se prêtent un appui mutuel dans leurs effets.

Il en est si bien ainsi que nous nous permettrons encore
quelques réflexions au sujet d'un fait fort remarquable relatif à
l'électricité et aux effets que la contractilité détermine sur la
nutrition. Cette action intéresse vivement notre sujet, puisque j'ai vu, dans les faits que me montrait M. Duchenne,
des muscles atrophiés et paralysés reprendre leurs fonctions,
leurs forces et leur volume. J'interrogeai cet habile expérimentateur sur les observations qu'il avait pu faire à ce sujet. Il me répondit et m'a répété devant M. le docteur Gariel
qu'il s'était parfaitement assuré que : s'il prolonge ou réitère
trop souvent ces pratiques électriques locales, loin de favoriser la nutrition, il la diminue; tandis que, dans de justes
limites, il la favorise et l'augmente bien évidemment.

Ce fait, qui vient en éclairer tant d'autres, est de la plus
grande importance et donne la plus éclatante sanction à toute
la doctrine que l'observation nous a fait élever; puisque, encore une fois, et par le phénomène le plus immédiat, elle vient
nous assurer que les résolutions se font sous la puissance de la
contractilité. De sorte, bien évidemment, que le mouvement
de décomposition et de recomposition s'effectue particulièrement sous cette action organique et vitale, et arrive à tel
ou tel résultat de décomposition ou de recomposition, suivant
le degré et le mode de cette action physiologique. Fait capital qui, rapproché de beaucoup d'observations recueillies
aux eaux minérales, atteste de quelle importance est le
mode d'administration de ces agents modificateurs de la
contractilité.

C'est ainsi que nous observons que, pendant que les jambes
des danseurs, soumises à des efforts musculaires intermittents,

grossissent et se développent, celles des rouliers et des piétons, constamment en action, maigrissent et deviennent toujours plus grêles. Pareillement, nous observons que quelques bains de mer peuvent faire engraisser, surtout des bains de courte durée; tandis qu'une longue médication par des bains prolongés fait maigrir; ou du moins, diminue les formes arrondies en transformant le sang d'albumineux en fibrineux, et les tissus cellulaire et adipeux en tissu musculaire. Dans les eaux thermales c'est souvent l'inverse : pour opérer des résolutions et des régénérations importantes, une médication trop précipitée amène le résultat opposé, c'est-à-dire que les phénomènes obtenus sont au profit de la lésion, tandis que les bains distancés permettent le retour de la contractilité forcée par l'eau thermale, et amène des résolutions bien plus manifestes. C'est ainsi que l'on n'observe fort souvent les effets avantageux des eaux que longtemps après la médication thermale, alors que la contractilité, par le ressort acquis, reprend toute sa puissance.

Les conclusions pratiques qui ressortent de pareils faits sont donc fort importantes et tracent la voie à suivre au médecin dans telle ou telle circonstance; car ces faits sont toujours d'accord et d'une parfaite harmonie suivant les cas, puisque nous ne parvenons à faire résoudre une tumeur blanche par la médication marine qu'après deux ou trois ans, tandis que j'en montrerai des cas guéris en quelques mois par des affusions froides locales et la compression. Moyens combinés qui excitaient continuellement à la contractilité locale, et forçaient plus immédiatement la résolution qui devait en être la conséquence.

Il résulte donc de tous ces faits et motifs que, quelle que soit la part de l'électricité dans la question qui nous occupe, elle ne peut qu'aider la contractilité, excitée déjà directement par les autres conditions physiques de l'eau de mer. D'où il suit encore que, si l'électricité aide en quelque chose les mouvements physiologiques que nous avons constatés, ce ne peut être qu'en les assurant.

§ 7.

Des effets physiologiques des agents physiques des eaux thermales.

En 1849, devant l'Académie de médecine de Marseille, je soutenais que pour traiter complétement une question comme celle qu'elle posait, *du véritable mode d'action de l'eau de mer*, les faits relatifs à cette eau ne suffisaient pas pour parvenir à la solution du problème ; car, en arrivant à une conséquence principe, il fallait prouver qu'il en était ainsi et qu'il n'en pouvait pas être autrement. Dans ce cas, disais-je, tous les matériaux qui peuvent se rattacher de près ou de loin à cette question générale doivent être consultés, pesés et appréciés et la comparaison de l'action des différentes eaux arriver à un principe qui ne peut être vrai qu'autant qu'il sera la conséquence générale des effets observés.

D'ailleurs, m'écriais-je : *la véritable épreuve de la vérité est la généralisation, plus un principe supporte le contact de l'expérience générale, plus il doit être vrai.*

L'Académie par la bouche de son honorable rapporteur, depuis mon ami, M. le Dr Dugas, reconnut la justesse de cétte idée, tout en conservant son opinion ou son désir de trouver quelque chose de spécial et par conséquent de spécifique dans les eaux de mer. Cette pensée sans apparaître dans tout son jour, lors du premier concours, est manifeste dans le rapport de M. Ulo qui témoigne constamment de la plus grande susceptibilité de ce que j'ai accordé trop d'importance au bain d'eau froide et pas assez à celui d'eau de mer, qui *a des qualités spéciales et supérieures* à celle-ci. (*Procès-verbal de la séance publique*, décembre 1851, p. 119, 122.)

Cependant, plus j'ai pénétré dans la question, moins j'ai pu être favorable à cette manière de voir, tandis qu'aujourd'hui, l'observation étendue par l'hydrothérapie, agrandie sur les diverses eaux minérales, laissant bien moins d'appui à cette idée est venue, je crois, me donner gain de cause. Aussi, ai-je dû élargir le cercle de ce travail en traitant des eaux de mer en particulier et des eaux minérales en général.

Néanmoins, avant d'entrer dans ce nouveau sujet, expliquons-nous sur la position des choses. Il n'est point vrai que j'assimile entièrement et absolument l'action de la médication marine avec celle de l'eau simple ou des eaux minérales froides. J'analyse leurs effets et je trouve seulement qu'elles vont toucher les mêmes ressorts de la vie, de manière à ce qu'il peut en résulter des conséquences fort identiques. Mais cela n'empêche pas qu'il ne s'agisse de leviers d'une longueur différente, si je puis parler ainsi, leviers prenant même des points d'appui divers pour les eaux thermales surtout, d'où il suit que ces eaux peuvent varier de puissance et d'effet, sans différer de vertu. C'est ce que n'a pas compris la dernière commission de l'Académie de médecine de Marseille, qui, cependant, aurait bien pu ne pas confondre les effets des bains de mer avec la médication marine, dès l'instant que je fais embrasser à celle-ci l'air marin, et les actions modificatrices de l'eau prise à l'intérieur. Si j'assimile les bains d'eau froide en général, je ne puis assimiler toutes les médications hydro-thérapiques froides.

Je dis plus : si, comme tous les médecins inspecteurs qui pour accroître la renommée de leurs eaux cherchent à trouver une spécificité dans leur source, les membres de la commission avaient cru avec une telle idée résultante agrandir la réputation des eaux de mer, ils auraient entièrement manqué leur but ; puisqu'un principe de spécificité véritablement découvert pouvant être extrait chimiquement et donné au loin à des malades, les bains de mer auraient perdu d'autant. Par contraire, il me semble qu'ils doivent tout gagner, s'il résulte de l'observation que cette médication réclamant à la fois les actions modificatrices de l'air, du climat et des bains pris à la lame avec leur température, leur densité, et le mouvement des vagues, exige l'arrivée et le séjour des malades dans la localité. J'ai même prouvé que cette localité n'était pas indifférente à tel malade ou tel autre, parce qu'elle influençait particulièrement les jeux organiques nécessaires à l'action médicatrice de certaines maladies. Au contraire, si cet effet était la conséquence d'un principe chimique spécial contenu dans l'eau de mer, toutes les plages seraient également avantageuses aux conditions pathologiques qui peuvent réclamer cette médication. Je n'ai donc pu comprendre cette manière de raisonner lorsque surtout rien dans nos connaissances aujourd'hui ne peut étayer une spécificité. D'ailleurs, comment la commission a-t-elle pu combattre mes assertions? par les récriminations qui suivent : *L'eau de mer a des qualités spéciales ! nous ne pouvons partager l'opinion de l'auteur ! cette opinion nous paraît trop exclusive ! l'eau de mer est un moyen hygiénique et thérapeutique ! (Ibid)*. Tout cela ne dit rien, ne prouve rien !

Mais sans doute puisque vous ne pouvez partager mon opinion vous en avez une autre ! Alors, pourquoi ne pas la dire? De grâce, si vous avez les mains pleines de vérités, n'imitez pas Fontenelle qui n'aurait pas voulu les ouvrir ; soyez généreux, éclairez-nous.

En attendant néanmoins que l'on veuille bien faire cette lumière, nous dirons que nous, pauvre hère, qui n'apprenons que par l'étude et la comparaison, nous ne nous permettons d'avoir une opinion, que lorsque les motifs nous l'ont formée. Qu'en conséquence, nous continuerons à rassembler le plus de faits possible, à examiner les raisons ultimes de ces faits, afin de n'avoir d'autre opinion que leurs conséquences. C'est ainsi que lorsque nous aurons une opinion nous dirons toujours pourquoi.

Nous confesserons cependant avec Newton, que nous ne sommes que des enfants ramassant des coquillages sur les rives de l'Océan de la vérité. Mais nous en ramasserons le plus possible avec beaucoup de soin, nous les examinerons, nous les comparerons, nous rassemblerons les uns, nous séparerons les autres pour arriver à un résultat non pas chimérique, mais positif. Néanmoins nous ne le croirons tel que lorsqu'il pourra encore entrer dans le dogmatisme de la science en général, c'est-à-dire, qu'il s'harmonisera également bien avec nos connaissances physiologiques, pathologiques et thérapeutiques.

Or, de cette manière, il est résulté ceci : que ce que

l'on écartait de la thérapeutique générale sous le nom de spécificité y est entièrement rentré par la physiologie, et si une
telle manière d'étudier exige avec plus de réflexion dés connaissances à la fois plus étendues et plus minutieuses sur la
médecine en général, elle finit par enlever ce qui restait de
mystérieux dans la pratique des eaux.

Pour atteindre ce but, j'avais pensé qu'il fallait constater
séparément les effets physiques des eaux en général et leurs
actions chimiques particulières; pour voir complétement
comment chacune agissait sur nos organes et nos appareils;
faits qui, comparés avec les résultats thérapeutiques devaient
nécessairement donner la raison de l'action médicatrice dans
telle ou telle condition pathologique.

C'était là si peu une énormité que j'ai appris depuis par
M. Alibert Constant, médecin-inspecteur des eaux thermales
d'Ax (Arriège), que M. Ferrus, en 1827, ne comprenait pas
différemment la solution du problème. En effet, il s'exprimait
ainsi : « Il faudrait connaître quelle est l'influence de ces diverses eaux sur l'état général de l'économie saine, et en particulier sur chaque appareil fonctionnaire ; il faudrait, puisqu'on ne peut préciser quels sont les phénomènes critiques
déterminés par l'usage des eaux dans le plus grand nombre
des maladies, savoir au moins jusqu'à quel point elles sont
capables de troubler ou seulement d'activer chacune des
fonctions; quels sont enfin les organes ou les appareils organiques sur lesquels chacune d'elles agit plus particulièrement. » (ALIBERT CONSTANT, *Des eaux minérales dans leurs
rapports avec l'économie publique, la médecine et la législa-
tion*, p. 25, § 2, in-8°. Paris, 1852.)

L'auteur pénétré des mêmes idées, pressé par le même
besoin de la science, reconnaît comme moi que, pour saisir
le sujet avec netteté, il faut, suivant le principe de Descartes,
le décomposer en autant de parties qu'il se pourra. D'où, il
a émis le principe que j'ai appliqué moi-même dans mon
travail offert en 1851 à l'Académie de médecine de Marseille.
« Si l'agrégat vulgairement connu sous le nom eaux minérales
est décomposé en trois éléments principaux : à savoir ; l'eau,

la thermalité, un principe minéral dominant, il conviendra de les isoler et d'étudier séparément leur action. » (*Ibid.*, p. 26.)

Toutefois, je ne prétends pas avoir tous les éléments de la question pour la juger définitivement, d'autant qu'il faudrait des volumes pour la traiter. Je dirai, pourtant, qu'ayant été entouré d'eaux minérales salines et sulfureuses froides et chaudes, j'ai pu, en comparant leurs effets à ceux des eaux de mer et de l'eau simple, arriver à une certaine conclusion, qui, si elle n'est pas toute la vérité, sera encore elle-même puisqu'elle résultera toujours des principaux éléments de la question.

Disons d'abord que nous venons de constater l'action des bains froids sur la contractilité et que les conséquences de cette force physiologique générale deviennent multiples, puisque l'action organique étant augmentée, la fonctionnelle augmente dans les mêmes proportions. Seulement, il existe encore une influence modificatrice dans les différentes directions de cette action fonctionnelle, et je ne puis plus en douter ; car, c'est la direction imprimée qui, faisant fonctionner plutôt tel organe que tel autre, amène tel ou tel résultat.

Cette proposition parfaitement élucidée dans tous ses détails déchirerait tout le voile du mystère, en posant la pratique sur les bases les plus certaines d'application. Toutefois, nous ne sommes pas en mesure d'arriver jusqu'aux plus extrêmes limites de la question, la science a bien encore des découvertes à faire pour arriver jusque-là. Mais, au moyen des éléments qu'elle nous fournit déjà nous ouvrirons le sillon, afin que d'autres, aidés de matériaux nouveaux le creusent dans ses profondeurs ultérieures.

Pour le moment, c'est de l'observation générale que ressort la vérité. Aussi, sommes-nous obligé de rappeler ici, que les bains froids et ceux de mer plus puissants par la densité de l'eau, le mouvement des vagues, l'électricité contenue, excitent l'organisme de manière à réveiller toute la contractilité du mécanisme animal, avec cette direction, toutefois, que le mouvement des liquides est imprimé de dehors en dedans. Celui-ci tout en assurant d'abord une certaine décomposition excite en même temps la recomposition par les conséquences de la respiration et par la dynamie vitale imprimée suivant la direction des fonctions du système lymphatique où s'opèrent particulièrement les transformations albumineuses en fibrineuses. D'où la régénération constitutionnelle qu'on observe à la suite de ces bains. En effet, pour les praticiens, pour ceux qui savent où en sont les conséquences hygiéniques et thérapeutiques à ce sujet, le résultat des bains de mer, celui des bains d'eau froide, sont, comme on le dit vulgairement, de fortifier la constitution.

On dit, au contraire, des bains chauds, de la thermalité en un mot, qu'ils affaiblissent. Or, ce qui déjà le prouverait, c'est qu'après un bain chaud on est plus énervé et plus fatigué, plus enclin au sommeil, au repos, tandis que, dans bien des cas un bain tiède m'a paru un des meilleurs antiphlogistiques, puisque, dans la fièvre typhoïde, alors que des évacuations sanguines n'étaient plus possibles, des bains tièdes ont ralenti le pouls et diminué la chaleur générale. Cette observation que je consignai dans mon mémoire sur la fièvre typhoïde dans le midi de la France (*Bulletin de thérapeutique*, juin et juillet 1843), a été faite aussi par M. Rayer qui prescrivait de pareils bains dans de telles circonstances (Hervieux, *archives générales de médecine*, septembre 1848).

Or, sous de semblables conditions que peut-il se passer dans notre organisme? presque l'inverse de ce que nous avons observé pour le bain froid. Tous les liquides sont dilatés, comme l'attestent les expériences de notre savant ami le D. Vulfranc Gerdy, puisqu'il constate que l'eau du bain étant à 39,40 degrés, le pouls de 70 s'éleva à 112 (avec une force et un développement proportionnel), tandis que, lorsque l'eau fut ramenée à 29 le pouls descendit à 72 (ouv. cit., p. 122).

J'ai répété moi-même ces expériences et j'ai trouvé la concordance la plus parfaite entre le développement du pouls et sa vitesse pendant l'effet de la chaleur. C'est une expérience que l'on peut varier avec toute sorte de circonstances, en été et en hiver, dans la journée d'été et la nuit avec la chaleur du lit, et l'on verra qu'il suffit d'accumuler du calorique pour donner au pouls une grande extension et une vitesse proportionnelle.

Mais faut-il conclure de là que la chaleur est excitante? non! car, par ce mot, on doit entendre l'élévation de la dynamie générale de l'organisme et ici, si elle élève le pouls ce n'est que momentanément et surtout pour abaisser d'autres facultés physiologiques bien autrement importantes dans la tonicité générale.

En effet, la dilatation des liquides ne peut se comprendre sans la dilatation des tissus, et ce qui l'atteste c'est qu'après un bain chaud, un bain de vapeur, une fumigation, la face est vultueuse, la peau tendue, rénitente. C'est ainsi que j'ai vu sortir des étuves des bains de Digne des individus rouges comme des écrevisses.

Tout le problème consiste donc à apprécier l'action organique dans de telles conditions?

Malheureusement, rien n'est simple dans cette question et pour arriver à une idée vraie, tout doit être examiné, pesé et mesuré. Par conséquent, on doit tenir compte de toutes les circonstances ambiantes comme de toutes les conditions organiques et fonctionnelles corrélatives.

La première des conditions organiques et fonctionnelles dans lesquelles se trouve le malade, et sur laquelle les observations n'ont pas porté, regarde l'organe le plus important, la fonction primordiale, le principe originel de toutes les facultés de la vie : la respiration. Dans une étuve, dans la piscine d'un établissement thermal, véritable *vaporium* des anciens, la respiration est modifiée par deux circonstances :

1° L'eau en vapeur répandue dans l'atmosphère;

2° La chaleur du bain.

Or, la chaleur introduite ou communiquée en dilatant les liquides accélère la circulation qui à son tour accélère la respiration. De sorte que, soit dans un bain chaud, soit dans une fumigation, une étuve, la respiration se trouve modifiée. Dans une étuve, dans un bain de vapeur on comprend sans doute bien plus facilement les modifications de la respiration par la raréfaction de l'air à cause de l'eau interposée, mais dans les deux cas cette modification n'est pas moins réelle, car, il en résulte forcément que, dans l'acte respiratoire, ou le sang se trouve en conflit avec moins d'air puisqu'il est plus raréfié, ou la respiration étant plus précipitée la dilatation vésiculaire est moins complète et par conséquent toujours l'oxygénation diminuée. Ceci est si certain qu'en voulant persister dans un bain chaud on éprouve avec des vertiges un étouffement qu'on ne rend tolérable qu'en sortant la poitrine du bain. Voyez les expériences de M. V. Gerdy (ouv. cit., p. 123).

Or, de ces conditions de l'acte respiratoire, la conclusion est forcée : le sang étant moins oxygéné doit être moins vivifiant et moins apte à la nutrition.

Dans l'intimité des capillaires, le conflit du sang et des tissus doit être très-intime par la dilatation toujours plus facile des liquides que des tissus. Aussi de leur conflit d'autant plus étroit que les liquides sont plus ténus, ne peut-il en résulter que des décompositions, si la recomposition n'est guère possible. Or, dans ce cas, n'est-ce pas dans de pareilles profondeurs et de telles actions chimico-vitales qu'il faut aller chercher le mystère des résolutions? Ce qu'il y a de certain, c'est qu'après de telles actions à la suite d'une médication thermale, les malades maigrissent.

Ce phénomène, toutefois, ne s'observe bien qu'en poussant sérieusement les conséquences de la médication. Si l'on ne faisait qu'exciter, par des bains courts d'eau thermale, la contractilité de manière à accroître instantanément au moyen de la chaleur l'extensibilité des tissus, afin que le retour de ceux-ci augmente seulement leur ressort, il est certain qu'il en résulterait l'inverse de ce que nous avançons. Mais, je veux parler des traitements thermaux ordinaires, de ceux où l'on puisse distinguer toute la véritable puissance du moyen. De telles observations sont surtout manifestes chez les rhumatisants et les goutteux. Comme ils espèrent se débarrasser de leurs maux par des sueurs excessives, ils s'étuvent à plaisir, et les phénomènes indiqués deviennent d'autant plus sensibles. Pour venir à l'appui de ces faits, citons l'exemple du botaniste Chaumeton, que notre illustre maître, le baron Alibert, nous rappelait si souvent. Chaumeton avait une anasarque qui le rendait tout boursouflé. Après avoir épuisé inutilement toute la médecine de Paris, il décida de lui-même de venir se traiter avec le sable brûlant et le soleil de la Provence. Il prit en effet des bains arénacés à l'ardeur du soleil, et retourna à Paris débarrassé de ses enflures, et tellement maigri, qu'on avait peine à le reconnaître.

Je conclus donc de ces faits que, si la chaleur ou la thermalité peut exciter momentanément la circulation, comme nous ne devons véritablement en pratique n'apprécier que ses conséquences, qui en finale consistent à favoriser la décomposition plutôt que l'assimilation, cette condition physique des eaux, loin de pouvoir être regardée comme excitante dans un traitement thermal, doit être considérée comme hyposthénisante.

C'est ainsi que M. Lebret, en généralisant les effets obtenus aux eaux thermales de Néris, signale « pendant les cinq premiers jours du traitement un peu d'excitation, du malaise, de la fatigue, auxquels succédait un sentiment de calme, de bien-être jusqu'au quinzième jour, où les accidents de lassitude réapparaissaient de nouveau pour clore la saison au vingtième jour, et ces accidents il les attribue avec raison à l'*accablement*, à l'*épuisement* occasionné par une diaphorèse abondante et soutenue; car le mode hypercrinique et sudorifique est à peu près le seul que l'on recherche et que l'on puisse obtenir avec ces eaux. » (Gustave Astrié, *De la médication thermale sulfureuse*, 1852, p. 87.)

La thermalité est donc si bien hyposthénisante, et de toutes les manières, qu'au lieu de concentrer nos fluides elle les dilate, qu'elle relâche la fibre, qu'elle fournit moins à la nutrition, la respiration étant empêchée, incomplète, et qu'elle facilite les sécrétions et la sécrétion cutanée en particulier.

Or ici, à propos de la sécrétion cutanée, j'aurais, pour ainsi dire, une monographie à faire; car je crois la sueur une des sécrétions les plus débilitantes, les plus antiphlogistiques, si je puis ainsi parler. Malheureusement dans un chapitre qui ne peut qu'effleurer toutes les questions, il ne m'est guère permis que de glisser sur les faits. Je dirai cependant que, malgré le mystère qui règne encore sur les transformations chimico-vitales de nos fluides et de nos tissus, et sur les voies des excrétions que prennent ces différentes transformations, malgré que la chimie organique soit encore insuffisante pour nous éclairer suffisamment, il est des faits cliniques très-éloquents encore qui peuvent nous guider et nous assurer que ces transformations existent et s'effectuent chacune par des émonctoires particuliers. Ce sera au temps à expliquer quelles sont ces transformations ; tandis qu'il doit suffire au praticien que certaines s'opèrent par telle surface exhalante, et certaines par telle autre.

Or si j'observe que les maladies les plus franchement inflammatoires se jugent par les sueurs et les urines ; si je remarque que ce sont les hommes les plus robustes dont les sueurs sont les plus odorantes et les urines les plus chargées, je suis en droit d'en induire que c'est par de tels émonctoires que s'éliminent les transformations de nos principes les plus animalisés. Conclusion si naturelle, que déjà la chimie constate que la sécrétion des reins a pour but l'évacuation des éléments azotés qui proviennent du détritus de nos organes, tandis que le poumon et le foie se chargent des produits carbonés et hydrogénés.

Maintenant, toutefois, je n'irai pas plus loin pour expliquer le phénomène. Ne voulant nullement substituer l'hypothèse aux faits, je n'invoquerai pas même les expérimentations de MM. Becquerel et Chossat, qui m'attesteraient, les unes, qu'une plus grande quantité de liquide ingéré entraîne par les urines plus de matériaux chimiques, et les autres que les animaux soumis à l'inanition meurent bien plus vite en buvant qu'en les privant de boissons. Bien que je pusse induire de là que plus les sécrétions urinaires et cutanées sont excitées, plus on enlève de matériaux alibiles à la nutrition ; je laisse à l'avenir le soin de prouver les détails de la particularité que je soulève. Tout ce que je tenais à constater, c'est que ces transformations s'effectuent, et que c'est par nos reins et notre peau que s'éliminent les principes de nos transformations provenant de nos éléments constitutifs les plus animalisés, puisque leurs produits sont azotés. Toute l'histoire de l'art pourrait venir confirmer cette assertion, qui concorde avec ce que nous avons déjà dit à propos de la question climatérique.

Si donc ce phénomène est aussi vrai qu'il le paraît, serait facile de comprendre comment les sueurs excitées doivent être vraiment antiphlogistiques, et comment la thermalité doit aider à un pareil mouvement physiologique, lorsque l'organisme peut supporter les effets primordiaux de l'excitation circulatoire du calorique.

Eh bien! à défaut de preuves analytiques plus directes, nous avons celles-ci : que les maladies les plus franchement inflammatoires sont dues à une suppression brusque d'une grande transpiration ; que non-seulement les eaux thermales conviennent mieux que les froides à ces phlegmasies chroniques qui ont encore quelque chose de sthénique, mais que, en pareil cas, tandis que les bains de mer ou les bains froids ne produisent que des effets d'excitation au bénéfice de la phlegmasie, comme le disait Lisfranc, les bains de mer chauds ou les eaux thermales secondent et favorisent la résolution de la maladie.

Ces considérations ressortent entre autres de ce fait, que les eaux de Lamotte conviennent généralement aux rhumatisants. Or ces eaux ont à peu près la même constitution chimique que celles de la mer ; seulement, il y a l'air excitant et oxygéné de moins, et elles sont chauffées. N'est-ce pas dans ces différences de conditions et d'actions organiques et fonctionnelles à réveiller que l'on doit chercher la raison de ce résultat : indication générale pour les rhumatismes des eaux thermales, et indication générale des bains de mer à la lame pour les maladies scrofuleuses et rachitiques? De part et d'autre on cite également des succès dans le camp opposé ; mais est-ce qu'il n'est pas universellement reconnu que les eaux thermales conviennent plus généralement aux rhumatismes, et les eaux de mer aux scrofules ? La raison de ce fait est quelque part.

Jusqu'à présent, tout nous prouve qu'elle est dans les conditions hyposthénisantes de la thermalité pour les cas où les fluides sont encore trop animalisés et la fibre trop excitée, de même qu'elle est dans les conditions contraires et les circonstances différentes pour la médication marine.

De sorte que nous pouvons toujours conclure que l'eau froide est reconstituante en excitant la contractilité de la fibre, contractilité qui n'est rien moins que la vitalité organique poussant à des transformations plus animalisées, tandis que l'eau chaude est débilitante, soit parce qu'elle diminue cette même contractilité et ses conséquences, soit parce qu'elle ne peut guère qu'exciter la décomposition, et la décomposition de nos principes les plus animalisés.

Il suit donc de là que déjà il faut beaucoup rabattre de cette théorie, qui, depuis M. Marchant, domine et absorbe les médications dont il s'agit, dans une seule idée! Les eaux minérales sont excitantes! excitant quoi? tout l'organisme? Ce n'est pas possible! les forces physiologiques n'y résisteraient pas, tandis qu'il est d'observation qu'elles ne peuvent toutes être élevées en même temps, puisque l'élevation de l'une suffit pour en abaisser une autre. Et pour n'en citer qu'un exemple, je dirai avec M. Alibert Constant : « Il y a entre la diurèse et la respiration une polarité facile à saisir. La respiration se ralentit quand la diurèse est surexcitée. Il paraît constant que lorsque, par l'effet de leur position géologique, les peuples ingèrent des eaux ne contenant que des sels neutres, destinés à être éliminés par les reins, la respiration s'affaiblit, l'hématose s'allanguit, et l'on voit se produire le goître, le crétinisme, la scrofule. » (Ouv. cit., p. 34.) Remarquez en passant avec quelle harmonie ce fait vient s'ajouter à ce que nous avons dit sur la sécrétion urinaire qui entraînerait les matériaux transformés de nos principes les plus animalisés.

En disant que toutes les eaux minérales sont excitantes on a confondu dans le fait les premiers mouvements organiques et leurs conséquences, tandis que l'on ne s'est pas donné la peine de distinguer les observations elles-mêmes, selon les cas où les malades boivent les eaux ou n'en usent qu'en bains. Il est vrai qu'ici encore on se targue de cette universelle panacée, de ce grand cheval de bataille des médecins inspecteurs, la poussée. La poussée, ce phénomène accidentel et surtout exceptionnel qui cependant guérit tout, transforme toutes sortes de maladies.

Oui, la poussée, cette éruption sans fièvre ou cette fièvre sans éruption est un phénomène exceptionnel, parce que, bien qu'elle se montre assez souvent, elle est encore rare comparativement au nombre des baigneurs qui ne l'éprouvent pas. Elle est un accident, enfin, parce qu'elle se montre avec des bains chauds ou froids si par le mode d'administration trop subit et portant trop à la peau, on a amené une excitation et un mouvement centrifuge trop rapide, sans donner le temps à l'organisme de remédier à cette excitation organique par les sécrétions. En effet, nous l'avons déjà fait pressentir, les bouches exhalantes sont des véritables soupapes de sûreté dans notre mécanisme fonctionnel ; car cette observation est générale en hydrothérapie : plus il y aura de sécrétions, plus l'action hyposthénisante sera marquée, et moins il y aura de sécrétions plus on rencontre d'excitation ! La pratique est même telle, qu'elle indique que la poussée ne s'observe que lorsque ces sécrétions n'ont pu s'effectuer et ensuite qu'elle disparaît aussitôt que celles-ci se montrent.

Comment en serait-il autrement, lorsque l'on peut élever en loi pathologico-physiologique, cette pensée si bien formulée par l'illustre Bordeu : *toute maladie qui se guérit selon le vœu de la nature se termine par une sécrétion.* Ces phénomènes sont ici on ne peut plus évidents, puisqu'on n'observe la poussée que dans les cas où les malades ont pris trop de bains froids ou thermaux de manière à produire un mouvement centrifuge disproportionné aux sécrétions concordantes qui doivent s'effectuer. Aussi, cette poussée s'observe-t-elle surtout chez les personnes qui mangent et boivent beaucoup et qui ne s'astreignent aux thermes à aucun régime alimentaire. Alors les émonctoires sont obstrués et les sécrétions empêchées par le mouvement d'absorption contraire à celui de résolution qui aurait dû s'opérer ; les liquides et les solides sont surexcités, la fièvre s'allume et l'éruption apparaît. Voilà tout ! C'est pourquoi la poussée n'est qu'un mouvement physiologique ordinairement inopportun et qui n'amène dans la plupart des cas une solution favorable que par ses conséquences, conséquences qui consistent à l'effectuation des sécrétions qui manquaient, et qui se font alors à la suite d'une crise, ou plutôt par l'obligation de l'abstinence et de boissons abondantes.

La poussée, enfin, consiste si peu dans l'essentialité ou les propriétés chimiques des eaux, comme on a voulu le faire entendre, qu'on l'observe non-seulement dans toute sorte de thermes, mais encore à la suite de bains de mer et de diverses pratiques hydrothérapiques. On cite même jusqu'à des gangrènes de la peau après des applications, des frictions d'eau froide et les divers emmaillotements trop prolongés et trop répétés.

On ne peut donc plus aujourd'hui faire honneur de la poussée à des vertus particulières des sources minérales, mais tout simplement à l'appel des liquides à l'extérieur par l'action centrifuge de la thermalité ou à la réaction par le mode d'administration des bains froids.

Est-ce à dire, toutefois, que les principes minéralisateurs soient sans influence sur de telles actions physiologiques? Oui, s'il ne s'agit que de bains et non si ces eaux sont prises en boisson. Alors elles agissent en excitant les liquides, comme agit la nourriture, ainsi que nous l'avons expliqué. Encore, ici, y a-t-il une distinction à faire que nous expliquerons plus tard mais que nous posons de suite avec les termes de M. Alibert Constant, qui, parce qu'il a parfaitement apprécié la question, en a aussi exactement distingué les éléments. « Est-elle seule, dit-il? il paraît que l'eau est indifféremment éliminée par les divers émonctoires dans la mesure de leurs fonctions.

« Est-elle associée? Il est certain qu'elle se dirige de préférence vers l'émonctoire qui doit livrer passage à la substance médicamenteuse que l'eau tient en dissolution. » (Ouv. cit., p. 28.)

J'indique ici ces particularités qui seront traitées plus loin, parce qu'il ne faut pas compter ainsi sans la thermalité, car j'observe une différence notable dans les effets des eaux suivant qu'elles sont froides ou chaudes. On a beau dire que les eaux de mer poussent à la peau, je dis non ! parce que je n'observe des sueurs ni pendant ni après la médication, comme j'en observe par l'effet des eaux thermales de Gréoulx ou de Digne. Les eaux salines et sulfureuses froides de Saint-Martin de Renacas, de Pusclat, de Gaude, qui entourent Manosque, eaux bien plus salines et sulfureuses que celles de Gréoulx et de Digne, n'entraînent pas davantage des sueurs. Ces eaux minérales prises en boisson même, où chaque substance médicamenteuse pourrait se diriger de préférence vers l'émonctoire qui doit lui livrer passage ne m'offrent non plus rien de pareil. En règle générale, je trouve que si les eaux thermales salines et sulfureuses de Gréoulx purgent, font uriner et suer, elles font surtout suer; tandis que, les eaux froides dont nous parlons, plus salines et plus sulfureuses, amènent des hypersécrétions intestinales et rénales extraordinaires, mais point de sueurs. La thermalité est donc pour quelque chose si ce n'est tout dans le phénomène de la diaphorèse.

Et le phénomène physiologique qui s'effectue par l'action de la thermalité dans ce mouvement centrifuge est-il tout entier dans les conséquences de la diaphorèse? Je ne saurais le penser! Cette dilatation des tissus, par un mouvement graduel et progressif de l'intérieur à l'extérieur, ne modifie-t-elle pas les conditions de la circulation capillaire? Dans les bains froids prolongés, c'est la circulation capillaire intérieure qui est excitée comme nous avons cru le prouver; dans les bains froids de courte durée, c'est l'extérieure, mais d'une manière active, par l'effet de la contractilité excitée et rendue à sa tonicité. Avec la thermalité, c'est bien encore l'excitation de la circulation capillaire extérieure, mais d'une manière manifestement passive. Les tissus sont forcés de se dilater, ils se distendent même par l'afflux des fluides raréfiés, et comme cette distension générale tend à se porter toujours à l'extérieur, c'est vers le tégument, tout à fait à la périphérie qu'elle est le plus prononcée, comme le démontre la tension véritable de la peau. Or, dans ce mouvement physiologique et organique, n'y a-t-il pas, outre les résultats de sédation, d'expoliation, d'élimination par la diaphorèse, des conditions de dérivation et de résolution pour des phlegmasies intérieures existantes? Ne voyons-nous pas tous les jours au lit du malade de pareils mouvements physiologiques et organiques annoncer et garantir la résolution d'une pneumonie, d'une pleurésie, etc.?

De plus : dans ce mouvement centrifuge des solides et des liquides ne peut-il rien y avoir de changé pour les organes élaborateurs, et pour les élaborations elles-mêmes? Si par les bains froids nous observons plus de puissance digestive, observons-nous pareille chose avec les bains chauds? Non! ne pouvons-nous donc pas conclure de ces faits opposés, mais par cela même significatifs que la tonicité fonctionnelle digestive est atteinte et diminuée par la thermalité?

D'ailleurs, si, en invoquant les faits physiologiques et pathologiques, nous sommes amenés à admettre avec M. Chossat, déjà cité, que la plupart des maladies ne constituent qu'un problème d'alimentation, s'il a été bien évident que la contractilité organique qui, par les bains froids, se dirigeait de l'extérieur à l'intérieur, excitait les fonctions du système lymphatique dans la direction de sa puissance fonctionnelle et de ses élaborations ; s'il résultait suffisamment des faits que ces élaborations doivent consister dans la transformation de l'albumine en fibrine, ne serions-nous pas en droit d'en conclure qu'un mouvement physiologique inverse général doit avoir des conséquences diamétralement opposées?

Maintenant, sans doute, qu'avec les lacunes de la science physiologique, chimique, pathologique, nous ne pouvons démontrer matériellement ce fait ; mais ne suffit-il pas de la force de la raison pour y croire, lorsque nous voyons que les personnes qui font usage des bains froids gagnent en énergie, en puissance, et en développement musculaire, tandis que celles qui abusent des bains chauds sont faibles, avec des tissus mous, et diminution des tissus musculaires. Ne pouvons-nous pas croire à une diminution de l'élaboration fibrineuse par l'action de la thermalité, lorsque, d'après tout ce que nous avons dit, il est probable que la diaphorèse ne s'effectue que par des tranformations, puisant ses matériaux dans nos principes organiques les plus animalisés ! Dans ce cas, la thermalité aurait deux motifs puissants de sédation et de spoliation, celui de ne pas favoriser les transformations fibrineuses, et celui de multiplier la décomposition et l'élimination de ces principes organiques.

Maintenant, avec toutes ces raisons qui embrassent les phénomènes dans leur ensemble et dans la signification qu'ils peuvent avoir à cette heure dans la science, on peut juger de cette assertion générale que les eaux froides minérales et thermales sont toutes excitantes. Sans doute, que si l'on ne considère que la première impression de l'effet, on peut arriver à cette conclusion, puisque le pouls est plus plein, plus élevé, la chaleur générale plus grande. Mais l'action n'est pas la conséquence de l'action ! c'est comme si l'on disait que la fièvre a pour conséquence l'excitation générale de l'organisme, l'élévation de toutes les fonctions et de toutes les facultés. Momentanément, elle en élève bien quelques-unes, mais toutes, non ! tandis que son but définitif est l'appauvrissement des matériaux organiques, puisque l'élévation momentanée qu'elle produit dans certaines fonctions n'est que pour arriver aux conséquences de décomposition et d'élimination. Or, c'est si réellement ainsi, que c'est alors que les éliminations commencent, que la fièvre baisse et que les forces générales se résolvent. Pareillement, chez les baigneurs aux eaux thermales, lorsque des sécrétions intestinales, cutanées ou rénales, s'établissent de suite, on n'observe point de ces phénomènes d'excitation. L'excitation générale dans les thermes n'est donc qu'accidentelle, alors que les sécrétions ne se sont pas encore effectuées.

Nul doute cependant que, dans nos applications thermales, il ne faille tenir compte de cette exaltation momentanée de la circulation, nul doute qu'il ne faille en proportionner l'élévation avec celle de la dynamie générale, et surtout avec l'activité de la lésion. Seulement ces circonstances, qui ne sont que le moyen, ne peuvent faire abandonner le but.

Mais je viens de parler encore d'exaltation générale, et quoique déjà nous ayons dit qu'elle ne peut exister dans l'organisme d'une manière universelle et absolue, il est essentiel que nous nous expliquions ici définitivement, pour éclaircir les questions pratiques qui peuvent s'élever à ce sujet.

Déjà on a pu comprendre que toutes nos recherches nous ont conduit à cette distinction, que ce travail mettra toujours mieux en lumière, que tandis que les liquides sont excités, et toujours avec eux notre appareil circulatoire, il ne s'ensuit pas que la dynamie organique, la contractilité générale des tissus, en un mot, le soit aussi ; au contraire, tout prouve que l'excitation des liquides abaisse la tonicité des solides, et *vice versa*. De sorte que l'on peut élever en loi physiologico-pathologique, que plus les liquides sont excités, dilatés, animés, si je puis ainsi parler, moins les solides ont de force, d'énergie, comme pareillement plus ces derniers reprennent de la puissance, c'est-à-dire de contractilité, plus ils affaissent les liquides et les font rentrer dans les limites de leurs attributs, dans la normalité de leurs circulations, dans la destination de leur usage et de leur utilité pour l'organisme. Ces deux conditions opposées des solides et des liquides s'observent très-bien dans leurs expressions extrêmes au début et à la fin des maladies fébriles, comme elles s'observent d'ailleurs avec un peu d'attention par les effets des eaux thermales. Mais examinons-les dans les conditions les plus manifestes !

Observons alors toutes les phases d'une affection aiguë. D'abord, vous ne trouverez trace du mal, soit par les phénomènes des causes, soit par ceux des effets produits, que dans les liquides, comme nous l'avons expliqué dans nos prolégomènes. Que peut-il donc être survenu à ceux-ci ? Nécessairement, ils ont été excités par des agents introduits ou des principes hétérogènes mêlés, surtout par le calorique intrinsèque développé, il n'y a pas d'autre manière de comprendre le phénomène. Dès lors, ce ne peut être que l'excitation produite qui les exalte, qui influence le système circulatoire et après lui les tissus qu'ils imbibent. De sorte que, si parmi ceux-ci, il n'y a point de prédisposition particulière qui abaisse leur contractilité locale, si les solides en général résistent à l'influence des liquides, ces derniers à la suite de leur circulation répétée dans les organes sécréteurs, finissent par perdre par les surfaces exhalantes, le principe d'excitation qu'ils contenaient, et le sujet en est quitte pour une courbature. C'est ainsi que s'expliquent toutes ces innocuités à des causes épidémiques générales, les doses de poisons suffisantes pour les uns, insuffisantes pour d'autres, etc. Si au contraire, cette contractilité des solides fait défaut plus particulièrement quelque part, le sang s'y arrête, stagne dans les vaisseaux ou la trame des tissus, s'y accumule et voilà une phlegmasie. Or, comment se résout cette phlegmasie ainsi développée? elle se résout par la contractilité générale réveillée, lorsque à son tour elle-même peut dominer l'excitation des liquides!

Dans cette excitation des liquides, il y a donc toujours un mouvement d'expansion, un mouvement centrifuge, au milieu desquel, il n'y a pas de nouvelles élaborations digestives ou d'assimilation possibles, puisque vous pourriez nourrir un fébricitant avec les aliments les plus succulents, sans l'empêcher de maigrir considérablement. N'est-ce pas là une preuve nouvelle que ce même mouvement développé par la thermalité est décomposant et non pas reconstituant? De plus : si le mode circulatoire capillaire, la direction de la contractilité, la condition de la dilatation des liquides porte à la décomposition, et à la décomposition de nos éléments les plus animalisés, il s'ensuit non-seulement point de recomposition, mais des pertes continuelles. Ces pertes portent d'abord sur les liquides en circulation, sur ceux qui imbibent les solides, même sur les matériaux des solides les moins fortement attachés à la fibre primitive, d'où il résulte que celle-ci plus libre reste plus contractile, comme l'atteste le rapprochement des tissus dans l'amaigrissement, leur irritabilité, l'extrême sensibilité nerveuse qui les pénètre. Alors cette fibre a repris tous ses droits et toute sa puissance et parce que les liquides ont été successivement atténués et parce que, à mesure qu'elle peut revenir sur elle-même, elle a augmenté de tonicité, c'est-à-dire de puissance contractile en revenant sur son élasticité.

Dès cet instant, la scène change, cette contractilité généralement réveillée au détriment des liquides, réagit sur eux, les pousse chacun plus puissamment vers leurs termes circulatoires que peuvent représenter les bouches exhalantes des organes sécréteurs, et c'est en ce moment de réaction organoplastique suprême que s'opèrent les résolutions annoncées, comme l'avait déjà distingué Bordeu, par les sécrétions critiques qui charrient, disait-il, les matériaux de ces résolutions. Les sécrétions critiques, que les anciens appréciaient à si bon droit, sont donc pour nous le résultat de ce mouvement de réaction des solides sur les liquides que ces mêmes anciens, dans l'insuffisance de leurs connaissances physiologiques, exprimaient par le mot de coction pour colorer le fait par une idée sensible.

Eh bien, l'action des eaux thermales, comme d'ailleurs l'avait encore pressenti Bordeu, ne peut être autre chose. Elles sont d'abord excitantes des liquides, pour entraîner en définitive des pertes hyposthénisantes et c'est lorsque ces pertes se sont effectuées, que la contractilité peut reprendre tous ses droits physiologiques, et terminer la cure par la résolution complète et la reconstitution.

D'où il suit que pour les eaux froides et thermales, le véritable mode d'action physiologique est précisément l'inverse : Tandis que les eaux froides excitent primitivement les solides afin d'activer la recomposition des liquides, les eaux chaudes excitent les liquides pour arriver à leurs décompositions.

Le raisonnement physiologique nous a conduit forcément à cette conséquence. Mais primitivement la pratique nous y avait si bien dirigé, qu'il suffit d'ouvrir l'histoire hydrothérapique, pour y voir que les guérisons les plus merveilleuses obtenues par les eaux froides se rencontrent chez des individus anémiques, les plus chroniquement affaiblis, chez ceux dont les liquides sont les plus dyscrasiques du côté de leur force plastique, comme dans la chlorose, les scrofules, le rachitisme, etc., tandis que pour les eaux thermales, on voit leurs meilleurs résultats dans les restes de phlegmasies, dans les constitutions les plus surchargées de principes les plus animalisés, comme chez les rhumatisants, les goutteux, les graveleux et les maladies dartreuses sèches qui s'allient toujours aux tempéraments les plus vigoureux.

Si donc ces faits et les principes qui en ressortent sont bien évidents, le praticien n'aura qu'à mettre à profit les données qui en découlent. Seulement, la manière dont il devra en user sera traitée dans les chapitres suivants de ce travail.

§ 8.

Des effets physiologiques des agents chimiques de l'eau de mer en particulier et des eaux minérales en général.

Effets physiologiques de l'odeur de la mer.

Étudier les effets de l'odeur de la mer sur notre économie, c'est rechercher les effets chimiques que peuvent déterminer sur notre organisme les gaz et les vapeurs répandus dans l'air de la mer.

Aussi est-il de suite évident que l'organe où devront se passer les premiers phénomènes, sera le poumon et que par cet organe s'effectuera un retentissement dans le sang, comme y retentissent les conséquences de la respiration elle-même.

Une fois donc certains de l'organe qui doit recevoir l'impression et servir de couloir à l'endosmose, nous n'avons plus qu'à analyser les actions et les conséquences de ces effets.

Il y a dans la composition chimique de l'air de la mer deux faits capitaux, soit par leur prédominance réelle, soit peut-être par l'importance modificatrice et génératrice qu'ils entraînent, selon les conditions chimiques qui les constituent.

Je veux parler de la moindre quantité de gaz acide carbonique que renferme l'air de la mer, et ensuite de la présence dans ce fluide de vapeurs salines, iodurées et bromurées.

Ce doit être dans ces conditions chimiques que résident les principales causes des effets de l'air de la mer, ou du moins ce sont elles que la raison nous indique comme devant retentir le plus profondément dans notre organisme. Il ne sera pas ici question des vapeurs salées, attendu que cette partie de notre sujet sera traitée plus loin, lorsqu'il s'agira d'apprécier l'action des sels contenus dans l'eau marine prise en boisson. On comprend, en effet, qu'arrivant toujours dans le sang soit par l'endosmose pulmonaire, soit par l'intestinale, son action définitive est la même. Par conséquent, traiter deux fois de ce même fait, ce serait s'obliger à des répétitions oiseuses. D'après le travail de M. le professeur Chatin, déjà cité, un homme, consommant, comme il a été établi, huit mètres cubes d'air, absorberait par jour dans l'air atmosphérique ordinaire, celui de Paris, 1,250 d'iode ; ce qui prouve et constate qu'il prend ainsi plus d'iode par l'atmosphère qu'il n'en pourrait prendre par deux litres d'eau médiocrement iodurée, celle d'Arcueil, par exemple. Que sera-ce donc pour l'air de la mer ?

Mais, comme l'air de la mer doit renfermer encore de la vapeur salée, des molécules de pétrole phosphoré, peut-être une certaine quantité de chlore, cet air composé doit agir primitivement sur la membrane muqueuse bronchique.

Les faits, rapportés par Gilschrit, Guigou, et surtout l'histoire de Buchan lui-même, annoncent que l'air de la mer, en guérissant de vieux catharres, en modifiant quelques asthmes humides, agit sur les sécrétions de la membrane bronchique, comme des lotions salées, des pommades iodurées et balsamiques agissent quelquefois sur une suppuration ou une sécrétion de la peau, en changeant la sensibilité et la contractilité de la fibre organique. C'est par les mêmes raisons que des vapeurs iodurées, chlorurées et balsamiques ont guéri diverses affections catharrales pulmonaires.

Mais ces derniers moyens, efficaces dans certains cas, comme l'air de la mer, peuvent être dangereux plus que celui-ci, en excitant trop l'organe lui-même qui, s'il était trop altéré, n'en retirerait qu'un surcroît d'excitation au bénéfice de la lésion. C'est, en effet, ce qu'attestent des phthisies, qui ont marché bien plus rapidement à leur terme fatal à la suite de tels traitements.

Aussi, Laënnec, se fondant sur l'heureuse action de l'air de la mer pour des phthisiques au début de leur mal, s'est-il trompé, lorsqu'il a regardé de telles influences comme devant être curatives pour la phthisie confirmée. Il en fut lui-même un exemple, ainsi que tant d'autres malades qu'il avait fait soumettre aux émanations d'algues marines.

De ces faits, nous sommes forcés de conclure que l'air de la mer ne saurait être que préventif, ou du moins modificateur des premières altérations pathologiques de la phthisie pulmonaire.

Mais, qu'à ce titre, il l'est plus sûrement que les traitements qu'on avait fondés même sur les substances auxquelles on avait attribué toute l'influence de l'air de la mer. Cela, parce que, comme les conséquences curatrices viennent des réactions physiologiques suscitées profondément dans l'organisme, ces conséquences, pour être certaines, doivent être lentes et plutôt générales que locales, à moins toutefois de simples altérations des bronches, comme dans la maladie de Buchan, tout à coup modifiée par l'air de la mer, et d'autres analogues guéries par les vapeurs chlorurées, iodurées, goudronnées, etc.

Malheureusement, nous ne pouvons ici que traiter incomplétement cette question, qui touche tellement à la pathologie que celle-ci éclaire la physiologie. Il eût fallu connaître toute l'étiologie des maladies tuberculeuses et les rapports de la constitution générale avec ces lésions. Force nous est donc de renvoyer à un autre chapitre les principales raisons qui complètent la question, pour nous borner à l'étude de quelques phénomes physiologiques.

Mais voyons, cependant, les conséquences les plus naturelles que nous aurons déjà à tirer de ces faits capitaux que nous avons constatés dans les conditions de l'air de la mer :

absence presque complète de gaz acide carbonique et vapeurs iodurées et bromurées.

Les expérimentations diverses de Lavoisier, Nysten, Magendie, Biot, Edwards, etc., consignées dans les ouvrages de physiologie ; celles de MM. Regnault et Reiset, Hervier et Saint-Lager, rapportées par M. Pravaz (*Essai sur l'air comprimé*, p. 25), s'unissent et s'accordent pour attester que non-seulement dans un air moins chargé d'acide carbonique l'endosmose du gaz vivifiant est plus complète, que le conflit de cet air et du sang est plus étendu, mais encore que la décomposition carbonée du sang et des tissus est plus grande, soit parce que l'endosmose de l'oxygène a été plus considérable, soit parce que l'exosmose de l'acide carbonique produit est plus facile dans un air moins chargé de ce gaz.

D'où il suit bien évidemment une décarbonisation du sang et des tissus.

Ce fait bien constaté indique l'influence que peut avoir un air de la mer décarbonaté, si je puis ainsi parler, sur les opérations de la nutrition, dont il facilite la décomposition des matériaux excrémentitiels pour favoriser ceux qui sont spécialement alibiles. D'où les conséquences prodigieuses qui peuvent en résulter par la continuité d'action de ce mouvement de recomposition, soit en diminuant les matériaux pathologiques, soit en augmentant ceux d'une reconstitution plus parfaite ; ce qui ne peut qu'agrandir la puissance organique et élever la dynamie fonctionnelle, sous lesquelles doit s'opérer toujours la véritable curation. Ce qu'il y a de certain, c'est que dans de telles questions d'une action atmosphérique incessante, il ne peut rien y avoir de minime. Les plus petits effets peuvent arriver aux plus grandes conséquences.

Apprécions maintenant ce qui peut résulter de l'absorption pulmonaire des molécules d'iode, de brome et de pétrole répandues dans l'atmosphère marine, et surtout dans une atmosphère sèche qui, non-seulement ne dissout pas ces molécules, comme il ressort des expériences de M. le professeur Chatin, mais qui, au contraire, en facilite l'évaporation et la suspension dans l'air.

Nous avons vu que , quelque minime que puisse être cette proportion , elle finit encore par être considérable , puisque l'air , qui devrait en contenir le moins, peut en introduire davantage dans l'économie par la respiration , qu'il ne serait possible d'en introduire par la boisson avec l'eau d'Arcueil qui en contient d'une manière notable. D'ailleurs , ici se soulèverait encore cette question : si cette action modificatrice insensible n'est pas préférable à une action médicamenteuse provoquée , qui , en hâtant le résultat, le manquerait, parce qu'elle ne pourrait être en rapport avec la lenteur nécessaire aux mouvements physiologiques modificateurs? Un tel problème se soulève si souvent dans les médications marines comme dans les divers traitements d'eaux minérales, que déjà l'on peut induire de beaucoup de faits que pour vouloir précipiter le résultat, on n'arrive à aucune solution favorable.

Toutefois, pour apprécier les effets insensibles de l'iode et du brome, qui agissent à peu près identiquement, sommes-nous obligés de les examiner avec des proportions outrées. De cette manière seule ils peuvent devenir sensibles à nos yeux , toujours si imparfaits pour distinguer les phénomènes cachés et intimes de nos opérations organo-physiologiques.

Remarquons donc que Joher de Meinengen a constaté que dans un usage longtemps continué de l'iode, les urines présentent une pellicule irisée (que l'on ne peut attribuer qu'à l'albumine), que les selles sont plus fréquentes et plus jaunes, que les règles et le sperme s'écoulent plus abondamment et que l'irritabilité des nerfs augmente. Si l'on persiste, la fièvre survient et Wallace, qui a vérifié tous ces effets, croit devoir lui attribuer même celui de produire des frénésies. Enfin ce dernier et Joher ont vu des convulsions, des mouvements oscillatoires dans les yeux à la suite d'une telle administration (Trousseau et Pidoux , *Traité de Thérapeutique*, article *Iode*).

Si maintenant on rapproche ces faits de l'amaigrissement sans décoloration, sans anémie, en un mot, que tout le monde a pu observer à la suite de l'usage de l'iode et, au contraire, de la décoloration, de l'anémie, des infiltrations séreuses produites par celui du mercure ainsi que le témoignent beaucoup d'observations cliniques, on demeure convaincu que l'iode agit sur le sang en diminuant ses proportions d'albumine, par les sécrétions albumineuses qu'il détermine et la production d'une nouvelle quantité de fibrine par le fait des organes élaborateurs excités. Actions chimiques et réactions organiques qui s'effectuent, soit parce que ce sont les parties les moins bien élaborées de l'àlbumine qui ont été expulsées, soit parce que l'action indirecte de l'iode sur le système nerveux et par lui sur les tissus, les cellules primaires et le système lymphatique, favorise tous ces phénomènes organoplastiques.

Le système lymphatique, ne fût-il pas indirectement activé par l'influence nerveuse accrue, aurait encore eu à produire plus de fibrine, parce que les portions solubles du sang sur lesquelles il a à opérer sont moins liquides et peut-être plus parfaites comme l'observation ultérieure nous l'apprendra.

Voilà donc aussi positivement établi que cela peut l'être par les faits physiologiques que l'iode attaque l'albumine du sang et tend à augmenter sa fibrine. Mais l'expérience pratique le démontre encore par l'air de la mer, et la terrible maladie d'un excellent ami et d'un médecin m'en a fourni un exemple remarquable.

M*** pair de France, avait été affecté d'une ascite qui avait exigé quinze ponctions par lesquelles j'étais arrivé jusqu'à lui enlever quarante à quarante-deux livres de liquide, et cependant la symptomatologie de cette affection ne révéla, ni à M. le professeur Rostan ni à moi, aucun indice de lésion organique.

Je fus donc contraint de l'attribuer à un état pathologique du sang, et la chaleur de la peau, la fréquence du pouls, sa dureté, le mauvais effet de tous les médicaments excitants, donnés en pareil cas pour activer les sécrétions urinaires, durent me faire penser que l'altération du sang consistait dans une diminution de l'albumine, d'autant qu'avant l'hydropisie, il s'était manifesté divers troubles du côté de l'hématose.

Cependant je voulus m'en assurer et l'analyse du sang du

malade ne me fournit que 4,72 pour 100 d'albumine, tandis que le cruor fut abondant, riche et très-consistant.

Cette particularité établie, j'abandonne l'histoire de la maladie elle-même pour arriver à cette circonstance que mon malade, pendant qu'il était soumis à un traitement albumineux et tempérant, cédant à divers conseils et moi-même à différentes considérations, alla passer un hiver à Nice, où il choisit un appartement au bord de la mer. Il revint plus amaigri et pendant son séjour il avait éprouvé une augmentation notable dans ses sécrétions alvines et urinaires, mais il avait ressenti plusieurs fois de la fièvre, son pouls était plus tendu, sa peau plus chaude et tellement sèche, disait-il, qu'elle était comme lichénoïde. Enfin les choses furent à ce point que le malade reconnut pour cause à tous ces effets l'air de la mer et qu'il promit bien de n'y plus retourner.

Or, de ces observations, il me semble résulter que lorsque par le fait d'une causalité constitutionnelle ou d'altération pathologique, certaines individualités manquent d'albumine, celle-ci ayant été employée à des lésions pathologiques, l'air de la mer en activant la transformation en fibrine de l'albumine insuffisante qui reste encore, peut être plus nuisible qu'utile aux malades.

Il en est tellement ainsi que tous les phthisiques au début de l'affection se trouvent très-bien de l'air de la mer et que vers la fin de leur maladie ils en ressentent des effets qui ne font que précipiter la marche du mal.

Sans doute que, comme nous l'avons dit, l'excitation directe de la respiration et de l'organe qui sert de support à la maladie y est pour beaucoup, mais l'influence portée dans le sang y contribue pour une grande part encore.

En effet, dans la dernière période de la maladie, la fièvre survient et l'émaciation qui arrive, le sang couenneux qu'on observe ne peuvent être attribués qu'à cette résorption fibrineuse qu'opèrent les lymphatiques en réagissant sur les muscles ; c'est ainsi que plus le système sanguin se désemplit, plus le système lymphatique se gorge. Aussi ne peut-on plus attribuer la couenne inflammatoire à la maladie et dans la circonstance à l'inflammation ambiante des tubercules. Il y a des inflammations sans sang couenneux et des sangs couenneux sans inflammation. Donc les deux derniers phénomènes d'émaciation et de surabondance fibrineuse dans le sang ne peuvent s'expliquer que de cette manière.

Par conséquent, tout ce qui tendra à activer cette résorption musculaire, pour exciter des forces qui ne peuvent plus rien réparer, mais qui s'égarent dans un sublime effort, sera nuisible. Donc l'air de la mer tendant à ce but est évidemment fâcheux aux phthisiques qui ont atteint la dernière période de leur maladie.

Les praticiens peuvent évoquer leurs souvenirs, ils les trouveront d'accord avec les phénomènes énoncés. Mais des observations de M. Pravaz les mettent d'une manière très-sensible en lumière, puisque deux jeunes orphelins, frère et sœur, chez lesquels M. le docteur Gilibert avait cru pouvoir établir l'imminence de la phthisie, sinon la phthisie même, se rétablirent complétement sous l'influence des transformations organo-plastiques, que nous désignons plus particulièrement par celles d'albumineuses en fibrineuses ; tandis qu'une sœur bien plus âgée, parvenue aux dernières phases de la consomption pulmonaire, encouragée par ce double résultat heureux dans sa famille, voulut absolument essayer et n'y aurait gagné qu'une émaciation peut-être plus rapide sous l'influence de la décomposition de la fièvre excitée par une *respiration plus substantielle*. Cette fièvre donc, comme nous l'avons dit, ne peut alors qu'activer la résorption fibrineuse par un effort réparateur sublime, mais sans résultat (voy. l'ouvrage cité de M. Pravaz, p. 126, 127, 128).

Les conséquences avec l'air pesant et surtout ioduré et bromuré de la mer ne sont pas différentes, puisque les transformations qui s'opèrent dans l'organisme sont analogues. De plus : la présence du pétrole et du phosphore dans cet air ne saurait rien changer encore à la scène, mais seulement y ajouter, car ces substances doivent porter sur nos fluides et nos solides une influence peu différente, sans compter la stimulation qu'ils peuvent apporter en particulier au système nerveux avec la substance duquel le phosphore doit s'incorporer, si, comme doivent le faire admettre tant d'observations de physiologie, chaque particule de nos fluides s'agrége à sa congénère dans nos solides.

Or, dans ce cas, si Gardini a observé que les boissons alcooliques augmentaient l'électricité nerveuse ; si les analyses chimiques témoignent que les cerveaux des idiots manquent de phosphore et ceux des fous en ont en excès, il est certain que de telles conditions chimiques dans l'atmosphère marine, pénétrant dans l'hématose, ne pourraient manquer d'avoir une grande influence sur les fonctions nerveuses et par suite sur les fonctions de toute l'économie, toujours en harmonie avec les résultats que nous avons constatés et qui se résument encore dans ces conséquences :

Élimination de l'albumine du sang,

Et transformation de l'autre partie en une plus forte proportion de fibrine.

§ 9.

Effets physiologiques des sels de l'eau de mer.

Une chose assurément bien digne de remarque, c'est que tous les hommes civilisés mettent du sel marin, chlorure de sodium, dans leurs aliments et que cette substance est devenue pour eux un condiment indispensable. Certainement il y a là plus que l'habitude et le goût ! Nous devons y voir l'instinct qui les entraîne comme nous le témoignent les animaux. Qui n'a pas vu des chevaux, des brebis et des chèvres lécher avec une avidité remarquable les vieux murs qui ont engendré quelques particules salines ? Qui n'a pas remarqué tous ces animaux domestiques dévorer des aliments, même les plus grossiers, sur lesquels on avait répandu du sel ou de l'eau salée ? Feu le docteur Robert, de Marseille, dans son petit opuscule sur les bains de mer, dit : « qu'au rapport des voyageurs, les animaux sauvages de l'intérieur de l'Afrique viennent souvent boire l'eau de mer ; et

que l'on se sert du sel comme appât pour prendre les chevaux qui vivent en pleine liberté dans les forêts et les savanes
de l'Amérique. »

Ce qu'il y a de bien positif, c'est que dans nos campagnes
lorsque l'on veut peupler un pigeonnier, on y réussit surtout
en y maintenant un pain de sel.

Il s'agit donc d'un besoin, et voici d'autres faits qui l'ex-
pliqueraient. Il a été reconnu que les sels que l'on ajoute
au sang veineux le rendent vermeil et plus liquide, en diminuant, disent MM. Roucher et Coulier (*Annuaire de chimie*, 1848), le pouvoir dissolvant de la sérosité pour l'oxygène.
De telle sorte que celui-ci se porte sur les globules.

Ce phénomène déduit de faits nombreux ressortirait immédiatement du mécanisme de la coloration du sang veineux
dans l'acte de la respiration, effet qui tiendrait à une sorte de
lutte entre les globules et la sérosité du sang, ayant tous
deux une grande affinité pour l'oxygène. D'où il résulte que
lorsqu'il y a suffisamment d'air ou d'oxygène, tous deux
sont satisfaits et les globules s'artérialisent au moyen de
l'oxygène que la sérosité leur cède alors facilement.

Il ressort donc immédiatement de ces documents que le sel
marin, s'il ne peut artérialiser le sang, facilite bien évidemment cette même artérialisation ; ce qui expliquerait encore
comment les hommes qui vivent dans les villes, sous de
grandes agglomérations de population consommant moins
d'air, ont besoin de sel dans leurs aliments, et comment les
sauvages ou les peuples nomades, qui passent leur vie dans
les champs, sous la voûte éthérée, peuvent plus facilement
s'en passer.

Mais il n'en résulte pas moins de ces nouveaux faits, qu'ici
encore il y a une corrélation parfaite entre les effets physiques et les effets chimiques de l'eau marine tendant toujours
à diminuer la vénosité du sang et à favoriser son artérialisation et ses conséquences.

Or, on connaît déjà une grande partie des conséquences
de pareils phénomènes et les modifications qu'elles impriment à la nutrition ; plus tard les observations pathologiques

nous rendront plus manifestes encore ces mêmes phénomènes en nous montrant leur ensemble et leurs entiers rapports, desquels enfin il ne pourra que résulter le véritable mode d'action de l'eau de mer. Disons, maintenant, que l'action de l'eau marine prise à l'intérieur avant d'arriver dans le sang et d'influencer le mode de nutrition, fait éprouver divers effets aux organes avec lesquels elle se trouve en contact et diverses modifications chimiques aux humeurs qu'elle trouve sur son passage, ce qui mérite toute notre attention. D'autant que ces modifications primitives peuvent parfaitement suffire comme nous l'indiquerons dans bien des cas, et faire éviter des dangers qui pourraient ressortir même de la trop grande puissance que nous venons de reconnaître à ces sels. En effet, en thérapeutique tout consiste souvent dans le simple degré de l'action, et ce qui le prouve, c'est qu'ici ce que nous avons vu favoriser l'artérialisation du sang, poussé trop loin pourrait amener une telle solubilité dans les parties solubles du sang, l'albumine et la fibrine, qu'il y eût trop de sécrétions excitées et plus assez de transformation d'albumine en fibrine.

Cette action de l'eau de mer, qu'elle possède par ses sels, constitue son action altérante, si précieuse lorsqu'il s'agit de déterminer la résolution de certaines lésions ; mais aussi, si redoutable si cette même action dépassait le but qu'on s'était proposé.

Il pourrait même arriver que cette action dissolvante sur la fibrine (les sels empêchent la coagulation du sang) allât jusqu'à dissoudre la fibrine qui sert d'enveloppe aux globules et, en mettant ainsi à nu l'hématosine, produisît cet état cachectique qui rappelle le scorbut et que caractérisent des hémorrhagies d'un sang fluide et décoloré.

Des bornes et des limites existent en toute chose, et c'est la connaissance de ces mêmes limites qui constitue toujours le vrai médecin, parce qu'elles ressortent de l'attention qu'on apporte à la dynamie organique, souvent la seule mesure des indications et des contre-indications.

Conséquences, ici cependant, qui ne peuvent survenir qu'à

la longue et dont les faits ne pourraient être rapprochés de ceux dont les enfants de matelots, que Pierre le Grand fit mettre à l'usage exclusif de l'eau de mer, sont les principaux exemples. Ici il y eut fièvre ardente; par conséquent, le phénomène pouvait autant tenir à l'excitation organique produite par le contact provenant des sels de mer, à l'action de ses parties extractives sur le système nerveux, qu'à une artérialisation du sang exagérée.

Quoi qu'il en soit, avertis de l'action par trop active des sels marins sur la partie soluble du sang, nous comprendrons qu'il peut en résulter pour bien des cas, comme nous le verrons, l'exclusion de la médication marine intérieure et pour d'autres, la préférence d'un traitement éliminateur plutôt qu'altérant. De cette manière, confiant ensuite les derniers mouvements moléculaires à l'action dynamique des bains sur la vitalité chimique, nous pourrons ainsi retirer tous les bienfaits possibles de la médication marine, tout en évitant ses dangers.

Nouvel ordre de faits, qui résultent d'ailleurs, ainsi qu'on le verra, de la supériorité du traitement marin externe sur l'interne, et de la primauté de la médication marine sur les altérants médicinaux, tels que le mercure et l'iode qu'on employait contre les maladies sur lesquelles triomphe particulièrement le traitement de l'eau de mer.

Nous voici donc amenés à l'action purgative de l'eau marine. C'est un fait très-anciennement connu, puisque suivant M. Mourgué, Hippocrate la prescrivait à titre de purgatif, et Celse et Pline lui reconnaissaient cette propriété ; tandis que depuis, bien des praticiens ont pu utiliser cette action.

L'eau de mer est également diurétique, mais cependant à la condition, comme j'ai pu m'en assurer, d'être prise en assez grande quantité ou mêlée à une fort grande proportion d'autres liquides. Circonstances qui ne doivent pas faire rejeter cette même action diurétique et l'attribuer tout simplement à la quantité de liquide ingéré, mais qui expliquent qu'afin que l'action de l'eau de mer puisse porter sur les reins, elle ne doit pas être trop concentrée pour qu'elle pénètre dans la circulation et ne soit pas entraînée par les sécrétions intestinales en impressionnant trop vivement la membrane muqueuse avec laquelle elle est primitivement en contact.

C'est ainsi que j'ai expérimenté qu'un homme qui buvait dans un jour 2 kilogrammes de liquide, rendait par les urines 1 kilogr., 1 kilogr. 5 hectogr.; tandis que, en remplaçant 8 hectogrammes de ce même liquide par la même quantité d'eau de mer, il rendait 1 kil. 8 hect., 8,30, 9,75; pareillement les urines me paraissaient plus colorées.

Observations qui s'accordent avec celles de M. Becquerel qui avait constaté que les urines d'un homme donnant :

$$\left.\begin{array}{l} 1072,95 \\ 1030,627 \end{array}\right\} \text{ quantité d'eau,}$$
$$34,323 \quad \text{matières autres que l'eau ;}$$

après avoir bu deux litres d'eau pure de plus, rendit des urines qui fournirent :

$$\left.\begin{array}{l} 2752,8 \\ 2708,924 \end{array}\right\} \text{ quantité d'eau,}$$
$$43,876 \quad \text{matières autres que l'eau.}$$

D'où il faut conclure que si l'on veut obtenir une action diurétique avec l'eau de mer, il est surtout indispensable de la faire prendre en grande quantité et partant mitigée avec beaucoup d'eau pour qu'elle n'agisse pas sur l'intestin comme purgatif et qu'elle ne soit pas rejetée presque en entier, mais qu'au contraire elle puisse se présenter aux reins par les mouvements successifs de la circulation.

Voilà donc une action purgative et diurétique qui seule suffirait pour expliquer les régénérations constitutionnelles, les dépurations humorales que ces effets peuvent produire; sans compter la nouvelle disposition imprimée aux organes eux-mêmes dans l'accomplissement de leur fonction d'élaboration. Action qui, dans une infinité de cas de constitution pléthorique lymphatique que j'appelle albumineuse, comme nous le verrons plus tard, peut être utilement appliquée. Aussi, ferions-nous volontiers une règle thérapeutique de com-

mencer un traitement marin, dans le cas de pléthore albumineuse, par des purgations répétées, conseillées d'ailleurs par
divers médecins fort expérimentés.

Nous verrons en effet comment l'observation pathologique
conduit à une telle pratique : examinons diverses considérations physiologiques qui nous y amènent.

L'eau de mer agit manifestement sur les urines et les sécrétions gastro-intestinales; car j'ai reconnu sur moi-même et
sur d'autres personnes qu'elle faisait cesser les aigreurs de
l'estomac.

Par conséquent, que peut-il se passer alors dans l'estomac?
Les chimistes, après avoir beaucoup varié d'opinion sur la nature de l'acide de l'estomac, sont arrivés aujourd'hui à s'accorder pour reconnaître que le suc gastrique devait son acidité,
tout à la fois, aux acides lactique, acétique et chlorhydrique.

Or, l'eau de mer n'étant, comme je m'en suis assuré, ni acide
ni alcaline, force est que dans son action sur les sucs gastro-
intestinaux, il se fasse des décompositions salines. Mais dans
ce cas, on ne peut penser que cette décomposition porte sur
les sulfates et les chlorhydrates, car alors il y aurait plus d'acides encore mis à nu. Il faut donc admettre que l'action se
passe entre les carbonates seulement.

Le même effet doit nécessairement se produire sur les mucosités intestinales des enfants et des scrofuleux, chez lesquels ces sécrétions sont surabondantes et doivent être acides, si l'on en juge par celles des enfants atteints du carreau
(L'héritier). Circonstances qui, d'après les recherches de
Valentin et d'autres, tendant à démontrer que les divers entozoaires intestinaux se régénèrent par ces mêmes mucosités,
soulèvent nécessairement cette question : si l'eau de mer manifestement anthelmintique tue les vers par une action toxique
ou les oblige à mourir de faim en leur enlevant leur aliment.

Ce qu'il y a de certain, c'est que ces mucosités décompo-
sées ou éliminées doivent être d'une grande influence pour
les élaborations digestives subséquentes, soit par la liberté
organique rendue à la fibre intestinale, soit par la soustraction de matériaux albumineux sur lesquels devait aussi agir

l'absorption. Vérités qu'expliquent depuis longtemps les bons résultats des purgatifs chez les scrofuleux.

D'où on peut conclure : que la médication marine intérieure et éliminatrice surtout, ne peut que favoriser les grands mouvements que détermine, dans la nutrition, la médication marine extérieure, puisque chacune tend à expulser les matériaux albumineux en excès et à produire une plus grande quantité de fibrine : l'intestin par des principes nouveaux mieux élaborés, les lymphatiques par leur nouvelle énergie sur une sérosité moins liquide. Par conséquent, sauf contre-indication que nous ferons connaître, dépendant de la dynamie générale ou d'une pauvreté humorale survenue par la longueur du mal, dans la plupart des cas de dyscrasies albumineuses la médication marine intérieure viendra utilement et harmonieusement aider l'action de l'extérieure.

Elle conviendra d'autant plus que j'ai établi, je crois, ailleurs que la résorption des altérations pathologiques n'était pas possible tant que nos humeurs renfermaient un excès de l'un de leurs principes fondamentaux qui constituaient la prédominance constitutionnelle, et que le meilleur moyen pour soustraire des matériaux à la nutrition morbide, comme pour faciliter la résolution, c'est-à-dire la résorption de la lésion anatomique, consistait à attaquer et même à détruire cette prédominance humorale. (Voyez mon *Dogmatisme pratique au sujet des maladies chroniques en général. Bulletin général de thérapeutique*, 1849, et brochure in-8 chez M. Labé.)

C'est ainsi, qu'en même temps sans doute que M. Pravaz mais l'ayant publié avant lui, j'ai employé ce qu'il appelle avec les Anglais *l'entraînement hygiénique* à diverses dyscrasies, et que j'ai donné les motifs raisonnés des modes diététiques, hygiéniques et thérapeutiques variés et concordants par lesquels il fallait attaquer la prédominance constitutionnelle pour atteindre ces maladies.

Question qui, prise à ce point de vue, embrassait toute la pathologie, et qui sans doute appuyait les nouvelles observations du savant médecin de Lyon, comme ses propres observations corroborent les miennes.

Grands faits qui prouvent toujours mieux comment nous agissons sur l'ensemble de la vie, et non sur le mal lui-même, et qui démontrent ce que je disais encore naguère (*Synthèse pathologico-thérapeutique, Bulletin général de thérapeutique*, 1850, et brochure in-8, chez M. Baillière), que notre organisme n'est qu'une machine à engrenage dont il suffit souvent de toucher un rouage pour faire marcher tous les autres. Pareillement, tous les travaux accumulés par la tradition attestent que mieux on arrivera à atteindre directement ces grands phénomènes de la sensibilité et de la nutrition, mieux on soumettra à la thérapeutique les altérations pathologiques. En effet, s'il existe, comme le rappelle M. Pravaz lui-même, un adage physiologique, qui porte que l'organe fait la fonction de même que la fonction fait l'organe, celles dont nous venons de parler dominent tellement les organes que tous concourent à les produire et à les entretenir, comme elles-mêmes concourent à donner la vie, la force et la nutrition à chacun d'eux.

Enfin l'étude de plus en plus approfondie des phénomènes organo-pathologiques pousse tellement la science vers cette évolution, qui n'est d'ailleurs démentie par aucune phase de son passé, que l'on en trouve la preuve la plus manifeste dans les travaux de MM. Andral et Gavarret; dans ceux de M. Donné, comme dans la physiologie de Magendie, Tiedemann, Gmelin, J. Muller, Bérard, et même dans les recherches de M. Rivellardal, et surtout de mon ami, M. Guérin-Méneville, pour les maladies des vers à soie. Ce savant a montré, en effet, dans le sang de ces chenilles, les premières radicules d'un mal qu'on allait chercher simplement dans une végétation parasite.

Aussi, persuadé comme nous le sommes de la voie ascensionnelle de l'art et de la science dans la direction que nous avons prise, sans plus grande démonstration ici, nous nous bornerons à établir :

Que, les sels marins pris à l'intérieur peuvent, en aidant l'artérialisation du sang, favoriser sa décarbonisation, même les élaborations que la sérosité subit dans les lymphatiques, mais que ce moyen adjuvant pouvant être utilisé avec avantage, pourrait aussi dépasser son but en fluidifiant trop les principes solubles de ce fluide, et en diminuant par là la possibilité de la régénération fibrineuse.

D'autant que l'action physiologique de l'air de la mer, les effets de la densité et de la température de l'eau poussent à cette dernière conséquence, et peuvent, sous ce point de vue, remplacer la médication intérieure avec un avantage si marqué, qu'on a obtenu par le mode balnéaire des résultats bien plus certains qu'avec le chlorure de sodium, évidemment insuffisant, puisqu'il n'a pu tenir ce que M. Amédée Latour lui avait fait promettre. Toutefois, comme on le voit par l'action diurétique et surtout purgative de l'eau de mer, on peut encore favoriser au moyen de son administration en boisson tous les effets produits par la médication extérieure. Seulement, ici comme partout et toujours, la véritable question des effets à obtenir de l'eau de mer prise à l'intérieur est tout entière dans le dosage et dans son opportunité à la condition pathologique. C'est donc ce que nous mettrons à profit lorsqu'il s'agira d'application pratique.

§ 10.

Des effets physiologiques des agents chimiques des eaux minérales.

C'est ici que le chaos est encore plus obscur; car, entre le *remontement* de Bordeu et l'*excitation* de M. Marchant, il n'y a que la doctrine des spécificités. Tous témoignages plus patents les uns que les autres de notre ignorance et de l'insuffisance de principes pour diriger la pratique. La doctrine de la spécificité surtout, qui, comme le dit M. Alibert Constant, « est le cri de l'intérêt individuel prenant effrontément le langage austère de la science. » (Ouvr. cité, p. 25.)

En effet, se déclarer pour la première théorie, c'est nier l'action des eaux et devenir sottement matérialiste à la suite du *strictum* et du *laxum* de Thémison; adopter la seconde, c'est mériter tous les sarcasmes de Molière en devenant exclusivement humoriste sans savoir pourquoi ni comment. D'ailleurs, où de pareilles idées peuvent-elles conduire le praticien?

A rien. Il n'en sait pas plus avant qu'après, et l'expérience personnelle la plus étendue ne peut en tirer davantage qu'une autre. Aussi, avec une telle pauvreté de principes, la médecine est réduite à dire ce que répètent chaque jour nos médecins inspecteurs : Essayez !

Cependant la science ne manque pas de faits ! Nous observons des actions manifestes des eaux sur l'organisme, et de ces effets on peut, en en suivant le fil physiologique, arriver jusqu'à la conséquence thérapeutique. Pourquoi ne pas rassembler ces faits, étudier ces effets, les rapprocher des résultats cliniques, et en tirer la conséquence que les progrès de la science en général peuvent permettre? Ne serait-ce pas toujours un pas de plus, et de ce pas ne pourrait-on pas espérer d'arriver à un autre. Contrairement à ce qu'a cru pouvoir soutenir l'école anatomique, après les matérialistes toutefois, je suis toujours plus disposé à admettre, avec Chateaubriand, que « tout arrive par les idées, même les faits qui ne servent à celles-ci que d'enveloppe. » (*Études historiques.*)

En conséquence, nous répéterons encore avec M. Alibert Constant que nous aimons tant à citer, parce que, dans la plus petite brochure, il a, à notre sens, posé les principes les plus essentiels et soulevé les questions les plus importantes, ce qui vaut mieux que le plus gros des livres qui répète ce que tout le monde a dit : « Il convient de déterminer les conditions abstraites de l'emploi des eaux minérales, de faire, en quelque sorte, l'esthétique de l'art en cette matière, et, quand les règles seront ainsi posées, les indications deviendront faciles et les résultats plus assurés. On rentrera dans la condition du problème posé par M. Ferrus. » (Ouvr. cité, p. 35.)

Depuis 1849, non-seulement nous soutenons ces idées devant la Société de médecine de Marseille; mais, par nos recherches, nous attaquons le problème lui-même que nous poursuivons ici, en entrant de suite dans le sujet qui concerne particulièrement la question dont traite ce chapitre.

Rappelons, pour cela, ce que nous avons déjà dit avec M. Alibert Constant encore : que l'eau seule force toutes les sécrétions indistinctement, j'ajoute que par cet effet, elle a une action décomposante enlevant au sang des matériaux et les entraînant sous diverses transformations par ces sécrétions elles-mêmes. Ce fait peut aujourd'hui passer à l'état d'axiome par les démonstrations des expériences de MM. Chossat et Becquerel. Voici les conséquences expérimentales de M. Chossat. « La durée moyenne de la vie a été de quatre jours plus courte chez les animaux soumis à l'ingestion de l'eau que chez les autres. Ainsi la vie a été abrégée dans le rapport de 1 à 2. »

Enfin, l'auteur conclut de cette série de ses expériences :

« 1. Que chez un animal privé d'aliments, une ingestion d'eau *hors de proportion avec la soif*, au lieu de soutenir la vie, tend au contraire à la raccourcir, car l'animal périt plus tôt et ne supporte qu'une perte de poids moindre que s'il avait été privé d'eau. La cause de cela lui paraît être : la trop grande dilution du sang qui en résulte; au moins lui a-t-il semblé que chez la plupart de ces animaux le sang, à l'autopsie, était plus aqueux et moins coagulé que chez les autres.

« 2. Le poids du corps s'abaissant d'une manière tout aussi rapide avec l'ingestion d'eau que pendant la privation complète de ce liquide, l'eau ingérée ressort donc bientôt du corps, et ne contribue en rien à réparer celle que l'animal perd régulièrement, et que nous avons estimée d'une manière approximative à 6 grammes par jour (sur des tourterelles).

« Cela nous conduit à considérer cette dernière portion d'eau, non point comme le produit d'une source extérieure au corps, mais comme provenant du corps lui-même, comme l'effet du passage de la matière animale à de nouvelles combinaisons, comme le résultat de la transformation de composés albumineux, fibrineux, etc., en produits excrémentitiels, tels que la matière urinaire, la bile, l'eau et l'acide carbonique... Des remarques que nous venons de faire découle la véritable théorie de l'état colliquatif. » (*Recherches expérimentales sur l'inanition*, extrait des *Mémoires de l'Académie royale des sciences*, t. VIII, *des savants étrangers*, p. **64**.)

L'eau seule excite donc les sécrétions, et, qui plus est, la décomposition du sang et de nos tissus par les transformations des propres matériaux de ceux-ci en divers produits excrémentitiels. De sorte donc que, toute eau prise à l'intérieur, *hors de proportion avec la soif*, aura pour effet de provoquer cette décomposition.

Ceci posé, rappelons, pour compléter notre sujet, ce que nous avons déjà dit, qu'employée en bain l'eau, suivant qu'elle est froide ou chaude, pousse aussi à certains mouvements organiques et vitaux qui activent les sécrétions; que, cependant, lorsqu'elle est froide, l'eau stimule en même temps les élaborations, attendu qu'elle pousse uniquement aux sécrétions intérieures. L'eau chaude ne peut avoir ce double effet, parce qu'elle ne trouve pas, dans la direction qu'elle donne à l'organisme, à activer les fonctions d'organes élaborateurs. Celle-ci pousse donc seulement à la décomposition et à une décomposition d'autant plus remarquable, que, par la sécrétion cutanée qu'elle sollicite particulièrement, s'effectue l'excrétion de nos produits les plus animalisés ou les plus azotés.

Rappelons encore que, même dans toute condition d'eaux thermales, les vapeurs interposées dans l'atmosphère rendant la respiration *moins substantielle*, pour m'exprimer comme M. Pravaz, doivent faciliter cette décomposition ou du moins entraver les mouvements d'élaborations et par conséquent d'assimilation; phénomènes que les étuves et les bains de vapeurs poussent au dernier point.

Maintenant, il ne s'agit plus que d'apprécier les propriétés qu'ajoutent les sels divers et les autres principes minéralisateurs à cette eau froide ou chaude. Ici les difficultés augmentent.

1° Parce que les qualités que la minéralisation ajoute à l'eau ne peuvent paralyser l'action de l'abaissement ou de l'élévation de la température. C'est ainsi que, comme on l'a assez unanimement reconnu, si le soufre ajoute aux eaux thermales pour pousser à la diaphorèse, je puis assurer qu'avec la température froide il ne fait qu'ajouter à l'action purgative. J'ai déjà produit cette observation.

2° Parce que, ainsi que je l'ai expliqué dans mon *Dogmatisme pratique des maladies dartreuses* (ouvrage cité), les effets des eaux minérales varient suivant le régime diététique et hygiénique adopté par le malade pendant le traitement.

3° Parce que nous n'avons pas chacun les mêmes dispositions organiques et fonctionnelles. Tandis que les mêmes maladies se jugent chez les uns par les urines, elles se jugent chez d'autres par les selles ou les sueurs ; pareillement chez un même individu diverses maladies se jugent toujours par le même émonctoire. Également j'observe qu'avec la même source thermo-minérale certains malades éprouvent plus particulièrement des purgations intestinales ; d'autres des secrétions urinaires, et d'autres encore des sécrétions cutanées.

Joignez qu'à ces difficultés de l'observation on a, de plus, apporté la plus grande confusion dans la science, en tirant des règles générales des faits particuliers ou en prenant des effets primordiaux pour des conséquences. Ainsi on a fait de la poussée si accidentelle et si particulière, le motif d'une théorie générale de révulsion ; de même, on a conclu à l'excitation organique par le mouvement provoqué momentanément dans la circulation ; effet évidemment produit pour arriver à des conséquences opposées, les décompositions.

Nous devons nous garder de pareilles causes d'erreurs, et, pour les éviter, nous n'invoquerons que les observations générales sanctionnées les unes par les autres. Pouvons-nous faire autrement, d'ailleurs, lorsqu'il s'agit d'établir des principes généraux ?

Nous dirons donc aussitôt qu'il n'y a que deux genres de faits bien évidents relativement à la minéralisation : ceux qui se joignent à la température froide pour augmenter la plasticité des liquides et ceux qui aident la chaleur pour diminuer cette même plasticité. Les autres particularités sont ou obscures et indéterminées, ou impossibles à séparer des diverses circonstances au milieu desquelles elles sont enchevêtrées.

C'est pourquoi une plus longue dissertation à ce sujet serait sans conséquences. Nous nous bornerons donc à résumer les faits les mieux connus dans une classification des eaux, qui représentera dans un coup d'œil les relations des conditions de température et de minéralisation avec nos observations essentielles et générales de physiologie et de thérapeutique.

En étudiant la valeur et l'expression de cette classification, on reconnaîtra qu'elle peut rendre compte de l'action des eaux aussi bien sur nos solides que sur nos liquides, comme expliquer les conséquences résultant de l'action de ces mêmes solides sur nos liquides, et de ceux-ci sur les premiers ; ce qui constitue l'action des eaux sur le cycle de la vie ou le consensus physiologique, que nous mettons en jeu toutes les fois qu'il s'agit d'action médicamenteuse et de résultat médicateur.

Conséquences bien différentes de la spécificité et de l'excitation, puisqu'il s'agit de tous les mouvements organiques et fonctionnels, qui, par l'action des organes sur les fonctions et la réaction des fonctions sur les organes, attaquent le mal et le détruisent, soit en relevant la contractilité de la fibre en général, soit en l'abaissant en particulier, et en régénérant les fluides ou en en atténuant les matériaux. Circonstances organo-plastiques différentes, sous lesquelles seules peuvent s'opérer et les résolutions et les régénérations par les éliminations ou les élaborations effectuées dans ce consensus physiologique provoqué. Après cela, toutefois, il restera à apprécier en pratique quelle est l'élévation ou l'abaissement des solides, les modifications plastiques des liquides qu'il faudra susciter pour arriver plus directement et plus particulièrement à tel résultat thérapeutique. Mais ce sont là tout autant de problèmes dont nous traiterons dans la troisième partie de ce travail, *Des conséquences médicatrices des eaux ;* appelant, toutefois alors, l'avenir à notre aide, car le champ sur lequel nous nous établissons, quoique depuis longtemps exploré, présente toutes les difficultés de la nouveauté par l'alliance que nous avons fait subir entre l'ancien dogmatisme hippocratique et les acquisitions physiologico-pathologiques récentes.

Voici d'ailleurs la classification physiologico-thérapeutique des eaux minérales que nous établissons d'après ces données, et avec l'appui des travaux récents sur la chimie minérale et organique.

CLASSIFICATION PHYSIOLOGICO-THÉRAPEUTIQUE DES EAUX MINÉRALES.

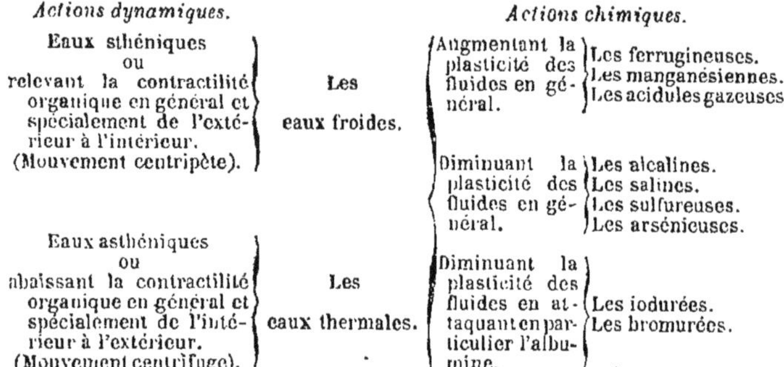

Actions dynamiques.		*Actions chimiques.*	
Eaux sthéniques ou relevant la contractilité organique en général et spécialement de l'extérieur à l'intérieur. (Mouvement centripète).	Les eaux froides.	Augmentant la plasticité des fluides en général.	Les ferrugineuses. Les manganésiennes. Les acidules gazeuses.
		Diminuant la plasticité des fluides en général.	Les alcalines. Les salines. Les sulfureuses. Les arsénicuses.
Eaux asthéniques ou abaissant la contractilité organique en général et spécialement de l'intérieur à l'extérieur. (Mouvement centrifuge).	Les eaux thermales.	Diminuant la plasticité des fluides en attaquant en particulier l'albumine.	Les iodurées. Les bromurées.

J'espère que ce tableau sera assez clair pour faire comprendre que, quoiqu'il ne puisse donner toutes les nuances des diverses eaux minérales qui se modifient à l'infini suivant leur thermalité et leurs composés chimiques, les froides ferrugineuses et iodurées seront plus spécialement régénératrices par leur action sur la contractilité organique et la plasticité des liquides; que les thermales alcalines et salines seront plus particulièrement abaissantes des solides et atténuantes des fluides. D'où il suivra pour le praticien que toutes les nuances intermédiaires acquerront une puissance relative à ces points saillants et extrêmes.

Maintenant, remarquons bien que dès qu'il s'agit d'hydrothérapie, il s'agit de sécrétions augmentées, puisque l'eau seule détermine cet effet. Pareillement, en observant les effets des eaux minérales, arrive-t-on à plus forte raison à ce résultat. Seulement, comme nous l'avons dit, la composition chimique peut modifier ce genre de sécrétion en portant plus particulièrement sur tel organe sécréteur. C'est ainsi que les eaux salines sont plus particulièrement purgatives ou diurétiques; que les sulfureuses sont plus spécialement diaphorétiques, tout en favorisant par la même action l'exhalation pulmonaire et par conséquent l'élimination du carbone.

Aussi, peut-on comprendre qu'il est possible au médecin de modifier différemment l'organisme, quelle que soit l'eau minérale dont on observe les effets. C'est ainsi qu'une eau saline administrée à doses modérées pourra provoquer la régénération en facilitant l'oxygénation du sang, comme nous l'avons indiqué, et par conséquent en modifiant ainsi l'hématose on la disposera mieux à la nutrition. De même, des éliminations albumineuses suscitées par l'action purgative de telles eaux, deviendront régénératrices dans le cas de ces constitutions lymphatiques exubérantes que nous appelons pléthore albumineuse, comme on le verra plus tard. Mais lorsque ce principe humoral n'existe pas, il est évident, par la raison comme par la pratique, que de telles expoliations trop répétées attaquent la vie en lui enlevant un de ses matériaux les plus essentiels, tandis que, comme le dit M. Alibert Constant, l'absorption est troublée, l'assimilation incomplète et insuffisante. Dans le cas, au contraire, d'expoliation nécessaire pour faciliter des résolutions, cette même conséquence des purgations intestinales peut être encore fort utilement mise à profit. Le praticien peut donc trouver dans le même moyen des effets divers pour arriver à des conséquences utiles dans des états pathologiques différents.

En effet, c'est dans ce genre de faits que peut se trouver seulement l'explication de cette circonstance : que la même source peut être avantageusement employée dans les maladies les plus disparates. Ceci est facile à concevoir, puisque avec un bain chaud peu prolongé on peut obtenir un mouvement de réaction centripète de la contractilité, comme avec un bain froid on en obtient un centrifuge. Pareillement, avec des eaux salines à petites doses longtemps continuées on peut fluidifier le sang, tandis qu'on obtient le même résultat avec leur action purgative prolongée, et, par cette dernière action modérée, la concentration des matériaux fibrineux dans le cas de pléthore albumineuse.

De même, l'action sédative des eaux sulfureuses ne se

juge que par un long usage, alors que cette action s'est prononcée plus par les conséquences des sécrétions effectuées que par les premiers effets excitants. Aussi le praticien ne doit pas confondre, comme on l'a fait, dans la théorie de l'excitation, les effets avec les conséquences de ces effets. Nous avertissons donc que nous traitons surtout des dernières, et que nous ne parlons des premiers que pour arriver aux autres.

Toutefois, le but de notre travail ne peut pas être d'indiquer toutes les ressources de l'hydrothérapie, ni les actions dynamiques et chimiques si diverses par lesquelles on peut avec une même source solliciter l'organisme pour arriver à cette infinité de résultats qu'on a pu observer. Tout en désignant ces actions, multiples et diverses, notre but tend surtout à montrer au contraire comment on peut plus particulièrement atteindre le résultat avec telle ou telle eau. C'est ainsi qu'avec notre classification physiologico-thérapeutique des eaux, si le médecin connaît bien les mouvements dynamiques qu'il s'agit de déterminer dans telles conditions pathologiques, il pourra facilement opter pour l'espèce d'eau qui conviendra le mieux à la situation morbide dont il s'agit. Il suffira d'en régler, comme nous le verrons mieux, le mode d'administration suivant la force organique du sujet, et les conditions de plasticité humorale où il se trouve. C'est pourquoi, dans un chapitre aussi général que celui-ci, les principes étant posés par notre classification même, les quelques réflexions qui la suivent doivent suffire pour ce qui a rapport à l'action physiologique des eaux, et nous permettre d'aborder leurs conséquences médicatrices.

SECTION III.

DES CONSÉQUENCES THÉRAPEUTIQUES OBTENUES PAR LES EAUX DE MER EN PARTICULIER ET LES EAUX MINÉRALES EN GÉNÉRAL.

D'après tout ce qui précède on doit déjà pressentir qu'il n'y a point de thérapeutique sans concordance physiologique, ou plutôt que ce sont les actions excitées par l'eau marine, comme par toute autre médication, qui déterminent les conséquences thérapeutiques. Cependant, comme nous ne voulons rien préjuger, nous allons étudier les résultats médicinaux obtenus par les eaux de mer.

Mais, je dois en prévenir, toutes les conséquences à déduire de la puissance des eaux de mer ne peuvent se tirer des résultats thérapeutiques obtenus. D'abord parce qu'il n'est nullement certain que la pratique ait trouvé encore le mode le meilleur d'administration, la durée d'une telle médication, toutes leurs conditions adjuvantes. Circonstances dont la réunion seule pourrait devenir probante, sinon pour l'efficacité de la médication marine, au moins pour son inefficacité. C'est ainsi qu'aujourd'hui bien des insuccès ne peuvent rien prouver.

Ainsi ne cesserai-je de répéter que l'Académie de médecine de Marseille a véritablement vu la première difficulté du problème en proposant la recherche du mode d'action des eaux de mer ; car il est certain qu'en connaissant ce mode, on peut mesurer sa puissance et, par conséquent, diriger vers un but déterminé toutes les ressources hygiéniques et diététiques qui pour n'être qu'accessoires n'en sont pas moins indispensables, soit pour favoriser, soit pour ne pas contrarier l'action définitive des eaux.

C'est au point que je n'hésite pas à dire : que la science

hydrothérapique ne commencera qu'alors que ce problème sera résolu. Jusqu'à présent, il n'existe que quelques matériaux pour arriver à trouver ce principe directeur, et ce sont ces matériaux que nous allons nous efforcer de dérouler aux yeux du lecteur. Mais, pour les présenter en ordre et sous leurs primitives conditions physiologiques, je les diviserai en trois chefs :

1° Résultats par action topique immédiate ;

2° Résultats par équilibration organique fonctionnelle ;

3° Résultats par modification et régénération de la nutrition.

§ 1.

1° Ordre de faits. — Résultats thérapeutiques par action topique immédiate.

Action médicatrice topique de l'air de la mer.

Si l'on en croit certains faits, on ne peut s'empêcher de reconnaître que l'air de la mer en passant dans les bronches modifie heureusement les organes sécréteurs de la membrane qui les tapisse. C'est ainsi que M. Mourgué reconnaît que l'air de la mer s'est montré très-utile dans une espèce de catarrhe chronique, caractérisé par une abondante expectoration de mucosités, et, ce qui expliquerait qu'ici cette action est toute topique, c'est que, chez Buchan qui avait été guéri de cette maladie par l'air du littoral, la toux cessait lorsqu'il avait respiré l'air de la mer pendant vingt-quatre heures. On assure d'autre part que les pêcheurs d'huîtres, sur les côtes d'Angleterre, sont exempts de toutes les épidémies bronchiques catarrhales.

Une dame très-disposée à des bronchites muqueuses, chroniques et à des angines de même espèce fut prise, l'an dernier au mois d'avril, plus gravement ou peut-être plus longuement que de coutume. Elle était dans sa chambre à l'usage de la tisane et de divers sirops anodins et balsamiques qu'elle prenait avec d'autant plus d'exactitude qu'elle était obligée à une époque prochaine de faire un voyage à Marseille, où des amis l'attendaient. Malheureusement le fâcheux rhume ne passait pas et le jour indiqué arrivant, elle me fit appeler pour savoir s'il n'y aurait pas trop de danger qu'elle se mît en route bien enveloppée dans une voiture. Ne voulant assumer aucune responsabilité, ma réponse fut évasive, mais suffisante pour la déterminer sur-le-champ. Elle partit donc et deux jours après être arrivée à Marseille, il n'était plus question ni de rhume ni de mal de gorge; je pourrais, reproduire nombre d'observations analogues.

Est-ce l'air de la mer auquel sont d'ailleurs très-sensibles les personnes qui ne sont pas habituées à son influence, ou tout simplement l'effet moral, la diversion des sensations, l'exaltation générale organique du plaisir qui amènent ce résultat?

Il faudra peut-être des siècles encore pour répondre à une pareille question directement par la pratique! Mais, ce qu'il y a de certain : c'est que j'ai manifestement reconnu que le changement d'air, si nécessaire dans certaines coqueluches, ne m'avait produit de conséquences réelles, que lorsque mes jeunes malades étaient allés sur les bords de la mer.

C'est donc ici et déjà le cas de dire avec Celse « que toutes choses n'arrivant pas toujours de la même manière, il fallait dans les maladies en connaître la cause. »

Or, bien que dans notre langage nous ne puissions peut-être attacher la même valeur à ce mot *cause*, comme nous l'avons expliqué ailleurs, si nous arrivons jusqu'aux radicules des phénomènes pathologiques, ne pourrons-nous pas pressentir que les qualités chimiques de l'air de la mer en impressionnant la membrane muqueuse des bronches, peuvent changer son mode de contractilité et par suite de sécrétion; tandis qu'une colonne d'air plus pesante, déterminant une dilatation inaccoutumée des vésicules pulmonaires peut pareillement modifier la condition circulatoire de tout l'organe?

N'est-ce pas par un effet identique qu'un vomitif arrête la diarrhée et un purgatif les vomissements?

D'ailleurs, pourrait-on méconnaître l'action de l'air de la mer sur les bronches et le poumon malades, lorsque, renfermant du pétrole, de l'iode, du brôme, et peut-être du chlore et du phosphore, il peut aller modifier directement la sensibilité et la contractilité de l'organe? On a produit bien des résultats par l'inspiration de ces substances, et M. Sales-Girons préconise aujourd'hui dans diverses maladies pulmonaires des vapeurs de goudron dont il entoure le malade. Si l'efficacité de ces pratiques est évidente, l'impression de l'air balsamique de la mer doit l'être pareillement, sans compter que ses diverses conditions de pesanteur et de constitution chimique le rendent très-propre à modifier la respiration, et par elle l'hématose. Or, celle-ci, en changeant les dispositions constitutionnelles générales, peut influencer de la manière la plus heureuse la situation pathologique locale.

§ 2.

Action médicatrice topique de l'eau de mer.

Quoique, dans bien des cas, la médication topique de l'eau de mer ne puisse pas se séparer de la médication générale, puisque le bain agit sur tous nos mouvements organiques et vitaux, comme on peut faire des applications locales de cette eau, et que d'ailleurs par le bain général il peut résulter certaines modifications de la vitalité organique locale dans le cas d'altération pathologique extérieure, pour ne pas tout confondre dans nos descriptions, nous avons été ainsi conduits à faire diverses catégories.

Ces catégories ne peuvent cependant être entièrement exclusives les unes des autres. Il s'agit quelquefois de faits identiques présentés sous un aspect différent. C'est ainsi que la guérison d'un ulcère scrofuleux peut ne pas être celle de la maladie elle-même qui a des racines dans toute la constitution ; mais l'action topique locale n'en est pas moins évidente et souvent indispensable à connaître.

Comme précisément la médication marine possède l'une et l'autre puissance thérapeutique, nous avons rangé les faits sous deux aspects différents.

Ces explications données, explorons la science et nous trouverons que White, dans les glandes, les ulcérations strumeuses, regarde comme principaux moyens à employer, les fomentations avec l'eau de mer et les cataplasmes faits avec la même eau. Russel dit : « Le bain froid de mer n'améliore pas seulement l'état général de la santé et des forces du malade ; mais il facilite la résolution des glandes engorgées et celles des tumeurs indolentes des articulations, lors même qu'elles ont acquis un volume considérable et qu'elles existent depuis fort longtemps. » (S. Cooper, *Dictionnaire de chirurgie, Scrofules.*)

Au milieu de sa juste admiration pour le bain froid dans la maladie scrofuleuse, Cullen déclare que pour les cas d'ulcération scrofuleuse, l'eau de mer lui a paru d'un effet trop irritant ; mais J. Hunter, au contraire, obtient, par ce moyen, la guérison d'ulcères vénériens qui s'étendaient entre la peau et le corps de la verge et qui y formaient différentes ouvertures. *Guérison parfaite*, dit-il, *qu'il n'avait pu obtenir par aucune autre médication.* (Cullen et notes de Bosquillon.)

Cette différence de résultats ne peut prouver qu'une chose : c'est que, malgré la bonté du moyen, le mode et le moment d'application sont pour une très-grande part dans le phénomène curateur, ce qui met toujours la thérapeutique sous la dépendance de la dynamie vitale, générale ou locale, c'est-à-dire de la contractilité du sujet et de celle de la partie lésée.

C'est ainsi que pour expérimenter l'eau de mer, j'ai traité, l'été dernier, une jeune fille qui avait une dartre centrifuge humide du jarret, avec des applications permanentes de cette eau. Outre les vives douleurs qui en résultèrent, la dartre s'exaspéra ; tandis qu'elle guérit dans un mois environ en la lotionnant simplement, soir et matin, avec le même liquide.

J'obtins pareil résultat chez un vieillard qui avait les paupières ulcérées depuis plusieurs années, affection dartreuse aussi ; car cet homme avait une dartre squameuse humide qui paraissait et disparaissait ainsi depuis fort longtemps, parce qu'il ne voulait jamais subir un traitement général suffisamment continué.

La diversité donc des conséquences obtenues par Cullen et Hunter tient si véritablement à ces modes différents d'application ou à la disposition locale des tissus, que tous les praticiens savent que dans beaucoup d'ophthalmies, même chroniques, il n'est pas indifférent d'éloigner ou de rapprocher les applications d'un collyre astringent. C'est ainsi que les dermopathologistes observent qu'un même remède employé en lotion ou en pommade est différemment indiqué, suivant la condition de la maladie de la peau. Or, cela tient souvent à l'action permanente de la pommade et à l'effet temporaire de la lotion.

L'effet topique de l'eau de mer sur les parties ulcérées ou dépourvues de leur épiderme est très-actif et fort analogue à l'astringence déterminée par un collyre salin irritant. La contractilité excitée et les conséquences autihypérémiques sont les mêmes évidemment ; mais aussi le résultat dépend autant de la sagacité du médecin que du remède.

Il n'en est pas moins constant que cette action topique modificatrice peut être utilement employée, et Lind en a su apprécier les effets, puisqu'il conseille l'eau de la mer pour les ulcères rebelles des extrémités et la gale. (Mérat et Delens, *Dictionnaire de matière médicale, Eaux de mer.*)

Cette action topique de l'eau de mer sur la gale paraît bien constatée; car M. Delaporte assure avoir traité ainsi un grand nombre de galeux, dans la rade de Brest.

On ne peut pas tirer la même conclusion des faits rapportés par M. Zompetoute (ancien *Journal de Montpellier*, 1812), qui associait le sulfure de potasse à l'eau de mer. Mais j'ai vu moi-même une gale avec éruption secondaire guérie par les bains de mer dans l'espace de huit jours.

Enfin l'action topique modificatrice de l'eau de mer sur les maladies de la peau est si évidente que M..., qui portait un prurigo, pour lequel on était allé jusqu'à lui conseiller la diète sèche, fut guéri par les bains de mer pris pendant un mois.

Il guérit même si parfaitement, qu'il y a dix ans de cela et que la maladie n'a pas reparu ; tandis que des enfants, qu'il avait eus avant et depuis, ont présenté la même maladie, qui a cédé parfaitement aussi à des bains alcalins, ou au chlorure de soude, aidés par des purgatifs.

La liste des maladies de la peau, guéries par les bains de mer, ne finirait plus si l'on voulait rapporter tous les cas qui ont été observés depuis Thomas Bartholin, Russel, Guigou et tant d'autres praticiens. Cependant, je ne puis me refuser à citer encore celui-ci : un jeune jardinier de nos pays qui avait habité Marseille, est sujet tous les étés à une dartre centrifuge squammeuse de la paume des mains, pour laquelle il avait de lui-même constaté l'heureux effet des bains de mer. C'est à ce point que cette dartre qui va souvent jusqu'à saigner, et qui lui procure de cuisantes démangeaisons, l'obligea l'été dernier à aller à Marseille. Il ne put y séjourner que deux jours, et ne prit ainsi que quatre bains, un le matin et un le soir. Mais ces bains, me disait-il, furent très-prolongés, plus de deux heures chaque fois, et, chose remarquable, la dartre n'en disparut pas moins. Reviendra-t-elle cet été ? Le malade a bien promis de venir me voir à la première apparition, et je me suis promis, à mon tour, d'essayer les lotions avec l'eau de mer.

Je suis fort curieux d'étudier ce fait de pratique, d'autant que mon expérience générale me permet déjà de considérer l'action dérivative (répulsive) des bains entiers, comme bien plus efficace que la modification locale occasionnée par les sels de l'eau de mer [1]. La contractilité générale des tissus et le mouvement circulatoire à l'intérieur y ont certainement une très-grande part. C'est même pour cela que Russel a pu soutenir, avec quelque apparence de raison, que les bains de mer convenaient à toutes les maladies chroniques de la peau.

En effet, précisément parce que j'ai vu les eaux thermales sulfureuses être manifestement contre-indiquées pour les dar-

---

1. Pendant l'été dernier, le jeune jardinier vint, en effet, me revoir aussitôt que sa dartre se montra, et je lui donnai de l'eau de mer pour la lotionner soir et matin. Il le fit, et la dartre disparut également. Toutefois, il est à remarquer que, tandis que cette conséquence mit plus d'un mois à se produire, elle s'était effectuée en quelques jours après quatre bains très-prolongés. Il me restera à expérimenter cette année quel effet pourrait produire l'eau simple en lotion ou en bain.

tres squameuses humides trop vives et surtout trop générales, puisqu'un de mes confrères, malgré mon avis, voulut
y conduire une de ses parentes qui succomba quinze jours
après, sous l'inflammation générale du tégument; je pense
que les bains de mer, d'abord de courte durée et pris deux
fois par jour, seraient administrés, dans ces mêmes cas, avec
avantage. Je dis de courte durée, afin que les fluides ne
soient pas trop repoussés de la peau, et que les sécrétions
pathologiques ne se suppriment pas trop promptement; tandis que je conseillerais un second bain dans la même journée,
afin que le temps ne fût pas donné à une réaction trop
complète, dont l'effet par retour pourrait produire une trop
vive inflammation de la peau. Conséquences physiologico-pathologiques, auxquelles on pourrait également obvier, en mitigeant l'eau de mer, et en prenant le bain légèrement dégourdi.

Aussi, par toutes ces raisons et d'autres qui ne sauraient
avoir place que dans un traité de dermatoses, on peut établir
en principe, que les bains de mer tièdes ou de courte durée et
répétés, conviennent spécialement aux maladies sécrétantes
de la peau; et ceux froids et de très-longue durée, aux dartres sèches, aux prurigos, ichthyoses, etc.

Ces considérations pratiques, doivent déjà faire pressentir que la densité de l'eau et la température froide sont pour
quelque chose dans le phénomène de la résolution locale.
Si l'on en doutait, nous n'aurions qu'à invoquer Cullen, qui
dit n'avoir pas retiré des eaux minérales et de l'eau de mer de
plus grands avantages que de l'eau commune.

Or, sans partager absolument l'opinion exagérée du professeur de médecine pratique de l'université d'Édimbourg, les
faits que je vais rapporter me forcent à croire que la température froide et la densité de l'eau sont pour la plus grande
part dans l'action résolutive locale des eaux de mer.

Je choisirai l'histoire d'une maladie dartreuse que j'ai con-
signée dans un mémoire (*Bulletin de thérapeutique*, avril et
mai 1852). Les détails de cette observation montreront parfaitement, je pense, les conséquences thérapeutiques de l'eau
froide sur les mouvements résolutifs qui peuvent être déter-

minés par la contractilité organique réveillée sous la seule influence de sa température. Elle prouvera aussi, contrairement à M. Fleury, que l'hydrothérapie peut être utile contre les maladies de la peau, mais de concordance avec ce praticien, que ce n'est pas en faisant suer le malade, et en portant les liquides à la peau. Je crois, qu'en cela, la prétention des dermo-hydrothérapeutistes exclusifs fait fausse route, et qu'il sera à jamais impossible à M. Baldou de prouver comment *la sudation dans les linges mouillés est résolutive, calmante*, mieux que celle obtenue avec l'étuve alcoolique du médecin de Bellevue, et des différentes eaux thermales (*Revue médicale*, mars 1853, p. 373).

Une dame très-chargée d'embonpoint voulut s'appliquer de son propre mouvement, un cautère au bras, et ce cautère réveilla aussitôt une humeur dartreuse dont cette dame avait été affectée, il y avait plusieurs années. Tout le bras devint le siége d'une dartre squameuse humide très-vive (*herpes squamosus madidans* d'Alibert, *eczema rubrum* de Willan). De nombreux cataplasmes chauds ayant été appliqués en vain pendant plusieurs mois, on se préparait à administrer le sirop de salsepareille et la banale pommade soufrée, lorsque je fus appelé. Je ne pus admettre ni l'un ni l'autre moyen : le premier, parce que, s'il n'était pas sudorifique, comme on le croyait, il était au moins excitant, et que le pouls était fort et plein. D'ailleurs, loin de vouloir pousser à la peau, je voulais refouler de la peau à l'intérieur. Quant au second, à la pommade, j'avais trop d'exemples de son inutilité dans les dartres sèches, et trop d'expérience sur la susceptibilité des dartres sécrétantes, pour ne pas redouter son action dans un cas où la peau était si vivement enflammée, si turgescente, etc.

Je fis diamétralement l'inverse, et cela en obéissant aux indications physiologiques les plus naturelles. Je cherchai :

1° A diminuer la chaleur générale et la plasticité humorale, en prescrivant deux litres par jour de chiendent miellé, auxquels je faisais ajouter 4 grammes de carbonate d'ammoniaque ;.

2° J'excitai un mouvement humoral intérieur, en même temps que des éliminations, en prescrivant deux ou trois purgations par semaines ;

3° Je ne permis qu'un régime herbacé et frugal ;

4° Tandis qu'enfin, je me bornai à l'extérieur à diminuer la phlegmasie dartreuse, en augmentant la contractilité des tissus, au moyen d'applications d'eau froide, pure et simple, et de lotions fréquemment renouvelées avec le même liquide.

Sous l'influence de ce traitement, quinze jours s'étaient à peine écoulés, que la vivacité de l'inflammation dartreuse avait disparu, et que l'exfoliation épidermatique devenait plus rare et plus sèche. Toutefois, je voulais continuer ces moyens encore un certain temps, pour seconder le mouvement de dérivation (répulsion) et d'élimination (dépuration) que j'avais établi, et laisser ainsi la maladie dartreuse s'éteindre d'elle-même, et son principe se dissiper par l'absorption excitée et les sécrétions provoquées, lorsque cette dame reçut une visite de politesse d'un médecin de Marseille de passage dans nos pays. Naturellement il fut question de son mal, et Mme X.... le montra. Or, l'amélioration était telle, que le médecin dit à la malade qu'elle ne devait plus s'occuper de son eczéma, et pour le lui prouver il lui conseilla seulement d'y appliquer un papier oint avec de l'huile d'olive.

Cette dame, enchantée d'en être quitte à si bon marché, ne pouvant comprendre tout ce que je prétendais obtenir de l'eau froide, dont les applications répétées l'ennuyaient peut-être, se hâta de suivre ce conseil si simple, si facile et surtout si commode. Mais, peu de jours après, je fus mandé de nouveau, car la maladie s'était ravivée. Étonné de cet accident, et ne pouvant me l'expliquer, cette dame m'avoua tout, car elle se souvint alors, mais trop tard, que lorsque je repoussais la pommade soufrée, je dis que dans ces mêmes cas, quelquefois de l'huile seule suffisait pour augmenter le mal. Nous revînmes donc à nos lotions et applications d'eau froide et à tout notre traitement intérieur, qui triomphèrent en peu de temps du mal, et si complétement, qu'il y a quatre ans de cela et qu'il n'en a plus été question.

Pour témoigner qu'il n'y a rien de fortuit dans de pareils résultats, mais qu'ils sont la conséquence naturelle des phénomènes physiologiques indiqués et prévus, je joindrai ici une observation de valeur identique recueillie ce mois de mars dernier par mon fils, Anatole Dauvergne, qui suivait ce malade dans mon service à l'hôpital de Manosque.

Belly, soldat au 71ᵉ régiment, est affecté depuis son enfance d'une dartre squameuse centrifuge à la jambe. Ce mal a disparu à différentes époques, à la suite et sous divers traitements ordinairement topiques, mais toujours après cinq ou six mois de persévérance dans les remèdes, lorsque atteint de nouveau, il entra à l'hôpital de Forcalquier où il avait pris, pendant cinq mois et inutilement, des iodures à l'intérieur, et essayé à l'extérieur différentes pommades soufrées.

Évacué sur l'hôpital de Manosque, dans les premiers jours de mars 1853, nous pûmes constater l'état de sa dartre. Large et étendue comme la main, elle siégeait à la partie interne et supérieure de la jambe. Elle était rouge, et présentait çà et là des érosions, des fendillements épidermatiques d'où s'écoulaient quelques gouttes de liquide incolore. Les bords de cette plaque dartreuse étaient plus rouges, plus saillants que le centre, et présentaient des écailles plus épaisses. Le malade fut mis à un régime herbacé et frugal : pas de vin, tisane nitrée (huit grammes par jour), deux ou trois purgatifs par semaine.

Le traitement local se borna à des applications d'eau froide souvent renouvelées, et, après trois semaines, à quelques cautérisations de nitrate d'argent sur les bords qui présentaient plus de rougeur partielle. Dans l'espace d'un mois tous les phénomènes dartreux avaient disparu : il ne restait plus qu'une teinte un peu sombre de la peau sur laquelle on distinguait un épiderme solide et à texture normale.

Il doit résulter de ces faits que l'action topique des eaux de mer, comme de toute autre eau minérale, n'agit qu'en réveillant la contractilité par l'impressionnabilité produite, même par les substances médicamenteuses qu'elles contiennent; que ce même effet de ces sels utile dans certains cas, peut être nuisible dans d'autres. L'eau simple, au contraire, n'agissant que par sa température ou sa densité, peut être insuffisante mais n'a jamais de tels inconvénients. Cela dépend de ce que l'eau simple s'adresse presque uniquement à la contractilité, et que même elle agit surtout par sédation sur la sensibilité. L'eau minérale sur nos tissus excoriés fait l'inverse, elle impressionne d'abord la sensibilité, et peut l'exalter de telle manière que loin d'activer la contractilité, elle la paralyse en appelant les liquides sous l'influence de la primitive impression. L'observation suivante mettra ces phénomènes dans tout leur jour.

Une jeune femme du département de la Drôme portant une *melitagra flavescens impetigo*, me fut adressée en 1851. Sa maladie qui avait envahi toute la face et les bras, avait marché malgré une infinité de traitements. Toujours un nouveau flux melliforme renouvelait les croûtes épaisses qui couvraient la peau de sa figure, de ses mains et de ses bras. Je lui conseillai, avec un régime alimentaire herbacé et quelques viandes rôties, les eaux salines et sulfureuses froides de Saint-Martin de Renacas, en boisson seulement. Après un mois de ce traitement qui amenait de véritables superpurgations intestinales et rénales, la dartre parut cesser de fluer, et les croûtes tombèrent sans se reproduire. Il me parut alors que des lotions avec l'eau de la source pourraient hâter la résolution du reste de la phlegmasie cutanée. Ce fut l'inverse ! Le lendemain même, la dartre s'aviva, et quelques jours après l'épiderme se fendillait de nouveau, et laissait suinter la matière melliforme primitive. Je fis cesser cette pratique, et au moyen du traitement hydro-minéral intérieur et des lotions d'eau froide simple, la maladie finit par se résoudre insensiblement dans le courant de l'été.

Si l'eau pure agit donc si bien, c'est que le mouvement physiologique essentiel à obtenir consiste à réveiller la contractilité organique résolutive. Les faits suivants achèveront de le démontrer.

Une jeune femme de vingt-trois ans, d'un tempérament lymphatique, albumineux, qu'attestait une abondance de tissu cellulaire et graisseux, une peau blanche, des taches de rousseur et des cheveux rouges, portait depuis huit mois à la suite d'engorgements laiteux successifs, une induration hypérémique générale de la mamelle. Cette affection qui, pendant tout le temps, avait été traitée au moyen de cataplasmes chauds de différentes natures, était arrivée à un tel degré de chronicité, que lorsque je trouvai cette femme dans mon service à l'hôpital, toute la mamelle était dure, rénitente, violacée, adhérente, le mamelon effacé, etc. J'essayai sans succès les diverses pommades iodurées, même les frictions mercurielles à haute dose à la méthode de M. Serre d'Uzès, préconisée par Lisfranc et dont je m'étais fort bien trouvé dans d'autres circonstances. Les iodures à l'intérieur m'ayant également fait défaut, trois mois après, j'arrêtai le traitement suivant : application d'un linge imbibé dans de l'eau froide en permanence sur le sein, des bains de pieds très-chauds et très-prolongés soir et matin, une purgation trois fois par semaine et pour nourriture des herbages et des viandes rôties.

Après quinze jours, la couleur violacée de la peau avait disparu ; après un mois, la souplesse de l'organe avait repris sa principale normalité, et bientôt il ne resta d'autres traces de l'affection qu'une petitesse plus marquée de l'organe.

Cette guérison ne s'est jamais démentie. Cette femme a eu des enfants depuis et est allée allaiter à Marseille, avec le plus beau sein. Mais ce qu'il y a de remarquable, c'est qu'elle m'a rappelé depuis une circonstance que j'ai omise : c'est qu'on lui avait proposé l'amputation du sein, et qu'elle y était presque résolue lorsqu'elle fut contrainte de venir à l'hôpital. Ce même traitement m'a réussi pareillement dans plusieurs autres cas pour des circonstances assez analogues et notamment chez une demoiselle de Rians (Var), que m'avait adressée mon estimable confrère le Dr Plauchud. Cette induration était la suite d'un coup. Une dame, qui dernièrement est venue me consulter de Marseille, vit presque aussitôt commencer la résolution d'un engorgement de sa glande mammaire, pour lequel déjà on l'avait pressée d'accepter l'amputation.

Il y a quelques années qu'une fille de quatorze ans présentait un gonflement de l'extrémité supérieure de l'humérus avec douleur et gêne des mouvements de l'articulation scapulo-humérale, qui cependant n'était pas malade. Cette tumeur s'abcéda longtemps après au-dessus et en avant du bord du tendon du muscle deltoïde et ne fournissait qu'un peu de sérosité. Je lui conseillai une tisane de feuilles de noyer, un régime alimentaire consistant en herbages et en viandes rôties ; puis des bains froids à l'eau courante, de manière à recevoir sur le bras le flot du liquide. Ces moyens, auxquels je joignis des applications froides pendant une heure tous les soirs, amenèrent une guérison qui ne s'est plus démentie. Toutefois, je n'employai pas les purgatifs chez cette jeune malade, parce qu'elle était maigre et ne témoignait pas ainsi de pléthore albumineuse.

J'agis de même chez un jeune homme du département de Vaucluse, que visitait M. Aillaud du Castellet. Ce malade portait depuis quelques années des trajets fistuleux sur le pied, lorsque celui-ci se tuméfia et montra diverses autres collections purulentes que nous jugeâmes à propos d'ouvrir. La compression méthodique du pied, des irrigations froides soir et matin, et diverses autres conditions hygiéniques combinées, telles que l'insolation, l'habitude de peu se couvrir la nuit et plus tard de coucher avec la fenêtre ouverte, un régime tonique et animalisé, furent les seuls moyens qui aidèrent l'action topique de l'eau froide simple. Aussi ne peut-on voir dans cette guérison, qui fut complète au bout de six mois, et que je donnerai avec détail ailleurs, que la conséquence de la contractilité locale réveillée par la température du liquide. M. Aillaud me disait à cet effet, qu'il avait d'autant plus de confiance en ce traitement qu'il avait vu guérir, par des irrigations d'eau froide une affection semblable du coude, pour laquelle les traitements les mieux dirigés par les médecins les plus habiles de la Provence avaient échoué.

Enfin dans les hydarthroses de différente nature, j'ai depuis longtemps abandonné les vésicatoires, même les frictions iodurées et mercurielles, m'étant bien mieux trouvé des cataplasmes résolutifs d'Ambroise Paré, de Pradier, de M. le professeur Trousseau, que j'ai abandonnés encore, depuis quelques années, pour l'eau froide et la compression. Cette température et cette densité d'une autre espèce, jointes aux observations de Russel, de Delpech et d'autres sur les résultats de l'eau de mer, m'aident à conclure que les bains de mer ne peuvent qu'être encore plus utiles pour produire aussi des modifications heureuses dans l'exhalation et l'absorption de certaines conditions pathologiques des membranes synoviales.

Ainsi, nul doute donc que la température ou la densité de l'eau ne soient les principales qualités par lesquelles l'eau de mer puisse atteindre à de pareils résultats, puisque nous les obtenons avec l'eau simple qui n'a que ces seules propriétés. Mais, aussi, l'eau de mer poussant ces mêmes qualités à un plus haut degré, il doit rester évident que, toutes les fois qu'on n'aura pas à redouter l'action de ses sels sur une partie excoriée ou ulcérée, elle pourra devenir plus avantageuse que l'eau froide ordinaire. Les sels, les mouvements de l'eau de mer augmentent les effets de cette même densité. Par conséquent, on devra retirer de plus grands avantages du traitement balnéaire marin que de ceux indiqués ci-dessus, lorsqu'on voudra particulièrement mettre à profit cette densité.

Pareillement, qu'il reste bien démontré que c'est surtout en activant la contractilité par la température et la densité du liquide, la stypticité des sels ne pouvant qu'ajouter à ces propriétés, qu'on arrive à ce résultat. On peut d'ailleurs d'autant moins s'y refuser que M. Pravaz démontre qu'en pareille circonstance, la pression atmosphérique sous son appareil pneumatique possède manifestement cette action résolutive.

Maintenant, comment l'action des sels peut-elle ajouter quelque chose à ces conséquences de résolution? Les sels peuvent évidemment, en impressionnant la sensibilité, réagir sur la contractilité! Mais, nous avons vu que ces effets tenaient à la sensibilité locale de telle manière qu'on pouvait s'exposer à arriver à un résultat inverse de celui qu'on s'était proposé.

Ceci pourrait, cependant, étonner, parce que nous obtenons journellement les plus grands avantages des applications ou plutôt des cautérisations avec l'azotate d'argent sur des parties enflammées. Mais, quoique l'on ait assimilé les phénomènes qui se passent dans toutes ces conditions, sommes-nous bien assurés qu'ils soient identiques? Diverses observations que j'ai pu faire, et celles entre autres de M. le professeur Eben Watson de Glascow, m'attesteraient qu'ils sont très-différents, car ces observations indiquent que la pierre infernale n'agit dans ces cas qu'en diminuant la fluidité du sang, en en coagulant même l'albumine dans les vaisseaux, d'où il suit que de telles applications guérissent l'inflammation en mettant obstacle à la circulation. Les sels de l'eau de mer ne peuvent avoir ce degré de puissance et doivent nécessairement borner leur action sur la sensibilité et la contractilité.

Aussi, afin que l'action immédiate topique des sels de l'eau de la mer puisse être utile à une condition pathologique de nos tissus, il faut nécessairement, que la *contractilité générale soit aussi bien abaissée que la locale.* Sans cette condition de la situation physiologique le résultat peut être inverse de celui qu'on s'était promis.

Expliquons-nous, car nous concevons d'une manière assez complexe le phénomène, et il est assez important pour être analysé. Que peut-il se passer lorsque par une cause irritante, nos tissus déjà enflammés rougissent et se congestionnent encore? On a bien dit et répété à satiété *ubi stimulus, ibi fluxus,* mais tant de faits, comme nous l'avons dit, doivent nous faire rejeter cette explication, que force nous est d'en trouver une autre. D'après notre doctrine, une stimulation locale ne peut porter que sur nos tissus, et toute stimulation dans leur état physiologique, ne peut que les contracter; or, comment dans ce cas, de pareils tissus contractés pourraient-ils recevoir plus de sang? Évidemment c'est impossible!

Il faut alors nécessairement que les parties physiologiques sous l'influence de la sensibilité excitée se contractent da-

vantage que les pathologiques, c'est-à-dire que la contractilité abaissée ne soit que locale. Alors, forcément, après une
cause irritante, les fluides seront comme emprisonnés dans
la partie phlogosée, puisqu'il y arrivera toujours à peu près
la même quantité de sang par les artères, et que les autres
vaisseaux en rapporteront moins, les fluides trouvant une
contractilité abaissée dans les tissus pathologiques et relevée
dans les tissus sains.

J'ai donc raison de dire qu'afin que de telles impressionnabilités soient utiles, il faut que la contractilité générale soit
aussi abaissée que la locale. Or, je suis tout à fait justifié
dans cette manière de voir, en ce sens que les maladies qui
retirent le plus d'avantages des eaux de mer sont les cachectiques, dans lesquelles, fluides et solides, sont particulièrement abaissés dans leur dynamie physiologique. De la même
manière et par des raisons conformes, quoique diamétralement opposées, plus une partie est enflammée à l'état aigu,
plus des causes irritantes l'aggravent ; plus un sujet est robuste, plus une inflammation est violente. C'est qu'en effet,
dans toutes ces circonstances, la contractilité des tissus physiologiques ambiants s'est conservée d'une manière trop différente de celle des tissus de la partie malade.

De ces faits expliqués nous pouvons conclure donc que
plus la contractilité sera généralement diminuée, plus sera
utile l'action topique des sels de l'eau de mer, et que, lorsque
cette contractilité et cette sensibilité seront particulièrement
abaissées dans un point, il faudra autant que possible limiter
cette action sur la partie malade. Nous verrons bien des explications de ce principe, mais déjà il me conduit à dire, contrairement à Russel et à d'autres médecins anglais, que les
eaux de mer pourraient être utiles dans la carie des os.

En effet, si des résultats heureux obtenus par Delpech, et
cités dans la thèse de M. Monoyer, ne l'attestaient, les recherches de Sanson établissant que la carie des os n'est qu'une
suppuration du tissu parenchymateux mettant à nu le phos-
phate calcaire, établiraient que l'eau de mer, par l'action de
ses sels et de ses autres propriétés chimiques, ne pourrait

que modifier heureusement ce travail pathologique. Seulement, si les cas de ces guérisons sont rares, cela tient à plusieurs circonstances : la première, c'est que l'eau de mer arrive rarement sur la partie malade de l'os et ne peut la modifier ; la seconde, c'est qu'elle excite les chairs et force quelquefois leur cicatrisation avant que la maladie osseuse soit guérie. Accidents qui surviennent souvent du mode d'administration des eaux, et notamment de cette impatience des malades qui veulent obtenir en quelques mois ce qui ne peut être que la conséquence d'une modification lente de toute la nutrition et ne peut s'opérer qu'avec des années.

D'où il n'en résulte pas moins des effets locaux trop subits et en désaccord avec la modification générale et surtout celle de l'os. Aussi, par l'action de l'eau minérale sur les chairs, voit-on des trajets fistuleux se fermer prématurément et être ainsi la cause de nouveaux foyers.

On a bien conseillé et pratiqué des injections dans les trajets fistuleux des maladies des os, mais les résultats n'en sont guère encore inscrits dans l'histoire de l'art. Je crois d'ailleurs qu'un tel moyen qui, peut-être, a été utile, porte encore avec lui une insuffisance radicale qui s'oppose à toute conclusion défavorable sur l'eau de mer en pareille occurrence. L'injection est trop passagère et son action sur les chairs beaucoup plus marquée et prolongée que sur l'os malade. Il faudrait un moyen qui pût déterminer diamétralement le contraire, c'est-à-dire n'agir que sur l'os sans influencer trop sensiblement les chairs. Je me suis demandé si l'on ne pourrait pas y réussir avec un petit instrument construit d'après les principes d'un irrigateur utérin dont je me sers depuis quelque temps et dont je parlerai plus tard ici. Cet instrument serait comme une sorte de sonde à double courant qui, pendant le bain de mer, ferait arriver le liquide jusque sur l'os, et cela avec une simple impulsion que la main du malade pourrait donner au liquide.

Cet instrument, guère plus gros qu'une sonde cannelée ordinaire, commençant par une sorte d'entonnoir et finissant par une extrémité très-ténue, ne pourrait-il pas être introduit dans le trajet fistuleux, courbé suivant le besoin et fixé en-

suite au membre au moyen d'une bande ou d'un ruban ?
Alors le malade, une fois dans le bain, par une simple impulsion donnée au liquide avec la main, ferait arriver l'eau
minérale jusqu'à la partie malade de l'os ; tandis qu'une seconde impulsion chasserait l'eau qui y serait contenue et la
renouvellerait. L'os malade ne subirait-il pas ainsi une modification réelle, par laquelle on s'assurerait, enfin, de toute la
puissance de l'eau de mer et des eaux minérales en pareil cas ?
Je soumets cette idée aux praticiens, afin qu'ils prononcent
en dernier ressort.

Quoi qu'il en résulte cependant, l'action cicatrisante de l'eau
de mer, par les effets des sels sur la sensibilité et la contractilité que réveillent encore sa densité et sa température, est
manifeste.

En effet, cette contractilité est si véritablement reveillée que
l'on guérit tous les jours par des bains même simplement froids
des distensions ligamenteuses, de vieilles entorses ; tandis
que, dans ces cas, divers praticiens et entre autres Dupuytren, ont pu constater la supériorité des bains de mer. J'en
ai pareillement vu guérir par ce moyen, et entre autres une
qui avait résisté aux bains d'eau de rivière et des eaux de
Digne ; mais il est vrai que ces moyens avaient été, ici, dirigés comme souvent par le caprice des malades, et jamais par
l'observance de l'indication.

En tels cas, la compression méthodique combinée avec l'eau
froide, en bain, en irrigation, en application ne m'ont jamais
fait défaut. Ce même traitement m'a également réussi pour
dissiper des engorgements aux jambes avec laxité des tissus,
provenant d'érysipèle ou de phlegmons répétés, et j'ai détruit ainsi du même coup et la cause et les effets de ces conditions pathologiques : le défaut de contractilité des tissus.

Aussi peut-on dire en toute confiance que les eaux de mer
doivent encore mieux remplir de telles indications, ayant des
propriétés de densité, de stypticité par les sels, de compression et d'impressionnabilité par les vagues, plus prononcées.

C'est par de pareilles raisons que, pour des engorgements
très-chroniques, on utilise souvent les bains de sable marin,

qui ne peuvent avoir d'autre avantage sur le liquide que celui de pousser plus loin la compression et par conséquent ses effets, la contractilité de la fibre, l'absorption et la résolution. Enfin, de tous les résultats des eaux de mer sur des maladies dartreuses, sur des plaies scrofuleuses, sur la guérison d'engelures ulcérées par l'eau marine, il faut si peu conclure à la spécificité topique de l'eau marine, que ces résultats multiples détruisent cette spécificité, et que cette même spécificité serait partagée avec des propriétés chimiques différentes.

En effet, voilà les dartres guéries également par les eaux sulfureuses et les eaux de mer. Sont-elles toutes deux également des spécifiques pour ces maladies? mais cette propriété se partage encore entre diverses eaux minérales froides ou thermales, et diviser ainsi une spécificité à l'infini, n'est-ce pas la détruire? N'est-ce pas avouer que cette action ne tient qu'à la contractilité des tissus excitée sur les parties dénudées par les qualités chimiques de l'eau, et sur les parties recouvertes de la peau par la densité du liquide et sa température froide?

Pour moi, j'ai guéri bien des engelures chez les enfants avec l'eau froide ou des frictions de glace, et j'ai étonné ainsi beaucoup de mères, qui, pour en préserver leurs enfants, ne les faisaient jamais laver qu'à l'eau chaude.

Par ces mêmes motifs, la supériorité générale n'en reste pas moins à l'eau de mer; seulement il faut la rechercher ailleurs que dans sa spécificité, qui ne peut être que le résultat d'un enthousiasme irréfléchi ou de l'insuffisance des connaissances humaines, comme le prouve chaque évolution de la science.

Tout ce que possède la science d'expérience et de logique arrive par l'action topique de l'eau de mer à ces conséquences; et la médecine vétérinaire fournit aussi sa part de faits à ce point de vue. Qui ne connaît cet adage des vétérinaires d'Avignon : les boiteries que le Rhône ne guérit pas sont incurables! Cependant, l'observation atteste encore que pour ces mêmes accidents dans l'espèce chevaline l'eau de mer est toujours supérieure.

« Vous savez, me disait **M.** **Carbonel**, marchand de chevaux, qu'il n'existe pas de meilleur moyen contre les boiteries, les engorgements articulaires, que les bains froids de rivière, et cependant j'ai pu établir, par comparaison, que ceux de la mer étaient de beaucoup préférables. » « Sur divers convois de chevaux, continuait-il, que j'ai fait baigner dans le Rhône et la Durance, jamais je n'en avais obtenu un résultat si rapide et si avantageux qu'à Nice, où plusieurs m'arrivèrent, harassés, boiteux, ayant des engorgements de tous les membres, des hydrarthroses aux jarrets, des coups de pied, des excoriations de corde, etc. Tout cela se dissipa par enchantement au bout de huit jours de bains de mer que je faisais prendre très-prolongés. »

N'y a-t-il pas assez de la plus grande densité de l'eau, du mouvement compresseur des vagues sur la contractilité, de l'action chimique stimulante des sels sur la sensibilité des parties dénudées, pour expliquer la supériorité de l'eau de mer dans les cas précités? Entre tous les faits relatifs à l'eau simple et à l'eau de mer, n'est-il pas vraiment question que de simples degrés d'efficacité? Alors ne sommes-nous pas dans le vrai en rejetant toute idée de spécificité? Celle-ci, d'ailleurs, ne serait-elle pas une entrave aussi fâcheuse à la science qu'à la pratique, puisqu'elle laisserait sans explication les faits les plus ordinaires, et sans préceptes d'indications les divers cas qui doivent se présenter à l'avenir?

C'est par trop évident.

§ 3.

2ᵉ ordre de faits. — Résultats thérapeutiques par équilibration fonctionnelle.

Je range dans cette catégorie non-seulement toutes les anervies et névralgies, mais encore une infinité de congestions, d'hypérémies, qui doivent être regardées, ainsi que je l'ai expliqué dans les prolégomènes, comme le résultat d'une condition asthénique des tissus; ce qui ne veut pas dire avec Brown que toute la maladie soit asthénique, mais seulement les tissus de la partie malade, parce que toute congestion est inévitablement la conséquence d'une expansion de ces mêmes tissus, c'est-à-dire, de leur défaut de contractilité.

Aussi pour moi, il ne peut y avoir de maladies qu'on a appelées organiques que celles qui changent le mode de nutrition des tissus. Tout le reste n'est à mes yeux que des équilibrations fonctionnelles perverties, dépendant tout simplement d'un défaut de contractilité organique détruisant l'harmonie dynamique du *consensus* de notre machine. Les perturbations de sécrétions rentrent donc aussi dans ce vaste groupe, et cela, d'autant mieux qu'en les ramenant dans l'ordre de leur normalité on fait cesser les désordres survenus.

Cependant, je ne passerai pas en revue toutes les maladies qui pourraient figurer ici, il faudrait pour cela plusieurs volumes. A peine si je pourrai donner quelques faits en détail pour mettre en saillie les principes qu'ils entraînent, les motifs pratiques qui en ressortent. Mais si nous montrons bien les raisons philosophiques et pratiques qu'ils produisent, nous approcherons toujours davantage du véritable mode d'action de l'eau de mer dont la connaissance exacte suffirait à la théorie comme à la pratique.

Pour entrer en matière avec les faits, je débute par une observation que nos cadres nosologiques seraient fort embarrassés de ranger dans leur classification anatomique et que la physiologie me permet de désigner par : « hypérémie passive du tube digestif et du foie entraînant une stagnation du sang veineux dans la veine porte, la veine cave et par suite des palpitations de cœur. »

Mme*** éprouvait depuis quelques années des palpitations désordonnées du cœur avec anorexie, langue pâteuse, encroûtée et jaune, constipation et diarrhée alternatives, faiblesse radicale, teint jaune mais non chlorotique, comme l'attestait la rougeur des conjonctives palpébrales; appétit presque nul, rapports ou acides ou nidoreux, souffrances dans tout l'abdomen, amaigrissement considérable. Les eaux de Seltz, de Vichy, la digitale, les ferrugineux, l'opium, les voyages du nord, dans le midi, tout avait été essayé inutilement, lorsque Mme***, qui était venue se fixer dans un pays des environs de Manosque me fit appeler.

J'explorai attentivement le cœur et ne trouvai aucun rhythme anormal, aucun bruit particulier qui pussent me faire croire à une altération de ses valvules. D'autre part, les palpitations désordonnées, plus bruyantes et étendues qu'énergiques, plus sensibles à distance, à droite qu'à gauche, m'enlevèrent toute pensée d'hypertrophie.

Était-ce donc une dilatation anévrismale des cavités droites et spécialement de l'oreillette du cœur, ou simplement une stagnation du liquide sanguin ?

La difficulté des digestions, les souffrances gastro-intestinales, étaient-elles causes ou effets de la situation des fonctions du cœur ? Je dus croire qu'elles étaient causes parce qu'elles avaient préexisté.

D'après ces remarques, je posai le diagnostic que j'ai mis en tête de cette observation, ce qui me donna aussitôt l'indication d'activer la circulation veineuse abdominale, en excitant la contractilité des tissus et des vaisseaux. Circonstance qui devait régulariser les mouvements du cœur, en lui apportant des ondées de liquide plus décidées, en même temps qu'il fallait agir sur le cœur lui-même pour déterminer dans cet organe des contractions plus complètes qui pussent chasser presque toute l'ondée sanguine et ne pas rendre les battements tumultueux, par des efforts inutiles de l'organe, contre le liquide stagnant et son nouvel abord.

En effet, il m'a été démontré en pratique que bien des palpitations n'étaient tumultueuses que parce que les battements du cœur étaient trop rapprochés, et partant ses contractions incomplètes. C'est ainsi que l'on voit les hommes les plus forts, les plus athlétiques, avoir les battements de cœur les plus lents, de sorte qu'il en est ici comme de toutes les fonctions physiologiques organiques dont nous avons parlé à propos de la respiration.

Profondément convaincu de tous ces phénomènes, je prescrivis des applications froides sur le ventre et sur le cœur, des boissons froides avec le bicarbonate de soude et des lavements aussi d'eau pure froide ; régime doux, mais succulent.

Après trois semaines l'amélioration fut très-sensible et après un mois elle était presque complète ; mais alors, pour ranimer tout à fait la dynamie organique, tant partielle que générale, je conseillai des bains de rivière de très-courte durée qui finirent par faire disparaître tout désordre pathologique et donnèrent une activité générale si prononcée, que la malade put venir elle-même me voir, et que je pus constater que tout trouble circulatoire avait disparu, que les digestions s'étaient rétablies, etc.

Depuis trois ans de cela les palpitations n'ont plus reparu ; seulement les dérangements des fonctions gastro-intestinales et hépatiques se réveillent de temps à autre et s'exaspéreraient peut-être, si madame n'y remédiait aussitôt elle-même par les applications de linges mouillés, comme elle les appelle.

Dans ces conditions la malade, ou plutôt cette dame, aujourd'hui d'une santé délicate, aurait dû pour affermir sa guérison et augmenter sa force organique en général, aller prendre des bains de mer ; je les lui ai conseillés, mais elle est trop satisfaite de son état pour pouvoir se décider à quitter sa famille et sa maison.

Cependant, je le répète, il n'y a plus de maladie ; seulement, pour maintenir ou pour affermir cet état de santé, cette dame doit veiller constamment sur l'équilibration de ses fonctions, et sans nul doute recourir à une médication dont la plus grande puissance, aujourd'hui surtout qu'elle pourrait parfaitement en supporter le choc physiologique, n'assurerait que mieux des effets obtenus par un traitement analogue, il est vrai, mais moins puissant que ne peut l'être la médication marine pour relever la dynamie de la fibre et la dyscrasie des liquides.

Cette observation soulève une foule de questions pratiques, comme celle par exemple de savoir si, dans l'état primitif de cette malade, des bains entiers, froids, et à plus forte raison des bains de mer, n'auraient pas été plus nuisibles qu'utiles ? N'auraient-ils pas augmenté trop subitement l'afflux du sang vers le cœur, alors que le système veineux abdominal n'avait pas encore repris tout son ressort, ou bien la congestion cardiaque et abdominale, un instant augmentée, aurait-elle même, par ce fait d'un surcroît de vitalité produite, donné ce ressort organique?

Tout est possible à la force vitale réactionnelle, qui veille toujours sur nos mouvements, mais il n'est pas prudent de s'y trop confier. Aussi toute la médecine consiste-t-elle dans ce plus ou ce moins, et le secret de le découvrir constitue les plus grandes difficultés de l'art.

Le sens de ces lignes que j'écrivais avant qu'eût paru le bel ouvrage de M. Fleury, a été relevé par ce fait, que cet habile observateur n'a jamais voulu confier sa douche à personne, comprenant que toute la puissance de l'hydrothérapie consistait dans les mouvements fonctionnels d'équilibration provoquée. Seulement, si M. Fleury a parfaitement compris la révulsion que l'on peut obtenir, son livre atteste qu'il n'a pas suffisamment étudié la dérivation.

Or, mon ouvrage ayant pour but de faire distinguer toutes les circonstances et tous les cas qui peuvent plus spécialement réclamer tels ou tels mouvements fonctionnels, est peut-être, je ne me le dissimule pas, une des plus grandes tâches qui aient été entreprises. Mais, ce qui m'a soutenu et encouragé, c'est l'assurance que m'a donnée l'étude des diverses eaux froides et thermales, puisque les unes et les autres me témoignaient de faits également probants et m'assuraient que la vérité était dans l'harmonie qui pouvait exister dans leurs effets physiologiques.

C'est d'ailleurs parmi les faits puisés dans les effets exclusifs des eaux thermales ou froides que l'on peut voir l'exactitude de cette vérité : qu'on ne doit pas, dans tous les cas, se confier à tous les mouvements de la réaction vitale aveuglément provoquée, comme on le fait trop souvent dans presque tous les thermes et tous les établissements hydrothérapiques, où l'on applique presque toujours invariablement, avec une succession plus ou moins régulière, les mêmes moyens pour solliciter l'équilibration fonctionnelle recherchée. Or, j'ai pu observer bien des cas où de telles pratiques ont été nuisibles, tandis que j'en citerai d'autres où des applications simultanées d'eau froide et d'eau chaude ont témoigné de toutes leurs puissances.

Un tambour du 8ᵉ léger, dont je donnerai l'observation avec détails dans un autre travail, est pris de pneumonie à Toulon, pour avoir essuyé pendant trois heures une pluie battante et avoir laissé sécher sur lui ses vêtements. A la suite de saignées, de sangsues, de l'administration du tartre stibié, l'inflammation se résout et le malade demande à rejoindre son régiment. On crut pouvoir le lui permettre ; mais il est contraint de s'arrêter à Valensole et aux Mées, où il crache du sang de nouveau. Enfin il veut reprendre sa route, arrive à Manosque et entre à l'hôpital où, pendant un mois, il éprouve des douleurs vives sur le côté droit, tousse incessamment et crache du sang à flots, et quelquefois par litres. Trois saignées, cent vingt sangsues, de grands vésicatoires sont inutiles, et je le trouve, en reprenant mon service, dans une situation si désespérante qu'elle avait été abandonnée. Je ne vis aussi moi-même aucune ressource dans les anciennes méthodes usitées, et je le laissai pendant deux jours dans le même abandon où je l'avais trouvé, lorsqu'il me vint dans l'idée d'employer des moyens dérivatifs et révulsifs par l'eau froide et l'eau chaude. J'hésitais, cependant, vu la nouveauté de l'application en pareille circonstance, et je ne me décidai que par le souvenir de ce précepte de Celse : *Melius medicamentum anceps quam nullum.* Je prescrivis donc :

1° Des applications d'eau froide sur le côté de la poitrine phlegmasié (matité en avant et en arrière sur toute la base de la poitrine jusqu'au scapulum, absence complète de tout bruit, excepté en haut, où se montrait du râle muqueux à grosses bulles). Ces applications étaient pour solliciter la contractilité locale, s'opposer ainsi à la stagnation du liquide et provoquer l'expulsion de celui qui y était en surabondance.

2° Des bains de pieds chauds et sinapisés jusqu'au genou et fort prolongés matin et soir, afin de provoquer loin du point phlegmasié la dilatation des tissus et la stagnation du liquide sanguin, de façon à pouvoir éloigner celui-ci autant que possible de l'organe pulmonaire.

3° Pour boisson de l'eau froide, et pour toute nourriture du lait froid coupé, alimentation qui devait peu augmenter la plasticité du sang et atténuer les qualités excitantes qu'il pouvait encore avoir.

Trois jours après, les crachements de sang avaient disparu ; il n'y avait plus qu'une expectoration couleur jus de pruneaux témoignant de la dilution du sang anciennement épanché ; disparition de l'extrême sensibilité de la poitrine. Dix jours après, plus de toux, plus de crachats, et retour manifeste de l'expansion pulmonaire par la sonorité revenue de la poitrine et le murmure respiratoire en grande partie reparu.

Je fus si heureux de la rapidité de cette résolution que je me demandai si des frictions générales à l'eau froide et l'emmaillottement de la couverture de laine, ne porteraient pas à la peau une excitation d'autant plus efficace, pour assurer cette résolution, qu'elle serait plus générale et détournerait mieux ainsi l'habitude de la stagnation pulmonaire. Je les fis pratiquer pendant deux jours ; mais la toux, la fièvre et quelques crachats sanguinolents reparurent, et je me hâtai de revenir à mon premier procédé, que je continuai pendant un mois et demi, pour assurer cette guérison, que des écarts de régime de mon indocile malade avaient compromise plusieurs fois. La réapparition de la toux et la rapidité du pouls étaient les principaux symptômes qui me témoignaient de ses écarts ; mais différentes fois la matité et l'obscurité du bruit respiratoire avaient apparu sans qu'il y eût eu retour du crachement de sang, crachements qui, du reste, depuis la médication dernière employée, s'étaient limités à quelques mucosités filantes teintes en rose.

Ce fait atteste, si je ne me trompe, ce que nous disions : qu'il ne faut pas se confier toujours entièrement à la réaction déterminée par le bain froid, ou les pratiques hydrothérapiques destinées à ce but. Dans le cas de la moindre disposition inflammatoire qui puisse encore exister, il convient de préférer les applications froides directes pour la sédation, (dérivation) et les excitations de l'eau chaude pour la révulsion. Ce principe est mis hors de doute pour moi par une infinité de faits pratiques, tandis qu'aucun de ceux inscrits déjà dans la science ne saurait le contredire.

Mais, pour le bien comprendre, il faudrait d'abord savoir ce que nous pouvons entendre par disposition inflammatoire, puisque c'est cette dernière condition pathologique qui serait la contre-indication qui pourrait nous servir de guide. On a fait pressentir jusqu'ici que l'état aigu devrait être ce guide, puisqu'il devrait servir de barrière à l'hydrothérapie. Mais cela ne saurait être, puisque nous voyons par le fait précédent certaines pratiques à l'eau froide réussir dans une phlegmasie sinon aiguë, au moins très-active. Une telle indication est encore d'autant plus mauvaise qu'il ne suffit pas qu'une maladie soit chronique pour rentrer absolument dans les pratiques ordinaires de l'hydrothérapie.

Force nous est donc d'apprécier cette disposition inflammatoire. Eh bien ! est-elle dans l'organe, comme on a semblé en être assuré, et, dans ce cas, le signe qui nous la dévoilerait, est-ce la douleur, ainsi que l'a énoncé Lisfranc au sujet des maladies de l'utérus, qui ne sauraient réclamer les bains de mer? Ce ne peut être la douleur, puisque plusieurs observations de maladies de l'utérus, rapportées par M. Fleury, constatent de vives souffrances, et ces maladies ont été cependant guéries par les pratiques hydrothérapiques. Nous dirons donc que la disposition inflammatoire réside dans les conditions où se trouvent les fluides : ce qui le prouve de nouveau ce sont les faits que nous avons analysés ; l'observation précédente, dont le sujet avait toujours un pouls vif et fréquent; la coloration de la peau pâle, mais jamais anémique ; tandis que, dans les véritables succès rapportés par M. Fleury, l'anémie se traduisait toujours par une infinité de caractères. Voici une nouvelle preuve de ce que j'avance : pour peu que la condition des fluides dans une phlegmasie témoigne de leur excitation, de leur animalisation, le bain général froid peut être plus nuisible qu'utile, c'est-à-dire, agir plutôt au bénéfice de la phlegmasic que de susciter des mouvements fonctionnels de réaction révulsive.

Une demoiselle, issue d'une mère lymphatique, qui avait succombé aux progrès d'un cancer du sein, et elle-même lymphatique et sanguine, ainsi que le témoignaient quelques engorgements ganglionnaires, sa peau et ses cheveux blonds, avait cependant toujours un teint rosé très-prononcé et le pouls fréquent, lorsqu'elle fut prise d'une métrite chronique qui se développa insensiblement à la suite de fatigues et de peines morales. Cette maladie, qui finit par devenir grave, amena de vives douleurs hypogastriques, des sécrétions utéro-vaginales presque purulentes, etc. Divers moyens avaient échoué, et ce ne furent que le repos, les applications froides locales, les injections et les lavements froids combinés avec les bains tièdes généraux, et ensuite les bains de siége froids, qui triomphèrent de la maladie. Cependant, mademoiselle conservait encore, un an après, des pertes blanches et un sentiment de fatigue dans les lombes et les jambes, symptômes pour lesquels je lui conseillai des bains froids de rivière, et lui fis sentir l'opportunité prochaine des bains de mer.

L'occasion de se rendre à Marseille s'étant présentée, mademoiselle partit sans m'en parler de nouveau ; mais, après deux ou trois bains, les douleurs se réveillèrent, et force fut d'abandonner cette médication qui avait tellement exaspéré la maladie qu'il fallut revenir aux bains tièdes généraux, et aux applications froides locales avec persévérance. Les eaux de mer n'avaient donc pas agi par réaction à la peau, et encore moins excité cette dernière, comme l'avancent différents médecins qui lui reconnaissent cette vertu, pour moi toute circonstantielle.

Je trouve dans les notes qu'un bienveillant et fort distingué confrère, M. le docteur Dugas, a bien voulu mettre à ma disposition : que le général ***, affecté de cystite avec engorgement de la prostate, éprouva, à la suite d'un seul bain de mer, une telle exaspération dans son mal, qu'il fallut les moyens les plus énergiques pour en diminuer la violence.

Lorsque donc les auteurs disent que les bains de mer conviennent à diverses inflammations chroniques du tube digestif, du foie, des reins, de la vessie, de l'utérus, nous ne devons et ne pouvons entendre qu'une chose : c'est que dans ces cas, je ne dirai pas la phlegmasie a acquis une chronicité passive, cette expression n'a aucune valeur dans notre langage, mais par sa longueur a usé tous les ressorts organiques, altéré toutes les fonctions, de manière que l'hématose elle-même en a souffert; de sorte qu'alors, même pour révulser l'hypérémie, il faut relever la tonicité de tous les solides pour obtenir des modifications dans les fluides, conséquences qui, dérivant de cet axiome que l'organe fait la fonction, de même que la fonction fait l'organe, disposent à la résolution en déterminant l'équilibration organo-plastique.

C'est ainsi que, par ces faits, on peut poser en règle générale que les eaux de mer, comme les pratiques hydrothérapiques révulsives, ne peuvent convenir qu'aux cas où l'hématose a eu à souffrir de l'abaissement de la contractilité générale, tandis que les applications froides locales dérivatives suffisamment prolongées, en excitant particulièrement la contractilité de l'organe hypérémié, tendent à repousser surtout la stagnation des liquides, comme l'atteste encore le fait qui suit.

Un militaire du 8ᵉ léger, venant d'Afrique, à la suite de vives douleurs dans le ventre, de constipation, combattues inutilement par de nombreuses applications de sangsues et quelques purgatifs, entra à l'hôpital de Manosque avec un ventre très-proéminent, et d'une dureté telle qu'en pressant fortement avec les deux poings, on ne pouvait le faire céder. Il n'existait donc point de sensibilité à la pression, et tout le trouble digestif se bornait à la constipation, tandis que la seule lésion appréciable de la sensibilité consistait en un léger endolorissement, surtout à droite. A ces caractères, je ne pus que diagnostiquer une péritonite chronique, sans la regarder, toutefois, comme tuberculeuse, malgré les belles recherches de MM. Louis, Barthez et Rilliet, qui croient cette maladie presque exclusivement propre aux tuberculeux. Ici, les organes thoraciques étaient en trop bon état pour que je pusse avoir cette pensée.

Quoi qu'il en soit néanmoins de ce fait, je prescrivis à mon malade des applications froides sur le ventre, des lavements froids, de l'eau pure en abondance pour boisson, un régime alimentaire exclusivement composé de fruits, raisins, melons, pastèques, poires, et tous les jours une sudation provoquée au moyen d'une lampe à esprit de vin, suivant le procédé de M. Fleury.

Quinze jours après il n'y avait plus de douleurs, la liberté abdominale était parfaite, et après un mois et demi le ventre avait diminué de 16 centimètres de circonférence; les fausses côtes se dessinaient, tandis qu'avant, elles étaient effacées par la tuméfaction. Enfin, le malade était si bien au bout de deux mois qu'il réclama, avec instance, un congé de convalescence que je ne pus lui refuser.

Les applications froides sédatives ou dérivatives peuvent donc être utilement combinées avec les éliminations et les révulsions opérées par la chaleur. Aussi, ces faits présagent une alliance future entre l'eau froide et les eaux minérales chaudes ; ce qui me fait espérer que quelque établissement thermal réunira bientôt en France, comme on le voit déjà en Allemagne, les deux conditions de traitement qui deviendraient la source de résultats d'autant plus précieux, que les pratiques distinctes aujourd'hui de l'eau froide et de l'eau chaude, ne peuvent toujours les obtenir.

De telles pratiques deviendraient vraiment physiologiques, puisqu'elles pourraient observer les conditions organo-plastiques que nous cherchons à mettre tant en relief dans cet ouvrage, parce qu'elles constituent le nœud gordien de l'hydrothérapie, ainsi que de toute la thérapeutique, et qu'elles se posent toujours comme un problème nouveau, non-seulement devant chaque maladie, mais encore en face de chaque malade. Et de telles idées sont si nécessaires, qu'il est véritablement désolant de voir celles de spécificités égarer les médecins les plus recommandables. Une demoiselle, soignée par un médecin des plus répandus de Marseille, me fournit un exemple de l'inanité de cette étrange manière de voir. Depuis plusieurs années, elle est traitée pour une métrite chronique, au moyen des saignées révulsives, des anodins, des bains tièdes et du repos, qui ont amené quelque amélioration. Il s'agissait, enfin, de cure définitive, et avec la crainte d'éveiller la phlegmasie et l'idée d'exciter sa résolution par l'efficacité jusqu'ici empirique de l'eau de mer, on avait conseillé de mettre quelques seaux de cette eau dans le bain habituel de la malade. Que put faire pareille médication? quelle indication remplissait-elle? Aucune! Aussi, la malade en est toujours au même point; tandis que nous verrons plus tard qu'en sollicitant plus directement l'équilibration fonctionnelle, on arrive à de bien meilleurs résultats. Aujourd'hui toujours dirigé par les mêmes idées, on conseille les eaux thermo-minérales les plus anodines, celles d'Aix en Provence. Sera-t-on plus heureux? Les mêmes remarques qui s'adressaient à l'eau de mer mitigée, s'adressent à la bénigne source thermale; ni l'un ni l'autre traitement n'est dirigé sur l'indication capitale : l'équilibration organo-fonctionnelle.

La véritable conclusion à porter sur les bains généraux, froids ou d'eau de mer, est qu'on ne peut, dans les phlegmasies intérieures, se trop confier aux effets révulsifs de la réaction qu'ils déterminent, et qu'au contraire le jugement porté par Lisfranc pourrait être parfaitement juste dans toute sa valeur, lorsqu'il a dit : « Les bains de mer sont excitants de la circonférence au centre,... et peuvent agir, par conséquent, au bénéfice de la phlegmasie... Ils conviennent parfaitement pendant la convalescence des maladies de l'utérus, ou bien lorsque ces maladies sont exemptes de phlegmasie avec douleur et augmentation de chaleur. Administrés pour combattre l'aménorrhée ou pour empêcher les récidives de la ménorrhagie, ils réussissent très-souvent. J'ai vu un grand nombre de cas dans lesquels cette dernière affection avait résisté à tous les moyens : les bains de mer les guérissaient. » (*Clinique de la Pitié.*)

Dans les cas, donc, où les liquides sont appauvris, où il

n'est pas à craindre qu'en remontant la contractilité organique générale on remonte les élaborations, et par conséquent l'hématose qui, réagissant à son tour sur tout l'organisme comme sur toutes les fonctions, détermine dans le cycle des mouvements organo-plastiques une équilibration aussi utile à l'organe souffrant qu'à tous les autres, les bains froids, les diverses pratiques tonifiantes de l'hydrothérapie, et enfin les bains de mer, témoignent d'avantages incontestables. De sorte que, des faits qui vont suivre et de ceux qui précèdent, on peut déjà tirer pour la pratique cette conclusion principe :

1° Que, dans le cas où il s'agit de déterminer des mouvements de décomposition générale, pour corriger des dyscrasies constitutionnelles avec une certaine force dans la plasticité des liquides, que je puis appeler, sans crainte que rien me contredise dans la science, prédominance de la fibrine et des sels azotés, il faut s'adresser aux eaux thermales alcalines ou sulfureuses ;

2° Dans le cas de phlegmasie chronique surtout, où cette condition des liquides animaux est encore assez prononcée, si l'on ne cherche pas à abaisser la contractilité générale, au moins ne peut-on se permettre que de relever, par des applications froides, celle de l'organe hypérémié, dont la contractilité abaissée constitue la première radication de la maladie ;

3° Qu'enfin, dans les cas opposés où les liquides sont tombés dans un appauvrissement notable, les bains froids généraux et la plupart des pratiques hydrothérapiques qui sont plus tonifiantes que révulsives, comme nous le prouverons, les diverses eaux froides ferrugineuses et bromurées, et surtout les bains de mer, conviennent pour remonter la contractilité générale, et par elle, les élaborations et sécrétions devant ramener l'équilibration organo-plastique, sous les mouvements de laquelle doit se faire la résolution d'une ancienne hypérémie.

C'est ainsi que le genre de faits cités dans de telles conditions rentrent tous dans l'espèce de ceux qui suivent.

Une dame de trente-six ans, d'un tempérament très-lymphatique, éprouvait des pertes abondantes qui ne finissaient pas et qui étaient remplacées par des flueurs blanches non moins fatigantes. L'anémie et tout son cortége d'accidents en furent la suite, et après que cet état fut amélioré par les ferrugineux, l'extrait de seigle ergoté, préconisé par mon ancien camarade le docteur Arnal, des applications et des douches froides, les bains de mer que je lui conseillai, rendirent toute la tonicité désirable à la constitution et à l'organe, et cette dame a joui de la meilleure santé. M. Pravaz cite aussi une dame anémique par suite d'une perte utérine semblable, qui alla consolider sa guérison aux bains de mer, après avoir été améliorée par les bains d'air comprimé. (*Essai sur les bains d'air comprimé.*)

Nous pourrions joindre ici tous les cas de maladies utérines citées par M. Fleury ; et si, dans quelques-uns, il y a eu des douleurs vives, il faut plutôt les considérer comme dues à l'excitation nerveuse produite, ces malades étant arrivées à une émaciation profonde avec trouble des digestions, qu'à la violence de l'inflammation locale. D'ailleurs, plusieurs malades de M. Fleury avaient été traitées par des applications froides locales longtemps continuées, avant de mettre en usage les pratiques qui devaient agir sur tout l'organisme. Je résume ainsi les faits de M. Fleury, parce qu'on comprend que je ne puis rapporter toutes les observations d'un ouvrage qui, d'ailleurs, élucide tant de pareilles questions, qu'aucun praticien ne peut se passer aujourd'hui de méditer les beaux résultats qu'il contient.

Tous les faits de M. Fleury viennent se joindre, de plus, à ceux que possède déjà l'histoire clinique des eaux de mer et qui constatent que ces bains doivent être pris fort courts ou par simple immersion, afin, au moins, de s'opposer aux mouvements centripètes des liquides, si l'on ne peut obtenir le mouvement contraire qui favoriserait vraiment la résolution de l'hypérémie intérieure.

Pour attester ces difficultés pratiques et notre manière de les considérer, je reproduirai jusqu'aux termes familiers d'un passage d'une lettre de mon confrère et ami, M. le docteur

Dugas, dont je me plairai souvent dans cet ouvrage à reproduire les utiles observations et à mettre à profit le précieux jugement.

« On nous adresse les maladies de matrice dans un état trop avancé. Les douches dans le vagin avec un entonnoir ne font rien ou font du mal. Quand il y a seulement relâchement et faiblesse, on obtient de belles cures comme cela est arrivé l'an passé à une dame de Besançon qui avait eu plusieurs avortements et qui, cette année, m'annonce être arrivée au terme de sa grossesse très-heureusement et très-gaillardement.

« Les engorgements légers du col utérin guérissent bien par les bains d'immersion : j'en ai de nombreuses observations. La matrice se dégage dans son col et son corps de telle manière qu'on a de la peine à la retrouver après le traitement. C'est ce qui m'est arrivé sur la femme d'un colonel et celle d'un négociant d'Afrique. Les bains prolongés m'ont paru nuisibles. Ils le sont certainement dans les cancers ulcérés et dans l'endurcissement avancé rouge ou blanc du col. J'ai pu constater ce fait sur la sœur d'un confrère qui arriva déjà fatiguée par la voiture, et à laquelle je dus faire suspendre son traitement. »

Ce qu'on observe ici pour les maladies de l'utérus, mieux étudiées dans ces derniers temps parce qu'on a pu en suivre les phases pathologiques avec plus d'exactitude, doit exister pour les autres phlegmasies des organes abdominaux ; et si nous avons insisté sur les maladies de la matrice, c'est parce que leur histoire clinique, par les bains de mer, étant plus avancée que celle des autres organes, devait nous servir de guide pour conduire la pratique dans les circonstances les plus analogues. Nous allons voir en effet, par les faits qui vont suivre, combien est vrai ce que déjà nous avons posé en principe, relativement aux applications pratiques que nous avons formulées, et combien il faut se tenir en garde sur l'action médicatrice qu'on a attribuée à la réaction des bains de mer. La plupart des auteurs avaient si résolûment fondé leur théorie sur cette réaction qu'on a recommandé de ne pas s'essuyer après le bain, afin que le peu de sel qui pourrait rester sur la peau y cristallisât et devînt ainsi un nouveau motif de révulsion, en devenant une cause plus manifeste d'excitation du derme. C'est même à cette dernière circonstance que M. Lecœur, trop instruit en physiologie pour pouvoir admettre l'absorption de l'eau de mer dans les conditions de contractilité où se trouve la peau, se fonderait pour retrouver le fil des théories de spécificité. Mais pour nous qui avons toujours vu des malades qui se sont essuyés, qui avons déterminé des effets fort analogues avec des bains de rivière ou divers procédés hydrothérapiques, nous ne pouvons nous payer de telles illusions. C'est pourquoi nous soutenons toujours que la véritable action de l'eau de mer, comme de toute autre eau, consiste invariablement dans les effets physiologiques que nous avons constatés, comme le prouveront mieux encore les faits suivants :

« Un jeune homme des environs d'Orange, département de Vaucluse, d'un tempérament éminemment nerveux, se livra dans son enfance à l'onanisme, et, plus tard, à des excès vénériens. Il contracta plusieurs affections syphilitiques dont il se débarrassa par des traitements mercuriels, prolongés et irréguliers. A vingt-neuf ans, il voit survenir des tremblements dans tous les membres accompagnés bientôt d'affaiblissement de toutes ces parties. Vers le milieu de juin 1847, le malade vient consulter M. Boyer, à Montpellier. Il a trente ans et se trouve dans l'état suivant : maigreur extrême, face pâle, paupières gonflées, bleuâtres, regard éteint, grande susceptibilité nerveuse, tristesse et découragement profonds, peu d'appétit, digestions mauvaises, sommeil presque nul, agité par des rêves pénibles, taille courbée, tremblement de tous les membres ; il se traîne avec le secours de béquilles. Rien n'annonce des lésions matérielles des centres nerveux. Il est envoyé à Cette et peut supporter, dès le début, des bains de mer froids de quelques minutes, avec affusion sur la tête et le rachis. Il réagit assez bien ; en peu de jours l'état des fonctions digestives s'améliore, le sommeil est plus long et plus calme, un régime analeptique est supporté ; promenades en voiture plusieurs heures par jour. Après quinze bains, les forces et l'espérance renaissent, les mouvements sont moins pénibles; au bout de la saison, le malade marche en s'appuyant sur une canne, les digestions se font très-bien, l'embonpoint revient, la peau a perdu sa sécheresse, elle se vascularise; il y a une véritable transformation physique et morale; la guérison fait encore des progrès après les bains. Il revient à Cette en 1848: il y passe une seconde saison. Après avoir recouvré sa santé ordinaire, il se trouve si bien des bains de mer, qu'il y retourne en 1849 et en 1850. » (POUGET, *Des bains de mer*, p. 312.)

De tels faits, je le demande, attestent-ils que l'action médicatrice s'est opérée par la révulsion cutanée ou par la spécificité des sels marins? Cette dernière idée est aujourd'hui impossible avec les observations fort analogues données par M. Fleury. Quant à la première, elle est inadmissible, puisque en étudiant le fait en lui-même, on trouve pour cause une grande débilitation, ayant porté d'abord sur les fluides et par suite sur le système nerveux; tandis que ce n'est qu'après que les fonctions digestives se sont relevées que l'on a vu la peau se vasculariser, et, enfin même, la guérison faire des progrès après les bains. C'est donc par suite des équilibrations fonctionnelles, déterminées par la contractilité générale remontée, que l'on doit attribuer toutes ces conséquences médicatrices; et ce qui prouve que ce n'est que par un long travail des mouvements organiques et fonctionnels, effectués sous les dépendances de cette propriété organique capitale, que s'opèrent ces conséquences thérapeutiques, c'est que, malgré l'assurance de M. Pouget sur la guérison du malade après la saison de 1847, il y retourne en 1848, et que ce n'est encore qu'après cette nouvelle saison qu'il est question de recouvrement de la santé ordinaire. D'où l'on peut même conclure que les saisons de 1849 et 1850 n'ont pas été inutiles pour affermir cette même santé et partant la guérison entière.

Or, ces circonstances, qu'on retrouve dans presque toutes les observations, ne militent-elles pas en faveur de notre pensée : que ce n'est que par une modification profonde et insensible des mouvements organiques et fonctionnels que s'est opérée la guérison , et non pas due à une révulsion ou une action spécifique sur les centres nerveux malades?

Arguerait-on , en effet, de certaines guérisons de paralysies pour attester cette action ? En voici quelques observations, mais qui ne peuvent montrer cette action directe, nonseulement parce qu'on cite des cas assez semblables dus à l'eau froide pure , mais encore parce que nous ne pouvons comprendre l'action spécifique de ces bains sur la sensibilité ; tandis que, déjà, nous concevons très-bien comment la contractilité excitée des parties paralysées peut ramener la fonction des muscles et de plus les rendre ainsi aptes à profiter de la sensibilité nerveuse, comme le prouvent les belles recherches de M. Duchenne de Boulogne, et les savantes considérations auxquelles s'est livré à ce sujet M. Debout, dans le travail que nous avons cité plus haut. Ajoutons qu'à cet ordre de faits vient s'y joindre cet autre des modifications survenues dans l'hématose par la contractilité organique générale réveillée, hématose dont l'action sur les fonctions de l'appareil nerveux est mise hors de doute par les expériences physiologiques, comme par les faits cliniques. Circonstances qui attestent encore une fois que, dans la plupart des cas , abstraction faite de la forme organique de la maladie, pourvu qu'il y ait abaissement dans la situation de l'hématose, les conditions complexes de la médication marine pourront être, bien dirigées qu'elles soient , plus utiles que les pratiques hydrothérapiques.

« Un jeune homme de trente ans , d'une santé habituellement bonne , fut amené en voiture et porté à bras jusqu'à la mer. Pendant les premiers jours et à chaque bain les forces augmentèrent. Il put d'abord marcher avec deux cannes , puis après avec une seule. Dans la dernière moitié de la saison, il venait sans peine , et plusieurs fois par jour, se promener à l'air de la mer. En quelques semaines, il était rendu à ses forces et à son activité normales. Sa guérison se maintenait complète un an après. »

« M. P..., Anglo-Américain de vingt-six ans, naturellement gai, était affecté d'une débilité musculaire des membres inférieurs, sans lésion apparente de la moelle, ou, en d'autres termes, sans cause organique appréciable. Quand il faisait une course un peu longue, il commençait à sentir de la pesanteur dans les mollets, différentes sensations de tension aux muscles des cuisses; et, arrivé au terme de sa course, il était obligé de s'asseoir. Il avait les yeux saillants, les pupilles dilatées; la lecture était impossible sans fatigue ; les jambes étaient le siége de sensations qu'il comparait à celles qu'on éprouve à la main quand on l'approche du feu, après l'engourdissement du froid. La main et le poignet droits avaient éprouvé déjà pour un temps les mêmes sensations.

« M. P..., fut envoyé à Dieppe (1837), où il prit les bains les plus courts, associés aux affusions. Après un certain nombre de jours, il n'avait encore rien gagné, et il commença à joindre aux bains les douches de 32° à 30° centigr. sur la colonne vertébrale, les lombes et les membres inférieurs.

« Au vingt-troisième bain et à la cinquième douche, son *habitus* extérieur était modifié : il avait engraissé et avait meilleure mine, mais ses muscles ne s'étaient pas fortifiés; seulement, il se plaignait de douleurs inaccoutumées au sacrum et de picotements aux cuisses.

« Après trente bains et six douches, il partit avec un commencement d'amélioration. Peu de temps après, il nous écrivit qu'il ressentait les effets heureux des bains de mer ; et à notre retour à Paris, un mieux notable put être constaté. M. P.... fit, pendant l'hiver suivant, un voyage en Italie, et revint guéri. » (GAUDET, *Des bains de mer*, p. 293 et 295.)

Dans la première observation, où l'on ne peut découvrir qu'une lésion de la contractilité musculaire, on voit les bains de mer, en rétablissant les forces et l'activité normale par leurs diverses conditions, guérir totalement le malade. Preuve que l'action des bains de mer avait rétabli l'équilibre entre les fonctions organiques et fonctionnelles et les unes par les autres. Dans la seconde, où, malgré que M. Gaudet n'ait pu découvrir une lésion de la moelle, nous ne pouvons voir qu'une hypérémie de cet organe par suite de l'expérience que nous avons acquise sur ces maladies, il est manifeste que les bains de mer les plus courts et les affusions froides n'ont pu déterminer la réaction et la révulsion curatrices qui devaient amener l'équilibration fonctionnelle. Aussi faut-il recourir aux douches chaudes sur le rachis, les lombes et les membres inférieurs; encore n'est-ce qu'après un voyage d'Italie que l'impulsion donnée par ses effets physiologiques est tout à fait complète, grâce à l'action centrifuge du climat. Ce fait, auquel nous pourrions en joindre de plus significatifs, si nous n'avions préféré choisir ceux qui n'émanent pas de notre observation, atteste tout ce que nous avons dit sur l'importance qui ressort dans les médications hydrothérapiques, de rétablir l'équilibre des fonctions et en même temps le rôle important que joue le climat pour aider le médecin à rompre les habitudes pathologiques qui portaient obstacle à cette même équilibration.

Sans se rendre exactement compte de cette action physiologique curatrice, des praticiens habiles l'ont naturellement comprise et utilisée, comme le prouve le cas suivant que M. Pouget emprunte à M. le professeur Boyer de Montpellier, et dans lequel, quoi qu'en pense M. Pouget, nous voyons encore une atteinte matérielle portée aux fonctions du cerveau, sinon par une hémorrhagie, au moins par une hypérémie.

« Un négociant, âgé de quarante-huit ans, d'une constitution primitivement forte, mais altérée par une vie très-orageuse et à la suite de vifs chagrins, fut atteint, en 1848, d'une hémiplégie presque complète du côté gauche. Rien ne portait à croire qu'il y eût eu coup de sang, hémorrhagie cérébrale, ou quelque altération matérielle des centres nerveux. Les bains de mer froids furent employés avec de grandes précautions, en les associant aux affusions céphalo-rachidiennes et aux pédiluves chauds. Après une saison de quarante-cinq bains, il ne restait que de légères traces de l'hémiplégie. Une seconde saison amena une guérison complète. » (Pouget, ouv. cit., p. 321.)

L'intention du médecin de rétablir l'équilibration fonctionnelle, c'est-à-dire la contractilité et par suite la circulation,
est ici plus manifeste. Le but de notre ouvrage est d'en rendre les effets plus évidents, afin que le praticien y dirige
toujours plus directement ses moyens. C'est ainsi que nous
pourrions citer des affections du cerveau et de la moelle,
guéries par des affusions froides prolongées sur la partie
malade pendant l'action révulsive des pédiluves chauds, des
fumigations chaudes, l'usage des purgatifs, de suppositoires
irritants et d'un régime alimentaire approprié aux conditions
générales pour seconder l'équilibration cherchée, non-seulement entre les mouvements organiques, mais entre les liquides et les solides. Nous verrons, en effet, plus tard, que
c'est dans les conditions de la nutrition que s'opèrent les plus
évidentes résolutions comme les plus manifestes régénérations, qui constituent les plus parfaites et les plus durables
équilibrations organo-plastiques, sous lesquelles seules peuvent se rencontrer les éléments de la véritable santé.

Voici d'ailleurs un nouvel ordre de faits qui témoignera
encore plus clairement, si c'est possible, que le problème qui
se soulève à chaque maladie et à chaque malade, réside dans
l'équilibration organo-fonctionnelle dont la contractilité, la
sensibilité, la nutrition et la caloricité fournissent les éléments
radicaux, tandis que si l'hydrothérapie générale donne tant
de moyens pour atteindre au but cherché, c'est qu'elle peut
toujours s'adresser plus ou moins directement à l'une de ces
facultés organo-vitales. C'est pourquoi aussi, on verra toujours
mieux, j'espère, par cet ouvrage, que ce n'est pas en employant, d'ordinaire isolément, ce qu'on a appelé médication
antiphlogistique, sédative, révulsive et tonique, mais par
diverses actions physiologiques empruntées à la fois à ces
médications, et combinées toujours de manière à atteindre
ce but d'équilibration, non-seulement entre les fonctions de
tels ou tels organes, mais également entre les solides et les
fluides qui constituent vraiment les deux segments du cercle
de la vie, sur laquelle ou avec laquelle, en définitive, nous
agissons toujours. Ce sont de telles considérations qui font

de l'hydrothérapie, non pas un traitement particulier, comme on a trop voulu le faire croire, mais une branche de la thérapeutique générale qui peut venir au secours de bien des traitements, comme celle-ci peut réclamer l'intervention de ces derniers.

Anervie gastro-intestinale amenée ou entretenue par une diaphorèse excessive. Je dois cette observation à mon ami M. le docteur Dugas, qui voulut bien me mettre en rapport avec sa malade, de sorte que je l'ai recueillie à Marseille d'après les propres détails de celle-ci. Mlle***, âgée de trente ans, éprouvait depuis fort longtemps des troubles dans les digestions. D'un tempérament nerveux et lymphatique, ayant perdu par la carie la plupart de ses dents, cette demoiselle ne pouvait prendre la nourriture la plus légère sans éprouver des pesanteurs à l'estomac très-fatigantes ; et lorsqu'elle ne s'alimentait pas suffisamment, elle était d'une faiblesse et d'un anéantissement désespérants.

Qu'elle eût mangé, qu'elle n'eût pas mangé, cette demoiselle était donc dans un état permanent, je ne dirai pas de souffrance, car elle n'accusait pas de douleur, mais de malaise fatigant. Ce malaise était même perpétuel : car si le jour la malade était tourmentée par les lenteurs de ses digestions, pendant la nuit elle suait constamment, et maintes fois jusqu'au point de mouiller ses matelas. Aussi, les fonctions digestives s'altérèrent de plus en plus, la constipation devint extrême, presque invincible, et la sécrétion urinaire très-rare.

Divers genres de médications furent employés. Traitée d'abord pour une gastro-entérite, cette demoiselle subit le traitement qui est la conséquence d'un tel diagnostic, sans en retirer d'autre effet que celui de l'augmentation de ses faiblesses et une plus grande difficulté de digérer.

Ce fut en 1850, après plusieurs années de tourments, que mon judicieux confrère consulté, conseilla les bains de mer, l'exaltation fonctionnelle du tégument externe et l'inertie de l'interne lui ayant paru, sans doute comme à moi, de toute évidence. Cependant, il fut recommandé à la malade de ne prendre que des bains de mer de dix minutes au plus, pour arriver à les prolonger successivement, ce qui arriva bientôt, car mademoiselle les supporta bien et parvint après quelques jours à rester une demi-heure dans l'eau.

Sous l'influence de cette prudente mais rationnelle médication, les sueurs diminuèrent, les sécrétions intérieures se rétablirent progressivement, et avec elles la puissance digestive. Lorsque je vis cette demoiselle, elle ne se plaignait plus que de quelques lenteurs passagères dans la digestion ; et, bien qu'elle eût cessé depuis quelque temps son traitement, les selles et l'émission des urines continuaient d'être fort régulières. Pareillement, les sueurs n'ayant plus reparu, cette demoiselle sentait une énergie nouvelle qui ne s'est plus démentie, car j'appris, six mois après, qu'elle jouissait d'une santé dont elle était chaque jour plus satisfaite.

Cette observation, si éloquente par elle-même, n'exigera pas de longues réflexions ; mais nous ne pouvons nous dispenser de faire remarquer que les eaux de mer n'ont pas agi ici, comme le prétendent tant de médecins, en appelant l'excitabilité sur le tégument, mais en rétablissant l'équilibration fonctionnelle par une action contraire, qui témoigne en tout point de la justesse de nos observations physiologiques sur les effets des bains de mer. Rien de plus manifeste, véritablement ici, que le transport des liquides et des sécrétions de l'extérieur à l'intérieur ; tandis qu'il ressort de cet effet la nouvelle énergie de vitalité et de contractilité des organes intérieurs, conséquence due à l'action du nouvel afflux du liquide dans les capillaires, et par là les modifications de la contractilité de la fibre et de la sensibilité du système nerveux ganglionnaire.

Considérations cliniques qui s'accordent parfaitement avec celles qui ressortent des expériences de Janey-Philips Kay, et surtout de M. Brown-Séquard, relativement à l'influence qu'a l'afflux du sang sur la sensibilité et la contractilité. M. Brown-Séquard, en effet, est parvenu à rétablir les mouvements, même volontaires, d'un membre de lapin atteint de rigidité cadavérique, en mettant ce membre en communication de la circulation d'un animal vivant de même espèce. (*Compte rendu de l'Académie des sciences*, 9 juin 1851.)

Cette excitabilité du système nerveux, par suite de l'activité de la circulation capillaire déterminée par le bain de mer, est si évidente, que l'observation qui va suivre la démontre presque directement. J'emprunte encore ce nouveau fait à ma correspondance avec M. le docteur Dugas, et je laisse aux paroles de ce cher confrère toutes leurs expressions familières et énergiques. Cette observation démontre bien que si l'excitation de la contractilité de l'extérieur à l'intérieur est directe, celle qui s'opère intérieurement ne peut qu'être indirecte, et quelquefois pas suffisamment générale pour entraîner tout à coup la disparition de tous les phénomènes morbides ; tandis que ce fait atteste, comme le précédent, que si la condition de la contractilité organique a une grande puissance sur les sécrétions, les élaborations et par suite l'hématose, celle-ci a une grande influence sur l'organisme lui-même ; d'où il suit que c'est toujours dans l'équilibration produite parmi tous les phénomènes physiologiques qu'il faut rattacher les conséquences thérapeutiques.

« L. R. P. T***, prêtre, était atteint depuis longues années d'un rhumatisme vague avec des sueurs excessives ; de telle manière que quand il avait prêché il lui fallait plusieurs heures de repos et changer plusieurs fois de linge. Je lui ordonnai des bains de mer. Dès les premiers il se trouve un autre appétit ; les forces lui reviennent, et avec ses bonnes digestions, qu'il n'avait pas depuis longtemps, la gaieté et l'entrain reparurent ; mais après plusieurs bains il m'écrit, ne pouvant parler : que le rhumatisme nerveux, poursuivi de toute la périphérie du corps de cap en pied, s'est réfugié dans l'endroit caché. Je le trouve, en effet, se plaignant par signes d'une douleur atroce au voile du palais et à la langue. Je lui ordonne de mettre de la glace dans la bouche, et le malade est immédiatement guéri.

« Cette guérison ne s'est point démentie, et, maintenant encore, ce prêtre vénérable prêche plusieurs heures sans suer, et fait de longues marches sans fatigue. Par reconnaissance, il fait tous les matins des ablutions sur tout son corps avec de l'eau froide. Il n'avait jamais eu de rhumatisme aigu, et le cœur est pur de toute lésion. »

Ces observations de diaphorèses, que je pourrais multiplier par celles de M. Gaudet, témoignent comment, en agissant spécialement sur les sécrétions intérieures et sur les élaborations, les eaux de mer, bien qu'ayant un mode d'action analogue avec l'eau ordinaire, peuvent fournir des indications particulières toutes les fois qu'il importe de remonter tout l'organisme et dans les conditions de sa contractilité, et dans celles de sa nutrition. C'est ainsi que l'on compte des chorées chroniques guéries parfaitement aux eaux de mer, et des chorées aiguës par les plus simples pratiques d'hydrothérapie. Dans ce dernier cas, il ne s'agit souvent que d'une équilibration entre les fonctions des organes, et par conséquent une simple commotion produite peut amener toutes les conséquences curatrices. Mais dans les cas chroniques, où la modification doit être plus complète dans les fluides comme dans les solides, je crois que l'on doit prendre en grande considération les faits suivants dus à M. le professeur Boyer, de Montpellier :

« Un enfant de dix ans, d'une intelligence remarquable, excessivement nerveux, fut guéri après quarante bains d'une chorée assez intense avec mouvements convulsifs des divers muscles de la face. Trois autres saisons éteignirent la susceptibilité nerveuse, et donnèrent aux muscles le développement et l'énergie qui leur manquaient.

« Effets analogues sur une fille non menstruée, chétive, atteinte de chorée et d'incontinence d'urine. En deux saisons, les règles s'établirent, la chorée et l'incontinence disparurent. La jeune personne devint grande et forte ; les bains de mer furent continués deux ans encore ; elle jouit aujourd'hui de la plus brillante santé. » (POUGET, ouv. cité, p. 330.)

Dupuytren, on le sait, avait préconisé les bains froids par surprise dans la chorée, et j'ai plusieurs fois, dans la chorée aiguë, fait jeter, à son exemple, des malades dans des bassins ou des fontaines au moment où ils y pensaient le moins.

Mais dans un cas très-grave je fus obligé de modifier ce procédé.

Un jeune homme de seize ans fut pris il y a plusieurs années de convulsions générales de tous les muscles, de manière à ne lui laisser aucun repos. Sa figure grimaçait sans cesse, son corps et ses membres s'agitaient sans relâche, et les efforts de quatre personnes ne pouvaient pas toujours le contenir un instant sur un lit jeté à terre, et lui faire avaler une cuillerée de potion ou de bouillon. C'était au point que les talons, les coudes, et toutes les parties saillantes du malheureux choréique s'entamèrent par leurs frottements incessants sur le drap de lit.

L'opium, la belladone, le musc, qui m'avaient réussi dans d'autres circonstances analogues, étant tout à fait inutiles, même pour amoindrir les symptômes du mal, je conseillai d'arroser le malade, trois fois par jour, avec de grands pots d'eau fraîche, au moment où, sous prétexte de le changer de linge, on le découvrirait.

Après trois jours il n'existait plus que quelques grimaces de la figure, qui se dissipèrent aussi en continuant encore quelques jours le même moyen. Cet individu est aujourd'hui un homme fort et vigoureux, ayant hanté impunément les cabarets, et y ayant fêté bruyamment toutes les fêtes démocratiques et religieuses dans les malheureux temps que la France et nos pauvres pays ont eus à traverser.

Comme on voit, nous nous plaisons à opposer les effets de l'eau froide simple à ceux de l'eau de mer, pour bien indiquer les cas dans lesquels chacune peut être plus particulièrement utile, évitant soigneusement de confondre, comme l'ont fait jusqu'ici volontairement les auteurs, les observations relatives à ces deux sortes d'eaux, pour grossir suivant leur vue le catalogue de la puissance de chacune d'elles. Ce n'était pas là faire de la science et surtout de la pratique, car le plus réel besoin de celle-ci consiste à pouvoir utiliser chaque chose dans ses plus entières propriétés, et à connaître leurs applications les plus directes pour en retirer le plus d'avantages et le moins d'inconvénients.

C'est à la faveur de principes si élastiques que l'on préconise indistinctement l'eau froide et l'eau de mer, d'après les faits de Tissot, Lorry, Zimmermann, Pomme, Whyt, Louyer-Villermé, etc., dans l'hystérie ; tandis que nous, nous faisons encore ici toutes les réserves que nous avons déjà faites, suivant les circonstances, si ces maladies tenaient à l'état hypérémique de l'utérus, à une névralgie fixée particulièrement sur cet organe ou un autre, ou bien suivant qu'elles seraient liées à un appauvrissement du sang ou à une normalité évidente de l'hématose.

Dans le premier cas, j'adopte les applications locales froides, les irrigations ou les douches froides utérines, suivant que je veux plus rapidement exciter la contractilité qui doit s'opposer à la stagnation sanguine ; et je préfère l'eau de mer, si je puis supposer avec quelque probabilité que cette contractilité organique a été par trop abaissée. C'est ainsi que j'ai trouvé les douches utérines avec l'eau de mer, ou quelquefois l'eau salée, bien supérieures à celles avec l'eau de tan, d'alun, etc., dans les cas où la menstruation était longue et abondante, ainsi que des hypersécrétions muqueuses.

Dans le cas d'appauvrissement général des liquides, j'associe aux douches utérines d'eau de mer, le séjour sur le rivage, les bains à la lame et à la vague, parce que la modification de l'hématose par les doubles voies de la respiration et de la contractilité organique excitée, aidée des commotions directes qu'éprouve la sensibilité, peut détruire la perversion nerveuse, comme le démontre le vieil axiome : *Sanguis moderator nervorum.*

J'éloigne au contraire de la mer, et surtout des bains à la lame, ces susceptibilités nerveuses très-vives et très-mobiles, parce que j'ai pu observer plusieurs faits analogues au suivant :

Une dame de trente-cinq ans, très-vive, très-mobile, très-maigre, mais de telle manière que ses muscles se dessinaient assez bien partout et qu'elle ne paraissait manquer que de tissu cellulaire, avait toujours été fort normalement réglée, et sa figure était toujours colorée. Cependant elle avait éprouvé toute sa vie des douleurs nerveuses; tantôt c'était un tic douloureux qui la tourmentait, tantôt une crampe d'estomac ou de violentes douleurs hypogastriques; puis au milieu de tout cela survenaient des spasmes et des convulsions à la moindre impression violente ou à la suite d'une tristesse prolongée. Elle avait essayé d'une foule de remèdes, et n'avait jamais retiré de l'amélioration que des bains tièdes. On lui conseilla les bains de mer; mais elle fut aussitôt obligée d'y renoncer, car à peine était-elle dans l'eau, qu'avec une oppression insupportable au cœur et des déchirements dans la poitrine, elle éprouvait des vertiges sous lesquels elle sentait qu'elle se serait évanouie, si les assistants avertis par sa pâleur ne l'avaient retirée de suite. Par des applications froides sur les points douloureux, des bains tièdes combinés avec des affusions froides très-courtes, beaucoup de distraction, beaucoup d'exercice et de l'air, je diminuai les maux de cette dame, qui se trouve depuis dans un état dont elle est fort satisfaite.

Cette observation atteste déjà que les applications locales froides sont aussi propres à réveiller la contractilité de la partie pour déterminer la résolution d'une phlegmasie, qu'à amener la sédation de douleurs nerveuses. Phénomène qui ne peut guère s'expliquer qu'en admettant une circulation d'un fluide vital nerveux et une équilibration dans sa distribution comme dans le cas de phlegmasie. Mais, quoi qu'il en soit de cette raison physiologique, la conséquence clinique n'en est pas moins très-évidente, comme le prouve entre autres faits le suivant :

En 1836, une femme qui se plaignait de douleurs vives dans le ventre, vint me consulter, en me disant que son médecin l'avait abandonnée, après avoir essayé inutilement une foule de remèdes tous plus inutiles les uns que les autres, sangsues, lavements anodins, sirops calmants, bains, etc. Je lui ordonnai des pilules de belladone à doses fractionnées et rapprochées, et dans peu de jours elle fut bien et resta deux ans dans la plus parfaite santé.

A cette époque les douleurs se réveillèrent, et non-seule-

ment la belladone fut inutile, mais tous les remèdes narcotiques antispasmodiques, révulsifs, etc., que je mis en usage
sous toutes les formes. Je pourrais même dire qu'ils exaspé-
raient le mal; car cette femme en était venue à crier nuit et
jour, à se rouler dans son lit et même sur les carreaux, en se
plaignant de tous les feux et de tous les déchirements possibles dans son ventre.

La menstruation était normale, l'appétit variable, et cependant la malade était parvenue au plus extrême marasme.
Le ventre touchait la colonne vertébrale, les membres étaient
réduits à leur plus simple expression, mais point de symptômes d'anémie. Sans être colorée, elle le devenait par moment, et l'intérieur de ses paupières était toujours rouge. Le
pouls, qui jusque-là avait été insensible à la scène morbide,
commença à s'agiter, la diarrhée survint, et je crus la malade
dans un état désespéré. Par l'idée d'une inflammation gastro-
intestinale surajoutée et à bout de moyens et de ressources,
j'ordonnai des lavements d'eau froide soir et matin, de l'eau
fraîche pour boisson, quelques crèmes de riz pour nourriture, et des applications de serviettes trempées dans l'eau
froide en permanence sur le ventre. Huit jours après la malade était mieux; après quinze elle était bien, et à la fin de
trois semaines elle était entièrement guérie. Voilà huit ans de
cela, et, depuis, cette femme, qui reprit aussitôt son embonpoint, a recouvré toutes ses forces et sa fraîcheur, et a
été rendue à ses travaux de ménagère et à ses soins de mère
de famille sans ressentir la moindre atteinte de son mal.

De quelque côté donc qu'on envisage l'observation, on
trouve toujours que les traitements hydrothérapiques agissent
d'autant mieux qu'ils rétablissent plus immédiatement et plus
directement l'équilibration fonctionnelle rompue par les conditions pathologiques. Si l'on en doutait encore, nous en
trouverions la preuve la plus manifeste dans les résultats obtenus sur les fièvres intermittentes. Ici on cite les noms de
Macquart, Buchan, Russel et Vogel comme les promoteurs
des bains de mer dans les fièvres intermittentes opiniâtres,
et l'on en parle comme si l'on devait attribuer une action

particulière à l'eau de mer. En 1848 et 1850, sans connaître les essais de Currie, de Giannini, de Priessnitz, ni les beaux résultats de M. Fleury sur cette maladie, je m'élevai, devant l'Académie de Marseille, contre cette idée que je trouvais entièrement en désaccord avec la raison physiologique et les autres conséquences thérapeutiques ; tandis que, aujourd'hui, ce que j'avançais par simple induction est prouvé par la matérialité la plus palpable des faits cliniques eux-mêmes. En effet, tout le monde connaît les observations de M. Fleury, qui, avec la disparition de l'accès fébrile, a pu constater et faire reconnaître à M. le professeur Andral la diminution la plus notable dans le volume de la rate. Frappé de ses résultats, dont nous apprécions d'avance le mécanisme physiologique, nous avons voulu expérimenter à notre tour, et par des moyens beaucoup plus simples que ceux de l'habile directeur de l'établissement de Belle vue, nous avons obtenu les mêmes résultats. Voici une observation de ces cas que je prends entre plusieurs autres tout à fait semblables.

Fièvre intermittente quarte d'Afrique guérie avec l'eau fraiche, après avoir résisté plus d'un an au sulfate de quinine. Le nommé Macharez (Jean-Baptiste), chasseur au 8ᵉ léger, est pris en Afrique, dans le courant de l'été de 1851, de fièvres intermittentes quotidiennes qui furent coupées à de courts intervalles par le sulfate de quinine, mais qui revenaient bientôt après. Seulement, elles revinrent avec le type tierce, tandis que, par le retour en France, elles devinrent quartes. La fièvre revenait donc tous les trois jours, lorsque ce militaire entra le 8 juillet 1852 à l'hôpital de Manosque.

A cette époque, il prit régulièrement, jusqu'au 1ᵉʳ août, du sulfate de quinine et il n'en résulta que la disparition d'un ou de deux accès, sans du reste aucune amélioration sur l'état général.

En effet, le 1ᵉʳ août le malade avait encore sa fièvre tous les trois jours, sa peau était décolorée, ses yeux et ses conjonctives jaunes, etc.; je ne constatai cependant aucun développement anormal de la rate.

L'insuffisance du sulfate de quinine m'étant suffisamment

démontrée, je voulus essayer l'action de l'eau froide. Mais j'étais préoccupé du mode d'application qui pouvait être le plus efficace pour une fièvre qui n'entraînait aucun engorgement splénique et qui d'ailleurs, par sa forme quarte, me paraissait devoir être moins sensible à l'agent perturbateur ou équilibrant, ainsi qu'elle est plus réfractaire aux autres moyens usités.

De plus, je n'avais pas à ma disposition les douches puissantes de M. Fleury. Au milieu de ces difficultés et de mon dénûment, je résolus néanmoins de lui faire recevoir sur la région splénique, de l'eau froide, projetée au moyen d'une seringue ordinaire pendant quelques minutes, de deux à cinq, une heure avant l'accès.

Cette pratique fit manquer les deux premiers accès, le troisième fut un peu marqué; et enfin, le malade en éprouva trois autres ressentiments dans le courant de la première quinzaine du mois d'août.

Alors, je jugeai l'action de ces douches, insuffisantes et pour rompre cette habitude de périodicité, je voulus, les jours apyrétiques, provoquer un mouvement organique et fonctionnel à peu près semblable à celui du ressentiment fébrile. Dans cette intention, les jours que le malade devait avoir la fièvre, il était douché comme d'habitude; tandis que, les autres jours, à pareille heure, je le faisais lotionner et frictionner avec de l'eau fraîche de la tête aux pieds et ensuite envelopper dans une couverture de laine pour provoquer la sudation, après laquelle il subissait une affusion froide.

Sous l'influence de ces moyens ou plutôt de ces mouvements organiques provoqués, dès le 15 août, Macharez n'eut plus aucun ressentiment de fièvre, ce qui ne m'empêcha pas de prescrire les lotions, les sudations et les affusions jusqu'au 25.

A cette époque, je ne pensai plus qu'à hâter le retour entier des forces du malade, et à modifier toujours plus favorablement les conditions de son hématose, car les conjonctives, quoique moins décolorées, l'étaient encore. Pour cela, j'ordonnai soir et matin des aspersions froides au moyen d'un arrosoir sur tout le corps, des viandes rôties et double portion de vin. Le 6 septembre la coloration était presque normale ; le malade assure n'avoir jamais si bien été depuis un an, il trouve même que ses forces sont peu différentes qu'avant sa maladie; aussi le 12 septembre il demande à sortir de l'hôpital pour reprendre son service militaire.

N'est-ce pas là une équilibration fonctionnelle non-seulement obtenue mais prévue? M. Fleury, en donnant sa douche sur la région splénique, ne détermine-t-il pas la contractilité de cette région et de la rate en particulier, puisqu'on la voit diminuer de volume? Or, cet organe, et par suite les vaisseaux abdominaux, étant resserrés ne peuvent pas se distendre, recevoir le sang de la périphérie et laisser concentrer avec lui les fluides et la vitalité. Donc le frisson ne peut avoir lieu; et si l'on fait coucher le malade et qu'on le fasse entourer d'une couverture de laine, comme je le pratique, il a précisément la chaleur alors qu'il devait avoir le frisson. Le mouvement organique insolite ou pathologique est donc contrarié par un autre tendant à rétablir l'équilibre physiologique. Ce qui le prouve manifestement, c'est que, si la fièvre devance et surprend le malade, de sorte qu'il n'aille à la douche que lorsque le frisson va se déclarer, que le mouvement centripète des fluides a déjà commencé, l'accès n'est pas arrêté ; car la douche, à part un peu plus de contractilité réveillée sur la région splénique, seconde le frisson, de manière que cette contractilité ne peut résister au courant des fluides commencé.

Le procédé de M. Fleury, comme ceux de Currie, de Giannini, de Priessnitz même, a été donc parfaitement combiné en vue de notre principe, et, dans la fièvre quarte, nous y avons ajouté d'autres pratiques tendant à habituer journellement l'organisme à ce mouvement de contractilité intérieure et d'expansion extérieure qui doit détourner toujours plus puissamment la viciation d'équilibration pathologique, comme l'a prouvé l'observation précédente.

Maintenant, par ses qualités chimiques, l'eau de mer serait-elle plus ou moins convenable dans la circonstance? Tout porte à penser qu'avec les mêmes conditions d'applications elle ne pourrait être ni plus ni moins utile; qu'avec des bains à la lame, il pourrait y avoir ce danger que la concentration des fluides, excitée par la contractilité de toute l'habitude extérieure, n'augmentât la distension abdominale et n'empêchât ainsi la réaction avant le frisson. Dès lors, ce moyen, au lieu d'arrêter l'accès, ne pourrait que l'avancer et peut-être le rendre plus violent. D'où il suit que les faits observés par Macquart, Buchan, Russel et Vogel dépendent autant de la puissance de réaction individuelle que du moyen perturbateur du mouvement pathologique. Toutefois, nous ne pouvons nous refuser à croire qu'à condition d'application égale, dans le cas de cachexie paludéenne, comme dans l'exemple que nous avons cité, par le séjour au bord de la mer, dans un air sec, les modifications constitutionnelles ne fussent plus facilement obtenues; tandis que, dans le cas de fièvre quarte, les bains à la lame pour les jours apyrétiques ne fussent très-utiles, et par la réaction qu'on chercherait à obtenir et par les modifications qu'ils détermineraient dans l'hématose à la suite des phénomènes physiologiques respiratoire et organique que nous avons constatés.

Nous devons donc conclure de tous ces faits que toutes les questions hydrothérapiques se touchent par un certain côté, qu'elles ne sont ni aussi distinctes ni aussi confondues qu'on l'a cru jusqu'ici; mais qu'il y a entre elles des nuances essentielles quoique légères, qu'il importe à la science d'apprécier, pour que la pratique puisse les utiliser. Qu'ainsi, si nous ne pouvons regarder l'eau de mer comme plus puissante que toute autre eau froide dans le cas de ce pestiféré en délire qui, d'après Desgenettes, alla se jeter à la mer et guérit; si nous ne pouvons, dans les cas pareils d'Hildebrand, reconnaître plus de vertu à l'eau de mer qu'à l'eau froide, puisque Samoïlovitz, dans la peste de Moscou en 1771, obtint des succès remarquables en faisant frotter les malades de glace; si nous ne pouvons attribuer plus de puissance à l'eau de mer dans les fièvres malignes et ataxiques d'après les faits de Currie, Wright, Brundroth, Gomez, puisque Récamier, Dimsdale,

Reuss, après la bataille de Lutzen, MM. Halhnann de Berlin, Picetti d'Elgersbourg, Lauda de Leipnéritz, Armitage de Londres ont obtenu et que M. le professeur Andral, M. Briquet à Paris, et nous-même obtenons depuis quelques années les mêmes résultats avec l'eau froide ordinaire, il est cependant rationnel d'admettre que les bains de mer seraient plus avantageux comme préservatifs de toutes ces maladies dans le cas d'épidémie. Avec plus d'énergie dans l'accomplissement de la respiration et plus de puissance dans la dynamie organique, par l'élévation de la contractilité, on comprend de plus parfaites sécrétions, de meilleures élaborations et par conséquent une réaction plus puissante contre une radication morbide épidémique. C'est ainsi que je m'explique le fait de Currie, qui préserva le reste d'un régiment décimé par la fièvre maligne, en le faisant baigner à la mer. C'est également par cette perfection dans l'équilibration de la dynamie organique entraînant celle de la plasticité, qu'on aurait observé que les établissements d'éducation, différentes communautés, divers régiments, qui s'étaient baignés à la mer pendant l'été, avaient moins de malades dans le courant de l'année que dans celles où ils n'étaient pas allés à la mer. Faits qui s'accordent encore avec ce que rapporte M. Mourgué : que les maladies ont paru être moins nombreuses, lorsque les équipages sont en pleine mer que lorsqu'ils séjournent ou naviguent près des côtes.

Toujours, donc, les résultats hygiéniques comme les résultats thérapeutiques dépendent d'une équilibration fonctionnelle provoquée et obtenue, et tous les faits de peste, de fièvres malignes guéries par l'eau froide, ne reconnaissent pas d'autres motifs de curation. Seulement, s'il en est ainsi, je suis autorisé à dire que la pratique reste en dessous de la science; car, bien que les médecins précités aient employé l'eau froide, ils n'ont pas précisé, M. Armitage même (*Bulletin de thérapeutique*, octobre et novembre 1852), les modes d'applications préférables dans tel ou tel cas. Ils conseillent le bain tiède ou froid, les affusions, les demi-bains, les applications locales froides ; mais sans indiquer suffisamment l'opportunité de chacun. Nous croyons devoir expliquer notre pratique à cet égard, et en donner un résumé succinct pour mettre seulement en relief la vérité principe que nous cherchons à élever ici, nous réservant de la traiter ailleurs dans toute son étendue avec les faits qui nous ont inspiré.

Dans les fièvres typhoïdes ordinaires, nous nous bornons à des applications froides sur la tête et le ventre, au moyen de linges trempés ou mieux, avec les vessies et bonnets à glace en caoutchouc vulcanisé, que MM. Varnout et Galante font fabriquer à Paris sous la direction de notre excellent confrère M. Gariel. De cette manière, nous réveillons la contractilité organique locale et nous nous opposons aux conséquences de la phlegmasie. Nous devons le croire ainsi, par cette circonstance que la céphalalgie cesse, le ventre ne se tuméfie pas ou revient sur lui-même s'il était ballonné. La contractilité est si évidemment réveillée que des selles abondantes ont quelquefois été la conséquence immédiate de ces applications, tandis que souvent nous avons dû leur attribuer la liberté du ventre. Tous ces effets sont aidés par des boissons froides et des lavements froids. Mais ajoutons que pour obtenir l'effet désirable de ces applications, il faut : ou employer l'eau ou la glace au moyen des vessies en caoutchouc, ou renouveler souvent les compresses; car nous devons croire avec Currie que la soustraction de calorique obtenue par ce moyen, est pour une très-grande part dans l'effet produit. Peut-être même que le retour de la contractilité dépend entièrement de cette circonstance.

Dans le cas de concentration persévérante de la phlegmasie, avec la peau froide, le pouls serré et filant, nous faisons promener des sinapismes sur les extrémités ou entourer et les jambes et les bras de linges de laine trempés dans l'eau chaude et suffisamment pressés, tout en continuant les moyens indiqués. Si la chaleur générale est trop élevée, toujours avec les premiers moyens, et avec des évacuations sanguines par des sangsues à l'anus, si la plénitude du pouls les indique, car nous ne partageons ni l'enthousiasme aveugle, ni la réprobation irréfléchie des hydropathes exclusifs, nous donnons des bains généraux tièdes très-prolongés. De cette manière, nous ne contrarions pas l'expansion extérieure que nous cherchons toujours à atteindre, tout en soustrayant du calorique, puisque, ainsi que nous l'avons soutenu devant l'Académie de médecine de Marseille, et que l'ont reconnu depuis M. Rayer et tout récemment M. Armitage, ces bains ont surtout ce dernier effet. Les frictions froides légères et répétées peuvent amener les mêmes conséquences sur la caloricité; mais nous leur préférons les bains tièdes, parce que, par eux, nous ne craignons pas de contrarier le mouvement centrifuge, redoutant toujours de nous mettre sous la dépendance d'une réaction éventuelle; d'autant que, s'il est vrai de dire avec Currie que plus la chaleur du corps est élevée mieux on peut user de l'eau froide, souvent la peau sans être froide n'est pas assez chaude pour ne pas craindre de ne pouvoir obtenir la réaction voulue.

Nous réservons les affusions pour les complications ataxiques, et seulement lorsque le musc a échoué; car nous avons retiré de grands avantages de ce remède, en pareil cas, ainsi que nous l'avons constaté dans divers travaux insérés en 1842, 1843 et 1844 dans le *Bulletin général de thérapeutique*. Toutefois, les affusions froides nous ont rendu des services particuliers dans les cas où la stagnation sanguine encéphalique compliquait manifestement ces troubles nerveux. Dans chacune de ces circonstances, le musc et les affusions froides agissent presque d'une manière à peu près analogue quant à leurs conséquences. Le musc comprime toutes les fonctions nerveuses sous une sorte d'ébriété, tandis que les affusions, par l'atteinte qu'elles portent à la sensibilité, affaissent cette même sensibilité désordonnée, sous l'impressionnabilité générale de la contractilité subitement provoquée de tous les solides : ce qui, mettant un instant tous les organes sous le niveau d'un spasme général, équilibre d'une certaine manière toutes les fonctions, qui suivent après un certain temps la direction de la nouvelle impulsion reçue. Dans le cas de stagnation sanguine encéphalique, outre que nous voyons le musc insuffisant, nous le croyons nuisible, parce que l'ébriété, par laquelle il agit, augmente cette même stagnation cérébrale ; tandis que les affusions sont préférables par la contractilité organique réveillée, quand on a soin de faire porter d'abord les affusions sur la tête. C'est ainsi que, lorsque nous observons chez nos malades, les conjonctives continuellement rouges, avec coma, alternant avec les mouvements ataxiques, nous préférons les affusions au musc.

Ajoutons qu'avec ces moyens nous avons obtenu les résultats les plus satisfaisants dans des épidémies de fièvres typhoïdes qui règnent souvent dans nos pays, pendant les automnes chauds et humides, mais que ce n'a été jamais encore qu'à une seule condition que les faits que nous ne pouvons reproduire ici nous ont enseignée. Avec l'équilibration organique dont nous avons parlé, il faut aussi obtenir l'équilibration fonctionnelle entre solides et liquides, au moyen d'une diététique qui ne contrarie jamais les mouvements de décomposition et d'éliminations s'opérant par le fait des premières circonstances physiologiques, c'est-à-dire d'équilibration organique. Nous citerons plus tard, au sujet du régime, quelques-uns des cas qui nous ont fourni des exemples significatifs de cette vérité principe en pratique, et qui montreront ce que nous pouvons déjà dire ici : que dans toute maladie phlegmasique en résolution ou en travail de résolution, il faut que la fibre organique prenne le dessus un instant sur la plasticité des liquides ; parce que, dans ceux-ci résidant la cause radicale du mal, cette cause doit s'éliminer par la puissance organique remontée, puissance qui seule peut pousser à la décomposition et à l'élimination nécessaires. Aussi, si dans ce consensus organique dirigé vers cet acte physiologique médicateur, on vient à donner un peu de nourriture, le mouvement de décomposition et d'élimination est arrêté ou plutôt remplacé par celui d'absorption et d'assimilation, et la scène pathologique recommence, avec les conséquences souvent les plus fâcheuses, comme j'ai pu malheureusement l'observer chez des malades où je n'étais appelé qu'en consultation, et qui étaient dirigés par des confrères qui n'étaient pas arrivés jusqu'à mes convictions.

Dans ces cas-là, il ne faut pas s'en laisser imposer par une faiblesse ou un mieux apparents. Pour nous, il y a la faiblesse pathologique et la faiblesse physiologique ! l'une survient précisément par la rupture pathologique trop prononcée de l'équilibration organique, l'autre est la conséquence de l'abaissement égal de toutes les fonctions vitales et de toutes les facultés organiques. Dans la faiblesse pathologique, tous les symptômes morbides existent avec un pouls serré et quelquefois misérable; et si dans ce cas nous avons jugé à propos de relever la dynamie générale, nous avons préféré les toniques aux analeptiques, les aliments respiratoires, comme les appelle Liebig. Le vin, l'extrait mou de quinquina, à l'exemple de M. Chomel, nous ont réussi ; tandis que nous avons toujours trouvé funestes les bouillons de viande, et surtout les crèmes féculentes que la routine banale donne en pareil cas. Nous réservons toute alimentation pouvant porter sur la plasticité, à ce moment, où, tous les mouvements organiques et toutes les modifications plastiques de la résolution étant effectués, la maladie a été bien manifestement jugée par une coction complète, comme disaient les anciens. Et les preuves de cette effectuation, sont avec le réveil des sens, non-seulement la petitesse du pouls, mais sa lenteur. Nous avons parlé de coction, et nous ne voulons pas laisser passer ce mot sans dire que : cette belle idée des anciens, pour eux inexplicable, est pour nous entièrement intelligible dans ce moment sublime où l'organisme par ses mouvements a pris manifestement le dessus sur les fluides altérés et arrive à l'équilibration organoplastique, c'est-à-dire, à ce moment où le remontement de la fibre, pour parler comme Bordeu, a pu éliminer, par les sécrétions, les matériaux de la résolution, et par conséquent tous les principes morbides des fluides.

Ces considérations qui nous conduisent insensiblement aux études sur les résultats thérapeutiques, par modification et régénération de la nutrition, qui vont faire l'objet du chapitre suivant, devraient terminer celui-ci ; mais, si j'ai dû suivre le fil de l'observation, et profiter de la question incidente de l'altération des fluides que m'offraient les fièvres typhoïdes, je ne dois pas taire les résultats obtenus avec l'eau de mer dans la manie qui se rattache par certain côté à l'ataxie, ni passer sous silence le rétablissement de la dynamie musculaire dans les cas où la faiblesse de quelques-uns d'entre eux, en détruisant le parallélisme équilibrant, laisse entraîner les colonnes osseuses par des muscles antagonistes. Ces faits termineront ce chapitre, et prouveront toujours mieux les principes que nous venons de mettre au jour, pour diriger la thérapeutique, de l'eau, comme toute la médecine appliquée dont la première est inséparable ; car, bien qu'en aient pensé Priessnitz et son école dans leurs vanités, il est certain que l'hydrothérapie ne s'est incorporée avec le reste de la thérapeutique, que parce qu'elle rentre immédiatement dans ce vieil axiome de l'école de Cos : *Contraria contrariis curantur.* Ce grand exemple, laissant les homœopathes toujours plus en dehors de la grande famille traditionnelle, doit enfin leur montrer que, s'ils restent à l'écart, c'est parce qu'ils ont divorcé avec toute raison et toute bonne foi.

Revenons à nos observations. De tous les faits que compte la thérapeutique marine sur les troubles de l'intelligence, le plus remarquable est celui observé par M. Bocquis, et rapporté dans la thèse de M. Monoyer (Montpellier, 10 février 1818). Mais précisément par ce fait, il est parfaitement évident que le résultat obtenu dépend encore de l'impression reçue par le système nerveux, et nullement par les qualités chimiques de cette eau. Aussi cette observation rappelle la pratique de M. Leuret, qui donne la douche à ses aliénés plutôt comme punition, pour impressionner le système nerveux, que comme remède. Le moyen de M. Bocquis, qui aurait parfaitement compris les troubles pathologiques de l'intelligence, tout en cherchant à arriver au même but, nous paraît plus puissant. En effet, M. Bocquis envoya sa malade sur les bords de l'Océan, près de Bayonne, en recommandant qu'elle fût plongée tous les jours dans la mer à la marée montante, de manière à être seulement soutenue pour qu'elle fût soulevée par les flots, ballottée par les vagues, et qu'elle pût ainsi avoir, à tout instant, la crainte d'être submergée.

Ce fait est à mon avis plus significatif que les neuf cas rapportés par M. Gaudet (ouvr. cit., p. 277) ; ces cas manquent de détails, et l'on ne peut guère en induire qu'une seule chose : c'est qu'avec la tonicité organique générale sont venues de meilleures élaborations, et avec de meilleures fonctions la disparition de la mélancolie que caractérisaient l'abattement et le désespoir.

Dans ces cas, il est vrai, on doit compter pour beaucoup les modifications que l'air de la mer peut porter aux fluides par la respiration et la tonicité que les bains amènent dans l'organisme, en remontant les fonctions par la contractilité générale. Aussi ces faits nous donnent à penser si les bains de mer, ou plutôt la médication marine, ne serait pas utile à ces idioties sans étroitesse de la tête, où, avec l'abaissement de l'intelligence, on constate une inertie de toutes les fonctions. Ce qui devrait relever notre espérance à cet égard, c'est que M. Couerbe et ensuite M. Lhéritier ont constaté un excès de phosphore dans le cerveau des fous, et la diminution de ce principe chimique dans celui des idiots (LHÉRITIER, ouvr. cit., p. 596). Or, si l'air de la mer ou les eaux prises à l'intérieur ne pouvaient directement introduire cette substance dans l'économie, il est certain qu'elles peuvent disposer les fonctions physiologiques à en produire, puisque nous voyons si bien agir cette médication dans les scrofules et le rachitisme qui manquent de phosphates. C'est à la pratique à s'emparer de cette idée que lui dévoile la science.

On sait que depuis Portal on ne peut attribuer toutes les déviations osseuses au rachitisme, mais à une faiblesse particulière de certains muscles ; or, dans ces cas, les eaux de mer agissent comme dans les diverses faiblesses musculaires que nous avons déjà observées, ainsi que le prouvent les faits qui vont suivre. Dans toutes ces circonstances la contractilité est directement réveillée dans les fibres anervies, comme elle l'est indirectement par les modifications survenues dans l'hématose par toutes les sécrétions et élaborations.

« Le fils de M. L..., médecin aux environs de Limoges, était né paralysé de tous ses membres ; à l'âge de cinq ans, il fut porté à Royan, ne pouvant, ni se servir de ses mains, ni se supporter sur ses jambes, ni même avaler avec facilité. Au bout de deux saisons, après que nous eûmes fait la section des tendons d'Achille, pour détruire la contraction des muscles gastrognémiens qui avaient produit deux pieds bots, le jeune malade pouvait marcher, se servir de ses mains ; la parole et la déglutition lui étaient plus faciles. » (POUGET, ouvr. cit., p. 321.)

« Mlle ***, de Marseille, âgée de dix-sept ans, née d'un père fort et vigoureux, et d'une mère d'un tempérament délicat et d'un teint pâle, avait une déviation très-marquée de la colonne vertébrale, pouvant caractériser ce qu'on appelle une *véritable bosse*. D'après l'avis du médecin de la maison, son père lui fit prendre des bains de mer ; et tous les jours il la conduisait vers la pointe du Pharo, où elle se plongeait, en s'exposant à l'action immédiate de la vague. On ne tarda pas à s'apercevoir des bons effets de cette espèce de douche, qui venait frapper horizontalement la partie déformée. Cette demoiselle s'était si bien aguerrie que lorsque la mer était agitée, elle bravait les dangers pour s'exposer à l'action de la vague, tellement elle en appréciait les bienfaits. En persistant à prendre les bains de mer à la lame, elle eut la satisfaction de voir sa difformité disparaître entièrement après le quarante-deuxième bain. » (ROBERT, *Manuel des bains de mer sur le littoral de Marseille*, p. 162.)

Diverses paralysies de vessie rentrent dans cette classe d'affections, et M. Gaudet en cite un cas où la maladie fut améliorée, tandis que nous nous sommes toujours trouvé fort bien, en pareille circonstance, de douches froides, de bains de siége froids, et d'injections avec le même liquide, ce qui rappelle le succès obtenu par l'eau froide sur la maladie de M. le comte de Rechberg, à qui il faut rapporter la brillante faveur du traitement par l'eau de Priessnitz. Les prolapsus de l'utérus, par suite de relâchement des muscles du bassin, des ligaments suspenseurs, après un accouchement dont les

14

suites ont été mal conduites, ou chez des femmes à fibre molle et à tempéraments lymphatiques, sont presque toujours améliorés par les bains de mer, plus que par diverses pratiques hydrothérapiques, comme j'ai pu l'observer. C'est ainsi que j'ai souvent trouvé que les femmes qui revenaient de se baigner au rivage avaient toujours l'utérus beaucoup plus élevé, de sorte même qu'à celles qui avaient des abaissements de matrices, on avait de la peine, après la saison marine, d'atteindre le col utérin avec le doigt. Aussi plusieurs malades disent-elles souvent avec joie : les bains de mer me font tellement de bien que je ne puis plus toucher ma matrice.

Cependant il est des circonstances où le relâchement est si ancien, et l'abaissement si prononcé, que les bains de mer restent sans effet; tandis que j'ai pu constater que leurs beaux résultats n'étaient que trop souvent temporaires. Ces motifs m'ont porté à imaginer certaines modifications qui m'ont réussi dans deux cas où la médication marine ordinaire avait échoué. Voici le résumé de ma méthode et des deux faits dont je parle.

Combinant la pensée de Lisfranc, qui veut que l'abaissement de l'utérus ne soit que la conséquence de son engorgement, et celle du docteur Gariel, qui croit que le plus souvent l'engorgement n'est que le fait du changement de position, pour assurer d'ailleurs le dégorgement obtenu par la médication, ainsi que la rétraction effectuée des ligaments suspenseurs, j'agis de la manière suivante : dans le cas de sensibilité trop vive de l'organe, je fais pratiquer soir et matin, pendant une heure, des douches intérieures à l'eau ordinaire froide, au moyen de mon bain de siége irrigateur, dont je donnerai plus tard la figure et la description, ou avec tout autre appareil, si l'on ne peut se procurer celui de M. Maisonneuve. Avant de descendre du lit, la malade introduit le pessaire en caoutchouc vulcanisé de M. Gariel, le gonfle au point voulu, puis se lève et va au bain de mer où je l'engage à nager. Après le bain, la promenade et même un certain exercice qui sont d'un avantage immense ; car tous les praticiens, s'ils ont pu constater la nécessité du repos dans certaines circonstances, en ont aussi reconnu les graves inconvénients, soit en voyant diminuer la force de la constitution générale, soit en favorisant la stagnation des liquides dans le bassin. Avec notre méthode, nous avons pu profiter de tous les avantages, en évitant tous les inconvénients. Dans le cas d'indolence de l'organe et d'un relâchement plus prononcé, je fais prendre des bains de mer à la lame avec mon irrigateur utérin et placer le pessaire de M. Gariel avant de sortir de la mer, en retirant l'irrigateur. Par cette pratique, j'ai obtenu récemment deux succès aussi complets que possible ; car les malades ne se plaignent plus d'aucune douleur, peuvent rester plusieurs jours sans porter leurs pessaires, sans sentir l'utérus s'abaisser. En même temps, leur constitution s'est totalement modifiée.

Cependant je conseille à ces dames de porter encore pendant plusieurs années leurs pessaires, surtout lorsqu'elles se disposent à faire quelque exercice, et à pratiquer soir et matin des injections prolongées à l'eau pure froide ou à l'eau salée.

Je passe à d'autres faits qui vont prouver que toute maladie qui peut reconnaître pour radication une faiblesse dynamique dans les solides, et chimique dans les fluides, peut retirer des bains de mer des avantages marqués. De sorte qu'il ne faut guère aller chercher les indications de ces eaux dans la lésion organique, mais dans les conditions de la constitution générale. La lésion organique, comme tout ce qui précède le démontre, ne fournit que des indications particulières ou des contre-indications, toutes relatives à l'équilibration organique nécessaire. D'où il suit qu'en respectant cette équilibration, d'après les principes que nous avons cherché à mettre en évidence, toutes les fois qu'il s'agira de redonner à la constitution générale et de la tonicité organique et des élaborations fibrineuses et azotées pour seconder l'équilibration entre les fluides et les tissus, la médication marine deviendra un des plus puissants régulateurs auxquels on puisse s'adresser.

Pour prouver la dernière circonstance, nous n'avons qu'à

rappeler les bons effets de la médication marine, que tous les praticiens ont reconnus dans les cas où l'onanisme ou la spermatorrhée avaient produit la plus déplorable débilité et dans la fibre et dans les liquides. Ici, tout se comprend, et la cause et les résultats ; nous n'y insisterons donc pas davantage pour passer de suite à ces faits qui établissent qu'avec les lésions organiques les plus sensibles, on peut, en ménageant l'organe lésé, imprimer des modifications heureuses à la constitution, de telle sorte que ces modifications soient favorables à la résolution de la lésion même.

« Un jeune homme de dix-huit ans, très-sain et très-sage, mais s'étant appliqué continûment au travail (myope à un degré qui lui faisait porter des verres de couleur), se trouvant affecté d'une exaltation douloureuse de la sensibilité visuelle, qui se réveillait surtout par la lecture, par la réflexion des rayons solaires, par la lumière artificielle, par la force du vent, consulta M. Maunoir, de Genève. Venu à Dieppe (1837) par les conseils de ce praticien, il s'offrit à nous avec une transparence parfaite des cristallins et une contractilité normale de la pupille, et commença la saison par deux jours d'affusions céphaliques pratiquées sur le bord de la mer, sans se baigner. Le troisième jour, il prit un bain d'une minute ; le quatrième de deux minutes, en insistant surtout sur les affusions. Les effets primitifs de ces bains se montrèrent presque nuls chez lui. Au sixième bain, il s'aperçut d'un peu d'amélioration dans sa vue ; il put lire deux heures et demie sans souffrir. Ce ne fut qu'à son treizième bain qu'il lui fut permis de doubler dans la même journée. A cette époque, l'amélioration des yeux continuait ; il estimait qu'ils se fatiguaient quatre fois moins qu'à son arrivée, et il souffrait notablement moins en lisant et en supportant la réverbération du soleil. Au dix-huitième bain, il essaya de l'action de la lumière d'une lampe, et sa vue supporta bien cette épreuve. Son teint d'ailleurs était éclairci, et son visage semblait débouffi. Le jour du vingt-quatrième bain, il écrivit pendant deux heures et resta exposé au soleil de la plage ; en rentrant chez lui, il éprouva aux paupières une sensation particulière qui n'était pas de la douleur. Après le vingt-sixième bain, il fut impunément de soirée dans un salon vivement éclairé.

« Ce jeune homme partit, après une saison de trente-quatre bains, avec une guérison qui se consolida dans les mois suivants. » (GAUDET, ouvr. cit., p. 284.)

Ici, on doit remarquer aussi bien une équilibration organique qu'une équilibration entre les fluides et les solides; car, outre la disparition des phénomènes locaux, on doit faire attention à l'éclaircissement du teint et à la débouffissure du visage qui attestent autant de la diminution de l'hypérémie encéphalique que de l'amélioration de l'hématose. D'ailleurs, est-ce que les douleurs des yeux dissipées n'annonçaient pas une répartition plus égale du fluide nerveux dans l'organisme? Et n'est-ce pas seulement peut-être, parce que cette force a augmenté dans l'organisme en général qu'elle a diminué dans les yeux? Ce qui le prouve, c'est que la médication marine n'est pas toujours si heureuse dans les névralgies. Aussi, en rapprochant ce fait de ces autres : que les bains de mer peuvent contrarier une sensibilité générale trop vive, on arrive à cette démonstration : que, dès l'instant qu'on ne peut supposer un affaiblissement dans la force nerveuse générale, on ne peut guère en espérer une action sédative locale. C'est ainsi que les anémies sont plus heureusement modifiées par les bains de mer, et les névralgies par l'hydrothérapie simple; faits qui prouvent toujours mieux que, dans tous les cas, il ne peut être question que d'équilibration organique particulière et fonctionnelle générale.

Pourrait-on se refuser à admettre ces idées, lorsque la pratique nous fournit des faits pareils à celui de M. de Bréville, déjà cité, dans lequel M. Mourgué constate, avec un facies apoplectique, une paralysie des membres presque générale. D'ailleurs, pour les praticiens, la doctrine que nous mettons au jour, quoique n'ayant été jusqu'ici formulée nulle part, n'est-elle pas comme instinctivement aperçue? Le raisonnement de M. Gaudet nous le montre.

« Dans l'hémiplégie apoplectique et l'hémiplégie liée à une lésion organique de l'encéphale et du nerf facial, l'action tonifiante des bains de mer relevait toujours la constitution détériorée, les forces et les digestions affaiblies des individus qui en étaient affectés. Là où ces maladies étaient accompagnées de céphalée ou de crises douloureuses dans les membres paralysés, cette action devenait surtout puissamment sédative. Ce n'était ordinairement qu'à dater de ce moment que les effets dynamiques des bains de mer s'exerçaient sur la fonction innervatrice, selon qu'elle était plus ou moins altérée. Il y avait, dans tous les cas, toujours chance d'augmenter l'énergie de ces différents modes d'action, en veillant à la durée des bains, en leur associant les affusions et en détruisant les mouvements conjectionnaires de la tête par une émission sanguine pratiquée à propos. » (P. 287.)

Ces paroles, que l'expérience de M. Gaudet a tracées, attestent d'une manière confuse, il est vrai, les principes que nous avons formulés d'après l'observation hydrothérapique générale ; mais elles constatent que dans les paralysies dépendantes d'une lésion des centres nerveux, les bains de mer peuvent relever utilement les forces générales, devenir le régulateur de l'action nerveuse ; car les céphalées et les crises douloureuses des membres relatées par ce praticien prouvent deux choses : et la perturbation de cette action, et la possibilité de rétablir la circulation du fluide sensitif, puisque, dans les cas où la lésion intercepte toute communication de ce fluide, on trouve des paralysies aussi complètes qu'indolentes. De plus, cette équilibration générale des fluides ne s'obtient évidemment qu'en respectant en même temps l'équilibration des fonctions organiques en particulier, l'observation ayant fort bien appris à M. Gaudet qu'il fallait veiller à la durée des bains et associer quelquefois la saignée aux affusions, pour détruire les mouvements conjectionnaires de la tête.

Ainsi donc, avec l'eau marine comme avec toutes les eaux froides, le but que le praticien a à atteindre, c'est de rétablir l'équilibration dynamique et chimique dans l'organisme ; et, après ce principe posé, il n'a plus qu'à rechercher quelle est celle qui peut plus particulièrement atteindre le but désiré.

Or, il est manifeste, par tout ce qui précède, que si l'eau

ordinaire, par des pratiques diverses, peut aussi bien réussir dans une infinité de cas, être même préférable dans tous ceux où l'on ne peut supposer qu'un défaut partiel de contractilité organique avec une certaine richesse fibrineuse et azotée dans les fluides, les eaux de mer et toutes les conditions qui les entourent, celles qu'on peut leur donner, seront toujours les plus puissantes des eaux minérales froides, dans les cas où il faut régénérer les principes hématosiques précédents et réveiller plus activement la dynamie organique générale.

§ 4.

3ᵉ ordre. — Résultats thérapeutiques par modification et régénération de la nutrition.

Lorsqu'on observe des maladies scrofuleuses, tuberculeuses, rachitiques, dans leurs lésions anatomiques, leur marche, leurs symptômes, on est frappé de la différence qui doit exister entre ces maladies et les phlegmasies simples, même plus ou moins chroniques; et cependant, lorsqu'on voit que les eaux de mer les guérissent également, on se demande comment peut agir un moyen identique dans des cas si différents.

Les observateurs, frappés sans doute à la fois par les caractères saillants de ces maladies et par la guérison avec l'eau de mer, alors que tous les autres moyens avaient échoué, sans plus réfléchir qu'ils avaient vu guérir pareillement d'autres maladies, ont crié à la spécificité; et la médication marine a été regardée et l'est encore par la plupart des médecins comme le spécifique des maladies scrofuleuses et de la constitution lymphatique. Malheureusement, de telles idées aujourd'hui sont sans fondement; car, quoique les autres traitements hydriatiques ne puissent rivaliser avec ceux de l'eau marine, il est avéré que la scrofule peut parfaitement guérir par l'usage d'autres eaux minérales et par l'application de l'eau froide pure.

Force est donc de renoncer à ces idées de spécificité

qui, si elles tranchaient d'une manière commode toutes les questions thérapeutiques, laissaient dans l'esprit de faux principes qui entraînaient à de fausses conséquences, en empêchant de voir et d'utiliser la vérité.

Force est, alors, de reconnaître que ces maladies, si dissemblables dans leurs efflorescences, si je puis ainsi parler, partent de radications qui, si elles sont différentes, ont cependant des analogies dans leur origine.

En effet, si dans les radications de là plupart des maladies que nous venons d'observer, nous trouvons et des lésions de la dynamie vitale et organique, et des lésions dans la plasticité et la caloricité des liquides, où irons-nous les chercher pour celles-ci? On ne peut, il me semble, aller plus loin en physiologie.

C'est un fait incontestable! Aussi, tout nous prouve qu'il n'est pas nécessaire d'aller plus loin, puisque là encore on trouve et la raison des causes de ces maladies et celles des actions médicatrices qui peuvent les modifier. En effet, observez, comme M. Coster et d'autres expérimentateurs, qu'il suffit de renfermer un animal dans un air vicié par l'humidité et les émanations de carbone, en le privant de mouvement, c'est-à-dire en altérant son hématose et sa contractilité fibrillaire, pour le faire devenir scrofuleux, tuberculeux, rachitique, etc. Remarquez, pareillement, que vous le guérissez soit en rendant des qualités perdues à l'hématose, soit en tonifiant la contractilité organique, et mieux encore en modifiant l'une et l'autre à la fois, et vous aurez l'explication de l'action médicatrice des résultats des diverses eaux minérales, de ceux de l'eau froide et de ceux de l'eau marine; de même que vous comprendrez l'action du bain d'air comprimé, des influences climatériques et de toutes les conditions hygiéniques dont vous entourez les malades. En effet, tandis que la gymnastique, l'eau pure froide guérissent en tonifiant la fibre, qui peut modifier ainsi l'hématose par les élaborations et les excrétions, les diverses eaux minérales peuvent arriver à ces résultats en modifiant les liquides, et par eux les solides. Aussi, si le bain d'air comprimé et les eaux de mer jouissent

d'une prédominance sur toutes les autres médications connues et dirigées contre les maladies scrofuleuses, c'est que
les modifications apportées ont pu agir à la fois et en même
temps sur les solides et sur les liquides.

Voilà donc encore la spécificité rayée de notre langage médical, tandis que nous arrivons toujours à notre principe que
nous soutenions, en 1849, devant l'Académie de médecine de
Marseille : *le remède n'a d'action sur le mal que par ses conséquences : suivant les ressorts organiques qu'il met en jeu,
les actions et les réactions physiologiques des fluides entre eux,
et ensuite des fluides sur les solides comme des solides sur
les fluides.*

Or, si le remède met en jeu des ressorts organiques, s'il
peut déterminer des actions et des réactions sur les fluides
entre eux pour les modifier, c'est qu'il y a des lésions dans la
tonicité des solides, qu'il y en a dans la composition des liquides, et la médecine doit alors rechercher quelles sont ces
lésions. Par conséquent, si ce qui précède est vrai, nécessairement ce seraient ces différences de lésions dans la dynamie
des solides et dans la composition des liquides qui consti-
tueraient la différence des maladies. Il ne peut y en avoir
d'autres.

Malheureusement la lésion première des solides ne peut
que se supposer par la manifestation des altérations survenues, et celle des liquides, quoique démontrée par la chimie,
n'est encore dans la science qu'à ses premiers essais. Néanmoins, à force de faits, d'observations, de déductions s'en-
chaînant et se liant dans un ensemble rationnel, la démonstration des rapports des phénomènes devient possible ; tandis
que l'hydrothérapie générale devra la rendre complète, en
venant assurer des relations des causes et des effets. Aussi est-
ce par elle que nous pouvons dire avec plus d'assurance qu'une
lésion locale de la contractilité peut amener toutes sortes
de phlegmasies, et que la lésion générale de cette même contractilité, en allanguissant toutes les fonctions, c'est-à-dire
les sécrétions et les élaborations, peut produire toutes les
maladies dyscrasiques et cachectiques. Désordres des solides

et des liquides qui, dans le consensus organique, modifient l'action nerveuse, de sorte que, par un seul effet, toute la constitution peut être troublée.

Maintenant, sans doute que la médecine a bien des choses encore à découvrir : quel organe plus particulièrement attardé dans son action entraîne la langueur d'un autre ; quelle sécrétion et élaboration plus particulièrement allanguies amèneront telle ou telle altération dans les fluides comme dans les solides ? Mais, ce qu'il y a de consolant, c'est qu'avec ces premiers jalons posés, la pratique peut déjà marcher avec une certaine assurance ; parce qu'il est avéré que souvent, par la plus simple impulsion déterminée sur cet organisme vivant, toutes les fonctions se relèvent, et avec elles les plus affaiblies ; de sorte que, par cette puissance admirable d'engrenage qu'Hippocrate appelait *nature*, on arrive au même but que si on avait parfaitement connu et distingué d'avance l'organe ou la fonction principalement et originellement attardés.

De telles idées, sans avoir été aussi nettement exprimées, que je sache, ont passé des faits dans la conviction de tous les médecins observateurs et consciencieux ; car M. Édouard Auber, avec sa plume élégante, dit : « Si maintenant, au lieu d'aller aux bains de mer pour y rétablir complétement sa santé, profondément éprouvée ou ébranlée par des maladies qui ont disparu, on s'y rend pour y chercher une guérison radicale (à une maladie chronique et rebelle), dans une de ces grandes crises si bien observées, si bien comprises et si bien décrites par Hippocrate et les médecins de son école, oh ! alors, les choses seront bien différentes, et cela se conçoit parfaitement. En effet, ce ne sera pas au bout d'une saison, ou deux ou trois mois, qu'on obtiendra un résultat aussi difficile ; mais ce sera seulement au bout de quelques années passées aux eaux et sous la direction constante et éclairée d'un médecin familiarisé avec *les grands effets de la mer et de la nature médicatrice.* Et encore, dans ce cas, faut-il être doué d'une persévérance opiniâtre et d'une volonté à toute épreuve, car c'est bien en de semblables circonstances qu'on peut dire : vouloir, c'est pouvoir. » (*Guide médical du bai-gneur à la mer*, p. 60.) Vouloir, c'est pouvoir !.... c'est bien fort ; et cependant cette expression n'est pas au-dessus de la vérité, comme l'attestent aujourd'hui tant de faits observés sur les maladies scrofuleuses, tuberculeuses, rachitiques, goutteuses, rhumatismales, au moyen des diverses eaux minérales, thermales ou froides, et de l'hydrothérapie ordinaire.

Encore, dans l'état actuel des choses, on est loin d'être fixé sur la raison des faits, sur les crises à déterminer (puisqu'il est question de crises) sur les actions organiques à provoquer. La pratique reste flottante entre les idées humorales qui règnent au delà du Rhin, et les théories solidistes qui dirigent en deçà, ainsi qu'il résulte des opinions de M. Fleury, lorsqu'il a dit : « Je n'ai pas eu l'occasion d'appliquer l'hydrothérapie au traitement des affections scrofuleuses, et je le regrette vivement; car je suis convaincu que j'aurais obtenu d'excellents résultats, non point au moyen de l'action altérante et dépurative, mais à l'aide des influences excitantes, résolutives et reconstitutives exercées par les douches froides. » (Ouv. cit., p. 384.)

Voyons maintenant si nous, qui adoptons en principe, dans ces maladies, une lésion de la contractilité générale organique, comme doit l'admettre M. Fleury, qui compte diriger sur elle sa thérapeutique, et qui adoptons pareillement l'idée d'une altération des liquides, comme les médecins d'Allemagne, nous apporterons quelque lumière à cette importante question.

M. Fleury, tout organicien et solidiste qu'il cherche à paraître, adopte pourtant les opinions de M. Bégin, qui sont celles de Baumes et de presque tous les observateurs qui ont traité de la maladie scrofuleuse, puisqu'il répète ces paroles: « La tâche du médecin est de faire recouvrer au système sanguin la prépondérance d'action qu'il a perdue, d'exciter les organes élaborateurs du sang. Que l'on analyse tous les moyens qui ont procuré des succès soutenus dans le traitement des scrofules, et partout on reconnaîtra que la maladie ne se dissipe qu'alors que les élaborations rouges et que l'appareil sanguin ont acquis ou recouvré leur prédominance.

« C'est sur la gymnastique médicale que repose tout entier le succès du traitement; mais le bain froid est un des moyens les plus efficaces que l'on puisse employer, soit pour prévenir, soit pour combattre les accidents des scrofuleux. » (BÉGIN, *Dictionn. des sciences médicales*, t. L, p. 356-364, cité par M. Fleury, p. 385.)

M. Bégin et M. Fleury vont trop loin; car s'il est possible, comme nous ne le contestons pas, de modifier l'hématose par la tonicité donnée aux organes élaborateurs, il est bien plus sûrement possible de la modifier lorsqu'on peut agir à la fois et en même temps et sur la tonicité des organes et sur la composition du sang.

Nous n'avons donc pas dû nous contenter de pareils faits, et nous ne nous sommes même pas tenu pour satisfait des causes si bien exprimées par les expériences de M. Coster et par les longues recherches de M. Fourcauld, au sujet de l'altération des liquides. Nous avons voulu voir encore si par l'analyse nous pouvions y découvrir directement quelque altération. Nous fûmes conduit à ces recherches par des faits comme les suivants, qui nous ont prouvé que la chlorose devait avoir une grande analogie originelle avec ces maladies, parce que nous avons vu souvent le rachitisme, la scrofule, la tuberculisation tirer leur origine de cette maladie hémateuse.

En 1839, par une coïncidence particulière, j'ai eu occasion d'observer le grand-père et la grand'mère d'une famille du département du Var, qui étaient l'un et l'autre manifestement chlorotiques : teint pâle, faiblesse générale, santé valétudinaire. Le fils issu de ce mariage, quoique en apparence bien portant, était encore plus pâle, obèse, tandis que la fille était jaune verdâtre, sèche, chétive, avec des cheveux blancs et toutes les dents cariées à trente-cinq ans. Des deux nouveaux mariages de ces individus, il en est résulté que le fils a eu un garçon scrofuleux avec des adénites, des périostites, etc., tandis que la fille a eu elle-même une fille chez laquelle, après les symptômes d'une chlorose des plus prononcées, par la décoloration de la peau et les troubles circulatoires, sont survenus des périostites, des abcès, des fistules, mais tellement asthéniques dans leurs manifestations, qu'ils ne donnaient de douleurs que lorsque la malade s'appuyait sur le point affecté. De toutes les plaies il n'en sortait jamais de pus, mais une sérosité sanguinolente. Les préparations iodurées, si banalement employées, avaient toujours aggravé le mal, l'huile de foie de morue était restée sans effet. Aussi, attendu l'origine que j'avais cru reconnaître à la maladie, je donnai du fer intus et extra qui avait produit quelque amélioration. Mais les parents, impatientés de la longueur du mal, consultèrent d'autres médecins, qui revinrent aux préparations iodurées et même mercurielles. Dès lors, la scène changea : outre les phénomènes scrofuleux relatés, l'épine dorsale se dévia en plusieurs courbures, puis tous les os longs, et cette malheureuse enfant s'inclina ainsi en tous sens dans une ostéomalacie générale, jusqu'à ce que les organes intérieurs ne pussent plus fonctionner. Ce qui arriva bientôt, quelques moyens médicinaux et orthopédiques que j'employasse.

Ces faits, ajoutés à ceux observés par tous les praticiens, et notamment par M. Barrier, de Lyon, que des parents scrofuleux peuvent donner naissance à des rachitiques, à des tuberculeux, comme ceux-ci à des scrofuleux, venaient changer les termes de Hufeland, lorsqu'il a dit : La cause fondamentale du rachitisme est la maladie scrofuleuse, une métastase que celle-ci opère sur les os; en cette proposition : *La cause fondamentale de toutes ces maladies réside dans une condition pathologique de l'hématose, dont le principe est analogue à l'altération du sang dans la chlorose.* Faits eux-mêmes dont les rapports acquièrent une nouvelle importance de ce que Delpech, MM. Nichet et Nélaton, dans leurs recherches anatomiques, ont reconnu à ces dernières maladies une même origine tuberculeuse, et de ce que celles de M. Rufz y ont attesté le défaut des élaborations fibrineuses.

C'est ainsi qu'aujourd'hui qu'il est avéré que le mercure attaque les globules et la fibrine du sang, détermine des symptômes d'anémie, la prédominance séreuse, on ne peut rejeter, comme on l'avait fait, ces observations de J. Hunter, de Plenck, Kortum et Richerand, qui attestent que l'usage des préparations hydrargiriques aurait produit des symptômes fort analogues à la maladie scrofuleuse, *scrofulæ spuriæ*.

Après de tels faits si plausibles, si connexes par les plus intimes rapports, pouvions-nous n'être pas convaincu ? Mais aussi, pouvions-nous laisser les choses à ce point et ne pas rechercher si l'analyse du sang ne nous donnerait pas raison de tous ces phénomènes ? Nous associâmes M. Marsan, pharmacien à Manosque, à nos travaux, et voici ce que nous trouvâmes :

Chez les chlorotiques à formes développées, à tissu cellulaire abondant, à pouls large, à grands troubles circulatoires (*Chlorosis fortiorum* de Stoll); chlorose chaude de Wendt de Breslau et de Marsall-Hall, que nous avions désignée par chlorose aiguë, dans un travail inséré en 1840 dans le *Bulletin général de thérapeutique;* de même que chez les scrofuleux à tissu cellulaire abondant, lèvres tuméfiées, pouls large et plein, nous avons trouvé les proportions de l'albumine, soit normales, soit exubérantes, 8, 9, jusqu'à 12 pour 100 ; ce qui la rend toujours prédominante en la comparant aux autres éléments du sang qui, comme l'ont manifestement constaté MM. Andral et Gavarret, sont en moindre quantité. Nous avons dû croire à ces résultats lorsque nous les avons trouvés constants et que nous les avons vus sanctionnés par MM. Burdach et Lhéritier. Nous lisons, en effet, dans l'ouvrage de ce dernier : « La *diathèse albumineuse* provient d'une assimilation abondante, mais incomplète, qui se dénote par un sang vermeil, visqueux, mais pauvre en fibrine. (BURDACH.) Cette diathèse est propre aux phthisiques et aux scrofuleux ; chez eux, la formation du sang demeure à un degré inférieur, parce que l'assimilation et la respiration s'exécutent d'une manière incomplète ; il se forme moins de fibrine et de sels terreux ; l'albumine prédomine, quoique imparfaitement développée ; la coagulation est facile, mais faible, et le coagulum repasse bientôt à la fluidification. » (LHÉRITIER, ouv. cit., p. 261.)

Dans les chloroses chroniques (chlorose froide) où la constitution a manifestement souffert, où les malades sont maigres, chétifs, tristes, nous avons trouvé l'albumine réduite à 4, 5, 6 pour 100, et, chose extraordinaire, le caillot plus ferme; et quelquefois une légère couche de couenne qui irisait sa surface. Même résultat pour les scrofuleux et les phthisiques qui se trouvaient dans les mêmes conditions constitutionnelles. Ici encore nous avons le témoignage de M. Dubois, d'Amiens, qui aurait trouvé l'albumine en diminution chez les scrofuleux.

Mais, maintenant, quelle conséquence tirer de ces faits, en apparence si contradictoires? La plus certaine, ou plutôt l'incontestable, c'est l'analogie des conditions de l'hématose dans la chlorose et la maladie scrofuleuse. Mais pourquoi cette différence totale dans les deux situations de ces maladies? Dans l'état actuel de la science, nous ne pouvons y voir qu'une chose : c'est que pour la chlorose chronique constitutionnelle, les sujets étant chétifs, amaigris, comme chez les scrofuleux usés par de longues suppurations, des trajets fistuleux, des caries, maigres aussi et rabougris, ce n'est plus le principe originel de la maladie qu'on retrouve dans le sang, mais les conséquences de l'abaissement où est parvenu l'organisme. Dans ce cas, il n'y a plus d'albumine en suffisante quantité, parce que les organes élaborateurs ont perdu même cette puissance d'élaboration. Et si précisément, alors, on trouve de la fibrine, en apparence en excès, c'est par suite du mouvement de décomposition qui s'opère. Ne voit-on pas, en effet, le sang quelquefois très-fibrineux chez les phthisiques dans le marasme, tandis qu'il ne l'était pas avant ces conditions constitutionnelles?

Avec cette explication, la présence de la couenne dans les maladies inflammatoires, où la décomposition fibrineuse doit être une nécessité pour que l'économie se débarrasse du principe prédominant, ne serait plus un mystère, et l'on trouverait tout naturel ce qui frappe toujours d'étonnement chaque praticien : que, dans ces maladies, presque jamais la première saignée n'est couenneuse, tandis que les dernières le sont extrêmement et presque toujours successivement davantage.

Je ne sais si de telles idées ne pourraient pas se concilier avec l'opinion de **MM. Magendie, Dupuytren et Ségalas**, qui veulent que la lymphe ne soit qu'une partie du sang artériel ramené au cœur par les vaisseaux lymphatiques ; mais elles s'allient et se fusionnent complétement avec les recherches de **MM. Tiedeman, Gmelin, et J. Muller**, qui attestent que l'albumine se change en fibrine dans les vaisseaux lymphatiques, et que le liquide contenu dans cet ordre de vaisseaux est si bien le produit d'une transformation digestive générale, qu'on peut expliquer ainsi pourquoi la lymphe augmente par la diète ou lorsque le sang diminue ; pourquoi on la trouve encore dans les vaisseaux lymphatiques, lorsqu'une grande partie des tissus et du système vasculaire sanguin est privée de sang. « Ce qui paraît surtout démontrer que la lymphe provient d'une transformation digestive de la substance même du corps, dit M. Lhéritier (transformation digestive dans laquelle les lymphatiques jouent un rôle absolument semblable à celui des chylifères), c'est que la vie elle-même se soutient par la résorption de la graisse et des muscles, etc., qui sont comme les aliments réduits à l'état de sang, quand la digestion stomaco-intestinale est insuffisante. » (Ouv. cit., p. 21.)

S'il en est ainsi de tous ces phénomènes, nos recherches sur le sang des chlorotiques et des scrofuleux nous permettent de conclure que ces maladies prennent leur radication première dans un excès d'albumine pendant que la fibrine et les sels azotés seraient en diminution ; qu'encore, dans les cas les plus graves où la maladie a plus profondément altéré les rouages organiques et les conséquences fonctionnelles, outre cet abaissement toujours réel des globules et de la fibrine, il y a, de plus, défaut même d'albumine. De sorte qu'en pratique, il faut non-seulement distinguer ces cas, mais suivre encore les indications qui peuvent en résulter.

En effet, sans ces conséquences de radication et la distinction déjà bien établie de chlorose aiguë et de chlorose chronique constitutionnelle, les observateurs avaient reconnu deux espèces distinctes et primitives de scrofules : la scrofule vulgaire et la scrofule endémique. Alibert, après Warthon, avait été conduit à cette distinction, parce qu'il avait observé dans les villes une scrofule très-répandue, caractérisée par l'exagération des formes et la surabondance des sucs blancs. Dans les campagnes, sous des influences hygiéniques individuelles plus fâcheuses, avec les mêmes altérations pathologiques, il avait rencontré la plus extrême émaciation, qui arrivait quelquefois jusqu'à dessécher, non-seulement les chairs, mais la peau, de manière à la momifier; d'où le nom expressif, pour cette variété extrême, de scrofule momie. (*Nosologie naturelle.*)

M. Baudelocque, que la mort a enlevé depuis peu d'années à la science, reconnaît la justesse de l'appréciation de ces faits, que nos recherches sur le sang des scrofuleux placent à leur véritable point de vue thérapeutique, si les observations de notre illustre maître Alibert n'ont pu les distinguer que par leur étiologie.

Les observations qui vont suivre, en commençant par la chlorose, nous fourniront l'occasion de montrer les différences pratiques qui ressortent de ces deux degrés de l'altération organo-plastique dont nous traitons.

Chlorose hypo-albumineuse aggravée par les bains de mer, administrés sans égard à la disposition humorale constitutionnelle.

Mme ***, âgée de quarante ans, réglée, issue d'une mère chlorotique et l'ayant toujours été elle-même, mariée depuis dix-huit ans, sans jamais avoir eu d'enfants, est pâle, maigre, triste. Elle avait éprouvé des attaques d'hystérie qui, plus tard, se transformèrent, comme l'avait observé dans ces cas Wendt de Breslau, en mélancolie, caractérisée par des pleurs sans motifs, une susceptibilité sans raison. Les ferrugineux conseillés sous toutes les formes par divers médecins de Marseille et de Montpellier, par moi-même, n'avaient jamais rien produit, si ce n'est du mal quelquefois. Enfin cette dame avait abandonné tout traitement par découragement, lorsque je me livrai à mes expérimentations sur le problème qu'elle représentait. Arrivé enfin positivement aux conclusions que j'ai données plus haut, je conseillai à cette dame un régime albumineux et le tannin, auxquels j'avais été conduit par divers faits très-remarquables que je ne puis reproduire ici.

Pour attester même de la sûreté de mes vues, je voulus témoigner aussitôt de la certitude de mon diagnostic, et je proposai avant toute chose l'analyse du sang. Quelques grammes de ce fluide tirés, et analysés par M. Marsan sous les yeux du mari, donnèrent, comme je l'avais approximativement indiqué, un caillot ferme, dur, consistant, même irisé au-dessus par une légère couche de fibrine, mais l'albumine fut réduite à 5,80 pour 100.

Malgré ces assurances, cette dame, dégoûtée de tant de remèdes jusque-là inutiles, insouciante et indéterminée par le fait même de sa maladie, ayant d'ailleurs consulté à Marseille le médecin de sa famille et en ayant reçu pour conseil les bains de mer, hésita et attendit.

Consulté cependant à mon tour sur l'opportunité de ces mêmes bains, je fus contraint, en conscience, de manifester ma pensée, et j'annonçai que ces bains seraient sans résultats, à moins de certaines conditions, et la première, le régime alimentaire que j'avais indiqué.

On eut peine à me croire, et c'est pour ainsi dire ce que je désirais, afin que le traitement marin ne pût tromper sur l'effet du régime et que je pusse tirer moi-même tout l'enseignement possible de cette observation. Dès lors il fut décidé qu'on essayerait le traitement des bains de mer tel quel, et qu'on verrait ensuite.

Cette dame se rendit donc à Marseille dans le courant de l'été de 1851, et prit, pendant deux mois, quarante-cinq bains de mer. Ses larmes tarirent, mais sa tristesse et sa susceptibilité ne furent pas entièrement modifiées. Cependant ce bénéfice manifeste était-il un effet des bains de mer sur les organes de l'innervation, ou celui de la satisfaction d'être au milieu de sa famille, dans sa ville natale? Si je décidais cette question, je la déciderais en faveur des bains de mer ; car ce bénéfice persista même après le retour de

Madame. Raison insuffisante sans doute, mais qui n'en est pas moins une.

Chose remarquable, qui met mieux en saillie encore l'action inopportune des bains de mer administrés sans égard pour les conditions de la nutrition indiquées, et qui, par conséquent, ne désigne que mieux le mode d'action véritable de ceux-ci : c'est que malgré la satisfaction morale où se trouvait cette dame, ses élaborations digestives ne se firent pas mieux, ou que, du moins, elle perdit plus par les éliminations qu'elle ne gagna par l'assimilation. En effet, après son traitement, Madame avait sensiblement maigri encore, je ne dis pas pâli, c'eût été peut-être trop difficile; mais l'allongement de ses joues fut évident pour les personnes les plus étrangères à la médecine, tandis que l'exploration de ses membres rendait le fait plus manifeste.

Au retour de Madame, toujours plus raffermi dans mes convictions, et Monsieur et Madame plus assurés de la justesse de mes idées par l'expérimentation faite, se décidèrent à suivre plus religieusement mes avis, sans avoir cependant encore cette volonté ferme qui a fait dire à M. Édouard Auber : « Pouvoir c'est vouloir. » Cependant Madame, se mit au lait, aux cervelles, aux viandes de jeunes animaux, à des gelées animales et végétales, aux œufs à la coque, au café après ses repas et à l'usage de pastilles de tannin, qu'elle oubliait souvent. L'influence n'en fut pas moins très-marquée, car Madame prit plus de chairs, même des couleurs rosées et un peu de gaieté qui depuis longtemps était bien inusitée. Enfin, le changement fut si patent, que j'ai entendu dire à plusieurs personnes : « Mais qu'a fait Madame pour rajeunir et embellir de cette manière? vraiment elle a des joues rosées que nous ne lui avions jamais vues ! »

Comme on pourrait être étonné de ce que j'ai conseillé le café en pareille circonstance, j'ajouterai que j'ai puisé cette indication dans les observations de M. de Gasparin, qui corroborent les miennes, comme les miennes corroborent les siennes, tellement toute maladie n'est jamais qu'un problème d'alimentation ! Je dois donc rappeler cette observation que fit M. de Gasparin sur les mineurs de Charleroi, qu'il trouva frais et bien portants quoique ne prenant qu'une quantité moindre de nourriture, mais avec un litre de café pour boisson. Aussi, M. de Gasparin, frappé de ce fait, disait à l'Académie des sciences, puisque le café ne nourrit pas, à coup sûr il empêche de se *dénourrir*. Mes observations m'avaient déjà prouvé que le mot était parfait. Seulement, ce qui restait à l'état de mystère pour le savant académicien, était expliqué pour moi, c'est que le café contient du tannin et que le tannin empêche les éliminations albumineuses.

D'où la conclusion : qu'un traitement marin qui les favorise est plus nuisible qu'utile dans certains cas, comme l'observation qui précède le prouve directement, puisqu'elle témoigne de ces éliminations par l'usage des eaux de mer ; et la conséquence pratique : qu'il faut d'abord distinguer les cas qui réclament de pareilles excrétions, de ceux qui ne veulent que de nouvelles élaborations.

Chlorose hyper-albumineuse heureusement influencée par les bains de mer.

Mlle *** de Sisteron, issue de parents à constitution adipeuse, et par conséquent aussi dans la cachexie lymphatique, comme l'avait remarqué déjà Lorry avec tant de justesse, est affectée depuis plusieurs années de la chlorose hyper-albumineuse, contre laquelle luttent depuis longtemps diverses préparations ferrugineuses sans en jamais triompher. Je puis même dire qu'il n'y a guère que le mode que j'ai indiqué, des pastilles de carbonate ferreux (*Bulletin de thérapeutique* 1842), qui ait amené une amélioration notable et surtout tant soit peu soutenue. Persuadé, enfin, que cette maladie tenait à des conditions hygiéniques, telles que celles de l'habitation et du climat, je conseillai, l'été dernier, à cette demoiselle, des bains de mer. Elle s'y rendit, dès les premiers jours de juin ; mais malheureusement les parents chez lesquels elle habita dans la ville, l'empêchèrent de fréquenter les bords de la mer et l'assujettirent à une foule de préjugés que souvent les gens du monde décorent du nom de prudence. C'est ainsi qu'elle resta près d'un mois à Marseille, sans se baigner à cause des vents qui régnaient et qu'elle ne profita pas même de ce temps, pour aller faire des promenades sur le rivage.

Cependant, malgré ces fâcheuses circonstances, et celle encore qu'à peine eut-elle pris une quinzaine de bains de mer, elle fut obligée de revenir pour soigner sa mère malade, Mlle *** éprouva les plus heureuses influences de l'atmosphère du littoral. Dès les premiers jours, en effet, de son arrivée à Marseille, l'appétit, si mauvais d'ordinaire, se prononça franchement ; après lui la gaieté et des forces nouvelles survinrent, et enfin, l'amélioration était telle lorsque Mlle *** quitta Marseille, que les douleurs de tête, assez fréquentes, avaient disparu et que les palpitations de cœur et le bruit des carotides surtout s'étaient réduits à des proportions infiniment moindres. La constipation opiniâtre avait cédé d'une manière remarquable ; tandis que, si Mlle *** avait perdu de cette suffusion séreuse qui lui donnait cette rondeur de formes assez prononcée, sa peau, d'une teinte cirée, comme transparente, était devenue d'une couleur plus mate qui annonçait que bien des globules colorés la pénétraient.

Ce résultat était d'autant plus remarquable que jamais des bains de rivière n'avaient pu en approcher. Aussi ferai-je mon possible pour que cette demoiselle retourne à la mer cette année et mette mieux à profit sa médication, médication d'autant plus favorable chez elle que l'action de l'atmosphère du littoral agit plus énergiquement, à cause de son habitation ordinaire dans un pays plus élevé sur le niveau de la mer.

Ces deux observations nous montrent l'amaigrissement chez l'une et la disparition de la suffusion séreuse chez l'autre, avec augmentation des sécrétions intestinales. Or, si nous ajoutons ces particularités, nos recherches physiologiques qui témoignent de l'augmentation de ces mêmes sécrétions, aux faits de M. Gaudet de la disparition d'hyper-diaphorèse par les bains de mer et à l'observation si remarquable que nous avons donnée p. 190, où, avec des sueurs excessives et une constipation invincible, nous avons vu cesser les excrétions de la peau et revenir des selles faciles, nous arrivons à cette conclusion :

que, par les bains de mer prolongés, les liquides séreux se portent de l'extérieur à l'intérieur. Cette action est évidente lorsque différents faits témoignent de diarrhées survenues par des bains froids prolongés et à la suite de pratiques hydrothérapiques. M. Schedel cite diverses observations curieuses à ce sujet recueillies à Graëfenberg. (*Examen clinique de l'hydrothérapie*, p. 79.)

Un tel mouvement dans l'organisme ne peut s'effectuer que de deux manières : ou par les veines ou par les vaisseaux lymphatiques, à la suite du spasme périphérique déterminé, qui pousse à l'intérieur la sérosité imbibant les tissus. L'albumine, avons-nous dit, contenue dans cette sérosité qui passe dans les vaisseaux lymphatiques, se transforme en fibrine ; de là, amélioration dans les maladies où la condition de l'hématose se trouve abaissée relativement à la production de la fibrine. Mais, lorsque, cette même albumine fait défaut dans la constitution, un tel mouvement excité ne fait qu'augmenter la décomposition, et le résultat obtenu dans la première des deux observations que nous venons de produire en témoigne évidemment ; tandis que, par l'amélioration dans la seconde, on découvre vraiment la modification heureuse qu'a dû subir le sang.

Il doit donc en résulter cette conséquence : que dans une même maladie, suivant les conditions du sang, des éliminations gastro-intestinales albumineuses peuvent être utiles ou nuisibles, et que forcer la transformation albumineuse en fibrineuse, lorsque les proportions d'albumine manquent, devient pareillement une fausse pratique ; puisque au lieu de favoriser la transformation des matériaux albumineux, on provoque la décomposition par l'activité nouvelle donnée à la contractilité fibrillaire, qui, ne pouvant favoriser l'assimilation, faute de matériaux dans les fluides, ne fait que donner de la puissance à la résorption.

Faut-il donc en conclure que : les bains de mer et par conséquent les bains froids sont nuisibles dans certains cas et utiles dans d'autres ? non, mais qu'il importe de les administ différemment suivant les circonstances.

C'est ainsi que les faits que nous venons de produire et d'autres qui ne peuvent entrer ici pour ne pas allonger indéfiniment notre travail, nous ont prouvé que, dans le cas de chlorose hyper-albumineuse, des bains de mer ou des bains froids prolongés, étaient utiles pour modifier l'hématose par la respiration, comme nous l'avons montré dans nos études physiologiques, et pour exciter la contractilité périphérique, afin d'engager dans les vaisseaux lymphatiques les liquides albumineux surabondants et les transformer en fibrine ; en même temps que la partie la plus séreuse, par conséquent l'albumine la moins parfaite, comme le reconnaît Burdach, est éliminée par l'exhalation intestinale, et que les éléments carbonés le sont davantage par le foie et le poumon. D'où , la dépuration de la constitution albumino-veineuse et la régénération de la fibrine et des principes azotés.

Au contraire, dans la chlorose hypo-albumineuse, il faut tout d'abord donner des matériaux albumineux à l'élaboration, afin de fournir aux transformations fibrineuses, et pour arriver à cette fin, éviter les pertes séreuses intestinales, comme une action trop continue sur la contractilité du système lymphatique, action qui excite trop sa puissance résorbante. C'est ainsi que des bains de mer de courte durée, des affusions, des bains de pluie, en ranimant seulement le ressort de la contractilité par des secousses vives et rapides, qui relèvent la dynamie sans imprimer une direction fonctionnelle, nous ont rendu de grands services, comme à M. Fleury, par l'élévation de la simple tonicité de l'organisme.

Aussi, par l'entente de toute la complexité des phénomènes, par celle des rapports des fluides et des solides, par cette solidarité des fonctions, des liquides et des solides, ainsi que par la connexité des transformations albumineuses et fibrineuses, dont la chimie déjà nous montre les intimes liaisons, sinon la parfaite dépendance, nous croyons mettre en évidence pour la pratique ces grandes vérités du consensus organique, toujours reconnues, jamais complétement démontrées. C'est pourquoi, afin de mieux établir ces importantes vérités, nous ne pouvons résister au désir de résumer ici encore une curieuse observation de chlorose hypo-albumineuse.

Une fille de vingt-ans était affectée depuis plusieurs années de chlorose, et, malgré les ferrugineux sous toutes les formes donnés par divers confrères et par moi, l'aménorrhée persistait, le teint ne se modifiait pas, le ventre se tuméfiait et était douloureux, tandis que l'émaciation était extrême. Elle était telle, que la malade ne pouvait plus se lever. Le lait, les cervelles, les viandes blanches, les féculents, unis au tannin et aux pratiques hydrothérapiques précédentes dissipèrent en trois mois tous les symptômes, et la malade n'a non-seulement plus rien ressenti depuis trois ans, mais a joui de la meilleure santé.

Ces observations, portant sur les rapports de la contractilité organique avec les conditions des fluides, sur la direction fonctionnelle à donner suivant ces conditions, sont si vraies que les faits de M. Fleury témoignent tous qu'en pratique hydrothérapique, on doit ménager de trop vives et surtout trop longues impressions à la sensibilité des malades qui sont arrivés à une grande émaciation. Mais c'est là tout ! C'était cependant beaucoup, en ce sens, qu'en relevant le ressort organique peu à peu, on modifiait l'hématose par de meilleures et successives élaborations. Cela n'empêche pas que ce n'était pas encore voir le problème en entier et par conséquent comprendre toutes les ressources de la science, qui devaient assurer la pratique, en montrant le but qu'il fallait atteindre. Ce n'était donner à la pratique, ni appuis suffisants pour la diriger, ni lui fournir tous les éléments nécessaires pour atteindre plus tôt les conséquences cherchées.

En indiquant ces deux états de la chlorose et des maladies scrofuleuses, nous avons élucidé la question qui, peut-être, est plus générale que nous ne pensons. Car, dans toute maladie, il est vraiment un moment où le rapport de l'état des fluides et des solides change totalement la pratique à employer. C'est ainsi que de tout temps on a vu des praticiens habiles saisir l'opportunité des toniques dans une maladie aiguë, après avoir usé utilement des antiphlogistiques ! C'est ainsi que, tandis que l'observation de nos jours a constaté les avantages d'une alimentation tonique, osmazomée et excitante dans la phthisie imminente, la plus vieille et la plus générale pratique a reconnu les bons effets d'une diète lactée dans les dernières périodes de cette maladie.

Il faut donc en pratique distinguer ces deux conditions de la maladie, et bien comprendre qu'il existe réellement des moyens de modifier la constitution générale, soit en s'adressant aux organes élaborateurs, comme le veut M. Fleury, soit en s'adressant aux fluides, comme l'entend la pratique allemande. Seulement, celle-ci, ou plutôt celle de Graëfenberg, est manifestement dans l'erreur, lorsqu'elle cherche à épurer l'hématose, indifféremment par les selles, les urines et les sueurs, de même qu'à fournir aux élaborations par un régime alimentaire toujours le même. Relativement aux selles, nous avons vu qu'il fallait établir une distinction ; tandis que, par les urines et les sueurs, on manque absolument le but dans les maladies hémateuses, telles que la chlorose et la scrofule, puisqu'on sollicite l'élimination de matériaux azotés dont il faut au contraire augmenter les proportions. Ces conclusions, auxquelles la force de la multiplicité des faits nous a conduit, sont encore sanctionnées par la chimie même, attendu que M. Scouttetten rapporte les résultats suivants de ses expériences sur la sueur : « Le résidu de la sueur avait été un composé de matière animale et de lactate de soude, de potasse et de chlorhydrate d'ammoniaque. La matière animale précipitait avec le tannin, tandis que, brûlée, elle produisit des cendres contenant différents sels, entre autres du sulfocyanure de potassium dont la formation porte à penser que cette matière azotée renferme du soufre, et se rapproche, par sa constitution, des substances protéiques, fibrine, albumine et caséine. » (SCOUTTETTEN, *De l'Hydrothérapie*, p. 512.)

La pratique d'outre-Rhin manque donc le but dans les maladies chlorotiques et scrofuleuses, et les principes émis par M. Fleury paraissent incomplets. Si tout ce que nous avons dit ne le prouvait pas, les guérisons de chlorose et de maladies scrofuleuses obtenues par M. Pravaz, au moyen des mo-

dications de la respiration et de la contractilité générale par
le bain d'air comprimé, devraient achever la démonstration.
Mais il y a plus : nous avons d'autres genres de faits qui
attestent d'une manière particulière les justes données sur
lesquelles nous nous efforçons d'asseoir la pratique.

Ces faits reposent sur cette observation que nous avons été
les premiers à produire, et qui a fait l'objet d'un mémoire de
réception lu à la Société médicale de Paris (juin 1852) : c'est
qu'il est d'observation commune dans nos pays montagneux
du midi, de voir la chlorose s'amender pendant l'hiver et
s'exaspérer pendant l'été. Certes, ce fait, qui prouve la nécessité de modifier directement l'hématose, vient complétement à l'appui de ceux de **M.** Pravaz sur l'action de l'air plus
ou moins condensé ou raréfié dans l'hématose. Il y a même
cette particularité qui appuie toutes nos indications précédentes, relativement aux chloroses hyper et hypo-albumineuses : c'est que bien des chloroses hypo-albumineuses ne
sont nullement influencées par la saison d'hiver ; tandis que
toutes les hyper-albumineuses guérissent spontanément et
presque complétement en hiver, pour se reproduire insensiblement en été, et parvenir à leurs plus grands troubles
pendant les grandes chaleurs. Faits curieux, qui, par leur
importance et leur signification, demanderont un travail particulier.

Ne devons-nous pas conclure de ce nouvel ordre de choses
que, dans la plupart des cas, les modifications par la respiration et la tonicité de la fibre, sont sans effets sur un sang qui
manque d'éléments premiers de transformation, tandis que
ces mêmes conditions de la respiration et de la contractilité
périphérique par le froid prolongé, s'accordent à merveille
pour exciter des transformations albumineuses en fibrineuses.
Aussi m'a-t-il paru qu'on pouvait parfaitement induire de tels
faits que la régénération seule de la fibrine entraînait celle
des globules et des sels azotés. Nous avons déjà dit que ce
qui aurait dû le prouver avant ces faits, c'étaient les constitutions inflammatoires qui régnaient en hiver. Mais je ne veux
ni rentrer dans cette discussion, ni éterniser cette question ;

il me suffit d'en avoir montré l'importance pratique pour laisser aux recherches scientifiques ultérieures le soin de profiter de nos observations.

J'arrive aux maladies scrofuleuses, et je dis tout d'abord que, s'il y avait encore à démontrer l'importance de modifier l'hématose par la respiration, les observations de M. Pravaz par les effets du bain d'air comprimé, résoudraient la question ; tandis que le besoin d'exciter la contractilité organique a suffisamment été démontré par les résultats de la gymnastique et ceux du bain froid.

Toutefois, comme il suffit d'avoir obtenu des effets analogues par le bain froid simple et le bain de mer, pour ne savoir auquel des deux donner la préférence, est-on obligé de s'adresser à la raison des faits pour se faire une idée de cette préférence. En effet, que prouveraient en faveur des eaux de mer, tous les faits de Floyer, Cullen, J. Hunter, Brodie, White, Russel, Lée, Loyd, J. Thomson, S. Cooper, Astley Cooper, Gilchrist, Buchan, Sauvages, Bosquillon, Baumes, Lorry, Portal, Delpech, Dupuytren, Alibert, Guersant père, Mourgué, Gendrin, Gaudet, Clark, Fourcault, Pouget, Pravaz, Barrier de Lyon, Sarraméa de Bordeaux, etc.? Un seul fait de Priessnitz pourrait faire contre-poids à toutes ces prétentions, parce qu'il aurait droit de soutenir que s'il n'a pas tant de faits, c'est qu'on n'a pas tant usé du moyen. Voilà donc comment, en thérapeutique, la statistique ne prouve rien.

Viendraient ensuite les faits obtenus par les eaux minérales, et la question resterait insoluble. Mais alors, comment faire? Comment a-t-on fait jusqu'ici? Tout bonnement, chacun a vanté son arcane, et celui qui a parlé le dernier, ou a crié le plus fort, a entraîné la vogue sans bénéfice pour la science et la pratique.

L'art, ici comme partout, ne peut se diriger que d'après l'ensemble de la science, descendant jusque dans les phénomènes physiologiques, s'érigeant en principes, parce que ces phénomènes physiologiques, seuls, peuvent nous indiquer le moyen qui doit le mieux remplir telle indication. C'est ainsi que ma position entre différentes eaux salines thermales ou froides sulfuriquées, les bains de mer de Marseille, mes expérimentations hydrothérapiques, m'ont permis de voir les différences de toutes ces questions, et de présenter un ensemble de la science dans le livre que je publie.

En effet, nous pouvons soutenir que les bains de mer sont préférables dans les maladies hémateuses, telles que la chlorose et la scrofule; parce que nous avons vu ces maladies bien plus promptement modifiées par ces eaux que par toutes les autres; tandis que nous pouvons assurer qu'elles sont préférables à tout autre moyen de notre thérapeutique, dès l'instant que nombre de praticiens ont constaté qu'elles avaient réussi là où les agents de notre matière médicale avaient échoué.

Après cela, notre raison armée de tout le bagage de la science physiologico-pathologique, s'en rend compte, en ce que, tandis que l'hydrothérapie simple ne peut s'adresser qu'aux organes élaborateurs, que les diverses eaux minérales et thermales ne peuvent qu'exciter les liquides et les sécrétions, et donner, par cette modification des fluides, une impulsion chanceuse à l'organisme, les eaux de mer arrivent au résultat en agissant à la fois de la manière la plus directe sur la contractilité des solides et la plasticité des liquides.

En effet, l'air de la mer, plus pesant, moins carboné, modifie la respiration, et par l'endosmose de l'oxygène et par l'exosmose du carbone; tandis que les conditions physiologiques du bain à la lame viennent aider à l'accomplissement de cet acte fonctionnel, comme nous l'avons prouvé. Or, si par ce seul fait, comme l'a montré M. Pravaz, on peut régénérer la plasticité de l'hématose, que sera-ce, si l'on a encore, avec le bain, la vague et la douche, la puissance d'exciter les organes élaborateurs, de telle sorte qu'ils puissent, à leur tour, remplir de la manière la plus profitable des fonctions qui changent pareillement cette plasticité, soit en obtenant des excrétions particulières, soit en produisant de plus parfaites élaborations, et cela, précisément comme nous l'avons démontré, dans le sens contraire de la viciation pathologique observée! Évidemment, l'observation pratique et la raison scientifique sont pour les bains de mer dans de telles circonstances.

Tout milite pour cette conclusion ! Outre les assurances des praticiens, les moindres détails de la science s'unissent pour l'attester. En effet, à côté de nos expériences sur la prédominance albumineuse originelle dans ces maladies, nous voyons que les observations étiologiques de MM. Baudelocque et Coster attestent l'influence d'un air carboné dans la production de la scrofule et des maladies tuberculeuses, en même temps que les analyses chimiques de M. Michaëlis rencontrent précisément dans l'albumine plus de carbone que dans la fibrine. (LHÉRITIER, *ouv. cit.*, p. 74.)

Il doit donc en résulter que les conditions physiologiques des bains de mer, favorisant cette exhalation carbonée et les régénérations azotées, conviennent beaucoup plus directement que toute autre médication hydrothérapique dans les maladies chlorotiques, scrofuleuses, tuberculeuses et rachitiques, qui semblent prendre leur source originelle dans une radication pathologique analogue. Nous verrons en effet, plus tard d'une manière plus complète, en étudiant les résultats des autres eaux minérales, l'appui que toutes nos preuves donnent à cette opinion. Revenons maintenant sur cette idée pratique, qu'il ne suffit pas d'avoir déterminé les avantages supérieurs d'une médication hydrothérapique pour avoir résolu en entier le problème, qu'il faut encore prendre en considération les conditions pathologiques dans lesquelles se trouve la maladie, pour retirer tout le bénéfice possible de la régénération organo-plastique cherchée.

Dans tous les cas, il faut encore observer cette importante loi d'équilibration fonctionnelle que nous avons érigée en principe dans notre dernier chapitre, et, par conséquent, distinguer d'avance l'état des fluides et de la contractilité organique, pour faire concorder les modifications à obtenir dans les justes rapports de ces deux grandes conditions physiologiques de notre mécanisme vivant. Ces idées-principes doivent reporter le lecteur à ce que nous avons dit des divers états des fluides dans la chlorose et la maladie scrofuleuse, et rappeler à sa pensée les deux observations précédentes, dont celles qui vont suivre ne sont que la continuation de la question pratique soulevée à ce propos.

Scrofule vulgaire ou hyper-albumineuse guérie par les eaux de mer à l'intérieur et à l'extérieur.

Une demoiselle de dix-huit ans, aujourd'hui jeune dame, était issue d'une mère à constitution lymphatique ou plutôt séreuse et albumineuse. Aussi, si cette dernière fut exempte des symptômes pathologiques dérivant de cette prédominance humorale, il n'en fut pas de même de la fille. Plus petite de stature, mais à formes également saillantes, elle avait la peau d'une pâleur plus prononcée, plus blafarde, les cheveux plus cendrés, les yeux moins animés. Pendant son enfance, me dit-on, elle avait été affectée longtemps d'un *achor muciflux* qui avait tenu sa tête dans une suppuration permanente. Étant à la pension elle avait eu beaucoup d'engelures, et enfin, à l'époque de la menstruation qui avait toujours été irrégulière et peu abondante, des ganglions se montrèrent au cou. Attribuant ces nouveaux accidents au défaut de menstruation, on passa quelques années à employer les ferrugineux sous diverses formes, le sirop de Portal et l'élixir de Peyrilhe de rigueur, sans résultat marqué.

La maladie s'étant aggravée, puisque quelques ganglions cervicaux s'étaient ulcérés, que d'autres se montraient sur les espaces sus-claviculaires et même à l'une des aines, je fus consulté. Je conseillai des préparations iodurées à l'extérieur et à l'intérieur, un régime tonique, fibrineux et surtout de l'exercice. Mais ce dernier avis ne fut jamais suivi faute de comprendre l'action d'un tel remède : c'était dans les topettes et les pommades qu'on fondait tout espoir, par conséquent, à quoi bon cet autre si commun pour être efficace.

Aussi, ce traitement ne produisit rien, c'est-à-dire que, tandis qu'un ganglion se cicatrisait, un autre s'ouvrait ou se développait. J'insistai alors sur les moyens hygiéniques et conseillai des bains froids de rivière, qui devaient rendre d'ailleurs un certain exercice obligé. Malheureusement, c'était encore un remède trop commun et surtout trop à portée. S'il faisait la moindre bise on renvoyait au lendemain, sans penser qu'en restant moins dans l'eau et surtout en bravant mieux la température, on obtenait un résultat d'autant meilleur. Un tel traitement ne fit donc encore qu'empêcher la maladie de s'aggraver.

Sur ces entrefaites, je conseillai les bains de mer et l'eau de mer à l'intérieur, pensant qu'ainsi un traitement serait régulièrement suivi étant obligatoire par un séjour forcé dans un pays étranger. Mademoiselle prit, en effet comme je l'avais prescrit, d'abord alternativement l'eau de mer à l'intérieur à dose purgative et altérante, ensuite elle ne la prit plus que deux fois par semaine à dose purgative. Quant aux bains, elle les prit primitivement de dix minutes, puis d'un quart et d'une demi-heure, et y resta bientôt une heure, en employant la dernière demi-heure à se frotter avec la main sur tous les membres, ou à nager. Ces recommandations furent scrupuleusement suivies ainsi que celle de ne se nourrir que de viandes rôties ou grillées, de poisson, d'herbages et de fruits.

L'action de l'eau de mer à l'intérieur fut très-évidente ! les jours de purgation elle déterminait jusqu'à six et même huit selles, et les autres jours deux et même trois ; la sécrétion urinaire fut augmentée, enfin tout marcha si bien qu'après un mois et demi, Mademoiselle retourna, ayant presque perdu $\frac{1}{10}$ de son volume tant elle avait diminué, tout en ayant plus de forces, de fermeté dans les chairs. Ses ganglions ulcérés s'étaient cicatrisés, les autres résolus excepté quelques traces de quelques-uns du cou et un seul des aines, ce qui n'empêcha pas la malade de se croire entièrement guérie, ni les parents de partager cette confiance, à tel point que Mademoiselle fut mariée. Rien de notable n'a reparu depuis ; mais faut-il croire à une guérison définitive ? Je ne le pense pas ; il eût fallu revenir plusieurs années aux mêmes modificateurs. Cependant les effets n'en sont pas moins remarquables et on les voit pour ainsi dire se diriger contre les sucs albumineux, comme je le vois encore dans ce passage d'une lettre que m'écrit le docteur Dugas, si souvent cité : « L'obésité et la paresse musculaire propres aux gens de lettres fuient à l'aspect des côtes et font place à une force et à un embonpoint de bon aloi. »

Cette action des eaux de mer bien démontrée, ainsi que nous espérons l'avoir fait directement et indirectement, expliquerait à elle seule comment, dans certaines conditions de la maladie scrofuleuse, on ne peut administrer de l'eau marine à l'intérieur, ni des bains trop prolongés, de peur d'exciter beaucoup plus la décomposition que l'assimilation par les sécrétions intestinales provoquées. Dans les cas de scrofule hypo-albumineuse comme la suivante, on doit se contenter de relever les organes élaborateurs pour laisser à la force organique imprimée tout le soin de la régénération. C'est ce que prouve, je crois, cette observation :

Scrofule endémique ou hypo-albumineuse guérie par l'air de la mer et l'usage des bains.

L'observation que je rapporte ici, m'a été communiquée et dictée par feu le docteur Robert, à qui j'ai eu déjà plusieurs fois l'occasion d'exprimer ma reconnaissance.

Il y a longues années, me disait-il, qu'une dame venant du centre de la France, m'amena son fils âgé de quinze ans. Cet enfant d'un teint brun, cheveux noirs, était d'une maigreur excessive et malade depuis l'âge de neuf ans. Dès cette époque, il avait manifesté des symptômes de scrofule au cou, qui était encore tout couturé et dont les cicatrices se rouvraient quelquefois; tandis que, pour le moment, le coude du bras droit et surtout un pied étaient particulièrement malades. L'articulation du coude n'était pas intérieurement atteinte, mais les tissus ligamenteux ambiants l'étaient, et un trajet fistuleux qui n'aboutissait, toutefois, à aucune surface d'os carié, persistait depuis longtemps.

Quant au pied, les os, sans être cariés peut-être encore, étaient réellement malades, tant tout le pied était engorgé et l'action de le poser à terre douloureuse, jusque dans les profondeurs des os du tarse. Déjà ce pied s'était abcédé et cicatrisé plusieurs fois, tandis qu'il menaçait encore sur un des côtés.

Mais ce qu'il y avait de plus alarmant, c'était la détérioration de la constitution de cet enfant. Il était triste, d'une figure vieillie, sa peau sèche et flasque, ses membres décharnés; de plus, il se plaignait de borborygmes dans le ventre et éprouvait de temps à autre une diarrhée lientérique.

Je donnai pour conseil à cette dame, disait le docteur Robert, d'établir son fils sur les bords de la mer, de le faire jouer tout le jour sur le rivage et de le faire baigner, mais je n'osai pas lui prescrire de l'eau de mer à l'intérieur. Cependant sous l'influence de l'air et des bains de mer, les forces générales se ranimèrent un peu et ensuite les engorgements du coude et du pied diminuèrent. Alors je conseillai à l'enfant de se baigner plusieurs fois par jour, de nager, et il exécuta si ponctuellement mes ordres qu'il passa presque la fin de son été dans l'eau. Toujours sur le rivage, il ne voyait rien de mieux et ne trouvait rien de plus agréable que de nager. Aussi cet enfant guérit à merveille et se trouve aujourd'hui un bel homme, fort et vigoureux, employé comme commis de voyage dans une maison de commerce.

Les symptômes que présentait ce malade, et peut-être d'autres motifs d'étiologie que je n'ose invoquer, n'ayant pas de renseignements suffisants, me l'ont fait regarder comme un cas de scrofule endémique, mais certainement de scrofule hypo-albumineuse; la maigreur, la sécheresse de la peau, la flaccidité des chairs en seraient les garants, si le traitement, dont le docteur Robert saisit parfaitement l'indication, ne m'en assurait encore.

Mais nous avons surtout ici produit cette observation pour établir ce principe de pratique, relatif à l'administration de l'eau de mer à l'intérieur et à l'extérieur, principe qui, sans avoir été nettement formulé, se rencontre dans la pratique des hommes les plus expérimentés. C'est ainsi que Delpech, qui, en ceci, comme en tant d'autres choses, avait acquis une riche expérience, nous fournirait, dans les faits qu'il a laissés, de nombreuses preuves pour les principes que nous émettons. En effet, dans les cas fort graves de maladies scrofuleuses qu'a produits M. Monoyer, nous voyons que le professeur de Montpellier s'abstenait souvent de la médication marine intérieure, ou qu'il n'arrivait à compléter son traitement qu'alors que les forces générales étaient revenues. Aussi lisons-nous au sujet d'une observation de tumeur blanche du genou : « M. Delpech, encouragé par les premiers succès obtenus, multiplia les bains, *permit* l'eau de mer à l'intérieur, et ne tarda pas à se louer de cette différence dans l'administration du remède. »

Ces dernières allégations, tout en assurant notre principe de pratique, évoquent une autre question : c'est la durée et la fréquence du bain.

Il est patent par l'observation du docteur Robert, par d'autres de Delpech, par celle que nous avons fournie nous-même, que les bains répétés et prolongés ont été très-utiles dans les cas de maladies scrofuleuses. Seulement jusqu'ici la pratique n'avait pas suffisamment distingué les cas où ce mode balnéaire est particulièrement indiqué.

Or, la raison physiologique comme l'expérience nous apprennent qu'ils sont surtout indiqués dans les cas de pléthore albumineuse, de prédominance de la sérosité, où il s'agit d'obtenir des éliminations séreuses intestinales, et par le foie et par le poumon, des matériaux carbonés.

En effet, s'il est suffisamment prouvé déjà que les bains de mer agissent en activant les sécrétions et les élaborations intérieures, par suite du retrait des liquides à l'intérieur, il doit être certain que, dans bien des cas de tumeurs blanches, d'ulcères scrofuleux, de ganglions conglobés, plus longuement on effectuera la compression extérieure que détermine la densité de l'eau et les vagues; plus activement on maintiendra la contractilité périphérique de la fibre, déterminée par la température basse de l'eau, mieux on provoquera l'absorption, et par elle, plus facilement et plus tôt, on obtiendra la résolution de ces sortes d'altérations pathologiques.

Mais tous ces effets sur la dynamie locale doivent être mesurés et calculés avec les états des fluides que nous avons reconnus. Si, avec de telles lésions, nous pouvons sans obstacle pousser vers les éliminations gastro-hépatiques et pulmonaires qu'activent les bains de mer prolongés, et l'eau de mer à l'intérieur, il y aura tout bénéfice pour la résolution, et l'on pourra insister sur cette pratique. Mais, si l'appauvrissement des liquides était évident, il faudrait renoncer à ce mode balnéaire et à l'administration de l'eau à l'intérieur, et, par de simples secousses organiques, provoquées au moyen des bains de courte durée et de l'action insensible de l'air, attendre patiemment le résultat du *remontement* organique seul. Seulement alors serait-il toujours avantageux, comme divers faits me l'ont prouvé, d'agir sur la partie malade par des applications froides, des douches résolutives, pour exciter la contractilité locale, et seconder, ainsi encore, l'équilibration fonctionnelle, générale qui doit amener la résolution.

C'est ainsi que, si l'altération pathologique siége dans les organes intérieurs, comme dans le carreau, dans la phthisie pulmonaire qui commence, nous concevons, par des raisons analogues quoique opposées, qu'il faudrait se contenter de réveiller la tonicité de l'organisme, de manière à laisser ensuite toute puissance et toute énergie à la réaction expansive extérieure, pour faciliter particulièrement le mouvement de résolution qui doit s'effectuer à l'intérieur. C'est par de telles raisons que l'on peut presque poser en principe général que, dans les phlegmasies chroniques des organes splanchniques, de quelque nature qu'elles soient, les bains de mer devront être de courte durée. Les observations si intéressantes de M. Fleury sur la métrite chronique, traitée presque seulement par les douches révulsives, assurent de la valeur de ce principe que nous posions, en 1851, devant l'Académie de médecine de Marseille.

De telle sorte qu'on peut résolûment établir comme règle générale, d'après ces considérations, comme d'après toutes nos connaissances hydrothérapiques, ces deux axiomes pratiques :

1° Le bain froid ne devra être prolongé que lorsqu'il pourra avoir une action directe sur la résolution de l'altération anatomique, et que l'état des fluides pourra permettre ou indiquer des éliminations albumineuses intestinales.

2° Il sera, au contraire, de courte durée, si cette action ne peut être qu'indirecte sur cette même altération organique, ou s'il ne s'agit que de réveiller la tonicité organique pour lui confier, par les élaborations, le soin de la régénération.

D'où il suit que ce principe absolu, de ne pas attendre le second frisson, est faux, outre qu'il est indéterminé. Il est faux, en ce sens que, dans certains cas, il ne faut jamais même exposer les malades à l'éprouver ; tandis que, dans d'autres cas, il pourrait être utile. D'ailleurs, on peut d'ordinaire l'éviter, en prescrivant aux malades de se livrer à la nage.

Ces diverses conséquences pratiques étant bien arrêtées, nous pouvons donc dire, que bien que la médication marine tende toujours au même but : de relever l'action organique en général, et, comme conséquence directe, de régénérer une albumine mieux élaborée, et de transformer celle-ci en une plus grande proportion de fibrine ; cependant il est des modes divers par lesquels la situation de l'organisme et de ses fonctions nous oblige de les solliciter différemment.

Par conséquent, l'explication des circonstances chimiques et pathologiques qui précèdent, résout ce problème pratique, posé par Russel : *Marina aqua et magná et variá quádam vi pollet, sed imperiti facili ipsá perperam uti possunt ;* et enlève tout le vague, ainsi que les principales difficultés de cette grande et variable force.

Ces questions pathologico-thérapeutiques élucidées pour la pratique des eaux de mer dans la chlorose et la maladie scrofuleuse, nous n'avons plus qu'à dire que, sauf certaines exceptions de siége pour lesquelles nous avons déjà fait nos réserves, les mêmes principes pratiques sont applicables au rachitisme, à la phthisie, à la maladie de Pott, au carreau, qui prennent leur radication dans les mêmes éléments humoraux, comme leur source étiologique dans les mêmes conditions anti-hygiéniques.

L'air de la mer, les bains de mer et l'eau marine à l'intérieur, à peu de circonstances près, seront donc utiles et indiqués dans ces maladies. Seulement l'air de la mer, soit par ses conditions chimiques dans l'accomplissement de l'hématose et l'impressionnabilité même de l'organe , soit par ses conditions physiques sur le conflit de l'air avec le sang , par les conséquences que là dilatation des vésicules pulmonaires peut avoir sur la contractilité réactionnelle de l'organe, et partant sur la résolution de ses lésions , conviendrait plus particulièrement dans la phthisie pulmonaire, et ce ne serait qu'ensuite pour consolider la guérison que les bains de mer pourraient être avantageux , de la même manière et par des raisons presque analogues que le fut la gymnastique pour M. Durié, gymnaste de monseigneur le comte de Paris. En effet, M. Durié passe pour un cas bien constaté de guérison de phthisie à la suite de l'action curative des exercices gymnastiques ; fait bien remarquable, qui appuie toute notre manière de voir ; car il prouve jusqu'à l'évidence ce que nous soutenons dans tout ce travail : que la guérison ne survient que par les mouvements organiques excités, et en dernière conséquence , par l'élimination, d'une part , et l'assimilation de l'autre, s'effectuant sous l'influence d'une contractilité fibrillaire directement excitée par les propriétés physiques de l'eau de mer, ou indirectement par ses actions chimiques sur nos sécrétions ou nos fluides.

Ceci bien entendu, on comprendra facilement les guérisons de phthisie par l'air de la mer, que rendent plus compréhensibles celles que M. Pravaz a données par l'air comprimé. D'ailleurs, si l'on a pu considérer, comme simple curiosité d'antiquité, les guérisons de phthisie qu'Arétée et Pline attribuaient à des voyages sur mer, et particulièrement à celui d'Alexandrie ; si l'on a pu en juger tout de même de celle de Cicéron, qui n'avait plus éprouvé d'hémoptysie à la suite de ses voyages dans les mers de la Grèce ; si l'on a pu laisser passer trop légèrement les faits de Gilchrist, de Buchan, etc. ; si l'on a dû ne pas induire, aussi directement que Laennec, la thérapeutique de la phthisie de ce fait que cette maladie était beaucoup moins commune sur le littoral que dans le centre des terres, on ne peut aujourd'hui se méprendre sur la valeur des observations de M. d'Aumerie de Scheveningue, surtout sur celle du fait du docteur Foville, qui s'est trouvé guéri d'une affection de poitrine ayant résisté à tous les moyens de l'art, par son voyage à Sainte-Hélène, lorsque le prince de Joinville alla chercher les restes mortels de Napoléon 1er. Pas davantage peut-on méconnaître l'importance de la guérison de cet ouvrier cité par M. Dubled d'Ouistreham, qui, atteint d'une phthisie reconnue aux signes les plus marqués, acquit une vigueur de constitution remarquable en échangeant sa profession avec celle de marin. (Fourcault, *Causes générales des maladies chroniques*, *et spécialement de la phthisie pulmonaire;* p. 382 et *alibi.*)

Aussi, aujourd'hui, tous les grands praticiens, qui ont étudié sérieusement les maladies de poitrine, regardent avec raison l'air de la mer comme un des principaux moyens préservatifs de ces affections, et le meilleur correctif de la constitution albumineuse, qui pourrait conduire à quelqu'une des formes de la maladie tuberculeuse. C'est ainsi que la reine d'Angleterre, d'après les conseils de ses médecins, va faire de longues excursions à pied sur les bords de la mer, tandis que, suivant les avis de M. James Clarck et de M. Lebeau, les enfants du roi Léopold iraient souvent à Ostende se promener et jouer sur les dunes.

Enfin les médecins expérimentés trouvent tant d'analogie entre les maladies que nous venons de parcourir, et comprennent si bien les résultats obtenus ou à attendre de la médication marine, que je trouve dans la lettre du docteur Dugas, que j'ai plusieurs fois invoquée, divers faits rapidement indiqués, et comme condensés dans la même idée. Aussi, maintenant que nous avons montré ce qu'ont de commun ces maladies, même dans leurs indications et contre-indications, pour le différent mode de traitement à employer, nous ne pouvons résister au désir de terminer par ces lignes de notre excellent confrère : « Que d'enfants scrofuleux j'ai envoyés aux bains de mer? Tous ceux chez lesquels l'expression de la maladie n'était encore que dans le tissu glandulaire ont parfaitement .guéri; les maladies profondes des os ont été plus rebelles, notamment sur une jeune fille de Sisteron, qui, après trois

ans de traitement pour une affection de l'articulation tibio-
tarsienne, a dû subir l'amputation de la jambe.

« Deux jeunes enfants, frère et sœur, de Pertuis, avec des
accidents scrofuleux graves aux pieds et à la main, avec sortie de fragments osseux, ont guéri par plusieurs années de
médication, et le jeune M..., qui marchait avec des béquilles
à la suite d'une double affection des genoux avec abcès et affection des ligaments, etc., est aujourd'hui un des plus robustes marins de l'escadre. Il a pris des bains de mer, des bains
de sable, et a voyagé sous toutes les latitudes. La phthisie,
avant son début, quand on la craint, qu'on la soupçonne, peut
être arrêtée, et bien des praticiens de Marseille ont des guérisons à produire qu'ils comptent dans les grandes familles
commerçantes de notre ville; mais la prudence du médecin
doit toujours être en garde. J'ai vu deux fois la phthisie galopante survenir et enlever les malades en très-peu de jours.
Il faut alors agir dans l'enfance; dans l'adolescence, il y a
beaucoup à redouter; nous avons observé ici la pneumorrha-
gie avec rupture des poumons et des suites sur-aiguës. »

Mais on a parlé de phthisie galopante. Est-ce une espèce
particulière de cette maladie spéciale à l'air de la mer? Je ne le
pense pas, si je compare mes observations faites dans le nord
de la France et celles que je fais dans le midi. Dans le nord, la
phthisie suit une marche non interrompue; rien ne l'arrête
dans ses évolutions, et elle arrive dans ses plus extrêmes degrés, preuve évidente qu'elle est là dans sa véritable patrie.
L'examen nécroscopique m'a toujours montré les plus graves
désordres, souvent des cavernes telles, qu'elles représen-
taient des sortes de taupinières à différents compartiments,
communiquant tous entre eux. Dans le midi, au contraire,
je n'ai rien vu de semblable; le plus souvent, des tubercules
peu développés, mais nombreux et rapprochés, autour desquels se trouvaient toujours des altérations phlegmasiques
plus ou moins récentes. Ainsi, pour moi, la phthisie galo-
lopante n'est qu'une inflammation subite et rapide du tissu
pulmonaire autour des tubercules.

Est-ce à dire alors que ni l'air de la mer ni la température

du midi de la France ne conviennent à ces maladies? non,
sans doute! Mais, comme l'indiquent les paroles que j'ai re-
produites, il faut choisir le moment de la maladie, son origine
la plus initiale, et enfin, comme l'attestent les faits connus,
il faut préférer les voyages sur mer au séjour sur le littoral.

Cette double circonstance des heureux effets de l'air de la
mer et du danger de la chaleur du midi dans certaines conditions de la maladie, tendent à la même conclusion ; car,
outre la pureté plus parfaite de l'air de la pleine mer, la température y est toujours un peu fraîche, et cela à tel point, que
des voyageurs m'ont assuré avoir eu à se prémunir du froid,
même en traversant la ligne équatoriale. Ce froid sans doute
doit être salutaire par la condensation de l'air qu'il entraîne et
l'accomplissement de la respiration qu'il facilite, comme par
la tonicité qu'il détermine dans la contractilité de la fibre,
sous l'influence de laquelle doivent se faire à la fois les éliminations et les nouvelles assimilations. D'autant qu'un tel froid
ne saurait être dangereux, n'étant ni trop variable ni chargé
d'humidité carbonée ; motifs et raisons qui ne dispenseront,
cependant jamais, les praticiens de choisir l'opportunité d'un
tel traitement, qui, pour être fructueux, doit arriver à ce moment où les transformations fibrineuses puissent être utilisées
à l'accroissement musculaire, et qui, certainement, manquerait son but, s'il était employé, alors que les mouvements
physiologiques tendent à la décomposition de l'organisme,
pour soutenir, par un dernier effort, l'action des principaux
organes.

Cependant, je dois dire que nulle part le principe de Celse,
melius medicamentum anceps quam nullum, ne saurait avoir
une plus juste application, d'autant que j'en trouve la preuve
dans un fait que j'ai chaque jour sous les yeux : c'est un
malheureux cordonnier périssant, dans son obscur atelier,
de phthisie, maladie à laquelle il avait vu succomber toute
sa famille. Lui-même était arrivé à ce dernier degré dont j'ai
parlé plus haut, de telle manière que je fus obligé de lui pratiquer une saignée pour obvier à une inflammation ambiante
et consécutive qui allait l'entraîner, lorsque cette médication,

ayant dissipé cet épiphénomène pathologique, la maladie reprit lentement son cours et permit alors au malade de mettre à profit une observation qu'il avait tirée de sa propre expérience : c'est qu'il ne toussait pas en piochant son champ. Il résolut donc, sans que rien pût l'en détourner, de quitter son échoppe pour la bêche. En effet, voilà six ans de cela, et, contre toute apparence, ce pauvre émacié traîne, depuis, une existence exempte de douleurs et même passable. N'est-ce pas là un de ces enseignements dont on ne tire pas assez parti, et surtout, dans ce fait, n'y a-t-il pas l'indice formel d'un résultat complet, si on eût pu s'y prendre à l'avance et mettre à profit les meilleures conditions hygiéniques?

Mais, comme nous n'en finirions pas si nous voulions poursuivre ces considérations, nous nous arrêterons dans l'espoir que nous aurons déjà fait comprendre, non-seulement, les résultats obtenus par la médication marine dans les cachexies, mais encore, les principales médications qui doivent diriger les différents modes de traitements dans leurs diverses conditions pathologiques ; principes d'autant plus certains et plus faciles à saisir dans leurs rapports, que nous les avons amenés à des points de radications humorales, qui désignent eux-mêmes aussi l'importance qu'il y a de poursuivre la médication marine, jusque dans ses dernières conséquences physiologiques, pour déterminer une régénération et pour la fixer.

Nous voici donc arrivé à parler des résultats régénérateurs de l'eau marine dans les maladies cutanées. Malheureusement je ne puis regarder comme tels les faits qui se trouvent à la disposition de l'expérience générale. Ceux que donnent Russel, le docteur Guigou et les miens aussi, n'attestent que de l'action topique de l'eau de mer, qui peut bien dissiper pour un temps nombre de maladies de la peau, mais ne saurait changer définitivement l'idiosyncrasie de chaque malade, et par conséquent détruire la racine originaire du mal.

Toutefois, si la pratique directe de l'eau de mer ne m'a rien appris à ce sujet, l'expérience générale de ces maladies parle si haut pour moi, que j'ai cru de mon devoir d'exprimer les pressentiments les plus logiques de mon observation pour combler, en attendant, le vide que je trouvais dans la science. De cette manière, peut-être, j'éveillerai l'attention des praticiens sur ce sujet, tout en ayant confiance que les faits qu'ils apporteront ne feront que s'ajouter à l'expérience générale, à laquelle je reste ici fidèle moi-même.

D'ailleurs, au chapitre suivant, où la nature d'une des propositions de l'Académie de Marseille, dont cet ouvrage n'est que la réponse, nous a particulièrement conduit à traiter de la contre-indication de l'eau de mer, non pas sur telle ou telle maladie, ce que tout le monde connaît, mais sur telle ou telle condition organico-humorale du sujet, nous trouverons de nouvelles preuves à l'appui de la manière de voir que nous allons émettre; car nous verrons mieux encore comment tout s'accorde et tout se tient par les mêmes anneaux dans la thérapeutique de l'eau marine. Raisons nouvelles qui, tout en confirmant ce que nous avons déjà dit, garantiront les simples prévisions que nous indiquons ici, tout en s'accordant pour faire de la médication marine une thérapeutique toujours plus rationnelle et mieux définie.

C'est ainsi qu'il ressortira toujours mieux, ce principe auquel les faits nous ont depuis longtemps conduit, qu'on ne peut détruire *une dyscrasie qu'en détruisant la prédominance organo-humorale sous laquelle ou avec laquelle elle est née.* En effet, tout atteste que ce n'est que par des éliminations possibles et suffisantes, et à force de régénérations nouvelles, qu'on peut entraîner un principe morbide tellement inhérent à la constitution, qu'il est souvent héréditaire et toujours d'autant plus rebelle qu'il existe depuis plus longtemps dans l'économie. (Voy. notre *Dogmatisme pratique sur les maladies dartreuses, Bulletin de thérapeutique* 1849, en broch. in-8°, chez **M.** Labé, à Paris.)

Or, comme des éliminations de matériaux, d'autant plus nécessaires à la vie qu'ils sont moins prédominants, pourraient compromettre les moteurs principaux de l'existence; tandis que la nature ne peut vouloir une telle anomalie, que les vices morbides à éliminer soient indispensables à la conservation de l'être, sommes-nous autorisé, en nous appuyant déjà sur tout ce qui précède , à établir :

1° Que les eaux de mer, comme régénérateur profond des conditions organico-humorales , ne sauraient guère convenir qu'aux maladies de la peau qui se lient à une constitution séreuse ou albumineuse, et dans ce nombre nous trouvons généralement toutes les maladies sécrétantes ;

2° Qu'au contraire, les maladies sèches de là peau, s'adaptant à des constitutions ordinairement fibrineuses, ne sauraient y trouver qu'un modificateur topique et un danger réel, si l'on poussait plus loin une action éliminatrice et régénératrice, qui ne ferait qu'augmenter la prédominance organo-humorale déjà existante.

D'ailleurs, de deux choses l'une : ou il faut renoncer à trouver la raison des merveilleux effets de l'eau de mer dans les maladies que nous avons étudiées plus haut , ou il faut, par conclusion forcée, arriver à cette dernière conséquence.

Mais on doit si positivement y arriver, que les dernières maladies dont il vient d'être question ne parviennent à guérir que par un long usage de bains fortement relâchants , tels que les bains chauds et les bains de vapeur prolongés , joints aux altérants de la fibrine les plus énergiques, comme le mercure et l'arsenic.

C'est par des raisons toutes pareilles que les eaux thermales sulfureuses, alcalines, triomphent particulièrement des dartres sèches ; car ces eaux finissent toujours par débiliter aux yeux de l'observateur, qui ne confond pas les actions primitives d'une médication avec les définitives. Et, d'ailleurs, la débilitation est tellement nécessaire , que, dans certains cas, celle des eaux devient insuffisante et exige encore l'action adjuvante d'un régime alimentaire sédatif. Bien évidemment donc c'est en obtenant le relâchement de la fibre, quelquefois à un degré extrême, que l'on parvient à ouvrir toutes les secrétions, et surtout à éliminer cette surabondance de sels azotés toujours liés, comme l'attestent toutes les observations, à quelque point de vue qu'on se place, avec une constitution fibrineuse.

C'est dans de telles constitutions, en effet, que les sueurs sont les plus odoriférantes, que les urines déposent le plus d'urates et d'acide urique, etc. C'est dans ces mêmes constitutions que le sang est plus riche en globules, etc.

Or, que peut faire en pareilles circonstances le traitement marin ? Ou il ne peut rien dans les autres conditions physiologico-pathologiques inverses, ou il ne pourrait qu'aggraver celles-ci.

Faute d'expérience particulière dans la science, il faut si bien écouter la générale, que dans les constitutions fibrineuses il n'y a pas moyen, je crois, d'éliminer suffisamment la fibrine par les sécrétions intestinales. Il ne nous reste que de lui fournir moins d'éléments de régénération, tandis qu'en poussant vers les urines ou les sueurs, on élimine beaucoup de sels et d'acides, qui finissent par atteindre la fibrine, l'hématosine, et par suite les globules. Or, il faut tellement changer la condition plastique du sang, diminuer la fibrine et les globules, et avec eux les sels qui s'y joignent, que mon ami le docteur Vulfranc Gerdy cite un homme affecté d'une dartre qui disparut entièrement à la suite d'une hydropisie survenue. (*Ouv. cité.*) Ces raisons deviennent principes, parce qu'elles émanent de faits nombreux et divers. Aussi nous paraissent-elles bien plus importantes que des observations particulières que chaque médication peut invoquer.

D'ailleurs nos faits généraux remontant jusqu'aux radications pathologiques, embrassant la prédominance particulière des constitutions, expliquent ainsi au praticien les rapports de la maladie et du tempérament, avec lequel nous sommes toujours obligé de compter lorsqu'il s'agit d'applications thérapeutiques. De plus, n'est-ce pas par la discussion des faits jusque dans leur origine, que l'on peut utiliser cette grande vérité exprimée par Celse : « La même chose n'arrivant pas de la même manière, souvent pour guérir une maladie il suffit d'en connaître la cause. » (*Introduct.*)

Or, pour nous, cette cause est la radication de la maladie, et si nous avons montré que les maladies cachectiques dont nous avons traité tirent leur source originelle d'un abaissement de la contractilité générale, produisant une viciation

humorale , ou d'une viciation humorale amenant cet abaissement organique, en donnant les moyens d'atteindre l'une et
l'autre par les eaux de mer, en traçant leur contre-indication,
nous avons véritablement fourni à la pratique de plus solides
appuis qu'avec des histoires de guérisons particulières, puisque d'autres médications auraient toujours pu, par le même
moyen, disputer aux eaux de mer cette prééminence.

En montrant, au contraire, comment ces maladies dépendaient d'une altération organo-plastique, et comment les
eaux de mer obviaient à cette altération, nous sommes parvenu jusqu'aux derniers termes du problème ; en même temps,
qu'en insistant sur les mouvements organiques particuliers à
déterminer, nous avons touché jusqu'aux principes qui doivent diriger les détails de la pratique.

Pareillement, en montrant que les eaux de mer parviennent
à corriger les viciations radicales des maladies scrofuleuses,
tuberculeuses et rachitiques, etc., en redonnant de la force
aux organes élaborateurs, ou en modifiant les fluides par la
régénération de la fibrine et des sels azotés, avons-nous suffisamment montré que l'élément morbide de ces maladies consistait uniquement dans le défaut de ces principes constituants
de l'hématose ! Mais, là s'arrêtent nos prétentions.

Seulement, comme, en nous aidant de toutes les ressources
de la science, nous sommes parvenu à ce résultat : qu'en régénérant de tels éléments de l'hématose nous détruisons le
mal, il s'ensuit que nous pouvons conclure avec toute assurance, que la régénération de l'hématose, telle que nous l'indiquons, entraîne la disparition du principe morbide qui
échappe encore individuellement à nos moyens d'investiga-
tion, et qui y échappera peut-être toujours, si, comme tous
les faits que nous avons produits le témoignent, la radication
pathologique dépend du mauvais mélange des matériaux du
sang, ainsi que déjà le voulait Hippocrate.

Mais, tandis qu'Hippocrate se contentait de l'idée doctrinale, nous, appuyant cette idée par les observations les
plus positives, les plus nombreuses et surtout les plus diverses,
nous arrivons à expliquer de plus le mécanisme des phéno-

mènes par des faits que l'intelligence peut suivre et que la pratique peut mettre à profit, jusque dans les mouvements organiques qu'il est au pouvoir du médecin de provoquer et de diriger.

§ 5.

Des résultats thérapeutiques obtenus par les eaux thermales en général et surtout par les eaux salines et sulfureuses.

Comment allons-nous sortir de ce chaos où l'intérêt individuel, l'enthousiasme personnel, la mode, sont venus mêler leurs embarras aux nombreuses difficultés de la véritable expérience médicale?

On a pris toutes les voies pour y parvenir. C'est ainsi que, partant d'un principe ou des faits, on est toujours arrivé à des idées trop exclusives ou incomplètes, parce que le principe était trop restreint ou les faits trop particuliers. D'ailleurs, les faits eux-mêmes n'ont rien produit, soit parce qu'ils étaient incomplets, en ce sens, qu'on ne peut pas déclarer un insuccès, lorsque le malade ne s'est pas entièrement soumis à toutes les exigences d'un traitement, soit parce qu'on ne peut proclamer un succès véritable, propre à telles eaux, lorsqu'on n'a pas des observations parallèles sur les autres eaux. Dans ce cas rien n'atteste suffisamment la supériorité réelle d'une source particulière.

Il est résulté de ces circonstances dans lesquelles on a placé l'observation que : les tableaux statistiques qu'on a élevés à grand'peine n'ont donné aucun résultat, et que la science, restée dans l'embarras d'une expérience sans principe, a laissé la pratique flottante entre les incertitudes des vues individuelles, de la pratique toujours limitée, exclusive, sinon fascinée de chaque médecin inspecteur. Ces paroles sont si justes que M. G. Astrié, qui a donné les tableaux comparés des maladies traitées à diverses stations sulfureuses, salines et alcalines, de la manière la plus complète possible, n'est arrivé qu'à des résultats qui, de son propre aveu, « n'ont qu'une *valeur très-générale*, dont on ne peut tirer *aucune conclusion précise....* » (Voyez ces tableaux, *de la Médication sulfureuse thermale*, Paris, 1852). Telle est la pensée de M. Astrié à cet égard qu'il écrit, p. 78 de son ouvrage : « Nous dirons presque de cet assemblage innombrable d'observations, ce qu'Ésope disait du plat de langues qu'il servait à ses maîtres : elles sont bonnes ou mauvaises suivant le langage qu'on leur prête. »

Que faut-il donc faire, lorsque, au milieu d'un besoin si universellement senti d'une doctrine générale, M. Astrié, malgré tous les faits précieux qu'il apporte à la question, malgré les lumineuses indications qu'il en tire, s'écrie : « une interprétation rationnelle et doctrinale peut *seule* jeter un peu de clarté dans ce chaos, dans cette mêlée confuse, et restituer aux choses observées leur valeur, leur signification véritables? » (*Ibid.*)

Pour réaliser cette pensée, il faut, non-seulement mettre à profit les idées de M. Ferrus exprimées plus haut, mais encore partir résolûment de cette grande vérité de Chateaubriand que : *tout arrive par les idées, même les faits qui ne servent à celles-ci que d'enveloppe.* Seulement pour cela, il fallait être placé de manière telle que les faits les plus contraires pussent venir se réfléchir dans la même intelligence, et que là, à force d'observations différentes, mais parallèles, les idées enserrées dans les faits fussent contraintes d'en tirer les principes résultants.

Ma position médicale, entre les eaux de mer à Marseille, les eaux thermales salines et sulfureuses de Greoulx, de Digne, ces mêmes eaux froides de Manosque, de Saint-Martin, de Renacas, de Pusclat et mes différentes expérimentations hydrothérapiques à l'hôpital de Manosque, me parut favorable pour arriver à la conclusion cherchée, puisque je pouvais observer chaque chose sous ses principaux points de vue, et cela sans intérêt personnel sur l'un d'eux. Les progrès de la physiologie, et les encouragements de la société de Médecine de Marseille aidant, j'ai poursuivi ma tâche, et plus j'ai avancé dans la question, plus mes convictions ont été assurées; tandis que j'ai cru toujours mieux prouver ce que je soutenais tout d'abord devant l'Académie de Marseille : que mes conclusions devaient être d'autant plus vraies qu'elles sortaient plus directement de l'observation parallèle, et qu'elles soutenaient mieux l'épreuve de l'expérience générale.

Mais, comme je l'ai montré dans le cours de ce travail, la première chose à faire était de suivre le conseil donné par M. le professeur Aglanda : de s'attacher à distinguer l'action *directe, primitive, physiologique,* d'avec ce qui appartient à l'action *secondaire, réfléchie ou curative;* besoin tellement impérieux que tous les praticiens conviennent de la justesse de cette idée exprimée par M. Patissier : « qu'il faut bien moins s'informer de la bonté des eaux minérales à ceux qui les prennent qu'à ceux qui les ont prises. »

Après de telles idées, qui sont plus que des faits, puisqu'elles ont été amenées par la conséquence des faits les plus nombreux et les mieux comparés, on doit être étonné, non-seulement de ce qu'on n'a pas distingué les effets des eaux en primitifs et en secondaires, mais de ce qu'on les a confondus ou, pour mieux dire, de ce qu'on a conclu aux phénomènes secondaires sur quelques accidents des effets primitifs; car, pour nous, il n'y a qu'une sorte de véritables effets physiologiques, ce sont ceux qui entraînent les résultats thérapeutiques.

Ainsi, de ce que M. Léon Marchant voit aux eaux thermales surgir la fièvre et s'animer une plaie, il en conclut à l'excitation, sans réfléchir, si de tels effets sont la règle ou l'accident, si par le mode d'administration ou le régime adjuvant on n'aurait pu éviter ces particularités. L'observation clinique nous a montré bien souvent des faits pareils à ceux-ci.

M. X..., d'une complexion pléthorique, fibrineuse, se rend aux eaux de Greoulx pour une affection rhumatismale de l'articulation coxo-fémorale, avec roideur, demi-ankylose de l'articulation, amaigrissement du membre, etc. Il veut presser son rétablissement et obtenir tout l'effet possible des eaux dans le plus court espace de temps. Pour cela, il outre les conseils qu'il a reçus; il prend des bains, des douches sur la partie malade, et des boissons, tout en se livrant à son appétit ordinaire. La douleur, la tension de l'articulation malade augmentent, la fièvre arrive et M. X... quitte les eaux plus malade qu'il n'y était allé. Cependant, peu à peu, par le repos et l'abstinence sans doute obligée, l'excitation circulatoire tombe, les sécrétions intestinales, urinaires et cutanées s'établissent, et le malade, après quelques mois, déclare être mieux qu'il n'avait été depuis longtemps. Il retourne aux eaux l'an d'après, observe mieux les règles hygiéniques et en retire un résultat complet.

Madame V..., petite de stature, d'un embonpoint d'autant plus prononcé qu'elle est d'une constitution albumineuse, se rend aux eaux de Greoulx pour une hydrarthrose du genou qui avait résisté à divers moyens, sangsues, vésicatoires, frictions, compression. Je lui donne pour conseil formel de s'abstenir de douches sur la partie, de prendre des bains et de la boisson pour exciter les selles, les urines et les sueurs, et, pour parvenir à ce but, d'observer rigoureusement un régime alimentaire qui devra consister en légumes herbacés et un peu de viandes rôties, en s'arrêtant beaucoup sur son appétit. Les sécrétions intestinales, rénales, et ensuite cutanées s'établirent insensiblement et sans obstacles, l'épanchement de l'articulation se résorba peu à peu, et madame V... quitta deux mois après Greoulx avec son articulation tout à fait libre. De retour chez elle, madame V... continua son régime alimentaire pendant quelque temps. Aussi les sécrétions indiquées persévérèrent, et madame V... n'a plus rien ressenti depuis.

Que conclure de ces deux observations? D'abord, bien évidemment, que Chateaubriand a exprimé une grande vérité en disant que les faits naissent des idées. En effet, est-ce que les résultats de ces deux observations ne sont pas précisément différents par les idées qui les ont dirigés. Ensuite, on peut y voir cette conséquence prédominante, que le résultat n'en est pas moins arrivé par les mêmes effets physiologiques, puisque la résolution de l'une et de l'autre maladie n'a vraiment commencé, que lorsque tout l'organisme a pu être dans des conditions telles que les diacryses ont pu s'effectuer. Or l'observation suivante nous montrera mieux encore, que ces diacryses sont bien les véritables effets physiologiques que nous cherchons.

M. F..., avocat; frêle, maladif, d'un tempérament albumineux, est pris d'un rhumatisme sub-aigu, avec épanchement successif dans chaque genou, mais sans fièvre, d'abord. J'emploie des applications froides sur les genoux pendant que le malade mange, se lève, comme d'habitude. Aucune amélioration, bientôt au contraire changement de l'épanchement d'un genou à l'autre, et ensuite propagation du mal dans les articulations coxo-fémorale et tibio-astragalienne, avec un peu de fièvre le soir. Je prescrivis alors le séjour au lit, à peine quelques bouillons d'herbes, puis la diète et des boissons nitrées. Les épanchements dans les articulations de la hanche et du pied se dissipèrent, mais les deux genoux se trouvèrent de nouveau pris, et à la fois. J'insiste sur la diète, les diurétiques et les purgatifs, mais sans résultat. Alors, tout en continuant ces moyens généraux devant favoriser les diacryses, je fais reprendre des applications froides sur les genoux, notamment des lotions qu'on pratique soir et matin, en mettant une cuvette d'eau froide sous le creux poplité et puisant dedans pour arroser immédiatement les parties malades. Dans ces conditions générales de l'économie, l'engorgement arthrodial disparut en quelques jours, et le malade entra entièrement en convalescence; ce qui ne m'empêcha pas de l'astreindre pendant quelque temps à un régime alimentaire composé de légumes herbacés, de fruits et de viandes rôties, avec des purgatifs de temps à autre. Cependant il conservait encore quelque roideur dans les articulations, parfois quelques douleurs erratiques, et le malade, qui est d'ailleurs un homme d'une intelligence d'élite, et qui suivait parfaitement les motifs de mon traitement et les raisons du mouvement physiologique que je voulais susciter, me demanda d'aller aux eaux de Greoulx, pour provoquer, par ce moyen, une diacryse générale qui pût soutenir la déviation humorale que nous avions obtenue, et éliminer les derniers principes du mal, tout en rendant à la fibre organique générale un niveau égal de contractilité, en sollicitant son ressort par l'action du calorique. J'applaudis à cette idée, et tous les ressentiments de la maladie se dissipèrent si complétement en trois semaines aux eaux de Greoulx, que M. F... n'a pas ressenti, depuis trois ans, le moindre indice de son mal et se porte à merveille.

Cette observation ne démontre-t-elle pas deux choses : que les applications froides peuvent ne rien produire tant que l'organisme ne se trouve pas dans une condition d'exaltation sécrétoire telle, que le mouvement d'absorption puisse être favorisé ? et d'autre part, que le mouvement excréteur, déterminé par la diète, les diurétiques, les purgatifs, n'est pas toujours suffisant pour déterminer la résorption de l'épanchement ? D'où ressort ce principe, qu'il ne suffit pas habituellement de disposer certains organes ou appareils à tel résultat médicateur, mais qu'il faut encore que l'intelligence du praticien embrasse tous les phénomènes organiques et fonctionnels, locaux et généraux, pour seconder le rôle de chacun dans le consensus organo-plastique de notre machine vivante. C'est ainsi que les faits bruts représentés par les chiffres n'exprimeront jamais rien en thérapeutique, et que l'analyse phénoménale, rationnelle et générale seule pourra tout indiquer en faisant tout comprendre.

En effet, analysons bien les trois observations qui précèdent, et nous verrons que les résultats obtenus ne sont que les conséquences des mouvements naturels réveillés de l'organisme ; je dis réveillés, et non pas excités, parce qu'en médecine on n'a pas voulu seulement rattacher à ce mot l'idée de provoquer une fonction, mais lui donner une force et une énergie particulières, et ce n'est pas là ce que l'on trouve toujours dans les phénomènes que l'on observe aux eaux thermales.

Si c'est bien aux eaux que l'on peut se faire l'idée d'une maladie par l'*action augmentée ou diminuée de certaines parties de l'organisme*, comme le disait déjà Bordeu (*OEuvres complètes*, édition de Richerand, t. II, p. 812), on ne peut admettre, à moins de pratiques particulières qui rentrent dans les modes divers d'administration et qui ne peuvent être mises au compte de leur action propre, qu'elles puissent relever un organe ou une fonction et en abaisser d'autres d'une manière absolue. Cet effet a lieu cependant, mais par un phénomène très-général d'équilibration. Le calorique introduit distend d'abord les liquides, et ceux-ci distendus forcent les solides. De là, la plénitude du pouls, la vitesse de la circulation, et, par cet effet, le niveau déterminé dans toute la machine et tous ses mouvements, puisque le sang dans sa rapidité circulatoire égale, pénétrant partout, relève également tous les organes et active de la même manière toutes les fonctions.

Mais est-ce là l'effet entier des eaux thermales? n'en est-ce pas, au contraire, que le prélude? Cette fièvre n'est-elle pas, comme le disait encore Bordeu, « qu'un effort excrétoire des organes qui, ici, comme dans toute maladie, tend à détruire la cause du mal? » (*Ibid.*, p. 926.) Or, l'action médicatrice réelle est si manifestement dans les excrétions déterminées, que cette fièvre n'est nullement nécessaire pour que ces dernières s'effectuent.

En effet, chez notre premier malade, qu'a-t-il fallu pour arriver à cette exaltation de l'organisme? qu'il ingérât des aliments en trop grande quantité, qu'il retînt le calorique dont il s'imbibait inconsidérément; cause d'excitation suffisante à laquelle venaient s'ajouter les principes médicamenteux de l'eau qu'il ne pouvait rendre par les excrétions. Mais pourquoi alors les excrétions ne s'effectuent-elles pas? Par des faits d'observation très-générale.

Le premier, c'est qu'il est prouvé, autant qu'il est possible de l'être, qu'on ne peut dans certains cas solliciter en même temps dans notre organisme un mouvement de décomposition et de recomposition. C'est seulement dans les cas d'abaissement de la plasticité que l'on peut éliminer les sucs séreux et pousser à la régénération fibrineuse. Hors ces circonstances, il est manifeste, depuis les premiers temps de la médecine, que les malades qui ne mangent pas guérissent beaucoup plus tôt et plus facilement; et que le mal recommence, lorsque, dans une maladie aiguë ou trop active on permet de la nourriture, la maladie n'étant pas entièrement résolue.

Le second, c'est que dans toute maladie fébrile plus vous trouverez le pouls dur, plein, les capillaires injectés, moins vous observerez d'excrétions ; tandis que, lorsque le pouls est revenu sur lui-même, vous observerez ces excrétions. C'est ainsi que les diarrhées, les diurèses, les sueurs critiques ou les mucosités nasales, n'apparaissent que vers la fin des maladies. Quel est le praticien qui après des saignées suffisantes n'a pas observé des diaphorèses qui jugent la maladie?

Toutes ces raisons expliquent comment vous découvrirez toujours aux eaux la cause de la fièvre, de la poussée, de l'exaltation de la phlegmasie que vous cherchez à éteindre, dans une administration précipitée des eaux ou dans un régime alimentaire nullement en rapport avec l'action diacritique décomposante de ces eaux.

D'ailleurs, la contre-épreuve de cette vérité se trouve toujours dans le fait lui-même, ainsi que celui que nous produisons en est un exemple frappant. En effet, précisément par cette fièvre, par l'abstinence forcée qu'elle détermine, le malade est obligé de rester dans une condition fonctionnelle inverse à celle dans laquelle il était. Il perd par les excrétions insensibles, plus qu'il ne peut gagner par les élaborations. Alors les vaisseaux se vident, la contractilité des tissus revient peu à peu, finit même par réagir sur ces mêmes liquides. Dès cet instant, ceux-ci sont poussés vers les émonctoires sécréteurs que l'on peut regarder comme la surface exhalante de tous nos vaisseaux, et dans l'accomplissement de ce mécanisme organique et de cette atténuation plastique, non-seulement l'hyperémie locale se dissipe, mais la résolution entière peut même s'effectuer par ce retour d'autant plus complet et général de la contractilité organique, qu'elle avait été plus violemment forcée par le calorique. Retour de la contractilité de la fibre, ou action secondaire qui peut être aussi bien en rapport avec l'effet primitif que l'est, en physique, l'angle de réflexion avec l'angle d'incidence. Aussi est-ce dans ces phénomènes complexes, sur lesquels préside cette force de la vie et le ressort de l'organisme, qu'il faut aller chercher l'explication de tant de guérisons survenues après l'administration des eaux thermales, comme le témoigne la phrase déjà citée de M. Patissier : « Il faut bien moins s'informer de la bonté des eaux minérales à ceux qui les prennent qu'à ceux qui les ont prises. »

Mais alors faut-il s'abandonner purement et simplement à l'action telle quelle de ces eaux, puisque avec elle la nature arrive par des voies différentes au même but? non ; car nous voyons précisément par ces mêmes observations que lorsque le médecin dirige cette action, on arrive plus certainement, plus sûrement au résultat. L'essentiel pour le médecin est donc de bien comprendre le mécanisme physiologique, par lequel s'effectuent toutes ces conséquences. Or voyez ces deux observations d'hydrarthrose, ne guérissent-elles pas toutes deux le plus directement possible, parce que l'organisme est mis dans des conditions telles, qu'il ne peut que perdre des matériaux?... Tandis que, dans l'une d'elles, cette perte, ce vide éprouvé dans les vaisseaux est suffisant, avec le mouvement physiologique général déterminé, pour favoriser la résolution locale par la contractilité réveillée ; dans l'autre, il reste insuffisant, et il faut faire intervenir les réfrigérants topiques. Mais alors ils ont tout leur effet, parce que la condition organo-plastique générale était mieux disposée pour le mouvement de résolution. Il suffit de réveiller la contractilité locale pour utiliser aussitôt les autres dispositions organiques générales.

Par toutes ces actions, s'adressant directement à nos fonctions physiologiques dont l'activité réveillée devient médicatrice, nous sommes tout à fait en droit de conclure, comme nous l'avons fait tant de fois ailleurs, que les eaux froides ordinaires, minérales et thermales, peuvent être sans doute des leviers d'une force différente, mais imprimant dans l'organisme des mouvements déterminés, ne variant guère que de degrés ou par la direction du mouvement organique imprimé, suivant qu'elles sont froides ou chaudes. Aussi reste-t-il évident, après ces faits primordiaux se rattachant directement

à la thermalité ou à la température froide, que leurs autres
effets dépendent uniquement de leur mode d'administration
et des idées plus ou moins justes que peut avoir le médecin
sur le trouble organique et l'équilibration médicatrice ordinaire. C'est ce qui explique comment la principale puissance
de toutes ces causes réside plus dans l'intelligence du médecin qui les dirige que dans leur minéralisation; ce qui ne
contrarie toutefois nullement la conclusion de M. G. Astrié,
lorsqu'il a dit : « Avec de bonnes eaux et un bon médecin,
tout va au mieux. » (*Ouv. cit.*, p. 326.)

Maintenant, revenons à nos observations analytiques, et,
en rappelant notre premier fait, disons que, rigoureusement, on peut admettre par lui ce qu'on avait entendu par
excitation. Mais si nous demandons ce qu'est l'excitation,
non-seulement on ne nous répond pas grand'chose, mais
encore il ne nous reste dans l'esprit aucune idée du phénomène, et bien moins encore l'explication du véritable mouvement organique qui s'effectue dans l'économie. Si au
contraire nous examinons le fait en lui-même, nous lui reconnaissons une complexité de circonstances qui se divisent
de suite en deux capitales : la dilatation des liquides par le
calorique développé ou communiqué ; la dilatation des solides, soit par l'action directe du calorique, soit par l'action
physique de l'augmentation du volume des liquides. Grand
fait physiologique qui, poussé à un certain degré d'une manière soutenue, arrête l'action de l'organisme dont il trouble
le jeu, en retenant les liquides dans les capillaires, et les
empêchant par là de se porter vers les émonctoires sécréteurs. Il est vrai que dans ces conditions, par cette turgescence capillaire, il se prépare bien des mouvements organo-
plastiques qui tous aboutissent à la décomposition, ainsi que
le prouvent l'observation de tant de fièvres et la coction des
anciens, phénomène d'ailleurs prouvé par notre même fait,
puisque les sécrétions se montrèrent après et comme conséquence. Mais la question n'est pas toute là ; il s'agit de savoir
si l'on ne peut pas arriver plus directement au but cherché,
si de telles commotions ne peuvent pas dépasser le dessein

qu'on avait eu, et c'est précisément ce qu'indiquent complétement les trois observations que nous avons choisies.

L'essentiel donc, c'est que l'on reconnaisse bien pour évidents les phénomènes dont nous traitons. Or ils le sont, nonseulement par toutes les observations directes et variées qui précèdent, mais par la contre-épreuve même de ces faits. Je veux parler de l'état colliquatif si opposé à la turgescence pléthorique dont il était question. Dans cette condition organique, où, pour parler comme Bordeu, la fibre ne saurait avoir perdu de sa forme essentielle, mais est seulement réduite à son plus simple degré d'expression, et, revenue par conséquent sur elle-même, sinon par énergie, du moins par retrait, tend toujours à pousser vers les émonctoires le peu de liquides qui la baignent. S'il en est ainsi, pourquoi ne pas voir encore dans cette contractilité toujours agissante dans un but essentiel quoique exagéré, la cause primordiale de ces diarrhées irrémédiables que nous observons à la fin de toutes les maladies cachectiques, lors même qu'il n'y a aucune lésion intestinale? Les hypersécrétions intestinales déterminées par la contractilité périphérique exagérée du bain froid, la terminaison par inanition observée par M. Chossat l'attestent, ainsi que ces phénomènes si constants en pratique : que ce n'est que lorsque l'amaigrissement se prononce dans les maladies fébriles qu'on voit survenir les excrétions critiques.

Le fait est donc bien évident : l'expansion des liquides, et l'extension des solides, poussées dans une certaine limite, sont vraiment la cause manifeste de ces conditions organiques, qu'on a appelées excitation. Aussi n'est-il plus possible de conserver ce nom, et faut-il le remplacer par celui de pléthore de calorique. La chose est si certaine que plusieurs ordres d'observations la prouvent.

Ces effets ne sont pas la conséquence absolue, comme on a voulu le faire croire, des principes chimiques des eaux, puisqu'on les observe chez des individus qui n'ont fait que se baigner, ou ceux qui ont pris des bains de vapeur, de simples fumigations.

Ils ne s'observent jamais chez les malades qui prennent

même à l'intérieur des eaux minérales, sulfureuses, ou marines froides, tandis que les meilleurs moyens pour y remédier lorsqu'ils ont été produits par la thermalité, c'est la saignée qui diminue le volume des liquides, ou les affusions froides qui soustraient le calorique en excès. Ce dernier fait est bien évident par l'effet des irrigations après la sudation sèche ou humide dans les pratiques hydrothérapiques.

Alors, dira-t-on, les principes minéralisateurs ne sont donc pour rien dans la question médicatrice des eaux? Je ne dis pas cela ; trop de faits témoignent que les principes minéraux provoquent telle ou telle sécrétion pour ne pas reconnaître cette action aux eaux minérales ; aussi, est-il évident que tel principe minéralisateur agira plutôt sur tel organe sécréteur que sur tel autre ; seulement, nous disons que cette particularité d'action n'est nullement indépendante de la température du liquide.

De même donc, comme le dit M. Alibert Constant (*ouvr. cit.*, p. 28), « que les remèdes ne pénètrent pas dans nos organes s'ils ne sont dissous, de même ils ne sont pas éliminés si l'eau ne les accompagne pas ; » pareillement, la fraîcheur et la thermalité, par le mouvement organique qu'elles déterminent, peuvent modifier entièrement leur mode d'action, et cela de telle sorte que les résultats obtenus des eaux minérales sont essentiellement dépendants de leur température.

En effet, les eaux thermo-salines et sulfuriquées ou sulfureuses de Digne et de Gréoulx purgent et surtout font suer, tandis que les eaux froides de Gaude à Manosque, de Saint-Martin de Renacas, de Pusclat, plus salines et plus soufrées, amènent des superpurgations intestinales et rénales, et ne font suer ni pendant ni après le traitement. La température domine donc les effets diacritiques des diverses substances médicamenteuses des eaux minérales.

C'est au point que si nous consultons les malades, ils ne nous diront pas que telle eau est plus forte parce qu'elle contient plus de sel, mais parce qu'elle est plus chaude. Dans nos pays, les eaux de Digne, à peu près également salines, moins sulfureuses que celles de Gréoulx, mais plus chaudes, sont réputées tellement plus fortes, qu'il est proverbialement admis, que si elles ne guérissent pas, elles estropient.

Eh bien ! l'observation vulgaire se trouve parfaitement d'accord avec les conséquences de la science ; car, si l'on éprouve plus de difficulté à saisir la véritable indication des eaux de Digne que des eaux de Gréoulx ; si l'on peut user toujours impunément des eaux du Maine à Aix, cela ne tient-il pas à ce que les plus grands effets physiologiques de ces eaux sont dus à la thermalité ? D'ailleurs, ceci est si juste que si une eau fortement minéralisée peut convenir d'une manière plus efficace, dans tous les cas où il faut amener des éliminations spéciales pour déterminer des régénérations constitutionnelles, il doit rester démontré que, toutes les fois qu'il ne s'agit que d'une action décomposante, des eaux faibles doivent être préférées ; parce que, par la grande quantité du liquide ingéré, on peut solliciter plus d'organes sécréteurs, en même temps que, par la thermalité, on peut diriger les éliminations à la peau, et déterminer ainsi plus directement et plus insensiblement des excrétions azotées.

C'est si réellement là le mérite des eaux faiblement minéralisées que l'eau pure réclame aussi une grande part de succès, tandis que les eaux minérales faibles conviennent généralement à toutes les maladies qui peuvent reconnaître encore un certain degré inflammatoire, que nous caractérisérions plus volontiers par dyscrasie fibrineuse. C'est par les mêmes raisons que les eaux fortement minérales conviennent dans tous les cas où il y a abaissement de la plasticité fibrineuse, et qu'on les redoute toujours dans une maladie, dite phlegmasique, parce qu'il est souvent fort difficile d'en saisir l'indication, relativement aux dispositions constitutionnelles. C'est ainsi qu'une eau fortement thermale, comme celle de Digne, et pareillement minéralisée, deviendrait d'autant plus difficile à manier en thérapeutique, parce qu'elle réclamerait plus particulièrement des cas spéciaux que le diagnostic du médecin devrait embrasser entièrement dans leurs états pathologiques locaux, comme dans leurs conditions constitutionnelles.

Toutefois, au milieu de toutes ces difficultés d'application sur lesquelles nous nous sommes plu d'éveiller l'attention des praticiens, sommes-nous encore heureux de pouvoir établir en principe : que leur principale différence consistait dans la température, différence capitale, puisque, par elle, nous obtenons un mouvement organique centrifuge si elle est thermale et centripète si elle est froide, et cela qu'elles soient administrées à l'intérieur ou à l'extérieur. Ce fait nous est rigoureusement démontré par les eaux salines, sulfureuses et thermales de Gréoulx, dont les effets s'irradient surtout vers la peau, et par les eaux toutes pareilles, mais froides, de Saint-Martin de Renacas, qui, de même que l'eau de mer, portent spécialement sur le tube intestinal. Mouvements centrifuge et centripète sur lesquels il n'y a pas de doute possible ; car ils sont prouvés par les observations cliniques que je viens de relater. Le mouvement centripète par le froid l'est manifestement par les faits et les expérimentations que j'ai rapportés, puisqu'on a observé, à la suite, des diarrhées, des extravasations sanguines, la distension, la rupture des vaisseaux intérieurs. Sous l'influence du chaud, c'est l'inverse : les expériences de M. Magendie ont pu faire constater à l'autopsie : « que le poumon, le cœur et les gros vaisseaux sont vides de sang ; tout ce liquide s'est porté à la périphérie du corps, où il s'est extravasé. Les mêmes remarques ont été notées chez l'homme, et, lors de la catastrophe du chemin de fer de Versailles, on n'eut que trop l'occasion de constater sur les victimes cette similitude d'effets du calorique. » (CONSTANTIN JAMES, *ouvr. cit.*, p. 470.)

La question de la minéralisation des eaux salines et sulfureuses se trouve donc aussi simplifiée qu'elle peut l'être, puisqu'il est prouvé qu'elle est absolument soumise à la thermalité. Dès lors, le véritable problème consiste à donner au médecin des principes fixes pour obtenir par ces eaux tels ou tels mouvements organiques, devant dévier telle affection, ou modifier telle constitution, par l'action de tels organes sécréteurs.

Seulement, dira-t-on, est-ce tout, n'ont-elles pas une action chimique sur les éléments de nos fluides? Ici la science est pleine d'obscurité, et nous l'avons élucidée, autant qu'il était possible, dans un de nos chapitres précédents. Par conséquent, nous n'y reviendrons pas ; nous ferons remarquer cependant que cette question , qu'on a tant rebattue, est aujourd'hui par l'ensemble des faits et de nos nouvelles considérations, moins importante que jamais, puisque nous avons suffisamment prouvé que nos éléments plastiques étaient modifiés réellement et différemment, par les divers genres de sécrétions que nous déterminons au moyen de la température, tandis que nous pourrions soutenir encore qu'ils le sont également par une pareille différence dans les élaborations.

Nous avons rigoureusement prouvé ce dernier fait pour les eaux froides et l'eau de mer. Aussi ne pourrait-il être téméraire de soutenir que des mouvements organiques inverses doivent donner des résultats diamétralement opposés ! En effet, il ne saurait paraître étrange à personne que, par la thermalité, l'action du système lymphatique pouvant être arrêtée, sinon tout à fait détournée de son mouvement fonctionnel, celui-ci dût au moins cesser ses transformations fibrineuses. Mais comme les faits directs manquent ici à la science, nous ne voulons pas puiser seulement dans la force de la logique nos motifs et nos raisons. Nous laisserons donc au temps de prouver cette particularité de la diversité de nos conséquences organiques et fonctionnelles, étant parfaitement suffisant de démontrer que la thermalité pousse à la peau, c'est-à-dire à la sécrétion la plus hyposthénisante, puisqu'elle peut atteindre plus directement et plus efficacement les principes azotés de nos matériaux constitutionnels.

Bornons-nous donc à bien établir en pratique l'action de cette thermalité, et pour cela nous apporterons des faits à la question, en faisant remarquer toutefois que, tandis que le froid favorise, comme nous l'avons montré, l'oxygénation du sang, la chaleur y met obstacle, ainsi que nous l'avons prouvé par tant d'observations. Mais M. Magendie a achevé la démonstration : « Ouvrez l'artère d'un animal, soumis au calorique, quand il est sur le point de périr. Le sang qui s'échappe est noir, comme le sang d'une veine, et ne rougit point au contact de l'air ; de plus il a perdu sa coagulabilité. » (CONSTANTIN JAMES, *ibid.*, p. 462.) D'après de tels faits, n'avons-nous pas toute sorte de droits de soutenir que la thermalité est décomposante? Comment prouvera-t-on qu'un sang noir et fluide soit tonique excitant et réparateur? Mais revenons à nos observations cliniques.

Un confrère, il y a vingt ans, m'amena une de ses parentes, affectée d'une dartre squammeuse humide générale (eczéma de Willan), qu'il conduisait aux eaux de Gréoulx. Je ne pus partager son opinion, et lui fis entrevoir le danger qu'il encourait. Toutefois, étant parti avec confiance dans cette idée, il voulut poursuivre, se réservant de ramener de suite sa parente, si les eaux thermales paraissaient contrarier sa maladie. On poussa donc jusqu'à Gréoulx, où la malade prit quelques bains ; mais aussitôt l'inflammation de la peau prit une telle intensité qu'on fut obligé d'y renoncer, et de ramener la malade, qui succomba quelque temps après, tant cette inflammation générale du tégument avivée, avait porté de troubles dans les diverses fonctions organiques.

Cette observation qui, jointe aux suivantes, doit fixer la pratique, relativement aux eaux thermales ou froides, pour les maladies sécrétantes de la peau, comme nous l'ont prouvé, depuis, bien des faits, serait encore curieuse en pratique, si, par d'autres observations analogues, on pouvait constater que l'exacerbation du mal proviendrait de cette circonstance : que, tout le tégument étant malade, les excrétions, poussées vers la peau, n'ont pu se faire, et que c'est à cette cause, autant qu'à l'innervation troublée par une hypérémie si générale qu'on doit attribuer les perturbations fonctionnelles qui ont amené la mort. Ce qui prouve du moins qu'en cas semblable, on doit beaucoup plus compter sur les excrétions intestinales et rénales, c'est le cas que voici :

Une femme de vingt-six ans, grande, à formes arrondies, à peau blanche, comme transparente, pommettes rosées, yeux bleu clair, à grandes pupilles, c'est-à-dire avec tous les caractères de la constitution albumineuse, était affectée, depuis trois ans, d'une mélitagre flavescente (impétigo de Willan), qui lui couvrait la face et les mains. Elle vint me consulter sur le genre d'eau minérale qui pourrait le mieux lui convenir, et je lui prescrivis les eaux salines sulfureuses de Saint-Martin de Renacas en boisson seulement, un régime herbacé et des viandes rôties. Sous l'influence de cette médication des selles journalières de six à huit, quelquefois jusqu'à dix et douze, et plus, amenèrent, en quinze jours, des changements très-marqués sur la malade. La dartre cessa de sécréter de nouveau, les croûtes se séchèrent et tombaient, tandis que la malade avait tellement maigri que ses robes ne pouvaient plus tenir sur elle, comme elle le disait, et comme on pouvait s'en apercevoir. Alors, sacrifiant encore à l'ancienne pratique, je voulus essayer de nouveau quelques lotions rapides de cette même eau saline, sulfureuse, froide ; mais presque aussitôt la sécrétion pathologique reparut, ainsi qu'une hypérémie plus prononcée et plus étendue dans les parties malades de la peau. Je fis de suite cesser ces lotions pour m'en tenir aux boissons seulement qui, continuées pendant deux mois sans beaucoup de repos, finirent par amener les plus favorables changements dans la dartre et la constitution. Je résolus même de m'abstenir de lotions à l'eau froide simple, parce que j'avais pu remarquer que lorsqu'elles ne sont pas suffisamment continuées, elles déterminent une réaction qui avive l'hypérémie ; tandis qu'une trop grande macération, en diminuant la contractilité de la peau, a de pareilles conséquences. Il n'y a que des affusions assez répétées qui m'ont parues être exemptes de ces divers inconvénients. Malheureusement, tous les malades ne peuvent pas se prêter, dans la pratique ordinaire, à ces soins minutieux et renouvelés, et souvent je me vois contraint de me priver d'une telle action dérivative ou résolutive.

Cependant, après deux mois de ce traitement interne seul, continué sans de bien longs repos, l'hypérémie laissait à peine quelques traces, et sauf certains points où l'on pouvait distinguer avec peine quelques petits grains de croûtes, la couleur presque normale de la peau était revenue, et, au lieu de croûtes, on ne voyait plus que quelques furfures qui se renouvelèrent à de longs intervalles.

Outre ces changements dans le mode pathologique de la maladie qui témoignent d'une grande amélioration dans le mal, ainsi que de l'analogie de ces maladies dartreuses, puisqu'elles semblent revenir à une expression morbide plus simple, la constitution avait gagné en ce sens que, sans continuer à maigrir, la malade était restée dans les dernières conditions, mais avec des muscles plus prononcés, dont on distinguait les saillies sous la peau. D'ailleurs, la force ne manquait pas à la malade, car elle pouvait faire de longues courses à pied pour aller et venir de la source qui se trouve dans un pays très-abrupte et très-montagneux. Ce fut dans cet état que je lui conseillai de quitter son traitement pour le reprendre l'année prochaine.

Dans le courant de l'hiver, la malade ressentit quelques recrudescences de son mal. Elle vit par-ci par-là divers fendillements de l'épiderme, à travers lesquels sortait de la sérosité, mais non de la matière albuminoïde, melliforme, primitive. Aussi elle reprit son traitement l'été passé, et après un mois et demi de l'usage intérieur des eaux indiquées, par les superpurgations intestinales et rénales toujours abondantes qu'elles provoquèrent, il ne resta plus trace de l'affection. Voilà plus d'un an de cela, et, avec sa peau parfaitement guérie, cette femme a toujours conservé la même condition constitutionnelle que nous avons indiquée.

Les détails de cette observation qui prouvent que les maladies dartreuses varient plus, comme le disait Lorry, de degré que de nature, attestent encore, ce que nous déduisions il y a vingt ans, dans notre *Histoire de l'inflammation dartreuse* (*Thèse inaug.*, Paris, 1833), de l'anatomie pathologique, que les formes de ces maladies dépendent surtout de la constitution. Nous voyons, en effet, ici, par la contre-épreuve, c'est-à-dire par les résultats thérapeutiques, que c'est en attaquant cette constitution que nous détruisons la radicule du mal, tandis que, en utilisant ces mouvements organiques, qui pourraient porter les fluides sur l'organe malade, nous aidons non-seulement la résolution de la maladie, en poussant ces fluides dans une direction opposée, mais encore nous favorisons les modifications constitutionnelles, à la suite du genre de sécrétions activées par ce même mouvement organique.

C'est ainsi que se trouve toujours mieux prouvée cette grande vérité générale, que tout se tient dans notre organisme par les rapports les plus étroits, et dans les détails desquels il ne faut pas hésiter de pénétrer pour assurer la pratique.

C'est ainsi que les faits cités et ceux que nous produirons encore, attestent non-seulement que les maladies qui naissent d'une constitution albumineuse attaquent de préférence les organes de la périphérie, les ganglions lymphatiques extérieurs, les os et les articulations des membres, la peau, plutôt que les organes splanchniques. En effet, parcourez les salles de scrofuleux de l'hôpital Saint-Louis de Paris, résumez toutes les observations possibles, et vous verrez que les maladies de cette nature qui affectent les organes intérieurs ne sont que l'exception ou les derniers termes des phases du mal.

Or, ces observations tenant aux conditions de la constitution générale, ne prouveraient-elles pas ici, par le plus d'efficacité des eaux froides que des thermales, qu'il s'agit toujours de l'état fonctionnel du système lymphatique et de la régénération fibrineuse, que l'on active en déterminant un mouvement organique de la périphérie au centre? Ce grand fait physiologique si important pour la pratique et qui sera toujours plus saillant, ne l'est-il pas encore par cette nouvelle circonstance de l'accord des phénomènes symptomatiques et étiologiques, comme par la puissance médicatrice, résolutive, excitée à la suite de la modification constitutionnelle, dans la dernière observation? Tout concourt au même but, le genre de sécrétions, le mouvement circulatoire contraire au siége du mal, les élaborations provoquées! Aussi ne peut-on invoquer contre ce fait les effets obtenus par les eaux thermales sur les dartres sèches; car ici d'ordinaire, il n'y a d'analogue que le siége du mal. L'impressionnabilité est entièrement différente ; elle ne saurait redouter une certaine stimulation ; tandis que les mouvements organiques, qui peuvent déterminer une modification constitutionnelle correctrice, réclament la direction inverse. C'est ce que va prouver l'observation suivante, que l'histoire de l'hydrothérapie thermale pourrait tant multiplier.

Il y a trois ans, M. ***, des environs de Marseille, fut dirigé par M. le docteur Cauvière aux eaux de Gréoulx pour une dartre furfuracée arrondie qui siégeait sur les bourses (psoriasis de Willan). Ce monsieur, fort, robuste, musculeux, d'une figure à teint animé, après avoir usé pendant trois semaines des bains salins et sulfureux thermaux, vint me consulter, se plaignant de ne retirer aucun bénéfice de cette médication. J'en compris facilement la cause, puisque son traitement se bornait au mode balnéaire, tandis qu'il usait comme d'habitude du plaisir de la table. Je lui prescrivis en lui en montrant l'importance : 1° de continuer les bains et de boire de l'eau minérale thermale, successivement et à dose croissante ; 2° de s'abstenir de vin, de s'arrêter beaucoup sur son appétit et de choisir parmi ses aliments de préférence le lait, les légumes herbacés et les fruits ; 3° en même temps qu'il chercherait à faciliter les sueurs en demeurant au lit, après le bain, assez longtemps pour boire, surtout à ce moment, de l'eau minérale ; 4° enfin, par beaucoup d'exercice l'après-midi.

Cette pratique atteignit le résultat cherché. Après quelques purgations produites par la première impression médicamenteuse, la direction fonctionnelle se portant à la peau et au rein, les sueurs et les urines devinrent fort abondantes, et lorsque, après une vingtaine de jours, le malade vint m'annoncer qu'il quittait les eaux, je fus frappé de son teint plus calme, d'une diminution sensible dans son embonpoint, circonstance dont il était d'autant plus satisfait qu'il éprouvait un bien-être organique général, qu'il désignait par un sentiment de légèreté physique et morale qu'il n'avait pas ressenti depuis longtemps. Je lui conseillai, à sa rentrée chez lui, de continuer avec persévérance le même régime alimentaire et de faire beaucoup d'exercice ; tandis que, comme sa dartre, qu'il croyait guérie, présentait encore quelques nuances rosées, je lui prescrivis divers topiques locaux qu'il pourrait mettre en usage jusqu'à disparition complète; disparition qui aura dû effectivement avoir lieu, car ce malade était très-désireux de se débarrasser de son mal, et je n'ai plus entendu parler de lui.

En voilà assez pour prouver que les eaux minérales sulfureuses de même nature, doivent particulièrement leurs vertus diacritiques cutanées à la thermalité ; que les froides comme l'eau de mer portent sur le tube intestinal et les reins, circonstances diverses d'action que l'on peut utiliser, et suivant les conditions constitutionnelles, et suivant la forme des maladies ; que d'ailleurs ces conditions générales et locales dépendant les unes des autres, s'accommoderont toujours entre elles, si le praticien a pu parfaitement distinguer les véritables rapports qui les lient. C'est ainsi que se trouve expliqué, toujours par le mécanisme organique et les conséquences fonctionnelles, ce qu'on avait voulu exprimer par les mots toujours vides d'une expression suffisante : l'excitation et la révulsion.

Maintenant donc, que les faits eux-mêmes expriment comment s'opèrent ces modifications constitutionnelles par les sécrétions, que nous pouvons voir le rôle que jouent les organes élaborateurs dans l'impulsion différente qui peut leur être donnée par les eaux thermales ou froides, nous passerons à une autre démonstration pour garantir encore ces mêmes observations. Je veux parler des résultats définitifs obtenus par l'action définitive aussi de ces eaux, action tonique par l'impressionnalité portée sur la contractilité à la suite des sécrétions albumineuses intestinales et des transformations fibrineuses que déterminent les eaux froides, action relâchante et hyposthénisante par l'abaissement de la contractilité, après les éliminations azotées, qui s'effectuent par les eaux thermales au moyen des sécrétions de la peau et des reins.

Relâchement de la fibre et abaissement des liquides qu'avait parfaitement aperçus Bordeu, bien qu'il se perdît encore dans les actions primitives et secondaires des eaux ; car après avoir donné différentes propriétés apéritives à chacune des eaux d'Aquitaine, il finit par conclure qu'elles sont toutes relâchantes, fait qu'il ne confondait pas avec leurs effets excréteurs, puisqu'il n'en parle qu'après les propriétés éliminatrices de ces eaux, et qu'ensuite il disserte sur le *strictum* et le *laxum* de la fibre (*ouv. cit.*, p. 917). D'ailleurs il avait pu constater « par une foule d'expériences, dit-il, que les maladies aiguës, même les très-aiguës, peuvent être guéries par nos eaux. » (*Ibid.*, p. 928.)

A propos d'un malade qui se trouva fort mal des eaux thermales, Bordeu dit encore : « J'avais pourtant expressément observé qu'on devait s'abstenir des eaux de Bagnères dans toute disposition au marasme. » (*Ibid.*, p. 923). Quelle observation générale et particulière peut être plus nettement exprimée, plus explicite, pour assurer de l'action hyposthénisante ou décomposante des eaux thermales?

Les eaux de Bagnères! Remarquez que les eaux de Bagnères-de-Luchon si fortement sulfureuses, celles de Bagnères-de-Bigorre si fortement salines, atteignent toutes deux cinquante degrés centigrades. Aussi, si M. Léon Marchant dit qu'elles sont excitantes, il le peut à bon droit en ne considérant que les effets primitifs dus surtout au calorique. Mais pour nous qui apprécions principalement l'action définitive organoplastique, n'avons-nous pas le droit de dire dans ce sens complexe, qu'elles sont relâchantes et hyposthénisantes, et M. Léon Marchant même nous en fournit la preuve, car il dit : « ces eaux conviennent surtout aux rhumatismes et aux dartres » (*ouv. cit.*, p. 144), maladies qui s'allient d'ordinaire aux constitutions les plus fibrineuses ou les plus azotées.

Or, qu'on n'invoque pas contre ces faits les excitations fébriles survenues! On sait maintenant d'où elles dépendent le plus souvent, et comment on peut les prévenir. Cependant, les eaux dont il est question, nous l'avouons sans peine, doivent y exposer plus que d'autres. Etant plus chaudes et plus minéralisées, elles entraînent cette difficulté d'application dont nous avons traité plus haut, et qui peut se résumer ainsi : à des eaux particulièrement thermales et minéralisées, il faut des malades aussi très-particuliers. « Les eaux de Bagnères-de-Luchon sont si minéralisées qu'on ne peut guère les administrer à l'intérieur à plus de trois verres dans la journée (L. MARCHANT, *ibid*, p. 144), et qu'il suffit de soulever un des couvercles des puisards pour retirer des masses considérables de soufre sublimé. » (CONSTANTIN JAMES, *ouv. cit.*, p. 98.)

Quant aux eaux de Bagnères-de-Bigorre, auxquelles s'adresse peut-être plus particulièrement le fait de Bordeu, elles paraissent si réellement, par leurs qualités thermales et salines, seconder le mouvement organique centrifuge sur lequel nous insistons, ainsi que l'atténuation de la plasticité des liquides par les sécrétions urinaires et cutanées, que ce résultat est étayé de la manière la plus expressive par une observation générale que M. Marchant relate ainsi : « On prescrit ces eaux sans hésitation contre les maladies de l'appareil hépatique. Si le foie est dans un état de souffrance par une sorte de congestion sanguine, c'est alors qu'elles sont jugées les plus utiles. » (*Ouv. cit.*, p. 157.)

Enfin, tout concourt si positivement au résultat de décomposition organo-plastique que nous indiquons, que des faits d'un genre différent viennent l'attester comme pour le garantir par une contre-épreuve.

« Le gardien des étuves de Néron (près de Pouzzoles), est un petit vieillard dont l'aspect fait mal. Son excessive maigreur, sa peau sèche et racornie, sa respiration sifflante, n'indiquent que trop le pénible métier qu'il exerce journellement. En effet, sa seule industrie est de traverser une atmosphère embrasée pour aller puiser à la source un seau d'eau, dans lequel les visiteurs s'amusent ensuite à plonger des œufs qui deviennent durs en moins de cinq minutes. » (CONSTANTIN JAMES, *ouv. cit.*, p. 454.)

« Dans le scorbut, les eaux hydro-sulfuriquées, les vapeurs tièdes imprégnées de gaz sulfhydrique, les bains tempérés, ne font qu'augmenter l'altération du sang et favoriser la cachexie hémorrhagique qui s'y rattache. J'ai vu dans la pratique de mon grand'père, à Ax, deux cas de stomatite scorbutique avec ulcérations saignantes de la bouche provoquée chez des militaires par l'usage prolongé des eaux. » (G. Astrié, *ouv. cit.*, p. 108.)

Dans la chlorose qui, comme nous l'avons vu, manque de matériaux azotés du sang, les eaux thermales sulfureuses n'ont seulement jamais rien produit à notre connaissance, mais nous ne trouvons dans les auteurs que des assertions vagues dictées par la manie de conseiller toutes les eaux contre les maladies lentes ou passives. Cependant on peut distinguer la vérité sous la transparence d'une phrase de M. G. Astrié, ainsi exprimée : « Dans le traitement des anémies, on préférera parmi les eaux sulfureuses celles des Pyrénées, et parmi celles-ci les sources douces et ferro-manganésiennes d'Ax ; *les sulfurées faibles* de Luchon, de Vernet, des eaux-chaudes, de Cauterets, de Vinça, de la Preste, de Moligt, etc. Dans les cas légers, l'on pourra choisir presque indifféremment toute eau froide ou chaude qui réunira de bonnes conditions hygiéniques, *car ces dernières ont ici la part la plus large dans les bons effets des eaux.* » (*Ibid*, p. 219.) Réunissez ces deux faits de choisir les eaux sulfureuses les plus faibles, et surtout de bonnes conditions hygiéniques indépendantes de la nature des eaux, et vous trouverez qu'en somme, M. Astrié arrive à notre conclusion.

Les faits sont si éloquents, que M. Astrié conclut comme nous, non-seulement pour la chlorose, mais pour la scrofule, maladies dont nous avons fait remarquer les analogies radicales dans la plasticité de l'hématose. Ici même, cet auteur, dans un mouvement de franchise qui l'honore, arrive, par l'observation, à toutes nos conséquences organo-plastiques, car il dit : « Le traitement des scrofules par les eaux, est en général long, et demande une longue saison, et souvent plusieurs saisons. On se trouve bien d'alterner, dans les

cas rebelles, *les bains de mer avec les eaux sulfureuses....
Les eaux sulfureuses ne guérissent pas directement les scrofules comme les dartres*; elles modifient heureusement l'ensemble de l'organisme, et mettent la maladie en voie de
guérison; tel est le résultat vrai, qui me paraît basé sur
l'ensemble des faits.

« C'est ce qui explique en partie cette remarque, qui n'a-
vait pas échappé à Bordeu : « Je ne sais par quelle fatalité je
n'ai vu que rarement des tumeurs et des glandes que nos
eaux aient parfaitement fondues et résoutes. » (G. Astrié,
bid., p. 162.) N'est-ce pas là la preuve clinique de tout ce
que nous avons soutenu à propos des mouvements organiques et des conséquences plastiques, déterminées par les
eaux froides dans les maladies strumeuses qui siégent surtout
à la périphérie, et tous ces faits contraires, mais concordants,
n'arrivent-ils pas à nos principes concluants au sujet des
eaux de mer et des eaux froides, comme des eaux thermales
salines et sulfureuses? Il nous semble que nous ne pouvons
pousser plus loin la démonstration, sans nous exposer à devenir fatigant.

Mais, maintenant, comment comprendre ces guérisons de
plaies anciennes, de fistules, d'ulcérations, par les eaux thermales, sulfureuses, guérisons qui semblent être d'autant plus
particulièrement dues aux eaux les plus thermales, dans les
Pyrénées, Bagnères et dans nos Alpes, Digne? Comment expliquer ce fait autrement que par l'activité organique locale
réveillée?

L'observation directe des phénomènes efface entièrement
cette dernière hypothèse; car, en nous restreignant dans le
fait, nous trouvons ceci : que les sécrétions de l'ulcère diminuent à mesure que celles des divers organes excréteurs
augmentent. Dès lors, qu'y a-t-il d'étonnant de comprendre
la cicatrisation d'un ulcère par ces phénomènes, toujours
organo-plastiques? M. G. Astrié, ne reconnaît-il pas que rien
n'est plus propre que les eaux thermales sulfureuses *à rompre
les habitudes fluxionnaires? (Ibid.*, p. 251.)

M. Durand-Fardel ne considère pas les choses ifféremment, puisqu'il cite ces paroles de Bordeu, sur lesquelles il s'étaye : « Mais c'est que, dans certains ulcères, il est souvent moins essentiel de songer à la partie affectée qu'aux autres sécrétions qui sont oisives ; aussi n'est-il pas étonnant de voir des récidives et des rechutes fâcheuses, quand on ne s'attache qu'à des remèdes locaux qui n'opèrent pas sur toute la machine. » (Bordeu.) « Remplacez ce mot, ulcères, ajoute M. Durand-Fardel, par celui, d'engorgement du foie ou de la rate, écoutez encore le passage suivant : « Ce remède, pris inté-« rieurement, travaille peu à peu, agit sur les humeurs, heurte « à toutes les portes, dégage tous les secrétoires, » (Bordeu) et vous trouverez dans ces quelques lignes toute la théorie des eaux minérales. » (Durand-Fardel, *des Eaux de Vichy*, p. 39.)

Toute la théorie des eaux minérales, c'est trop dire, car les diverses secrétions et diverses absorptions, suscitées par les mouvemens organiques que déterminent surtout les eaux froides et thermales, ne sont appréciées ni par leur action sur la maladie ni par leur action sur la constitution de qui la première dépend, comme l'admet explicitement M. Durand-Fardel à la suite de Bordeu.

Or, Bordeu comprenait l'importance de ces mouvements, car il a non-seulement souvent parlé du mouvement centrifuge et centripète, mais il dit, après avoir longtemps discuté sur la modification que les eaux peuvent faire subir aux liquides : « C'est donc principalement à observer divers mouvements du corps qu'il faut que le médecin s'applique. » (*OEuvres de Bordeu*, ouv. cit., p. 928.)

Bordeu avait si fort raison, que, dans la circonstance, plusieurs autres faits, différents de ceux relatifs aux eaux minérales, attestent qu'en modifiant la constitution, ou en détournant le mouvement organique, on guérit des ulcères comme des maladies.

Un médecin de mes amis portait une ulcération au voile du palais qu'on avait jugée syphilitique et sur laquelle tous les traitemens généraux spécifiques, les topiques modificateurs tels que le nitrate acide de mercure, conseillés par Cullcrier, Boyer et Dupuytren, étaient restés sans effet. Le malade voulut essayer de la diète sèche que je lui conseillais, seulement, comme il avait beaucoup usé de traitements mercuriels, il fut convenu qu'il supprimerait les mercuriaux commandés par la diète dite arabique, et qu'il essayerait à peu près le *cura famis* de la manière suivante : pour toute nourriture des galettes dures, des figues, des raisins secs, des amandes torréfiées et, pour boisson, une décoction de salsepareille. Dès que l'amaigrissement se fut prononcé, les secrétions cutanées devinrent plus évidentes et les urines manifestement plus chargées. Dès lors, aussi, la cicatrisation marcha toujours en rapport de ces phénomènes organo-plastiques et, au bout de deux mois, elle était complète et définitive.

N'est-ce pas là un résultat produit par les modifications survenues dans la constitution élémentaire des liquides, soit par le manque de matériaux fournis aux élaborations, soit par le mouvement organique dérivatif et dépuratif *se portant sur d'autres sécrétoires restés oisifs*. Et de cet ensemble de phénomènes n'est-il pas résulté moins de liquides sur l'ulcère et plus de contractilité générale par le retour de la fibre sur la diminution des liquides, d'où l'effectuation de la cicatrisation ou soit de la résolution. Le mécanisme physiologique des eaux minérales n'est pas différent. C'est pourquoi l'on peut parfaitement conclure avec Hippocrate que cette action est variée mais toujours une, *Natura est una et non una*. En voici une des preuves les plus physiques.

Depuis vingt-cinq ans, je vois M. le professeur Gerdy traiter par la position élevée différents ulcères et diverses inflammations, et le succès couronne toujours mieux cette pratique que j'ai utilisée dans bien des cas. C'est ainsi que j'ai remarqué, il y a vingt-trois ans à l'hôpital Saint-Louis, dans la salle de ce chirurgien, une inflammation rhumatismale de la main, qui résistait à tous les moyens, céder en quelques jours à la suspension du membre. Aujourd'hui encore tous les élèves peuvent voir à l'hôpital de la Charité, comme je l'ai vu dernièrement, des ulcères des jambes guérir à merveille par la seule position très-élevée. Certes, dans de tels faits ne trouve-t-on pas la démonstration complète de tout ce que nous avons avancé sur l'importance des mouvements organiques, de la dérivation des fluides relativement à l'habitude fluxionnaire? En éloignant les fluides d'un ulcère comme d'une tumeur, ne comprend-on pas le retour de la contractilité organique et, par cette tonicité fibrillaire, naturellement rendue, la cicatrisation ou la résolution qu'aident surtout les modifications constitutionnelles des fluides.

Il devra donc rester évident que les mouvements organiques que nous avons signalés, doivent d'autant mieux être distingués et appréciés qu'ils ont cette double conséquence, de pouvoir servir de dérivation à la lésion pathologique et de modificateur à la dyscrasie constitutionnelle, par le genre divers des secrétions qu'ils peuvent provoquer. D'où il suit, que si nous avons été vrais dans nos observations relatives aux eaux froides et thermales, nous avons donné à la pratique hydrothérapique une assurance qu'elle n'avait jamais eue, en démontrant que l'action de chacune de ces deux grandes classes d'eaux modifiait diversement la constitution et concourait ainsi doublement à la résolution des maladies.

Il n'y a donc pas plus deux actions hydrothérapiques qu'il n'y a deux médecines. Il n'y a que des modes différents qu'il s'agit de rattacher aux lois physiologiques générales. Aussi, pour les eaux, ces modes se résument à deux principaux : suivant que le mouvement organique est dirigé en dehors ou en dedans, il provoque l'action terminale, modificatrice et révulsive de tel secrétoire ou de tel autre. Par l'eau froide, l'action commence sur les solides extérieurs et vient se terminer sur les secrétions intérieures; par l'eau chaude, elle débute sur les liquides en général et vient aboutir, au moyen de l'expansion des solides, aux excrétions cutanées. D'où il suit que par le plus ou le moins de calorique, par le genre de minéralisation aidant, on peut modifier les secrétions et les élaborations, suivant qu'on dirige le mouvement organique et fluxionnaire sur le tégument interne ou externe. L'un entraîne au-dehors des éléments albumineux et carbonés, l'autre, des éléments fibrineux et azotés, ce qui répond aux besoins complexes de deux grandes classes de maladies qu'on désigne, depuis longtemps et toujours, par sthéniques et asthéniques.

Les eaux chaudes salines et sulfureuses s'adressent directement aux premières, puisqu'elles diminuent la tonicité fibrillaire et en même temps les élaborations et la plasticité des liquides, en enlevant à ces derniers, par les secrétions effectuées, les matériaux les plus animalisés.

Les eaux froides répondent aux secondes parce qu'elles tonifient la fibre, excitent les élaborations, pendant qu'elles forcent les éliminations des matériaux les moins animalisés.

SECTION IV.

DES INDICATIONS ET CONTRE-INDICATIONS DE LA MÉDICATION , MARINE ET HYDRO-SULFUREUSE THERMALE.

Dans ce chapitre, nous nous proposons de répondre à cette proposition de l'académie de Marseille : *Quels sont les tempéraments et surtout les affections qui, dans l'état actuel de la science, indiquent et contre-indiquent l'usage de l'eau de mer?*

C'est donc à ce point de vue que nous pouvons dire qu'il ressort de la science et de toute la pratique que nous avons déjà exprimées, que la médication marine est incontestablement indiquée dans les tempéraments lymphatiques ; mais, dans ceux-là seulement, *à fortiori*. Les autres ne peuvent les réclamer qu'accidentellement.

Néanmoins, l'idée d'un tempérament lymphatique n'est pas encore suffisamment définie. De sorte qu'une telle assertion aujourd'hui est sans valeur, en même temps que son expression est erronée.

En effet, outre que les auteurs ne peuvent pas expliquer si ce tempérament consiste dans une pléthore de la lymphe, dans une viciation particulière de cette humeur ou dans un développement spécial du système lymphatique, il est aujourd'hui manifeste que la lymphe ne peut être séparée du sang. La lymphe n'est que du sang à l'état rudimentaire en réserve, et provenant en partie, sinon entièrement, *d'une transformation digestive de la substance même du corps,* comme nous l'avons suffisamment prouvé.

La lymphe se sépare, d'ailleurs, en caillots et en sérosité ; elle contient de la fibrine, de l'albumine et des sels. Donc la lymphe est du sang, et le sang de la lymphe ; car je crois que, pour concilier MM. Magendie et Collard de Martigny, comme surtout pour se rendre compte de tous les phénomènes observés, on peut dire qu'ils naissent alternativement l'un de l'autre, suivant, ainsi que nos grandes fonctions motrices et réparatrices, le cercle sans commencement et sans fin de l'organisme vivant.

Ce qu'on a donc appelé tempérament lymphatique n'est qu'une fiction, créée par ce rapprochement que les personnes portant telles ou telles conditions constitutionnelles étaient plus souvent affectées de maladies du système lymphatique. Cependant, aujourd'hui, avec de telles idées, la science s'est trouvée embarrassée lorsqu'on a vu que les maladies tuberculeuses et rachitiques ne naissaient pas plus particulièrement du tempérament lymphatique, dont on avait tracé les caractères, que des autres. (Baudelocque, Barrier.)

Aussi, par intuition, comme conséquence forcée, sans même se le définir, les praticiens, pour se faire une juste idée des phénomènes, ont-ils été obligés d'admettre, dans ce prétendu tempérament lymphatique, un défaut de vitalité de la fibre, en même temps qu'un viciation des humeurs. Ils en ont ainsi fait, à juste titre, une maladie *totius substantiæ*; tandis que les anatomo-pathologistes pourraient expliquer que si, dans ces cas, le système lymphatique est plus particulièrement affecté que les autres, c'est que, par son essence ou sa nature, la vitalité circulatoire y est moins active qu'à nul autre appareil de circulation, et d'autant moins que les ressorts généraux de l'organisme sont plus affaiblis.

Ce qu'il y a de certain, c'est que nous prouverons, par des faits, que ce qui ne ressortait que d'une simple intuition ressort aussi évidemment de l'observation elle-même, et qu'il faut l'une et l'autre condition organique et humorale pour produire les phénomènes pathologiques scrofuleux, tuberculeux et rachitiques; tandis que lorsqu'ils sont survenus, c'est en combattant l'un et l'autre principe originel que l'on arrive avec plus de certitude à la curation de ces maladies. Quand je dis l'un et l'autre, je veux aussi dire l'un par l'autre; car, s'il y a des guérisons de scrofules et de tubercules par la seule modification humorale, il y en a aussi par la simple tonicité fibrillaire, comme l'attestent la guérison de M. Durié par la gymnastique et les succès de la simple médication marine ou hydrothérapique extérieure. Mais cette condition de l'observance des deux conditions organo-humorales n'en est pas moins un principe pratique très-important, et deux phénomènes si bien liés l'un à l'autre, que les humoristes ont cru devoir soumettre la fibre aux humeurs, comme les solidistes les humeurs à la fibre. C'est ce qui résulte, en effet, de l'opinion que se formait Bichat sur les sécrétions. Aussi, ces phénomènes multiples et connexes n'en attestent que mieux que c'est dans ces raisons mêmes que se trouve la supériorité de la médication marine sur les autres traitements médicamenteux.

Toujours est-il que le tempérament lymphatique est une fiction, si on le considère comme devant physiologiquement exister ; lorsqu'il existe, il constitue déjà une dyscrasie, une constitution vicieuse des humeurs, comme l'appelle Hufeland.

Or, il nous faut rechercher en quoi consiste cette viciation des humeurs. Baumes l'avait déjà dit : « Dans les constitutions scrofuleuses, le sang est moins parfait, ses diverses parties moins intimement combinées, et l'*union plus faible des différentes molécules* qui le composent lui donne une apparence de ténuité, d'aquosité et de moindre consistance. » (*Du vice scrofuleux.*)

Burdach et Lhéritier ont constaté que l'albumine était moins parfaitement développée, qu'on la voyait comme floconneuse dans la sérosité ; tandis que, par toutes les expérimentations que j'ai faites et que j'ai déjà indiquées, il m'a été démontré que l'albumine du sang était ordinairement en excès, excepté dans les cas où l'économie manque de ressort et plie sous le faix du mal, comme dans ceux où les conditions hygiéniques ont empêché les diverses élaborations organiques.

D'où il résulte que la radication des maladies scrofuleuses, tuberculeuses et rachitiques tire son origine primordiale de ce genre d'altération humorale, variable suivant l'état de la vitalité fibrillaire, dont l'intervention différente peut produire le degré comme la différence du mal, suivant les organes plus ou moins atteints dans l'accomplissement de leurs fonctions.

Le fait est incontestable, tant il est manifeste, par les travaux les plus récents, et entre autres par les nombreuses recherches étiologiques de M. Fourcault ; maïs on peut encore descendre plus profondément dans le phénomène et se l'expliquer tout entier.

Pour cela il suffit de rapprocher les observations de Tiedeman et de Gmelin, et surtout celles de J. Muller, des miennes, pour les accorder à l'expérience générale.

Le physiologiste de Berlin a trouvé que la quantité de fibrine, dans la lymphe des plexus lombaires, est à celle de cette même lymphe dans le canal thoracique, comme 100 est à 168, d'où on ne peut conclure qu'une chose : c'est, comme le dit l'auteur, que la proportion de la fibrine dans la lymphe augmente par l'effet de son séjour dans les lymphatiques, et par conséquent que le sérum du sang ou les fluides absorbés par le système lymphatique doivent subir une modification chimico-vitale, qui doit consister surtout en la transformation de l'albumine en fibrine (*Manuel de physiologie*).

Or, cette observation découvre tout le mystère que nous poursuivons et prouve qu'il faut une viciation albumineuse comme une diminution de la contractilité, pour produire les phénomènes pathologiques des diverses maladies en question ; lorsque, au contraire, l'une de ces conditions manque ou qu'on y remédie, tout prend une autre direction. C'est ainsi que se trouvent expliquées, et ces observations de MM. Baudelocque et Barrier, de Lyon, que le tempérament dit lymphatique n'aboutit pas plus qu'un autre à la maladie scrofuleuse, et ces autres cas de guérison par la gymnastique, par les seuls bains d'eau froide ou d'eau de mer, et ceux par l'iode, les ferrugineux, etc.

Donc, pour que la maladie scrofuleuse se déclare, il lui faut deux conditions : et l'altération de l'albumine et la diminution de la contractilité organique de la fibre ; car, sans

ces deux conditions, l'albumine peut toujours se transformer
en fibrine et son excès en graisse, et n'amener que certaines
exagérations d'assimilation dont voici un exemple :

M. ***, d'une complexion replète et extraordinairement
musculeuse, à formes saillantes, à épaules carrées, d'une
énergie morale et physique remarquable, avait plusieurs
dents cariées et était sujet à des fluxions à la bouche, à des
furoncles, à des éruptions cutanées sécrétantes; en même
temps, sa peau était blanche, ses yeux rouges et sensibles,
ses cheveux chatains et sa constitution trop évidemment
chargée de graisse pour son âge.

Il avait donc une foule de caractères du tempérament appelé lymphatique. Son sang, analysé, me donna ce que nul
n'a encore donné ni à moi, ni à aucun autre, 12 pour 100
d'albumine; mais en même temps le cruor était volumineux,
dur, ferme, consistant, etc., par conséquent riche en fibrine,
comme le témoignaient d'ailleurs assez le développement et la
puissance musculaire du sujet.

Je lui conseillai de renoncer aux aliments féculents et aux
viandes, dont il faisait grand usage, pour s'en tenir aux légumes
herbacés et aux fruits, pas de lait ni de café. Il s'en est tellement bien trouvé, que toutes les efflorescences et les
suppurations cutanées ont disparu, tandis qu'il a ressenti
une telle liberté organique, une telle facilité dans ses fonctions, que depuis quatre ans il n'a plus voulu quitter son régime alimentaire, et que tout s'est résumé pour lui à produire moins de pus et de graisse.

Qu'avait de trop ou de moins une telle constitution pour
ne pas arriver à la dyscrasie scrofuleuse? Elle avait, certes,
une chose essentielle, une grande puissance de contractilité
fibrillaire, sous l'influence de laquelle l'albumine du sang se
transformait facilement en fibrine et en globules. Donc, tout
se résumait en pléthore, et s'il y avait des éruptions et des
suppurations, c'était par simple surabondance et non par
altération.

Mais que, dans cet état, il survienne quelques conditions
hygiéniques défavorables qui dérangent cet équilibre fonc-

tionnel, et cette disposition albumineuse peut se traduire en tuberculisation, ramollissement, etc. ; ce qui l'attesterait plus encore, c'est que le sujet de notre observation a perdu sa mère et tous ses frères d'une maladie tuberculeuse.

C'est ainsi qu'il résulte qu'en maintenant, comme ici, cette même équilibration organique et humorale dans de telles constitutions ou en les ramenant à de meilleures, la fibrine et les globules restant ou devenant suffisants, la tendance constitutionnelle s'arrête à une sécrétion adipeuse, qui constitue la fraîcheur et la grâce de l'enfant, la beauté de la femme et l'obésité de divers individus.

Phénomènes physiologiques et pathologiques dont le contact des points extrêmes explique les observations de Lorry, comme ces mêmes observations justifient les nôtres. En effet le savant secrétaire de l'ancienne Académie de médecine pressentait tous ces phénomènes lorsqu'il a dit : « L'épanchement de la graisse a beaucoup de rapports et de liaisons avec la cachexie. La graisse en est pour ainsi dire le premier degré. Une faiblesse poussée à l'excès produira un épanchement de sérosité (comme on le voit dans certaines convalescences); un moindre degré de faiblesse procurera une graisse surabondante. » (*Mémoires de la Société royale de médecine.*) Tous les jours n'entend-on pas dire même aux gens du monde : un tel est parfaitement guéri, il a même beaucoup engraissé, mais c'est de la mauvaise graisse; il est bouffi.

Voilà qui prouve toujours que tout se touche dans la nature par des points de contact infiniment petits, surtout que ce n'est pas sur les symptômes superficiels que nous pouvons aller chercher nos véritables indications thérapeutiques; mais, au contraire, dans les profondeurs de l'organisme, c'est-à-dire dans l'action et le rapport de la contractilité de la fibre et la constitution de nos molécules humorales.

En effet, qu'a-t-on jamais pu conclure de la symptomatologie à la thérapeutique? quelle indication médicale a-t-on découvert par la connaissance anatomique de toutes les modifications de la tuberculisation ? aucune! La symptomatologie, dans laquelle on doit ranger l'anatomie pathologique, indique

seulement les dérivations et les révulsions que nous utilise-
rons, et doit de plus servir de degré pour descendre dans
les profondeurs physiologiques les plus cachées où résident les sources des indications thérapeutiques générales et
définitives. Notre époque l'a bien compris en portant ses recherches jusque dans les molécules de nos fluides les plus
microscopiques. Mais, elle ne l'a reconnu que lorsqu'elle a pu
adresser à l'anatomie pathologique ce reproche, que faisaient
les Asclépiades à la doctrine des jours critiques : *elle apprend
comment on peut mourir, mais ne l'empêche pas.*

En conséquence, de tous ces faits et raisons, il doit résulter
qu'il n'y a point de tempérament qui puisse réclamer le nom
de lymphatique et qu'il n'est point de condition, uniquement
humorale ou fonctionnelle, qui sous ce nom ou un autre puisse
surtout être considérée comme un état normal physiologique ;
que lorsqu'on trouve certains caractères que l'on a attribués
à ce tempérament, il s'agit déjà d'une maladie que l'on peut
appeler état albumineux, ou séreux du sang, pour exprimer
le degré de la situation constitutionnelle ; que même dans ces
cas, qui sont tout autant de causes déterminantes à l'affection
tuberculeuse, scrofuleuse et rachitique, il faut encore, un
abaissement de contractilité dans la fibre organique, abaissement dont les variétés de degrés ou d'organes, modifiant les
fonctions et leurs conséquences, produisent les différentes
nuances de ces maladies.

En conséquence, il doit être bien manifeste et bien établi,
que pour le développement des maladies albumineuses, séreuses, il faut de nécessité quoiqu'à des degrés et à des
modes divers, ces deux conditions physiologico-pathologiques :

1° Atonie de la fibre.

2° Dyscrasie albumineuse.

Ce qui l'atteste peut se résumer ainsi :

1° Les maladies dyscrasiques sont aggravées par les causes qui peuvent diminuer la tonicité générale de la fibre,
comme cette tonicité diminue par les mauvaises conditions
hygiéniques qui augmentent la viciation humorale. Presque

toutes les observations apportées par Baudelocque, Barrier, Lhéritier, Coster, Fourcault, Pravaz, etc., le témoignent.

2° Souvent les médications qui ne s'adressent qu'à la dyscrasie humorale ne conviennent pas ; c'est ainsi que l'iode, le mercure, qui agissent sur les altérations anatomiques en atténuant le sang, et provoquant par ce fait seulement la résolution, ne font quelquefois qu'affaiblir la constitution.

3° C'est précisément parce que les bains froids ; et ceux d'eau de mer surtout, peuvent également bien modifier la tonicité de la fibre et la constitution humorale, qu'ils sont, dans tous les cas, si généralement conseillés, et que plusieurs praticiens, Hufeland et Guersant, en ont obtenu ce qu'ils n'avaient pu obtenir avec d'autres médications.

4° Enfin dans les constitutions séro-albumineuses et les maladies scrofuleuses et rachitiques, les indications pour l'eau de mer sont d'autant plus faciles et manifestes que ces deux conditions de l'économie sont plus saillantes : Atonie de la fibre, dyscrasie albumineuse.

En effet dans les maladies scrofuleuses, rachitiques, etc., ces conditions organo-humorales sont si prononcées qu'il n'y a pas de dissidence pour reconnaître les avantages qu'on doit attendre de l'eau de mer ; tandis que pour les autres maladies les divergences augmentent, et les difficultés individuelles se multiplient, en raison directe de leur éloignement des conditions dont nous traitons.

Ainsi, que la fibre ne soit pas suffisamment énervée, que la pauvreté du sang ne soit pas assez évidente, et l'usage de l'eau de mer court risque d'agir au bénéfice de la phlegmasie ou d'exciter de telle manière la contractilité de la fibre, qu'elle ne réagisse sur les centres nerveux et n'en exalte la sensibilité.

C'est par ces mêmes raisons que tandis que Cullen se plaint des mauvais effets de l'action topique de l'eau de mer pour les ulcères scrofuleux, J. Hunter en retirait de grands avantages, même pour des ulcères consécutifs à la maladie syphilitique. C'est toujours par ce même motif et les mêmes conditions de physiologie, que Lisfranc, Dupuytren, Pravaz, obtiennent de bons effets des bains de mer dans une phlegmasie de l'utérus à son déclin; tandis que nous, en les conseillant dans un cas, en apparence plus favorable pour le tempérament, n'en avons obtenu qu'une exagération de la fluxion pathologique (faits déjà cités).

Preuves nouvelles et enfin concluantes, qu'il n'existe pas plus que dans le reste de la thérapeutique des indications ou des contre-indications absolues par les tempéraments. Pour les eaux de mer, comme pour toutes les eaux minérales et d'autres médications, il n'existe que des conditions constitutionnelles ou des susceptibilités individuelles dépendantes de certaines prédominances organiques. Et si pour les eaux de mer on trouve une indication particulière aux maladies scrofuleuses, c'est qu'elles renferment les deux conditions physiologico-pathologiques indiquées, conditions autour desquelles viennent se grouper toutes les autres maladies qui ont pu atteindre et le ressort de la fibre et l'animalisation des fluides.

Mais, ce qui n'est souvent qu'un simple accident mécanique dans diverses maladies est une condition de la nature des maladies scrofuleuses, car on peut dire que les eaux de mer agissent sur ces affections d'une manière si directe que l'eau marine a été regardée comme un spécifique dans toutes les nuances de ces maladies, tellement nombreuses et variées, qu'elles sont un véritable Protée, ainsi que le disait Alibert.

Seulement, toutes les indications et contre-indications générales existent si essentiellement dans les conditions physiologiques que nous avons révélées, que toute tension organique ou humorale peut être sinon une contre-indication absolue, au moins une contre-indication momentanée ou accidentelle pour l'usage des eaux de mer.

C'est ainsi que j'ai vu des femmes d'une constitution évidemment albumineuse ne pouvoir les supporter, et accuser de violentes douleurs intérieures résultant de la pression des organes par la plénitude humorale. C'est tout pareillement que j'ai vu de semblables phénomènes déterminés aux eaux de mer chez les chlorotiques à cause de la pléthore séreuse et exiger de nombreux purgatifs avant de pouvoir tolérer les bains froids. Qui ne sait que les individus pléthoriques, chargés d'embonpoint supportent difficilement les bains de mer? Je connais trois personnes qui ne s'y exposeraient plus de crainte de tomber frappées d'apoplexie, tant elles ont eu à souffrir de tintement d'oreilles, de vertiges, pour l'avoir essayé.

L'irritabilité nerveuse, accusant une vive contractilité fibrillaire ne réclame pas moins de précautions pour l'usage des eaux de mer, tant l'action de celles-ci atteint directement cette disposition organique, qui peut aller jusqu'à la contre-indication. En effet, j'ai eu occasion d'être consulté quelquefois par une dame de Marseille, à qui un des praticiens les plus répandus de cette ville avait conseillé des bains de mer pour une gastralgie. Cette dame est brune, maigre, frêle, sensible à un point extrême, avec cela elle est vive, agissante. Joie et tristesse, elle ressent tout au plus haut degré; elle me disait : « les bains de mer m'ont été conseillés à différentes époques et chaque fois ils m'ont fait un mal horrible; la dernière fois, surtout, où je crus devoir mettre plus de bonne volonté à les prendre et où par conséquent je voulus y résister dix minutes, je faillis mourir et je serais morte si on ne m'eût pas retirée, car je m'évanouis dans l'eau. »

Questionnée ensuite sur ce qu'elle ressentait dans ces moments, elle me répondit: « D'abord un froid toujours croissant, qui commençait aux extrémités et arrivait progressivement jusqu'au cœur, en même temps j'éprouvais toutes les douleurs, tous les déchirements imaginables dans la tête, la poitrine, le ventre, partout à l'intérieur. » Cette dame m'assura pareillement que le froid qu'elle ressentit lui dura fort longtemps, qu'elle en eut l'impression même pendant plusieurs jours.

Si je m'en souviens bien, d'après les mémoires de Mlle Cochelet, les bains de mer pris à Dieppe par la reine Hortense, dans des intentions à peu près analogues à celles qui dirigèrent le médecin de la dame dont nous venons de rapporter l'histoire, produisirent presque le même effet, sans arriver à fortifier la reine, qui fut toujours très-maigre, très-sensible et fort souffrante. Les eaux d'Aix-la-Chapelle furent, au contraire, très-favorables à la mère de notre auguste empereur.

Il ne nous reste plus qu'à dire maintenant que d'un avis unanime les bains froids et les bains de mer surtout sont contre-indiqués à certaines constitutions ou à certaines prédominances organiques. C'est ainsi que les personnes qui ont le cœur énergique, un peu dilaté ou hypertrophié, celles qui ont le système circulatoire trop puissant en ont éprouvé de fâcheuses conséquences. Ils sont aussi regardés, à juste titre, comme fort dangereux pour les personnes disposées à des coups de sang, à des apoplexies ; pour celles qui sont portées à des maladies inflammatoires, pour les vieillards dont la circulation veineuse cérébrale est lente et les exposerait aux conséquences d'une double congestion.

C'est toujours par les mêmes motifs physiologiques que nous devons ajouter, que toutes les dégénérescences intérieures, toutes les lésions pathologiques actives, celles surtout du cœur et des artères, en ressentiraient un accroissement de douleurs, de phlogose, etc.

Aussi, doit-il rester démontré par tant de raisons et de faits, tous concordants les uns aux autres, que les eaux de mer conviennent, non pas à telle forme de tempérament, mais à telles conditions physiologiques organo-humorales, originelles ou acquises, qui peuvent se résumer ainsi :

1° Abaissement général de la tonicité de la fibre ;

2° Prédominance albumineuse dans les liquides ;

3° Ou diminution des globules et de la fibrine.

D'où il suit, que les indications de l'eau de mer ne ressortent pas véritablement, comme on l'a dit jusqu'ici, de telle ou de telle maladie, mais bien réellement de la situation de telle maladie dans telles conditions organo-humorales, constitutionnelles, originelles ou acquises ; conditions essentielles, tous les praticiens le savent, qui modifient entièrement la situation pathologique d'une affection et qui dans tous les cas sont les sources où nous allons puiser nos véritables indications. En effet, qu'il s'agisse d'une affection ou d'une autre, n'est-ce pas toujours à la dynamie vitale générale que nous mesurons la force et le degré de nos traitements ?

En établissant donc comme règle de pratique que les eaux

de mer sont indiquées dans les conditions organo-humorales que nous avons déterminées, nous avons encore réellement assigné une règle à la thérapeutique appliquée de l'eau de mer. Et, comme nous ne pouvons, toutefois, en préciser toutes les nuances physiologico-pathologiques qui rentrent dans ces conditions, puisque ce serait ainsi découvrir et montrer dans tous les cas ce *quid prospiciendum*, que nous nous posons comme problème devant chaque malade, nous allons au moins tracer les caractères extérieurs les plus généraux de ces conditions physiologico-pathologiques, afin que le praticien puisse mieux préciser les cas dont il s'agit :

1° L'irritabilité nerveuse ne doit pas être très-grande et très-vive : c'est ce que témoigne peu de vivacité de caractère, peu d'activité intellectuelle, et surtout peu d'excitabilité névropathique ;

2° L'hématose doit être aussi affaiblie, la circulation lente, le pouls mou, les battements du cœur peu énergiques, la calorification générale abaissée ;

3° Le système musculaire, la contractilité des tissus doivent être pareillement peu prononcées ; c'est ce que l'on reconnaît à la mollesse des chairs, à la flaccidité de la peau, etc.

Il faudra donc observer toujours, et dans tous les cas, le rapport et l'état de la maladie avec la situation organique et les conditions humorales de l'économie, conditions doubles que j'ai tant cherché à faire distinguer dans ce travail, parce qu'elles dominent la thérapeutique appliquée des eaux de mer, comme elles dominent toute la médecine pratique.

D'autant, enfin, que c'est par les données de cette physiologie pathologique que les eaux de mer peuvent être supérieures dans plusieurs maladies à tous les autres moyens thérapeutiques, car nous n'en avons aucun dans notre matière médicale, qui puisse avoir cette action complexe de modifier à la fois la contractilité fibrillaire et la constitution humorale.

En précisant donc la situation pathologico-physiologique dans laquelle l'eau de mer peut être utile ou plus particulièrement efficace, nous croyons avoir plus fait pour la pratique qu'en énumérant les maladies et les tempéraments dans lesquels elle pourrait être ou n'être pas convenable. Nécessairement, en procédant ainsi, nous n'aurions pas pu nous rendre compte des véritables conditions constitutionnelles, et partant individuelles dans lesquelles la médication marine est particulièrement applicable ou nuisible ; tandis que nous nous serions toujours exposé à considérer le fait de certaines individualités morbides comme devant servir de règle à la thérapeutique. Or, c'eût été une erreur ; car, s'il y a des individualités morbides, elles tiennent plus à la constitution du sujet qu'au degré, à la forme et souvent qu'à la nature du mal. Par conséquent, alors, il n'aurait pas manqué d'arriver que, soit l'état de la maladie dans certains cas, soit celui de l'organisme, se fussent refusés à l'action directe qu'on s'en était promise.

Ces principes, que nous soutenons depuis longtemps, et qui sont ici écrits depuis 1850, puisqu'ils ont été adressés tels et quels à l'Académie de médecine de Marseille, sont si évidents pour un praticien habitué aux effets des eaux minérales, que M. G. Astrié, dans son ouvrage tout récent, dit : « L'indication des eaux minérales se déduira plutôt de l'état des conditions générales de l'organisme que de l'organe malade et même de la spécialité de la maladie. » (*Ibid.*, p. 90.) De plus, nous ne nous sommes pas borné à exprimer une telle vérité générale, nous l'avons prouvée ; et, qui mieux est, en spécifiant les principales conditions de l'organisme, et, en les rapprochant de leurs modificateurs les plus immédiats, nous avons donné une assurance nouvelle à la pratique.

Tout prouve si clairement la justesse de ces considérations, que l'idée particulière de l'efficacité d'un remède sur une maladie ne peut jamais être suffisante aux yeux d'un thérapeutiste, s'il ne peut se rendre compte, comme disait Hippocrate, *des changements qu'il opère en nous.* Les faits qui attestent la précision de cette manière de voir sont nombreux ; mais je puis en citer un d'autant plus remarquable qu'il est plus particulier aux eaux de mer. Il prouvera évidemment comment on peut être induit en erreur en jugeant directement d'un succès individuel à un autre succès. En effet, je veux parler de l'efficacité si bien accréditée des bains de mer contre la rage, du temps de Thomas Bartholin. C'était à ce point que ceux qui attaquaient cette opinion n'osaient pas l'aborder résolûment en face. C'est ainsi que J.-H. Brechfeld, en rapportant une observation d'hydrophobie suivie de mort, déclare timidement « qu'il ne croit aux bains de mer, tant vantés contre cette maladie, qu'autant que les symptômes de l'horreur de l'eau ne se sont pas encore manifestés. » (*Collect. acad. des curieux de la nature.*)

Je ne demanderai pas qui croit aujourd'hui à l'efficacité des bains de mer contre la rage, mais qui se fierait à une pareille médication? En admettant même que le virus rabique pût être éliminé par l'usage des eaux de mer comme toute autre altération humorale, qui pourrait espérer que le développement du mal laisserait ainsi tout le temps à cette médecine éliminatrice? Voilà à quelles excentricités on arrive lorsqu'on abandonne un instant le flambeau directeur de la raison et les vrais principes de physiologie.

En procédant comme nous l'avons fait, nous avons évité de tomber dans de pareilles erreurs et de nous laisser entrainer à de tels dangers; nous avons même élucidé la question, autant qu'elle pouvait l'être, puisque nous avons montré les sources primitives, physiologico-pathologiques où il fallait aller chercher les données positives de nos indications.

Maintenant les autres indications des eaux thermo-minérales seront faciles à trouver. Mais, chose remarquable, si elles sont toutes contraires à celles des eaux de mer relativement aux dispositions hémateuses constitutionnelles à corriger, il n'en est pas de même pour les maladies.

En effet, les maladies qui reconnaissent une trop grande activité circulatoire, comme une lésion organique trop étendue ou trop aiguë, contre-indiquent pareillement les eaux thermo-minérales, par cette raison qu'ici la contractilité locale est vivement lésée, et qu'une introduction trop considérable de calorique ne faisant qu'augmenter l'extension des liquides, aggraverait la condition pathologique des solides locaux, et par conséquent, la maladie. C'est ainsi que des apoplexies trop récentes, des congestions passives du cerveau, des anévrismes surtout par dilatation et affaiblissement des parois des gros vaisseaux ou du cœur, s'en trouvent aussi mal que des eaux de mer. Pourquoi cela, dès l'instant que nous avons reconnu aux eaux thermales la propriété de déterminer un mouvement centrifuge ? C'est qu'avant ce mouvement centrifuge, il y a une expansion générale primitive des liquides, expansion contre laquelle les organes intérieurs sont obligés de réagir. Ce qui le prouve, c'est qu'au premier moment de l'action du calorique, le cœur est tumultueux, large et plein. Aussi, comprend-on que, dans de telles conditions organiques, l'effet du calorique ou du froid est analogue; parce que, soit que les tissus soient distendus par une congestion poussée de l'extérieur à l'intérieur par le froid, ou dilatés par l'extension générale que le chaud donne au sang, la conséquence est la même. Dès l'instant que la dilatation pathologique de ces organes ne leur permet pas de réagir suffisamment, pour pousser le sang dans les capillaires de la périphérie où il faut qu'il soit arrivé afin que le mouvement organique devienne utile à la maladie locale intérieure, le résultat produit est identique.

C'est pourquoi, faut-il, dans ces cas, que le calorique soit appliqué à l'extérieur sur les points du corps les plus éloignés de l'organe malade. Alors, la dilatation commence par les tissus et le calorique n'arrive dans la masse du sang ni jamais suffisamment, ni surtout avant la dilatation des capillaires éloignés qui le retiennent. C'est ainsi que l'on se trouve bien des pédiluves chauds, et que j'ai retiré quelques avantages des douches chaudes promenées sur les membres inférieurs, dans des affections du cœur, des myélites, et pendant qu'on appliquait des compresses froides sur l'organe malade.

Mais, par le bain général chaud, par les étuves, le calorique, pénétrant partout, arrive tout de suite dans la masse sanguine, sans compter que la pression du liquide par le bain, portant tout d'abord le sang à l'intérieur, peut seule entraîner un danger que l'on veut éviter. Cependant, les conséquences que nous avons déduites de tous les faits que nous avons classés dans les actions principales des eaux, nous permettent de nous demander si, dans les maladies dont nous parlons, les étuves dans lesquelles le malade pourrait respirer un air frais, en même temps qu'on userait d'applications froides sur l'organe lésé, c'est-à-dire affaibli dans sa contractilité, ne pourraient pas devenir d'une pratique utile?

Nous livrons ces considérations à l'expérience ultérieure, et nous nous limitons dans l'observation positive en disant que les eaux thermo-minérales sont indiquées dans toutes les maladies, qui ont besoin d'une déviation très-générale, pour détourner l'habitude du mouvement fluxionnaire, et en même temps d'une atténuation des principes constitutionnels fibrineux et azotés, pour corriger la prédominance *humorale*. Dans une telle condition donc, les rhumatismes, la gravelle et les dartres sèches peuvent servir de types pour l'état général des fluides, et les engorgements du foie, de la rate, les néphrites en fournissent aussi pour les heureuses conséquences d'une déviation fluxionnaire organique.

Mais les eaux thermo-minérales sont positivement contre-indiquées dans toute maladie anémique, à moins que l'on ne compte que sur les conditions hygiéniques du voyage, du lieu, de la nourriture, et sur quelques perturbations organiques que l'on peut toujours provoquer avec le froid ou avec le chaud, à cause du ressort de la contractilité qu'il est possible de mouvoir, comme nous l'avons dit, en raison de la dynamic vitale, d'une manière en tout comparable à ce phénomène de physique : l'angle de réflexion est égal à l'angle d'incidence.

Mais alors nous quittons l'action absolue des eaux pour activer seulement au hasard la vitalité organique, comme le font certaines pratiques hydriatiques, et, à mon avis, il serait inutile de se rendre dans cette intention à des eaux thermales, lorsqu'on peut l'obtenir avec l'eau de la première fontaine venue. Le but de notre ouvrage est au contraire de faire la part de chaque eau et d'indiquer aux praticiens quelles sont celles qui peuvent plus tôt les conduire au but cherché. Or,

quoiqu'on arrive toujours à ce but par l'action des forces organiques, nous avons cru aussi montrer que l'hydrothérapie
générale dans ses ressources multiples nous fournit divers
moyens pour impressionner plus directement ces forces, chacune dans ses tendances ou ses mouvements. C'est pourquoi
notre tâche est remplie relativement aux indications et contre-
indications des eaux de mer en particulier et des eaux thermo-
minérales en général.

SECTION VI.

DU VÉRITABLE MODE D'ACTION DES EAUX DE MER EN PARTICULIER ET DES EAUX THERMO-MINÉRALES EN GÉNÉRAL.

§ 1.

La première question qui se présente dans cet important problème posé par l'Académie de médecine de Marseille, est celle que je résolus contrairement à son opinion ou du moins aux idées de la commission du concours de 1851. (Voyez le rapport de M. Ulo, déjà cité.) Cependant je viens aujourd'hui soutenir mes principes avec une nouvelle assurance, tant de faits nouveaux sont venus se joindre aux anciens pour les appuyer. Prenons donc pour point de départ la proposition même de la société savante : *L'eau de mer agit-elle plus particulièrement par ses sels ou par sa température froide et les vagues ?*

Question complexe que les matériaux que nous avons déjà rassemblés serviront à élucider, mais qui entraîne tout aussitôt la division de cette étude, en action de l'eau de mer à l'intérieur et à l'extérieur.

Tandis que, par ce dernier fait, surgit cette autre question incidente, mais primordiale : si les eaux de mer agissent plus favorablement ou plus sûrement, plus complétement, avec moins de danger et d'inconvénients à l'extérieur qu'à l'intérieur ?

Ici, pourrait-on dire, tout est particulier et relatif, et ces cas ressortent précisément des études auxquelles nous nous sommes livré précédemment ; d'où il résulte que ces deux médications peuvent être adjuvantes l'une à l'autre prises en boisson et en bains, mais ne sauraient être impérieusement nécessaires et indispensables en même temps. C'est ainsi qu'on ne peut pas objecter que l'eau de mer, très-bon vermifuge à l'intérieur, ne saurait avoir cet effet si on l'administrait uniquement à l'extérieur.

C'est là un fait entièrement exceptionnel, unique aussi, qui ne peut pas entrer dans une question aussi générale que celle que nous traitons, si l'on ne considère que l'action toxique de l'eau de mer sur les entozoaires. Il rentrerait, au contraire, dans la question générale, si de même que nous l'avons déjà fait pressentir, il importait de changer le tempérament, qui, comme tant d'observations d'étiologie porteraient à le croire, pourrait être la source originelle des vers intestinaux. C'est ainsi que je conseillai ces jours-ci à un jeune homme affecté d'une grave maladie, et qui n'a jamais pu se débarrasser d'oxyures fort nombreux, un traitement marin complet pour ses vers, aussitôt qu'il sera rétabli de la maladie dont il est atteint. Je serai très-curieux de voir le résultat d'une pareille médication.

Désormais, donc, nous n'aurons à parler que de l'action physiologique curatrice de l'eau de mer, dans tout dérangement survenu dans les fonctions ou dans certaines altérations pathologiques, qui toujours comme nous avons pu le voir, sont les conséquences de prédominances ou d'abaissements organo-plastiques.

Action curatrice qui ne peut sortir que des conséquences réunies de ces deux grands ordres de faits : effets physiologiques des eaux de mer et résultats obtenus dans les maladies auxquelles elles conviennent plus particulièrement.

Maintenant, donc, que nous connaissons et leurs actions physiologiques et les maladies auxquelles elles conviennent, même les prédominances et les abaissements organo-plastiques, originels ou acquis, qu'elles modifient particulièrement, nous pouvons établir tout d'abord :

Que les eaux de mer agissent plus favorablement, plus généralement, plus innocemment à l'extérieur qu'à l'intérieur ; et ce qui le prouve : c'est que jamais on ne s'est passé de bains de mer dans le traitement des maladies en remplaçant ceux-ci par l'eau de mer transportée ; c'est que le chlorure de sodium, à qui on a dû rapporter sa principale action et même l'iode, tant prônée depuis les exagérations de M. Lugol, n'ont pu remplacer les bains de mer; c'est, enfin, que nous avons vu des cas fort graves guérir ou s'amender fort bien sans le secours de l'eau de mer à l'intérieur, puisque Delpech ne la donnait que lorsque l'organisme était déjà remonté et que M. Guersant dit : « Nous avons vu guérir *uniquement*, par les bains de mer, des maladies scrofuleuses qui avaient résisté à tout autre moyen. » (*Dict.* en 21 vol., art. SCROFULE.)

De plus, il est des maladies qui guérissent merveilleusement sous l'influence des simples commotions physiologiques opérées par les bains de mer à fort courte durée, telles que des restes de phlegmasies ou des inflammations chroniques des organes intérieurs. Dans tous ces cas, l'usage de l'eau de mer à l'intérieur serait plus nuisible qu'utile.

Enfin, quoi de plus significatif que ces résultats de la simple eau froide que nous avons constatés après Cullen et d'autres encore. Cependant l'enthousiasme guidé, ici comme toujours en pareil cas, par notre ignorance, avait fait reconnaître à l'eau de mer une spécificité particulière pour les maladies scrofuleuses. Que devient donc aujourd'hui cette spécificité et partant l'absorption des sels marins devant les guérisons de ces maladies par la simple eau de rivière ou de fontaine ?

J'ai parlé plus haut d'un malade que je visitais avec M. Aillaud du Castellet : eh bien ! ce malade qu'on croyait désespéré et sur lequel l'amputation de la jambe avait déjà paru imminente, tant le pied était gravement affecté depuis plusieurs années, a été complétement guéri en six mois par l'eau froide de sa fontaine et, depuis un an, n'a plus pour trace de maladie qu'une sorte de cal, sur le scaphoïde et la tête du métartasien, qui témoigne autant de la guérison que de la maladie de l'os. En effet, la couleur de la peau est à cet endroit parfaitement normale, cette petite grosseur est tout à fait indolente et ne l'empêche pas de faire les plus longs exercices à la chasse. Cependant, le pied s'était abcédé de toute part, il était énorme, tant l'altération de tous les tissus était considérable et profonde. Les orteils étaient extrêmement effilés et amaigris, circonstance qui jointe au gonflement du pied donne un aspect particulier aux maladies strumeuses de cette région, en même temps qu'elle témoigne de la chronicité du mal.

Malgré toute cette gravité, la guérison a été obtenue sous la seule influence des douches froides, d'une compression méthodique permanente, d'une nourriture moitié herbacée, moitié de viandes rôties très-animalisées, de la combinaison de l'insolation pendant le jour avec l'air frais que ce jeune homme respirait la nuit, en laissant sa fenêtre ouverte.

Est-ce à dire pour cela que les eaux froides simples sont aussi efficaces que l'eau de mer comme le voulait Cullen? Non, certes, mais de telles observations sont suffisantes pour attester qu'il ne s'agit ici que d'une question de degré, degré auquel concourent, et l'air de la mer par son action sur l'accomplissement de la respiration et par suite l'hématose, et même les sels marins qui, comme nous l'avons vu, accroissent la densité de l'eau. Densité qui, augmentant la compression à laquelle vient puissamment ajouter l'action de la vague, donne à l'eau tout autant de propriétés dont le concours hâte en même proportion les résolutions, soit par le mouvement circulatoire qu'elles déterminent, soit par les sécrétions qu'elles provoquent, en portant plus activement les liquides sur les surfaces sécrétantes intérieures.

Les effets sont donc analogues sans être identiques. Il en est ainsi des différents modes d'administration intérieure et extérieure de l'eau de mer, qui par tant d'effets divers arrivent aux mêmes conséquences.

En effet, l'eau de mer, prise à l'intérieur à petites doses, facilite l'artérialisation du sang et augmente par conséquent la vitalité générale et la décarbonisation de l'économie; prise en plus grande quantité et surtout d'une manière soutenue et persévérante, elle liquéfie le sang, entraîne la décomposition et la fièvre hectique. De telle sorte que d'un côté elle facilite les élaborations et l'assimilation et de l'autre elle devient altérante et assure la résolution des lésions pathologiques. Preuves nouvelles et évidentes de sa puissance et de ses effets, mais aussi nouveaux témoignages de ce que nous nous sommes tant efforcé d'établir : qu'il importe de distinguer les individualités morbides, c'est-à-dire les radications humorales des maladies.

Toutefois, ceci n'atteste que mieux qu'il n'est jamais question que d'un certain degré d'action thérapeutique et pour lequel le médecin doit être averti des conséquences extrêmes, mais toutes utiles, puisque le praticien peut déjà comprendre parfaitement à quelles formes particulières de maladie chacun de ces modes d'administration s'adresse. De même doit-il distinguer que si les eaux de mer ont plus de puissance que les eaux ordinaires, c'est qu'on peut les utiliser à l'intérieur pour en multiplier les effets. C'est pour cela également que les eaux de mer priment sur nos médicaments puisque, par leurs propriétés physiques, on peut provoquer directement nos mouvements organiques, et, par leurs propriétés chimiques, modifier nos fluides.

Aussi, maintenant qu'il est avéré que l'eau froide simple agit sur les maladies scrofuleuses d'une manière très-efficace, serait-il attesté que les bains de mer agissent encore par l'addition des sels du liquide, que ce nouveau fait ne serait qu'une superfétation prouvant seulement toujours mieux ce que nous soutenons depuis longtemps, que notre machine organique n'est qu'un mécanisme à engrenage, qui nous donne souvent des résultats analogues, même par le mouvement d'un de ses rouages les plus opposés. C'est ainsi que la gymnastique, comme le fer, comme les purgatifs, comme l'iode, comme le traitement par l'eau froide simple ou l'eau de mer, guérit la maladie scrofuleuse.

Certes, ceci prouve bien qu'il suffit quelquefois d'attaquer la composition humorale pour agir indirectement sur la fibre organique ou d'activer celle-ci pour modifier ces mêmes élaborations plastiques qui en dépendent[1]. L'essentiel est de

---

1. Telles sont les lignes et même le chapitre que j'écrivais en 1849 et qui sont restés déposés dans les archives de la Société de médecine de Marseille.

bien comprendre ce grand phénomène physiologique qui tient au cercle sans fin de la vie. Mais, par ce même fait, l'eau de mer aura toujours la prééminence sur toute autre puissance thérapeutique, parce qu'elle agit sur ces deux grands phénomènes vitaux à la fois et en même temps ; tandis que le traitement externe dominera toujours l'interne, et parce qu'il est d'une application plus générale sur les différents troubles de notre machine organique, et parce qu'il agit sur notre économie, physiquement sur nos organes extérieurs, chimiquement sur le sang par la respiration de l'air de la mer.

Dans ces deux traitements externes et internes, il n'y a d'ailleurs, comme nous l'avons dit, qu'une différence de choc primitif sur nos différents organes, et, dans leur concours, qu'un degré de puissance de plus.

Ainsi, tandis que les eaux de mer agissent en facilitant l'hématose par la respiration, par les évacuations séreuses qu'elles déterminent, les bains de mer, portant par leur action compressive les liquides de l'extérieur à l'intérieur, doublent la vitalité intérieure organique d'autant plus, qu'ils l'excitent par un sang mieux animalisé, plus décarboné, moins séreux. Et comme ici tout se tient, se touche, se lie

Je n'ai pas voulu y toucher pour mieux montrer que par l'étude attentive des phénomènes, on pouvait arriver aux plus certaines conclusions physiologiques, à quelque point de l'observation qu'on se place, pourvu qu'on sache bien comprendre les rapports des faits de la physiologie avec ceux de la pathologie qu'il faut toujours mettre en regard. Aussi, l'ouvrage de M. Fleury, par les faits nouveaux qu'il renferme, entre-t-il exactement dans toutes ces idées et ces principes. Il n'y a que cette différence qu'avec des faits sur l'eau froide simple, M. Fleury conclut d'une manière particulière, toute dépendante de l'activité organique qu'il a vu donner à la contractilité par sa douche. Pour nous, étudiant encore les phénomènes avec les diverses eaux minérales, nous avons dû remarquer les modifications primitives obtenues sur ces liquides par les sécrétions et les conséquences des actions et des réactions de ces deux effets, agissant par retour sur les liquides et les solides de tout l'organisme en mouvement. C'est ainsi que nous avons fait la part de toute chose, et que sortant de l'observation empirique, sans nous emprisonner dans les étreintes d'un système, nous avons considéré tous les phénomènes d'une manière beaucoup plus complète qu'on ne l'avait fait jusqu'ici, ce qui nous a amené à fixer réellement le degré de puissance et le genre d'effets des principales eaux.

et s'harmonise, plus ce sang sera dépuré par les sécrétions, animalisé par la respiration, mieux il activera la fibre des organes eux-mêmes, déjà impressionnés par la vitalité qu'en ont aussi reçu les centres nerveux qui les meuvent, les dirigent et les provoquent à l'accomplissement de leurs fonctions.

D'autre part, les résultats thérapeutiques sont en tout d'accord avec ces effets. Aussi, voyons-nous bien évidemment que les bains de mer activent la fibre énervée dans une longue maladie et remontent ainsi les ressorts principaux de la machine organique, ou bien ils la tonifient de l'extérieur à l'intérieur, en augmentant les sécrétions intérieures. Grands mouvements circulatoires dont on peut tirer un parti tel, que les résolutions les plus importantes de maladies dyscrasiques en sont la conséquence, parce qu'il peut en résulter à la fois une élimination et une régénération dans les fonctions de la nutrition générale.

En effet, ce mouvement de sécrétions intérieures ne peut que déterminer une élimination de l'albumine, en même temps que la transformation en fibrine de la partie la plus parfaite qui en reste; car l'activité chimico-vitale des vaisseaux lymphatiques ne peut s'exercer que dans le sens de la circulation de ce système vasculaire qui se trouve ici accrue de toute l'énergie imprimée, énergie d'autant plus puissante, qu'elle agit encore selon la direction de la fonction. Aussi en résulte-t-il une action toute spéciale pour les maladies scrofuleuses en général, qui réclament, comme l'a dit M. Bégin, la prédominance de l'appareil sanguin ou des élaborations rouges, que nous croyons plus positivement exprimer par fibrineuses.

Donc, l'expérience entraîne ici la théorie; ce qui donne désormais, je pense, tous les droits possibles à cette même théorie de diriger la pratique ultérieure, mieux que ne peut le faire l'observation empirique, tout à fait déchue de ses prétentions, s'il est bien prouvé que nous n'agissons sur le mal que par les impulsions que nous pouvons donner à notre organisme. La chose la plus importante, alors, consiste à connaître les mouvements de ce même organisme, si l'on veut obtenir des résultats assurés des moyens qui peuvent les provoquer.

Cependant, cherchons mieux encore le véritable mode d'action de l'eau de mer, ce principe résultant de l'expérience, c'est-à-dire recherchons le dernier mot théorique de cette expérience générale dans chacun des modes principaux de l'administration de l'eau marine.

§ 2.

Du véritable mode d'action de l'eau de mer à l'intérieur.

De même que les dernières transformations vitales, qui s'opèrent dans la profondeur de nos tissus, dans le conflit de la molécule des fluides avec celle des solides, consistent en une opération chimique; de même l'eau de mer, prise à l'intérieur, après avoir excité la contractilité de la fibre qui en supporte le choc, agit chimiquement, comme nous l'avons vu, sur les différentes humeurs avec lesquelles elle peut être en contact. Et surtout, que ce soit l'air de la mer qui pénètre par la respiration, que ce soit l'eau de mer absorbée sur la surface intestinale par les veines et les vaisseaux chilifères, que ce soient les excrétions qui surviennent à la suite de l'action purgative et diurétique, le dernier retentissement s'opère sur la composition du sang, tandis que celui-ci réagit alors sur les tissus eux-mêmes qu'il modifie pareillement. Ces derniers phénomènes sont parfaitement d'accord avec tout ce que nous apprend la physiologie; il s'agit toujours d'une chaîne dont les anneaux se suivent, à quelque point de son circuit que nous la touchions.

En effet, les organes digestifs débarrassés de leurs mucosités seront plus actifs, les purgations débarrassant le sang de sa partie la plus séreuse, celui-ci étant d'autre part plus oxygéné, mieux décarboné, deviendra à la fois et plus vital et plus animalisé. C'est ainsi que le sang sollicitera plus puissamment les organes, et que l'action de ceux-ci, plus relevée, entraînera mieux à son tour les matériaux excrémentitiels de ce sang, sur lequel les organes auront encore une action d'autant plus prononcée, que les éléments du sang seront plus concentrés et plus chargés des principes de la décomposition.

Le fait de cette décomposition pathologique est attesté depuis les premiers temps de la médecine, et c'est sur eux que les anciens avaient établi et fondé cette idée si belle, si vraie de *coction*, qui n'est que l'opération physiologique dont nous traitons. Les urines sédimenteuses, les selles et les sueurs critiques en avaient assuré Hippocrate, comme les recherches modernes l'ont garanti pour jamais, puisqu'on a trouvé dans les selles du pus, de la mélanose, de la matière tuberculeuse, des concrétions, des matières grasses et huileuses. M. Schœlen, de Wurtzbourg, y a découvert de petits cristaux chez des individus affectés de fièvre typhoïde ; tandis que les urines, outre des sels variables et multipliés, charrient aussi de l'albumine et du pus, comme j'en ai vu des exemples dans maintes solutions critiques des maladies.

Ainsi donc nous pouvons dire, avec Bordeu, que dans l'action physiologique des organes, par les excrétions naturelles ou provoquées, il arrive un moment où ces mêmes excrétions se trouvent chargées des matériaux de la résolution. Question thérapeutique immense autant que féconde, parce qu'aujourd'hui, mieux que jamais, on peut dire avec Galien que les deux causes primordiales de nos maladies *consistent dans ce qui pénètre dans notre corps ou dans ce qui n'en sort pas*; qu'en conséquence, si les surfaces inhalantes sont les *atria morborum*, les surfaces exhalantes en sont les portes de sortie. Toute la médecine se réduit à cette appréciation physiologique, sauf ces cas où il faut à la fois et en même temps par un effet violent, enlever subitement une quantité notable de tous les matériaux de nos humeurs trop riches ou trop abondantes. C'est alors que nous ouvrons les veines pour débarrasser l'économie des conséquences d'une pléthore qui empêcherait l'action organique, dont la liberté est néeessaire pour la résolution d'une congestion ou celle d'une inflammation. Moyen thérapeutique qui ne fait d'ailleurs que suppléer ou prévenir les mêmes conséquences critiques de la réaction physiologique , puisque Sydenham disait avec raison : *Je tire à volonté par la saignée les crachats de mes pneumoniques.*

Donc, à l'exception de ces cas, la thérapeutique consiste à ouvrir des issues aux sécrétions pour rétablir la liberté organique ou pour réveiller sa contractilité en rendant aux humeurs, et leurs qualités vitales ordinaires , et leur juste proportions de rapports dans leurs éléments ; circonstances qui facilitent tous les jeux organiques et notamment ceux de circulation , qui entraînent l'absorption et la résolution , dès l'instant qu'une prédominance humorale a été détruite. En effet, comment veut-on obtenir la résolution d'une altération anatomo-pathologique, constituée en partie majeure d'albumine, lorsque cette même albumine se trouve en excès dans le sang et qu'elle y arrive continuellement pour en imbiber perpétuellement chaque molécule de nos tissus? N'est-il pas reconnu, par un des principes physiologiques les mieux établis , que chaque molécule des solides appelle sa similaire dans les fluides et se l'approprie (J. Muller)? Par conséquent, la première condition de résolution, pour une altération anatomo-pathologique, consiste au moins à empêcher son accroissement, en soustrayant à la constitution les matériaux par lesquels celle-ci alimentait la lésion organique.

Si l'on se rappelle tout ce que nous avons dit dans nos études physiologiques , on comprendra parfaitement comment l'administration de l'eau de mer à l'intérieur, en provoquant certaines sécrétions, peut solliciter la résolution. Il ne s'agit que de bien reconnaître si les organes qui doivent servir de support au remède peuvent en subir le choc, ou si l'organisme lui-même, la situation momentanée de l'état humoral, peuvent tolérer l'énergie d'une telle médication. Ce sont là les difficultés pratiques attachées à chaque individualité, que nous avons cherché à expliquer par des faits généraux les plus saillants, les plus importants et les plus ordinaires, et nous croyons, dans ces justes appréciations, avoir rendu service à la pratique, parce que jamais, jusqu'ici, la science n'avait pénétré à de si intimes profondeurs.

Toutes ces raisons expliquent toujours mieux, comme nous l'avons établi en principe, que le remède n'agit que par les ressorts organiques qu'il active, les fonctions qu'il modifie, la faculté physiologique qu'il impressionne, et non par ses qualités spéciales sur la maladie même. Toujours, il faut si bien compter avec les forces générales organiques pour réveiller l'absorption dans ses jeux complexes, qu'il est impossible de déterminer la résolution d'une maladie, dès l'instant qu'on ne peut plus solliciter ces mouvements physiologiques locaux et constitutionnels. En voici une preuve qui a dû être manifeste aux yeux de M. le docteur Dugas de Marseille, comme elle a été évidente pour moi.

Un vieillard, de près de quatre-vingts ans, affecté d'une dartre squammeuse humide au périné et au scrotum, avait usé de tous les remèdes prétendus spécifiques ou modificateurs, sans aucune espèce de succès, ce qui ne m'étonnait nullement. Consulté, je déclarai qu'ici, comme d'ordinaire, on ne pouvait atteindre le but qu'en modifiant à la fois la contractilité locale, sous l'action de laquelle devait se faire la résolution, et en corrigeant la dyscrasie générale par les sécrétions, afin d'empêcher cette alimentation de la lésion. Mais, comment faire pour déterminer de pareils mouvements organo-plastiques sur un vieillard, où il est toujours à craindre de troubler les principaux organes et d'enrayer les premières fonctions? Nous dûmes prendre des termes moyens, encore les organes qui devaient servir de support aux premiers chocs médicateurs parurent s'y refuser. Il fallut y renoncer, et le malade a gardé sa maladie. Pourquoi, s'il existait véritablement des modificateurs de la maladie même, ces modificateurs n'agiraient-ils pas aussi bien sur un vieillard que sur tout autre individu? La raison m'en paraît péremptoire et la réfutation impossible[1]!

---

1. Une nouvelle preuve de la question soulevée : c'est que, après qu'on eût reconnu pour impossible d'exciter la contractilité locale, comme d'obtenir la dépuration constitutionnelle générale, on a essayé encore les bains au sublimé, les eaux de Gréoulx, mais on n'en a retiré rien de plus que ce que j'avais annoncé. Par conséquent, la maladie dartreuse est restée ce qu'elle était.

Ces questions de haute philosophie médicale, qui doivent entraîner et diriger la pratique, comme nous l'assurent et l'observation et les tendances nouvelles de la science, soulèvent cet autre problème : comment être assuré des sécrétions qu'il faut particulièrement exciter, et comment pouvoir comprendre que ces mêmes excrétions entraînent des matériaux pathologiques plutôt que tous autres?

Ici réside sans doute le dernier et plus microscopique nœud à délier; aussi, malgré tous les efforts de M. Fourcault, malgré les nôtres propres, se recommande-t-il plutôt aux progrès à venir de la science qu'à sa situation actuelle.

Cependant, déjà nous pouvons remarquer que la nature, dans sa prévoyance, nous a indiqué que toutes les dyscrasies que nous avons à combattre, pouvaient être heureusement modifiées, quelles que fussent les voies excrémentitielles que nous ouvrissions, puisque nous voyons des maladies scrofuleuses être guéries également par des eaux thermales ou par des eaux froides; comme, également des maladies rhumatiques, par des eaux froides aussi bien que par des thermales. Précisément, doit-on reconnaître que ces faits dépendent des conséquences fortuites de la dynamie organique générale mise en jeu, et de l'harmonie survenue dans les mouvements organiques de la synergie fonctionnelle.

Toutefois, il ressort bien manifestement de l'observation hydrothérapique en général, c'est-à-dire des résultats obtenus par les eaux froides et thermales, avec lesquelles, soit dit en passant, on pourrait faire bien plus sûrement toute la médecine des maladies chroniques, ainsi que l'avait pressenti Bordeu et comme le reconnaît implicitement mon ami, M. Vulfranc Gerdy, que toutes les fois, comme nous l'avons dit déjà, qu'il fallait diminuer la quantité des sels, des globules et de la fibrine du sang, il fallait aussi relâcher les tissus en général et exciter spécialement les sécrétions de la peau et des reins. C'est pourquoi, dans ces cas, les eaux thermales sont plus spécialement utiles et réussissent mieux, notamment dans la goutte, le rhumatisme, les dartres sèches, les phlegmasies chroniques intérieures. C'est donc par le mouvement circulatoire, provoqué de l'intérieur à l'extérieur, que s'effectuent le mieux ces sortes de sécrétions; tandis que c'est en même temps un régime alimentaire, sédatif, affaiblissant qui les favorise le plus, comme le prouvent les observations de Massa, Hutin, Mathiole, qui, en voulant constater l'action de certains médicaments sudorifiques, n'ont fait qu'établir plus sûrement, que la faiblesse radicale, amenée par le régime diététique rigoureux, déterminait, plus réellement que le remède, de telles sécrétions.

Par contraire, dans les maladies albumineuses qui manquent de sels terreux, de tonicité de la fibre, le mouvement circulatoire doit être porté de l'extérieur à l'intérieur pour provoquer non-seulement les évacuations séro-albumineuses, qui ne s'opèrent bien que sur l'intestin, mais encore pour activer la tonicité de la fibre organique et lui demander des élaborations plus complètes, qui déjà, par ce fait de la direction de la circulation, s'opèrent dans les lymphatiques. C'est pourquoi les purgations intestinales, comme les eaux froides, sont particulièrement utiles et avantageuses dans les maladies tuberculeuses, rachitiques et scrofuleuses, et qu'un régime alimentaire dépuratif sec et animalisé trouve ici son indication.

Il résulte donc déjà de nos connaissances théoriques et pratiques que, tandis que, dans certains cas de maladies, il est nécessaire de provoquer des excrétions vers la peau pour diminuer la plasticité des liquides et faciliter la décomposition des tissus, il faut, dans d'autres, pousser la circulation et les sécrétions dans les organes intérieurs, et notamment sur la surface gastro-intestinale, dont l'état dyspepsique, suivant MM. Toód et Clark, serait cause de tous les désordres constitutionnels. C'est par les mêmes raisons que les mouvements physiologiques curateurs à produire, dans les maladies aiguës, réclament ordinairement l'ouverture de toutes les issues, parce qu'ici, le danger est pressant, et que, y ayant surabondance générale, les diacrises doivent se faire par tous les émonctoires et le plus promptement possible, pour empêcher que les ressorts organiques s'arrêtent sous le faix de leur oppression, et pour diminuer aussitôt l'obstacle qui se présente à l'accomplissement harmonique des fonctions.

Il est vrai que ceci n'explique pas encore comment une sécrétion sollicitée évacuera plus spécialement des matériaux pathologiques que d'autres. Mais, outre qu'on doit concevoir que pour arriver à ce résultat il faut que le *consensus organique* soit réveillé de proche en proche jusques à retentir sur les opérations moléculaires de la nutrition, on reconnaîtra, j'espère, que c'est déjà un grand pas de fait; car on trouve ainsi à parer à ces deux grandes classes de maladies qui, à différentes époques de l'âge de la médecine, embrassaient toute la nosologie sous l'étiquette générale de *strictum* et de *laxum*, ou sous celle de sthénie et d'asthénie, que nous ne répudions pas toujours, et que nous adopterions plus généralement encore si leurs auteurs n'avaient pas cru ainsi scinder le cercle de la vie, et ne la représenter que par l'un de ses segments, les solides.

D'ailleurs tout est harmonie dans les jeux de l'organisme, et dès l'instant que la vitalité de l'organe est réveillée, c'est à lui à sentir par son impressionabilité ou son irritabilité, comme dirait l'école hallérienne, le choix qu'il a à faire dans ses excrétions. C'est donc à lui alors que nous devons confier le dernier terme de l'élimination, et la pratique, mieux que la théorie peut-être, atteste que c'est en effet le meilleur parti à suivre, puisque nous voyons Delpech retirer de bons résultats de l'administration de l'eau de mer à l'intérieur, lorsque l'usage de cette eau à l'extérieur a remonté les forces, et j'ajouterai lorsque les matériaux des résolutions ont été poussés dans le centre circulatoire.

En effet, ce n'est que lorsque l'organe est lui-même malade que s'effectuent des sécrétions désordonnées; tout nous le prouve ainsi, depuis le simple coryza jusqu'à la diarrhée colliquative des phthisiques. C'est de la même manière que l'attestent plus particulièrement les urines albumineuses dans la maladie de Bright, la diarrhée blanche de Piso et d'Hillary, le flux cœliaque de Cullen, même le flux intestinal cholérique, dû, tout au moins, à une sidération profonde de la vitalité du système nerveux ganglionnaire.

Cette ébauche grossière et rapide de tant de merveilleux phénomènes qui se passent dans la profondeur de nos organes, dans leurs actions et leurs réactions harmoniques, dans les opérations moléculaires de la nutrition, comme dans celles des sécrétions, n'est autre chose que la coction. La coction, ce grand phénomène physiologique curateur qu'Hippocrate et tous les anciens, dans leur sagacité, avaient aperçu, mais qu'ils attendaient fortuitement, tandis que les modernes le provoquent, le déterminent, l'effectuent, le remplacent par l'activité de leur médication. En effet, la coction n'est que le résultat des conséquences dernières de ce mouvement organique tout entier, que l'on peut résumer dans ces deux mots : *absorption, élimination.* Or, la nature, abandonnée à ses propres forces, l'effectue dans un sens, et l'art dans un autre. Tandis qu'elle commence par faire réagir la fibre sur les liquides, nous, nous diminuons, nous atténuons ces mêmes liquides, ou nous les concentrons, pour faire contracter sur le vide opéré cette même fibre. C'est ainsi qu'en partant d'une idée très-connue de Sydenham, on peut comprendre comment la fièvre va réveiller la contractilité de la fibre générale, et comment ensuite ce mouvement d'expansion ouvre les canaux sudipares de la peau. Ce mouvement est une contractilité développée, agissant de l'intérieur à l'extérieur et qui s'opère toujours au début des maladies, dans leurs plus grandes périodes d'acuité. Mais, comme notre mécanisme organique, même pour soutenir son action motrice, pour conserver sa synergie, est forcé de réagir après avoir agi, ce même mouvement d'expansion a son retour, retour qui implique l'idée de la contractilité de la fibre de l'extérieur à l'intérieur. C'est alors que s'opèrent véritablement les sécrétions intérieures, et, si on l'observe de près, les selles critiques : conséquemment les évacuations bilieuses n'arrivent qu'à la fin des maladies, lorsque le pouls s'est resserré, que la peau a perdu de sa turgescence et de son activité fonctionnelle. Voyez, en effet, ces fièvres typhoïdes abandonnées pour ainsi dire à la nature, et vous verrez que des flux intestinaux, qui s'effectuent souvent sans conscience de la part du malade, alors qu'il y a eu résolution des forces extérieures, jugent la maladie et ramènent le malade à la santé.

Lorsqu'au contraire nous purgeons par les eaux de mer, ou par tout autre agent médicinal, nous déterminons tout d'abord une évacuation et une certaine fluxion sur l'organe, de sorte que les liquides se trouvent sollicités vers ce courant, ce qui pareillement entraîne la contractilité dans cette direction. Seulement, ici, les tissus ne se contractent que sur la stimulation directe ou sur le vide opéré. D'où il suit que, pour que le retentissement ait lieu jusque dans les opérations moléculaires de la nutrition, il faut un temps plus ou moins long et toujours la répétition prolongée du même phénomène. Mais, il arrive un moment où ce courant et les matériaux de la nutrition, qu'il entraîne, sont bien manifestes, car, je pourrais produire nombre d'observations qui en témoigneraient. Il en est cependant fort peu de plus significative que cette induration du sein dont j'ai rapporté l'histoire, lésion et transformation anatomique tellement grave, que cette femme me disait ces jours-ci, que peu s'en était fallu qu'elle consentît à l'amputation qu'on lui avait proposée. Cependant, dès que par l'effet des purgatifs répétés, l'amaigrissement fut sensible, et qu'il fut évident que le retentissement portait jusque dans les opérations intimes de la nutrition générale, la résolution de l'altération marcha si rapidement, qu'on pouvait en suivre les progrès journaliers.

Les eaux de mer donc, par leur action purgative, diurétique, et même par leur action altérante, qui n'est peut-être qu'une conséquence des sécrétions lentement provoquées, ainsi que le pensent MM. Trousseau et Pidoux, diminuent la masse du sang, l'atténuent et même le fluidifieraient, à force de pousser à la contractilité fibrillaire, réveillée sous l'influence des évacuations provoquées et répétées.

Cependant, comme on ne peut donner à l'organisme un courant trop longtemps continué dans la même direction éliminatrice, surtout sur les intestins, organes dont l'action inverse a besoin d'agir pour soutenir la vie; que d'ailleurs, dans les maladies auxquelles les eaux de mer à l'intérieur s'adressent, il s'agit en même temps de régénérer : il s'en suit qu'il n'y a dans ces cas que certains matériaux du sang éliminés et que les éléments qui sont absorbés par la digestion ne font qu'ajouter aux principes qui restent dans la circulation. De sorte que, ce même sang ne s'atténue et ne se fluidifie pas toujours par les effets diacritiques intestinaux : au contraire, il peut s'animaliser davantage, soit par sa plus grande vitalité acquise dans l'accomplissement plus parfait de la respiration, soit parce que les évacuations intestinales, hépatiques, pancréatiques, rénales, etc., entraînant tout d'abord la la partie la plus séreuse du sang, l'albumine la moins parfaite, de même que les principes les plus excrémentitiels et les éléments les plus carbonés, l'autre partie plus physiologique, étant retenue dans les lymphatiques, n'est que mieux tranformée en fibrine, en même temps que les nouvelles élaborations lui apportent de meilleurs matériaux fibrineux. C'est ce qui explique pourquoi les purgatifs sont particulièrement utiles aux constitutions séreuses et albumineuses, et comment ils deviennent nuisibles à moins de certaines conditions diététiques dans les tempéraments avec prédominance fibrineuse, qu'on a appelés à tort, sanguins, nerveux ou bilieux; car de telles dénominations n'expriment rien de suffisamment déterminé, comme nous le montrerons dans un autre ouvrage.

Le genre d'alimentation concourt donc puissamment aux derniers résultats obtenus par l'eau de mer, et par conséquent, il n'est plus douteux qu'on pût en obtenir d'autres, si, au lieu de permettre une nourriture tonique, restaurante et animalisée, on ne prescrivait qu'une diététique sédative, rafraîchissante et atténuante; mais, ce serait aller évidemment à l'inverse du véritable mode d'action de l'eau de mer, qui, comme on doit le voir toujours mieux, tend manifestement à l'élimination albumineuse, à une meilleure élaboration de cette partie soluble du sang, et enfin à une transformation de cette albumine en fibrine. Résultats définitifs amenés par l'action complexe des diverses substances renfermées dans l'eau de mer et que nous avons appréciés plus haut.

Cependant ce résultat final de l'action de l'eau de mer à l'intérieur, par les conséquences dernières de tous ses effets physiologiques, n'empêche pas de pouvoir utiliser quelques-unes de ses actions intermédiaires qui, avec des applications résultant des considérations qui précèdent, trouveront leur opportunité dans plus d'une situation de différents états pathologiques. En effet, la transformation organo-humorale que nous venons de constater est nécessairement fort lente, tandis que le premier phénomène apparent est l'exaltation des sécrétions, l'élimination. Les premières actions de l'eau de mer tendent donc à diminuer la quantité des liquides et des solides de l'économie. Dès lors la tonicité de la fibre est nécessairement réveillée, ce qui permet les résolutions sous l'influence de l'absorption, excitée par la réaction des solides sur les liquides. Seulement, que le praticien se souvienne bien que de tels phénomènes ne s'opèrent que dans certains moments que nous indiquons, et que, s'il avait besoin d'en prolonger les effets avant la transformation albumineuse en fibrineuse, il faudrait qu'il joignît à l'action de l'eau de mer celle du régime alimentaire, toujours adjuvant ou correctif. Ces considérations sont de la plus grande importance en pratique; elles la constituent, même en partie majeure, comme nous l'indiquerons plus longuement dans un autre chapitre. Tout ce que nous pouvons dire ici, c'est que, tant qu'il s'agira de résolutions, comme on ne peut les obtenir que par les éliminations, on se trouvera bien mieux d'un régime herbacé pour les dyscrasies que d'une nourriture forte et animalisée, qui devra être réservée pour le moment de régénération. De la même manière les phlegmasies chroniques, liées encore à une réaction constitutionnelle puissante, réclameront avantageusement un régime lacté ou végétal.

On doit comprendre véritablement que, de cette façon, la médication marine doit retentir le plus directement possible jusque dans la molécule même des tissus, dans les opérations intimes de la nutrition. Action extrême et capitale, constamment favorisée par la contractilité de la fibre ; car, nous l'avons vu, c'est toujours lorsque l'amaigrissement est plus prononcé que les liquides humoraux sont plus diminués, que les résolutions s'effectuent plus souvent et plus rapidement. L'observation clinique sanctionne ce fait aussi bien que le démontrent les expérimentations de divers physiologistes et de M. Magendie en particulier.

Or, cette contractilité est encore nécessairement activée directement et depuis les premiers rudiments fibrillaires, par le contact immédiat de l'eau marine, qui finit par imbiber tous les tissus, dès l'instant qu'elle a été absorbée depuis long-temps et qu'elle sature l'individu. En effet, ce qu'il y a de certain, c'est que ce contact impressionne la contractilité locale, comme l'attestent les divers cataplasmes résolutifs faits avec le sel marin, la propriété styptique enfin qu'on lui reconnaît par son action hémostatique.

Faits qui ne contrarient nullement son action purgative particulière sur l'intestin, ni même son action généralement diacritique ; car ces diverses circonstances tiennent aux doses et aux modes divers par lesquels on l'administre, ce qui n'empêche pas l'action immédiate et l'action de retour. C'est ainsi que l'on voit l'eau de mer, prise à petites doses, constiper, et qu'on observe surtout une constipation opiniâtre après une abondante purgation, etc. D'ailleurs, je l'ai déja fait remarquer ! dans quelque organe que ce soit, par le fait d'une impressionnalité quelconque, mettant toujours en jeu la contractilité et la sensibilité de ses tissus, il n'y a pas d'action sans réaction. C'est une loi de la vie !

Aussi, le véritable mode d'action de l'eau de mer, même à l'intérieur, consiste à contracter la fibre organique en général, ce qui ne fait qu'aider à son action diacritique, éliminatrice, résolutive et régénératrice, que l'observation nous démontre, et que l'on conçoit d'autant mieux que la contraction générale des tissus force ceux-ci à exprimer les liquides qu'ils contiennent, dans les couloirs des sécrétoires. D'où l'on peut induire encore que, lorsque, par une médication altérante, telle que celle de l'eau de mer, prudemment et habilement dirigée, nous sollicitons des éliminations, des résolutions et des régénérations, nous copions pour ainsi dire le mécanisme d'action qu'emploie le *consensus organique* naturel dans la *coction*, et nous agissons alors, dans les maladies chroniques, comme la réaction entière de l'organisme, par sa synergie vitale, agit dans les maladies aiguës.

Dernière conséquence qui explique, ce qu'avait tant cherché Bordeu, la nature et la manière d'être des maladies chroniques dont il avait peut-être déjà soupçonné le phénomène physiologique, lorsqu'il conclut en finale, qu'elles ne sont que des aiguës allongées.

§ 3.

Du véritable mode d'action de l'eau de mer à l'extérieur.

Nous avons déjà répondu à la première moitié de la proposition de la Société impériale de Médecine de Marseille : *Les eaux de mer agissent-elles plus spécialement par leurs sels ou par leur température et les vagues?* Oui, avons-nous dit, les eaux de mer, prises à l'intérieur, agissent particulièrement par leurs sels et leurs divers agents chimiques.

Il nous reste donc maintenant à examiner s'il en est pareillement ainsi, lorsqu'on les prend en bains seulement.

Or, pour être bien assuré de cette action, nous avons trois circonstances de l'observation à étudier.

1° Ne déterminent-elles pas encore des effets fort remarquables par des bains à courte durée?

2° Même dans les bains assez prolongés, l'absorption cutanée est-elle possible?

3° Comment expliquer l'action analogue de l'eau froide ordinaire dans les maladies où l'eau de mer paraissait même avoir eu une action spéciale, qu'on décorait de spécifique?

Les effets des bains de mer à courte durée sont tellement prononcés, que bien des praticiens distingués et expérimentés s'en sont fait une règle générale ; tandis que ce mode d'administration est impérieusement commandé dans tous les cas de faiblesse trop marquée, dans ceux où la maladie conserve trop d'excitation, l'individu plus d'irritabilité.

Néanmoins, dans toutes ces circonstances, ils déterminent des résultats thérapeutiques favorables, non-seulement pour ces maladies ou ces restes de maladies, qui ne demandent qu'une impulsion organique devant réveiller la synergie vitale, l'équilibre des fonctions; mais même quelquefois dans les dyscrasies les plus graves. Certaines observations de Delpech, sur les maladies scrofuleuses des os, des articulations, sur le mal de Pott, l'attestent suffisamment.

Or, dans ces résultats, l'action des sels de l'eau de mer y est-elle absolument étrangère? Oui, si l'on veut comprendre cette action par les effets chimiques qui peuvent résulter de l'absorption de ces sels; non, si l'on ne veut tenir compte que de la densité plus grande que ces sels donnent au liquide.

Véritablement, les effets de la densité de l'eau sont immédiats à l'immersion. Il suffit de se plonger dans ce liquide pour que cette propriété physique de l'eau se fasse immédiatement sentir sur notre organisme, la raison l'implique indubitablement. C'est un effet physique que l'on pourrait calculer mathématiquement, et qui est tellement sensible, que plusieurs praticiens auraient distingué que les bains tièdes, dans lesquels on jetait une ou deux livres de sel marin, étaient moins énervants. Est-ce encore une illusion, ou y aurait-il également ici une action astringente, styptique, et par conséquent tonique sur la contractilité?

Quoi qu'il en soit, on ne saurait admettre l'absorption de l'eau de mer dans les bains à courte durée. A peine, si la chose eût été supposable quoique irrationnelle, alors qu'on croyait que les bouches hydrophores de la peau étaient aussi bien aptes à exhaler qu'à inhaler. Mais aujourd'hui, après les travaux de Rudolphi, Lauth, Fohmann, Panniza, Haasse, Doëllinger, Magendie, Fodera, cette opinion est impossible; tandis que les recherches de Cruikshank, Meckel, Humboldt, Beclard, Dutrochet et surtout Breschet et Roussel de Vauzène, démontrent qu'il n'existe que des rapports de contiguïté entre la surface cornée de l'épiderme et les lymphatiques qui se terminent par des anses sur le derme. D'où il suit que, pour croire à l'absorption, il faut tout d'abord comprendre l'imbibition de l'épiderme et de la paroi de l'anse lymphatique. Or, je demande si c'est possible dans un bain de courte durée ? tout le monde répondra hardiment : non !

L'absorption de l'eau de mer, dans les bains à courte immersion, est donc rationnellement inadmissible. Alors, c'est dans les effets de la température, de la densité de l'eau et du mouvement des vagues, qu'il faut en chercher le véritable mode d'action.

Mais, voyons maintenant, si, dans un bain prolongé, cette absorption n'est pas possible ; pour cela faire, il faut premièrement constater sur quoi on s'était fondé pour admettre cette même absorption.

Ce qu'il y a de plus manifeste, c'est qu'on en avait jugé *à priori*, et de ce qu'on avait vu clairement des narcotiques, du mercure, pénétrer dans la peau par des frictions, de la digitale, de la scille, appliquées sur la surface cutanée retentir évidemment sur les sécrétions urinaires, on avait d'autant mieux conclu à l'absorption de l'eau marine, comme de tout autre :

1° Que la soif après l'immersion était diminuée ;

2° Que les déjections de l'urine étaient plus fréquentes.

Post hoc ergò propter hoc ! Il n'y avait malheureusement qu'un léger inconvénient : c'est que les prémisses qui entraînaient la conclusion étaient fausses.

1° Il n'y avait pas, ici, de frictions qui excitaient la peau et forçaient à la pénétration ;

2° La diminution de la soif au lieu d'être la conséquence de l'absorption, était celle de la suppression de l'exhalation cutanée, comme l'atteste la suppression, aussi très-rapide, du sentiment éprouvé.

3° Les applications dont on tirait la conséquence étaient de fort longue durée, et donnaient tout le temps à l'imbibition.

4° Enfin, les déjections urinaires dans le bain ont lieu tout aussitôt par l'effet de la contraction musculaire, déterminée

de la même manière que par des linges imbibés d'eau froide'
appliqués sur l'hypogastre et le périnée. Bien des praticiens ont constaté cet effet dans des dysuries; tandis que
M. Cazenave, il n'y a pas bien longtemps, a conseillé d'entourer le bassin de glace dans le cas de paralysie de la vessie.

D'ailleurs, ces urines, celles surtout que l'on rend après le
bain, pour être le résultat de l'eau absorbée, devraient être
plus limpides. Or, j'ai manifestement observé le contraire:
elles sont peu abondantes et plus colorées! preuve évidente
qu'elles sont la conséquence de la congestion sanguine qui
s'opère sur les surfaces intérieures, que tant d'autres raisons nous ont aussi démontrée.

Donc, les motifs qu'on a donnés pour l'absorption de l'eau
de mer manquaient de base, de faits suffisamment vrais. Elle
n'a, par conséquent, jamais été établie, bien que l'on répète partout et sans discussion, que, d'après les expériences
de Cruikshank et Falconnet, la moyenne d'eau absorbée, dans
un bain tiède, est de quatre à cinq livres environ par heure.

Cependant, il paraîtrait manifeste, d'après les expérimentations de M. Fourcault, que l'absorption cutanée est évidente:
les animaux qu'il aurait mmergés avaient tellement absorbé,
qu'il trouva en abondance de l'eau infiltrée dans le tissu cellulaire, et que leur chair avait perdu la majeure partie de
sa saveur : c'était enfin une vraie macération. Mais M. Fourcault opérait sur des canards plumés et les laissait jusqu'à la
mort, c'est-à-dire environ vingt heures dans le liquide.

Or, qui peut assurer que ce *déplumage* ne soit pour rien
dans le phénomène d'imbibition? Qui peut assurer que ce
n'est pas dans la dernière heure, dans le dernier quart d'heure,
alors que la contractilité est éteinte ou près de l'être, que se
fasse cette imbibition et non cette absorption?

Ce qu'il y a de certain, c'est que j'ai pris des *bains tièdes*
d'une heure et plus, en ayant soin de tenir compte des liquides excrétés, et je n'ai pas plus pesé après qu'auparavant. J'ai
longtemps été étonné de ce résultat après tout ce qui a été dit
de l'absorption cutanée, et, cependant, je ne suis pas le seul
à être arrivé à une telle conséquence; car j'ai lu depuis dans

Bordeu : « Une personne plongée dans les bains de Baréges pendant environ une heure, ne change presque pas, quant à son poids, et assez souvent, elle pèse moins après le bain qu'auparavant.... Un corps plongé dans l'eau de nos bains, n'en reçoit rien ni ne lui communique rien ordinairement.... Par conséquent, l'opinion suivant laquelle on assure que l'eau du bain pénètre toujours les pores de la peau et produit des changements dans les organes et les humeurs, doit être mise au rang des opinions hasardées, et qui ont besoin d'un examen ultérieur. » (*Ouv. cit.*, p. 927.)

Aussi, physiologistes, comme praticiens, sont d'accord aujourd'hui sur ce point : qu'il n'y a d'absorption ni dans le bain froid, ni dans le bain chaud ; tandis qu'ils l'admettent, par raison seulement, dans le bain tiède. (Voy. V. Gerdy, études sur les eaux d'Uriage, p. XXVII). On ne peut, en effet, pas plus comprendre l'absorption d'un liquide alors que la peau est contractée, qu'elle a exprimé ses propres liquides, qu'alors que ses vaisseaux sont distendus, ses tissus turgescents, et sous l'influence d'une vitalité active dans un cas comme dans l'autre, vitalité bien plus puissante qu'une simple action physique d'imbibition.

Or, d'après ces faits et ceux que je produis, il restera démontré que l'absorption n'est possible ni dans le bain froid ni dans le bain chaud, et que si elle l'est dans le bain tiède, ce n'est qu'à la condition qu'il soit très-prolongé.

D'autre part, par d'autres raisons, sans doute, M. le professeur Rostan aurait dit, dans le *Dictionnaire* en 25 volumes : « Que la plupart des eaux minérales thermales n'ont, sous forme de bain, que l'action des bains chauds ordinaires. »

Certes, cependant, ici, on a tellement cru à l'absorption de la peau, qu'on a invoqué le fait des eaux thermo-minérales pour conclure en général à ce phénomène physiologique. Cela paraissait bien naturel, dès l'instant que les sueurs des baigneurs sentaient le soufre et en contenaient réellement.

Malgré ce fait indubitable, le professeur de l'école de Paris a raison ; car, ici encore, on a confondu les phénomènes.

Oui, les sueurs sentent le soufre ; oui, les sueurs en contiennent ; mais, est-ce la preuve que ce soufre s'est introduit par la peau ?

Tout atteste le contraire ! Dans les eaux thermales sulfureuses, l'hydrogène sulfuré se dégage ou le soufre sublimé se volatilise en majeure partie, de telle sorte que ce soufre est plus facilement appréciable dans l'atmosphère des thermes que dans l'eau. Aussi, l'absorption de cette substance se fait par la respiration plutôt que par la peau, car, chacun peut remarquer qu'il suffit de descendre dans les vestibules des thermes, dans les lieux où l'eau en s'écoulant se volatilise, pour être dans une atmosphère de vapeur, au milieu de laquelle on ne tarde pas d'être en nage, quoique les vêtements empêchent le contact de cette vapeur avec la surface cutanée. Donc, c'est à l'endosmose pulmonaire qu'est due cette sueur, et, pour me rendre entièrement compte du phénomène, j'ai voulu voir si, pendant que tout mon corps serait dans l'atmosphère thermale et ma respiration à l'air extérieur, la même action continuerait. L'expérimentation était facile, d'autant que Bichat nous en avait indiqué le moyen, pour un motif à peu près semblable. Mais la raison de l'observation m'a forcé d'en conclure à l'opposé de l'illustre anatomo-physiologiste ; car ma sueur passa presque aussitôt que je respirai l'air extérieur, et ne revint de nouveau que lorsque je rentrai encore dans la vapeur hydrosulfureuse.

Donc, dans bien des circonstances de la nature de celle-ci, ce qu'on a attribué à l'absorption de la peau doit être rapporté à l'inhalation pulmonaire, et Bichat a dû se méprendre, dans une telle question, d'autant plus facilement, qu'il cherchait à prouver l'absorption de la peau, sur lui, par l'atmosphère de l'amphithéâtre, lui si saturé de l'odeur du cadavre, qu'Alibert, son camarade et son ami, me racontait, au milieu de plusieurs anecdotes, dans lesquelles figurait aussi leur ami Richerand, que le laborieux anatomiste, quoi qu'il fît, ne pouvait s'approcher des personnes de la société.

Par tous ces motifs assez probants, j'espère, je conclus

donc que l'absorption cutanée dans le bain de mer n'est pas possible, et qu'il faut, par conséquent, aller chercher ailleurs la cause de ses effets physiologiques curateurs.

Or, elle est vraiment ailleurs, cette cause, puisque nous avons rapporté des guérisons par l'eau froide simple dans les maladies scrofuleuses, pour lesquelles on avait cru à la spécificité de l'eau de mer. Ces observations sont évidentes, et ne sont encore que la continuation de celles de Cullen, de Priessnitz, et d'autres praticiens que nous aurions pu invoquer; car, Graëfenberg et différents établissements hydrothérapiques en ont fourni des exemples, même à notre connaissance.

Les eaux de mer ne peuvent donc agir en bain par leurs qualités chimiques. Et ici, je dois repousser plus énergiquement encore que le fait imaginaire de l'absorption, cette autre prétention, que par l'irritation amenée à la peau, elles révulseraient des phlegmasies intérieures, réveilleraient la tonicité de l'enveloppe extérieure, d'où s'en suivraient toutes les magnifiques conséquences qu'on bâtissait après Broussais sur la révulsion. C'est ainsi que j'ai repoussé, ailleurs, toute cette théorie de la *poussée*, produite exceptionnellement par les eaux minérales thermales, comme par les eaux froides de mer ou de fontaine, car toutes l'amènent également. Aussi était-il absurde, comme on l'avait fait, de fonder sur cet épiphénomène accidentel toute l'action thérapeutique complexe et harmonique des eaux minérales. Pour avoir une idée aussi pauvre, il fallait ignorer le mécanisme par lequel se résout et se dissipe toute phlegmasie; il fallait fermer les yeux devant les actions physiologiques réactionnelles de tout l'organisme, lorsque s'opèrent les résolutions. Ces résolutions, qui ne sont que la conséquence des réactions fonctionnelles de nos organes, sont entraînées par la contractilité, augmentant le mouvement de la *résorption*. Or, c'est cette condition physiologique surtout, que les anciens appelaient *coction*, lorsqu'elle amenait des éliminations sensibles par les sueurs, les selles, les urines.

Évidemment, cette éruption à la peau, constituant un fait exceptionnel, individuel, accidentel, ne peut rien venir faire dans une question aussi générale que celle-ci, où nous avons besoin de trouver la résultante de toutes les actions de l'eau de mer. Elle ne peut tellement rien, et les principes chimiques de l'eau marine sont si étrangers à de tels épiphénomènes, que M. Champouillon, en parlant de la thérapeutique de l'eau ordinaire, dit : « Dans les expériences que j'ai faites, j'ai été moins frappé des guérisons obtenues que des phénomènes critiques qui les ont précédées. Lorsque les symptômes avaient perdu toute leur gravité, au moment où les malades entraient en pleine convalescence, j'ai vu apparaître *plusieurs fois*, sur différentes régions du corps, des abcès, des furoncles phlegmoneux avec mortification du derme et du tissu cellulaire sous-cutané.... Lorsque ces abcès se multipliaient, *le malade succombait presque toujours à l'abondance de la suppuration.* » (Citation de M. Fourcault.)

Certes, voilà des effets bien graves et assez significatifs pour de l'eau simple. Que pourraient-ils être, s'ils étaient amenés par les propriétés chimiques des eaux minérales ? Cependant on n'en a jamais observé de comparables par ces eaux, de quelque nature qu'elles soient. Aussi, ne voyons-nous pas dans ce cas *une crise*, comme M. Champouillon; nous n'y voyons que la preuve d'une administration hydrothérapique imprudente, parce qu'on n'a pas su mesurer l'action de l'eau avec la synergie physiologique générale.

De tels résultats, avec de l'eau froide comme avec de l'eau chaude, simple ou minérale, ne témoignent, en effet, que d'une chose : c'est qu'on s'est obstiné à pousser le mouvement organique à la périphérie, tandis qu'on aurait dû se borner à obtenir un simple courant à la peau, ou peut-être uniquement, à rétablir une certaine harmonie organique, pour laisser distribuer les éliminations aux couloirs des divers appareils sécrétoires. Je pourrais produire divers faits qui attesteraient directement cette manière de considérer les choses ; mais ce qui l'assure encore, c'est que, lorsque fortuitement un pareil épiphénomène est amené par les eaux de mer ou les eaux minérales, les médecins les plus prudents et les plus expérimentés arrêtent aussitôt la médication et prescrivent la diète, le repos, des saignées même, souvent des bains tièdes, qui, en ramenant l'équilibration fonction- nelle, changent ce mouvement d'expansion exagéré en un mouvement bien évident de concentration, comme dans la fin des maladies aiguës, qui se jugent aussi par des sécré- tions alvines ou urinaires. J'ai, en ce moment, une dame, en traitement par les eaux de rivière, et quoique les bains froids ne soient pas encore allés jusqu'à la poussée, mais simple- ment à la fièvre, j'ai suspendu la médication.

Ainsi donc, qu'il soit bien entendu que de pareils épiphé- nomènes ne peuvent être rapportés aux propriétés chimiques de l'eau de mer, mais encore et toujours, aux réactions phy- siologiques amenées par les qualités physiques de l'eau, qualités, je suis forcé de le reconnaître, d'autant plus puis- santes qu'elles seront plus prononcées. Aussi, c'est à la den- sité, à la température froide et aux mouvements des vagues que l'on doit rattacher les actions physiologiques et partant thérapeutiques des bains de mer. Peut-on en douter aujour- d'hui, après les merveilleux résultats qu'a obtenus M. Fleury, avec sa simple douche froide ?

Mais ces effets ont été assez étudiés plus haut pour que nous n'y revenions pas. Seulement, nous devons dire que l'eau de mer, à moins d'être employée à une température trop froide et par des immersions trop courtes, tendra manifestement à la contractilité générale de l'extérieur à l'intérieur, comme tant de faits cités l'ont prouvé. Ici, même, tout y concourt, et d'une manière à rendre cette action absolument vitale, soit par la densité de l'eau, soit par la température, soit sur- tout par la pression intermittente des vagues, qui excitent la contractilité selon le propre mode d'action physiologique de la fibre, c'est-à-dire par action et repos alternatifs, condition infiniment importante, qu'aucune autre eau que celle de mer ne saurait jamais fournir, et que ne remplace, ni l'action li- mitée de la douche, ni celle trop continue de l'eau courante. D'autant encore, que cette vitalité amenée ainsi à la fibre, sui- vant la propre impulsion de sa nature, est sans doute accrue, par l'influence que reçoit, de l'électricité de la mer, la sensibilité qui anime la fibre. Cette influence est pareillement d'autant plus prononcée, que l'intromission du fluide électrique dans l'organisme se trouve plus considérable, et l'impressionnabilité de la fibre plus souvent excitée par l'intermittence de la vague, qui, chaque fois, met en contact de la surface du corps une autre partie du liquide, venant ainsi se décharger de l'électricité qu'il contient.

Ces effets de contractilité de l'extérieur à l'intérieur, sans compter leur retentissement sur ces organes intérieurs et la réaction de ceux-ci, rappellent ces mouvements, en tout semblables, qui amènent cette opération sublime de l'exaltation de la résorption qu'on a appelée *coction*. En effet, nous avons constaté que ce phénomène était dû à ce mouvement de contractilité de retour qui, en poussant les liquides à l'intérieur, déterminait et les résolutions et les éliminations, en présentant les fluides et les matériaux pathologiques qu'ils contenaient aux bouches exhalantes des sécrétoires. Le, même résultat est ici la conséquence des mêmes effets. C'est la contractilité de tous les tissus sus-squelettiques, c'est le spasme vital périphérique déterminé qui refoule les liquides dans les capillaires intérieurs et qui augmente de cette manière les sécrétions intestinales, hépatiques, rénales, etc., d'où les résolutions, d'où les éliminations, d'où les régénérations, et, par une suite de conséquences, par la continuité ou la répétition des mêmes phénomènes physiologiques, la transformation albumineuse en fibrineuse que nous avons assez expliquée.

Donc, il y a accord parfait, quoiqu'avec certaines différences dans les premiers effets, entre le véritable mode d'action de l'eau de mer prise à l'intérieur ou à l'extérieur, ce qui témoigne, nous le répétons encore, de la puissance d'une telle médication et par conséquent de sa supériorité, toutes les fois qu'il est possible de faire concourir ses différents modes d'administration dans leur ensemble et leur simultanéité d'action.

En effet, que son action soit physique ou chimique, le véritable mode d'action de l'eau de mer consiste à ranimer le mouvement organique, c'est-à-dire la contractilité générale de la fibre, sous l'influence de laquelle s'exécutent les fonctions des organes, les sécrétions et les élaborations.

A l'intérieur, l'eau de mer, introduite et mêlée aux liquides, excite indirectement cette fibre, soit par ses propriétés chimiques avec lesquelles elle l'impressionne, soit par les évacuations des liquides provoquées directement à la suite de son action purgative et diurétique. Alors, encore, la contractilité est augmentée par le retour de la fibre sur la moindre quantité de liquide, existant dans le torrent circulatoire.

A l'extérieur, par sa température froide et sa densité, elle excite directement cette même fibre, qui détermine indirectement à son tour ces mêmes évacuations.

D'où il suit toujours et les résolutions et les éliminations et les régénérations que nous observons, et cette prodigieuse conséquence, que le cycle de la vie se trouve ainsi impressionné sur chacun de ses deux segments : solides et liquides.

Solides et liquides qui représentent ces quatre aboutissants physiologiques de toutes nos fonctions : la sensibilité, la contractilité, la caloricité et la nutrition.

Sensibilité, contractilité, caloricité et nutrition, dont les liens inséparables expliquent comment en relevant l'une on ranime l'autre. D'où suivent aussi l'explication de tant d'actions thérapeutiques diverses, et notamment celle des différents modes de toute la médecine hydrothérapique froide.

Mais est-ce là avoir compris tous les phénomènes? Est-ce que cet emploi en thérapeutique du froid et du chaud se bornerait à diriger le courant organique par la contractilité dans telle ou telle direction, et ses conséquences se limiteraient suivant cette direction aux élaborations ranimées, ou par le genre d'organes sécréteurs activés à l'espèce de sécrétion? Est-ce que cette soustraction ou cette imbibition de calorique n'aurait pas encore une action importante sur ces mêmes sécrétions, soit en modifiant les mouvements mêmes de composition et de décomposition, par le choc des molécules des solides et des liquides dans les derniers phénomènes de la nutrition, soit en impressionnant la sensibilité même? et cela lorsqu'on assure comme Currie, le thermomètre à la main, que l'eau froide soustrait du calorique.

Dès lors, nos conclusions sont-elles justes lorsque tous les auteurs classent le calorique parmi les excitants les plus énergiques, et que nous le déclarons au contraire affaiblissant par ses conséquences?

Pour arriver à la solution de ce nouveau problème, il faut d'abord ne pas oublier les divers faits que nous avons produits et ne pas confondre le calorique en lui-même avec la faculté organique de le produire.

Sans doute nous ne craignons pas de considérer, avec Récamier, le calorique comme *le stimulant du sens vital*, puisqu'il est l'élément de toutes les réactions salutaires, ainsi que le font remarquer MM. Trousseau et Pidoux (*Traité de Thérapeutique*, t. I, p. 362, 1re édit.); mais à propos de la face de la question qui nous occupe, voici, je crois, où en est arrivée la science : La chaleur et la faculté animale de la produire sont si distinctes, que « l'organisme recèle en lui les moyens de neutraliser le froid et le chaud, de conserver au Sénégal ou en Sibérie, dans une étuve ou dans une glacière, la somme invariable de calorique. » (TROUSSEAU et PIDOUX, *ibid.*, p. 365.)..... « Ce qui ne veut pas dire que la *température effective* du corps soit plus élevée en hiver qu'en été : il ne s'agit que de la *puissance capable de produire ce résultat* suivant le besoin. (*Ibid.*, p. 367.)...... La conclusion forcée de tout ce qui précède est donc la suivante, que nous tirons du bel ouvrage de M. Edwards : (*De l'Influence des agents physiques sur la vie*). « Il se fait un changement considérable dans la constitution des animaux à sang chaud par l'influence des saisons : *l'élévation soutenue de la température diminue leur faculté de produire de la chaleur*, et l'état opposé l'augmente. » (*Ibid.*, p. 368.)

En même temps Currie constate l'abaissement de la température par le thermomètre. Comment concilier tout cela? Lorsque Giannini, « tout en reconnaissant la vérité de cet axiome d'hydriatie pratique, reproche à Currie d'avoir trop restreint l'action de l'eau froide sur l'économie, en ne conseillant de l'appliquer que dans les cas où la chaleur se trouvait augmentée, tandis que lui, Giannini, s'était trouvé fort bien de son emploi dans les dernières périodes du typhus, lorsque la chaleur animale était plutôt diminuée qu'augmentée. » (SCHEDEL, *Examen clinique de l'Hydrothérapie*, p. 10.)

En ajoutant à tous ces faits ceux de nos recherches analytiques, nous ne pouvons voir ici que des phénomènes expliqués isolément, lorsqu'ils auraient dû l'être dans tous les éléments de l'organisme, comme dans toutes les conditions où celui-ci se trouvait.

Ainsi les faits nous disent assez haut que si, en hiver, nous avons plus de puissance calorigénésique, c'est que l'acte de la respiration s'accomplit mieux avec un air plus dense ou plus pesant, comme nous l'avons montré par l'observation de tant de phénomènes et le rapprochement de tant de faits. Aussi, avons-nous pensé que plus le sang est oxygéné, plus il y a de carbone brûlé dans les capillaires, plus il doit y avoir de chaleur produite. La faculté calorigénésique se trouverait donc tout à la fois dans les conditions de l'air, l'accomplissement de l'acte de la respiration et la contractilité des capillaires, pouvant favoriser le conflit organoplastique qui se passe dans les derniers phénomènes de la nutrition. Maintenant, que notre corps puisse s'imbiber de calorique, c'est ce que démontrent les expériences de M. Magendie. (CONSTANTIN JAMES, ouv. cit., p. 461.) Mais ce qu'il y a de certain, c'est que lorsque les excrétions cutanées peuvent s'effectuer, elles entraînent une certaine quantité de fluides animaux, et, avec eux, une déperdition de calorique qui ne tarde pas à rétablir l'équilibre normal. Par conséquent, dans de telles circonstances, cet effet du calorique n'est qu'un passage à travers notre corps, et non pas du calorique intrinsèque produit, puisque la respiration manque des conditions premières pour lui fournir l'élément primordial. Or, ces conditions manquent si réellement, qu'on doit se rappeler les faits que nous avons produits sur l'action de l'hiver et de l'été dans la chlorose ; que l'on a pu apprécier les conséquences de la chaleur sur la respiration et la constitution du petit vieillard qui garde les étuves de Néron; et qu'enfin tout obstacle nouveau, autre que le calorique, à cette respiration, augmente encore ce qu'on regardait comme les conséquences du calorique. C'est ainsi que des étuves sèches ou humides ont des effets bien différents pour l'intensité des phénomènes, sans doute, parce que ces dernières portent un plus grand obstacle à la respiration. En effet, MM. Fordice et Blagden, Dabson, Berger et Delaroche ont prouvé que des personnes pouvaient résister dans des étuves sèches au delà du degré de l'ébullition, et que, pour les étuves humides, la température ne peut-être facilement supportée au delà de 45 degrés. « Aux étuves de Néron, dont la vapeur est humide, j'étais *suffoqué* par une température de 50 degrés, tandis qu'aux étuves de Testoccio, dont la vapeur est sèche, je n'éprouvais, au milieu d'une atmosphère à 80 degrés, qu'un très-léger malaise. . . .

« Enfin, et de nombreuses expériences le démontrent, un animal meurt beaucoup plus vite dans une étuve humide que dans une étuve sèche. » (CONSTANTIN JAMES, ouv. cit., p. 466.) Or, pourquoi cela, si ce n'était par la plus grande difficulté de la respiration, puisque les animaux meurent avec un sang noir incoagulable ?

La raison de tous ces faits conduit donc à conclure :

1° Que si le bain froid peut diminuer la chaleur momentanée du corps, dès qu'il peut activer la respiration, déterminer le conflit des molécules du sang et de la fibre organique dans l'intimité des capillaires, il ne peut qu'augmenter la faculté calorigénésique et toutes les conséquences auxquelles cette action vitale peut être liée.

2° Qu'au contraire, dès l'instant que le bain chaud, tout en pouvant accumuler de la chaleur dans notre corps et élever la température du sang, comme l'a prouvé M. Magendie, ne favorise pas la respiration, il ne peut que diminuer la faculté calorigénésique.

Il doit donc rester démontré que le bain froid active la faculté calorigénésique et que le bain chaud la diminue, et cela, sans empêcher que les applications froides puissent soustraire du calorique et que les bains chauds puissent en accumuler momentanément.

C'est ainsi qu'on peut constater tous ces derniers phénomènes par le thermomètre, et que la raison seule de l'ensemble des faits peut faire comprendre ce qui a rapport à la faculté vitale elle-même pour la production de ce calorique; faculté sans doute liée avec les derniers phénomènes de la nutrition, puisque nous en avons observé des conséquences bien différentes. Aussi, les phénomènes que nous étudions, et les conséquences cliniques réunies arrivent également aux conclusions suivantes :

1° Les bains tièdes, par le rayonnement extérieur qu'ils favorisent, et les affusions froides, par l'évaporation, sont, parmi les pratiques hydrothérapiques, celles qui peuvent enlever assez de calorique, en même temps qu'elles sont sédatives, parce qu'elles excitent moins la faculté calorigénésique.

2° Les applications froides, longtemps prolongées et renouvelées, sont celles qui enlèvent le plus de calorique local, soit par la loi physique des deux corps en contact, soit par cette faculté vitale que la contractilité étant augmentée au point de diminuer l'abord des liquides et leurs mouvements, il y a moins de combustion de carbone dans les capillaires de la partie, et plus ailleurs, à cause de la plus grande proportion de sang qui s'y porte et s'y renouvelle. C'est par toutes ces raisons que les applications froides renouvelées et prolongées sont extrêmement antiphlogistiques, et que nous avons appelé les phénomènes produits dérivation, parce que, en effet, le sang est détourné de la partie.

3° Les bains très-froids et de courte durée, les douches très-froides et à haute percussion sont les pratiques hydriatiques les plus excitantes, parce qu'elles ne peuvent enlever que très-peu de calorique et qu'elles doivent nécessairement augmenter la faculté calorigénésique dans la partie. C'est ce que prouvent en effet les frictions de glace sur un membre gelé, la rougeur et la chaleur d'une partie, à la suite de la percussion de la douche.

4° Les bains froids prolongés, ceux de mer surtout, par les percussions de la vague, sont les plus toniques, parce que, quoiqu'ils puissent enlever momentanément une certaine somme de calorique, la respiration étant favorisée, la contractilité périphérique déterminant l'excrétion des fluides les moins animalisés et de plus parfaites élaborations, ils relèvent toutes les conditions organo-plastiques, et, par toutes ces conséquences de la puissance animale, la faculté calorigénésique. C'est en effet ce que démontre la résistance au froid des malades soumis à un tel traitement, ainsi que cette tonicité générale qu'assure plus de force, plus de vascularisation, plus de chaleur à la peau.

Donc, l'action du froid et du chaud, sur quelque face de la question qu'on l'observe, aboutit toujours à des effets contraires, mais parfaitement d'accord avec les conséquences thérapeutiques que nous avons observées.

C'est pourquoi, en prenant l'ensemble des questions traitées dans ce chapitre, relativement à l'action du froid et du chaud, de la densité du liquide, de la percussion de la douche, de la pression des vagues et de l'impossibilité de l'absorption cutanée dans la plupart des conditions de toutes ces applications hydriatiques, nous pouvons définitivement conclure que le véritable mode d'action des eaux minérales froides et thermales prises en bain, ne réside pas dans leurs sels, mais dans leurs propriétés physiques; propriétés physiques dont nous avons suivi l'action dans les mouvements organiques, selon le vœu de M. Ferrus, jusqu'à prouver, pour les eaux froides, ce que M. Fleury avait pressenti à la suite de l'enseignement direct de l'observation pratique : que l'eau froide était le meilleur moyen de relever la prépondérance de l'hématose, ou celui « de substituer au tempérament lymphathique un tempérament sanguin acquis. » (*Ouv. cit.*, p. 419.)

C'est ce que nous avons mis, je crois, hors de doute depuis trois ans devant l'Académie de Marseille, puisque nous avons pu suivre les transformations hémateuses mêmes; tandis que nous avons prouvé que les qualités minérales des eaux chauffées ou thermales aidaient chacune, pour la plupart, par les sécrétions particulières qu'elles sollicitaient en coïncidence de la température, ces mêmes actions physiques particulières. D'où nous pouvons définitivement poser en principe :

Que le véritable mode d'action des eaux froides est d'être excitantes des fonctions de l'organisme, parce qu'elles peuvent relever chacune des facultés primordiales que nous lui avons reconnues, et qu'on peut entraîner ainsi toutes les régénérations constitutionnelles aboutissant à la transformation fibrineuse, qui se trouve être la condition hémateuse régénératrice des globules et des principes azotés du sang ;

Que le véritable mode d'action des eaux thermo-minérales est d'être hyposthénisantes, parce qu'elles finissent par abaisser nos fonctions physiologiques, en empêchant les élaborations nouvelles, et surtout en provoquant la décomposition organique, c'est-à-dire des éliminations fibrineuses et azotées.

SECTION VII.

LES EAUX DE MER PERDENT-ELLES DE LEUR ÉNERGIE OU DEVIENNENT-ELLES PLUS ACTIVES EN LES FAISANT CHAUFFER ?

Nous ferons un chapitre particulier de cette proposition de la Société de Médecine de Marseille, parce que l'idée qu'elle renferme résume parfaitement les besoins de la science et de la pratique sur la question générale des eaux de mer. D'après la savante assemblée et le sens véritable de la raison, nous n'avons pas à nous occuper des résultats thérapeutiques obtenus par l'eau de mer chaude, mais nous devons déterminer si, dans les maladies qui réclament les bains de mer, la chaleur augmente ou diminue les propriétés de l'eau, proposition admirablement posée et toujours conséquente avec le problème capital : *rechercher le véritable mode d'action de l'eau de mer.* En effet, résoudre la question de savoir si ces eaux perdent de l'énergie ou gagnent de l'activité en les faisant chauffer et en les renfermant dans une baignoire, c'est encore démontrer particulièrement, si l'eau de mer agit par ses sels absorbés ou par sa température froide et les vagues.

Aussi pouvons-nous établir de suite en principe que s'il restait encore le moindre doute sur le véritable mode d'action de l'eau de mer, l'observation des effets du bain de mer chaud le dissiperait entièrement ; car il a été constaté par l'expérience générale :

1° Que les constitutions les plus réfractaires aux bains de mer pris au rivage supportent parfaitement le bain de mer chaud.

2° Que les malades trop affaiblis ou dont la maladie est encore trop irritable pour supporter les bains à la lame, preunent sans peine le bain chaud. De manière que beaucoup de praticiens conseillent ceux-ci d'abord, pour essayer la susceptibilité individuelle ou pour acclimater l'irritabilité pathologique.

Or, dans ces circonstances, s'il y a moins d'effets provoqués, il y a nécessairement moins d'actions obtenues. Aussi de tous les auteurs que nous avons cités, n'y a-t-il que Russel qui parle des bains chauds de mer, comme remède spécial contre la maladie scrofuleuse ; encore, si l'on apprécie bien ses paroles, on y distinguera que, malgré ses efforts, il en traite sans conviction pour finir par conclure qu'ils ne sont que des palliatifs. Cette circonstance devient grave, en ce sens que nous avons vu non-seulement des guérisons parfaites de maladies scrofuleuses par l'eau de mer froide, mais même par l'eau froide ordinaire. Vérité bien constatée, car Cullen disait déjà avoir retiré *de l'eau froide simple de plus grands avantages que de tout autre remède.* (*Éléments de médecine pratique*, édit. de Bosquillon, t. 2, p. 614.) Voici d'ailleurs comment s'explique Russel :

« Le bain froid, et *surtout le bain de mer froid*, est un remède que l'on emploie généralement contre les scrofules, et avec avantage, je crois, dans beaucoup de circonstances ; car il ne paraît pas seulement améliorer l'état général de la santé et les forces du malade, mais encore il facilite la résolution des glandes engorgées et celles des tumeurs indolentes des articulations, lors même qu'elles ont acquis un volume considérable et qu'elles existent depuis fort longtemps. Mais pour que le bain froid soit administré avec avantage et sûreté, il est nécessaire que la constitution du malade soit assez forte pour pouvoir supporter l'immersion sans inconvénients.....

« En opposant comparativement l'efficacité du bain froid et du bain chaud dans le traitement des scrofules, je serais porté, d'après ma propre expérience et les résultats des différents entretiens que j'ai eus à cet égard avec les plus habiles praticiens mes amis, à regarder les effets du bain chaud comme étant plus manifestes ; je ne serais même pas porté à restreindre ce mode de traitement aux cas dans lesquels il y a émaciation et débilité, puisque l'observation m'a convaincu *des bons effets du bain chaud sur des individus pléthoriques affectés* à un haut degré de gonflements scrofuleux des glandes. Plusieurs de ces exemples se sont présentés sur de très-jeunes femmes à la fleur de l'âge, d'une santé vigoureuse à tous égards ; les tumeurs glanduleuses diminuèrent ainsi que tous les symptômes fâcheux qui se trouvaient liés à une pléthore sanguine.

« La sensation que le bain chaud fait éprouver à la plupart des malades est extrêmement agréable ; il n'en résulte jamais aucun accident ; il peut-être prescrit dans toutes les saisons de l'année et dans tous les temps sans danger et sans inconvénients. Quant au danger que l'on pourrait courir en s'exposant au froid immédiatement après l'immersion dans le bain chaud on l'a beaucoup exagéré, etc.....

« Il faut plusieurs semaines et *quelquefois plusieurs mois pour s'assurer des véritables effets du bain chaud employé comme* MOYEN PALLIATIF *dans les affections scrofuleuses, mais comme il ne résulte aucun inconvénient ni aucune suite fâcheuse de ce mode de traitement, il n'y a aucune raison de l'interrompre avant que l'essai que l'on en a fait soit tout à fait satisfaisant...* » (Citation de Samuel Cooper, *Dict. de chirurgie*, art. *Scrophules.*)

Certainement Russel confond l'innocuité du bain chaud avec son efficacité ! Il s'efforce de se convaincre lui-même sans y parvenir, et cela résulte bien clairement de ces paroles : D'abord c'est *surtout le bain froid* qui fait résoudre les lésions scrofuleuses les plus graves et les plus anciennes, ensuite la sûreté d'application du bain chaud l'entraîne presque à le préférer, quoiqu'il faille plusieurs mois pour obtenir quelque effet d'un *moyen* qu'il regarde seulement *comme palliatif.*

Évidemment Russel se méprend ! De ce qu'il a vu le bain chaud réussir même dans les cas de pléthore, il en conclut à son efficacité générale. Mais ses effets, dans ces circonstances, dépendaient de la situation de l'état constitutionnel qui souvent ne peut pas supporter le bain froid. Les observations que nous avons produites et la théorie l'expliquent parfaitement, ainsi que nous l'avons développé dans le chapitre des indications et des contre-indications. Par conséquent dans ce fait il n'y a rien d'extraordinaire, il n'y a rien surtout de probant sur la plus grande efficacité du bain chaud contre l'état organo-plastique. Russel n'a donc été que surpris par des épiphéno-mènes et des circonstances secondaires dont il ne sait pas s'expliquer la raison ; d'ailleurs il reste indécis.

Mais nous ne saurions plus l'être dès l'instant que nous avons vu que la maladie scrofuleuse n'est pas guérie plus particulièrement par les bains chauds de mer et qu'elle l'est par les bains froids de l'eau ordinaire. Dans ce fait seul se trouve l'argument sans réplique.

Maintenant, que les bains chauds de mer puissent être à la longue efficaces aussi , nul ne peut le contester. Mais est-ce la chaleur du bain qui augmente cette efficacité, qui la détermine même ? Assurément, non !

Il y a ici le séjour sur les bords de la mer , la respiration dans l'atmosphère marine qui seule pourrait agir et amener les effets dont on pourrait faire honneur aux bains ; il y a encore la plus grande densité du liquide , la chaleur de l'eau par rapport à la température de la saison.

Que dis-je? cette saison peut être encore très-influente, et l'impression de l'air frais même en sortant du bain peut avoir une action physiologique curatrice. Ce frisson, spasme vital périphérique, peut parfaitement être modificateur, en déterminant des mouvements organiques semblables à ceux que produisent le bain d'air comprimé et l'immersion dans l'eau froide. Il y a donc bien des raisons, autres que la chaleur du bain, qui peuvent avoir amené des résultats que Russel attribuait au bain chaud. Cela prouve combien toute expérience a besoin d'être raisonnée et d'être mise en rapport avec nos grandes lois de la physiologie humaine. L'empirisme pur et simple ne peut guère conduire qu'à l'erreur ! Il est vrai qu'ici Russel n'avait été poussé qu'au doute; mais c'est déjà une faute ; car il enlève au médecin toute sa puissance. En effet, dit M. Barrier de Lyon avec grande raison : « Quelle différence entre deux médecins dont l'un, méconnaissant la nature de certaines modifications de l'organisme, n'y voit que les indices d'une prédisposition qu'il n'est pas en son pouvoir de changer, tandis que l'autre, avec cette sagacité et cet esprit philosophique sans lesquels il n'y a point d'art hippocratique, voit dans ces modifications les premiers effets d'un véritable état pathologique qu'il se hâte d'arrêter dans sa marche et de faire rétrograder. » (*Maladies de l'enfance.* t. I, p. 495.)

Eh bien ! nous avons montré, non-seulement les premiers effets pathologiques, mais même les radications de ces effets ; nous avons montré de plus, comment la médication marine, les bains froids, en déterminant divers mouvements physiologiques, arrivaient plus ou moins directement à modifier ces radications et ces effets. Et, sous des apparences cachées au milieu de circonstances équivoques, nous abandonnerions la proie pour l'ombre !

Sur de simples épiphénomènes corrélatifs, parfaitement explicables d'ailleurs, changerions-nous en un doute nos convictions intimes, nos certitudes démontrées ? Non ! l'expérience, la tradition et tout ce que la raison peut apporter de prépondérance dans la question s'accordent trop bien, pour que les illusions d'une observation incomplète puissent venir briser cette harmonie de l'ensemble.

Les bains de mer chauds, nous l'avons dit, peuvent être parfaitement utiles, avantageux, même indispensables pour commencer en hiver un traitement qui devra durer longtemps, pour continuer même un traitement fort long ; mais, comme question de principes, *les eaux de mer perdent-elles de leur énergie en les faisant chauffer ?* nous disons hardiment et hautement, oui, elles perdent de leur énergie !

Elles perdent si positivement de leur énergie, qu'il n'est venu à l'idée d'aucun praticien sérieux de conseiller les bains de mer chauffés autrement que dans des cas exceptionnels, et presque toujours pour arriver même à supporter le bain à la lame, en diminuant peu à peu leur température. C'est ainsi que M. Gaudet résume sa pratique à ce sujet de la manière suivante : « Les enfants lymphatiques excitables, les enfants nerveux, tous les jeunes sujets à peine arrivés au premier septenaire de la vie, qui sont faibles et impressionnables à la fois, ou qui relèvent de quelque grave maladie, les hémiplégiques, les femmes sujettes à des attaques d'hystérie, ou qui présentent des accidents épileptiformes dépendant d'une névropathie ganglionnaire, celles qui sont affectées de névralgie faciale, de nature rhumatismale, celles qui sont dyspepsiques à un haut degré, celles qui sont très-affaiblies par des fausses couches successives, les leucorréiques débilitées, les personnes de poitrine délicate et irritable et qui ont le timbre vocal couvert d'un voile, doivent ouvrir la saison par quelques bains chauffés, purs ou mélangés avec l'eau commune. » (Gaudet, *des Bains de mer*, p. 25.)

La pratique a donc appris à M. Gaudet comme à nous que les eaux de mer perdaient de leur énergie en les faisant chauffer; car si tout ce qui précède ne suffisait pas, nous pourrions ajouter que quelques pages plus haut, il reproche à Vogel « d'avoir méconnu entièrement *le froid*, cet élément dynamique par excellence des bains de mer. » (*Ibid.*, p. 16.)

D'ailleurs, pour pouvoir admettre le contraire, il faudrait, dans l'état actuel de la science, tout au moins prouver trois choses :

1° Que l'absorption cutanée dans le bain tiède ou chaud s'effectue réellement et suffisamment.

2° Que les sels qui sont absorbés se trouvent être les principaux agents de la médication marine.

3° Que l'action des vagues, de l'électricité, n'est pour rien dans les effets physiologiques déterminés.

Il faudrait, en un mot, détruire tous les faits que nous avons fournis, effacer toutes les raisons qu'ils entraînent avec eux; et cela, lorsque l'opinion contraire n'est pas possible, pas soutenable. Nous sommes donc contraint de dire que les eaux de mer perdent de leur énergie sur les maladies où elles sont particulièrement indiquées, en les faisant chauffer.

Comment en serait-il autrement, lorsque nous voyons M. Gaudet conclure presque comme nous à l'égard de la dif-

férence des eaux thermales et des eaux de mer, puisqu'il dit :
« Les différences qui s'observent dans le mode d'action de
ces deux agents, se résument le plus souvent en une question
de température. » (*Ouv. cit.*, p. 351.) Or, ceci n'est pas une
illusion, car je puis trouver dans cet auteur des faits qui justifient tous les mouvements organiques médicateurs qui sont la
conséquence de cette différence de température. C'est ainsi
qu'on lit dans son ouvrage : « Les eaux de Schinznach , en
vertu du mouvement d'expansion qu'elles provoquent dans
les tissus extérieurs, ont fait ouvrir de nouvelles fistules à des
adénites cervicales et à des ostéites articulaires de nature
scrofuleuse, là même où des bains de mer font tarir et cicatriser les fistules. » (*Ibid.*, p. 349.)

Mais, maintenant, précisément par ce fait, que la différence des eaux thermales et des eaux de mer se résume,
d'après M. Gaudet et nous, en une question de température,
aura-t-on peut-être le droit de nous dire que les eaux de
mer chauffées peuvent avoir toutes les propriétés des eaux
thermales, et, par conséquent, les remplacer avantageusement ?

Voilà une nouvelle preuve des erreurs dans lesquelles on
tombait jusqu'ici , en ne raisonnant que sur un des phénomènes physiologiques de l'action des eaux. C'est ainsi que,
dans ce cas, on se limite encore dans le mouvement organique centrifuge provoqué , sans observer dans quelles conditions s'accomplit la respiration, que nous avons toujours
reconnue apporter la plus grande influence dans les conséquences physiologico-thérapeutiques. Or, ici , la respiration
s'effectue toujours dans l'atmosphère marine , au milieu de
fort peu de vapeurs aqueuses, de beaucoup d'oxigène et de
gaz médicateurs différents ; tandis que, dans les thermes, naturels surtout, qui coulent constamment de tous les conduits,
l'évaporation de l'eau , de gaz acide carbonique , hydro-sulfu-
rique, est telle que la transparence de l'air en est fortement
troublée, et que tout individu qui respire dans une semblable
atmosphère ne peut qu'être profondément influencé par l'absorption pulmonaire incessante de toutes ces émanations ,

qui ont ce double effet de fournir moins d'oxygène à l'acte de la respiration, et d'introduire dans le sang des principes médicinaux particuliers, qui doivent chercher leur émonctoire.

Ainsi donc, s'il reste parfaitement établi que les eaux de mer chauffées ne peuvent être aussi avantageuses que les froides aux maladies, qui, comme nous l'avons montré, réclament un mouvement organique centripète, et, par cet effet, des éliminations gastro-intestinales et hépatiques, il doit l'être pareillement qu'elles ne peuvent entièrement remplacer les thermales dans les cas où, l'acte de la respiration aidant, on doit obtenir un mouvement de décomposition et une expansion périphérique éliminatrice. L'eau de mer chauffée dans l'atmosphère du rivage doit donc être encore réparatrice, parce que, tout en provoquant un mouvement centrifuge, ce mouvement n'est pas décomposant, parce qu'il ne pousse pas jusqu'à la diaphorèse. Preuve nouvelle de ce que nous soutenions que celle-ci, dans les thermes, tient beaucoup aux conditions de la respiration.

Au reste, pour attester ces considérations nouvelles, quoique toujours concordantes avec l'ensemble de nos observations physiologico-thérapeutiques, nous pouvons dire que la pratique les sanctionne de la manière la plus évidente ; car, pour ne pouvoir être accusé de faire plier les faits à notre manière de voir, nous emprunterons tous ceux qui vont suivre à M. Gaudet.

« Une dame avait un état diarrhéique, qui datait d'une *fièvre muqueuse*, et qui s'exaspérait facilement sous l'influence d'une émotion morale, de l'impression du froid, de l'usage des aliments relâchants, etc. ; une saison de bains de mer chauds fit succéder une véritable constipation à l'état habituel des sécrétions intestinales et sembla encore assurer la guérison en provoquant un mouvement hémorrhoïdal très-prononcé.

« Une saison de Vichy avait réussi dans certaines affections de l'estomac ou du foie, mais elle avait laissé persister de la sensibilité au côté droit, de la faiblesse musculaire et un état de constipation rebelle. Les bains de mer chauffés, unis aux douches, ont fait cesser les douleurs de l'hypochondre, dans quelques-uns de ces cas, et ont accru la force des membres et des puissances auxiliaires de la défécation.

« Les effets toniques de ces bains sur le système des membranes muqueuses se manifestent également chez les femmes très-débilitées, dans certaines leucorrhées atoniques et très-anciennes.

« C'est chez les vieillards, sans contredit, que les résultats thérapeutiques des bains de mer chauffés se montrent avec évidence et amplitude. Ces bains leur sont administrés avec un grand bénéfice, contre l'œdème des jambes, qui succède aux rhumatismes, et contre le gonflement des parties molles ou des articulations, contre la claudication et la diminution des forces générales, qui sont les conséquences ordinaires des fractures, des luxations et des entorses.

« M. ...., d'une constitution faible, d'une maigreur prononcée, très-craintif à l'endroit de sa santé, sujet à des angines et à des bronchites pendant l'hiver, qui le tenaient très-éloigné du monde et le claquemuraient dans un appartement très-chauffé, vient prendre des bains de mer chauds depuis six ans. On voit, pendant leur durée, le calibre du pouls augmenter et l'estomac acquérir plus d'énergie. Après chaque saison, les forces sont notablement accrues, et une résistance marquée est opposée aux influences de l'hiver qui suit,...

« Certaines démangeaisons de la peau, de nature prurigineuse, qui tourmentent si souvent l'âge avancé, sont efficacement modifiées par les bains de mer chauffés. Un négociant, touchant à la vieillesse, fut guéri une première fois de cette incommodité, et deux ans après, il obtint le même résultat. » (Gaudet, *Ouv. cit.*, p. 21, 22, 23, 24.)

Comme la force de la raison physiologique nous l'indique, il n'y a là que des organisations remontées et un mouvement organique centrifuge plus assuré. Mais ce ne sont plus de ces rhumatismes, de ces dartres sèches, de ces gravelles, de ces ulcères calleux modifiés jusque dans la constitution générale par les eaux thermo-minérales. De sorte que l'on peut toujours dire, que du plus au moins, les eaux de mer chauffées conviennent, à cause des conditions générales qu'elles possèdent, aux mêmes états physiologiques généraux, et ne sont réclamées que par des situations organiques particulières ; qu'en conséquence, nous avons été de quelque utilité à la pratique, soit en mettant en ordre tous ces faits physiologiques et thérapeutiques, soit en traçant toujours mieux les règles qui doivent la diriger dans l'application des diverses conditions hydriatiques.

SECTION VIII.

DES DIFFÉRENTS MODES D'APPLICATION DE L'EAU DE MER EN PARTICULIER, DES EAUX FROIDES ET THERMALES EN GÉNÉRAL.

§ 1.

Médication intérieure.

La médication marine à l'intérieur devant donner au sang certains principes salins, corriger la composition chimique de quelques sécrétions, et surtout déterminant des excrétions directement, en impressionnant la membrane muqueuse digestive, et indirectement les autres organes sécréteurs sur lesquels elle arrive avec le sang, convient particulièrement dans les cas où il s'agit d'effectuer des éliminations.

Ce mode d'administration convient également, dès l'instant qu'il est possible, dans toutes ces circonstances pathologiques où il faut relever la tonicité de la fibre et corriger la dyscrasie humorale ; car il n'est pas douteux, comme nous l'avons dit, que cette même excitation que l'eau de mer absorbée porte sur nos organes sécréteurs, elle la porte aussi sur les tissus de toute l'économie qui en sont imprégnés. C'est même par cet effet qu'arrivent encore les éliminations et les dépurations humorales, activées par cette contractilité de la fibre générale réveillée. L'idée d'une telle action est forcée par tous les faits que nous avons produits, mais même elle est si vraie, qu'elle était venue spontanément à M. Auber, car il dit : « Non-seulement l'eau de mer chemine dans toute la longueur des vaisseaux absorbants, mais elle pénètre encore au sein de toutes les masses tortueuses et pelotoneuses des glandes lymphatiques. Et si quelque principe était fixé dans ces dernières, si des humeurs ou du sang s'y étaient épaissis, il est à présumer que l'eau marine, qui les pénètre en grande quantité, agirait là en vertu de ses propriétés chimiques, et remédierait ainsi à l'affection locale. » (Édouard Auber, *Ouv. cit.*, p. 178.)

Malheureusement M. Auber admettait cette action par l'absorption cutanée ; tandis que l'observation et l'expérimentation ne nous permettent de l'admettre que par l'absorption intestinale, que personne ne peut révoquer en doute, puisque l'excrétion urinaire la démontre ici positivement par l'analyse chimique.

De cette manière, M. Auber ne voit qu'un côté des phénomènes ; il méconnaît entièrement l'action des bains de mer à courte durée et celle de l'eau froide ordinaire. D'ailleurs, il fait ainsi, de l'économie vivante, si admirable dans ses actions et ses réactions médicatrices, un corps inerte, et du médicament, un être actif agissant.

Beaucoup de thérapeutistes, sans doute, sont tombés dans cette erreur pour les eaux de mer comme pour toute autre médication. Pour nous, l'étude générale de l'hydrothérapie, l'action de l'eau froide et de l'eau chaude, leurs conséquences reconstitutives ou décomposantes ne nous permettent plus de rapporter l'action médicatrice à l'absorption de la peau. Tout s'explique par les actions dynamo-plastiques, et il n'est nullement besoin d'aller recourir à l'hypothèse sans expression de la spécificité, pour se faire une idée de l'action médicatrice, qui, comme l'avait pressenti Hippocrate, se trouve dans la physiologie agissante. Que les principes chimiques, introduits par les voies intérieures, agissent sur l'impressionnabilité de nos organes, que, mêlés à nos fluides, ils modifient leur excitabilité, leur composition chimique même, et que, par ces divers effets, ils changent le mode des fonctions organiques et produisent, par les sécrétions, les actions reconstitutives ou décomposantes, nous n'y mettons aucun doute, puisque nous avons apporté de nouvelles preuves et de nouvelles considérations à cette idée. Mais pourquoi ne voir qu'un côté des phénomènes, et ne le voir encore que par une idée écourtée, antiphysiologique, se faisant en dehors de nos mouvements organiques, si puissants cependant, puisqu'ils peuvent seuls suppléer à cette action chimique inexplicable du médicament sur la radicule du mal?

Donc l'eau de mer, qui devra agir à l'intérieur, par des actions multiples, et sur les fluides, et sur les solides, conviendra dans tous les cas spécifiés dans ce travail, à moins que la dynamie générale ne puisse en supporter les effets, ou que les organes, qui doivent en subir le premier choc, se refusent à lui servir de support.

Dans ces cas, nous aggraverions le mal, comme nous l'avons déjà dit, parce que nous ruinerions l'économie, en l'obligeant à des efforts où elle ne peut s'élever encore ; ou bien nous imiterions la nature, lorsqu'elle amène des éliminations tardives (la diarrhée chez les phthisiques, la suppuration de la lésion anatomique), efforts qui, en ruinant l'organe, ruinent toujours l'organisme.

Une fois ces cas précisés, et d'après toutes les considérations que nous avons fait valoir, la première chose qu'il s'agit de déterminer en pratique, c'est de savoir, s'il faut donner l'eau de mer à doses purgatives ou altérantes.

Ici encore, les mêmes distinctions, que nous avons cherché à établir dans le cours de notre travail, nous dirigent encore. S'il s'agit d'une constitution éminemment hyperalbumineuse, c'est-à-dire pléthorique, quoique dyscrasique, la médication purgative, rapidement éliminatrice, devra être préférée. Si, au contraire, il s'agit de remonter la dynamie organique générale, en même temps que de déterminer la résolution de lésions pathologiques, il faut opter pour la médecine simplement altérante, dirigée encore avec beaucoup de prudence, pour ne pas dépasser les bornes de cet effet, qui doit s'arrêter bien des fois lorsqu'il a relevé la synergie générale, à laquelle le soin de la régénération devra être principalement et ordinairement confié.

Dans bien des cas, l'expérience, que j'ai pu acquérir sur cette médecine diacritique, m'a porté à conseiller les eaux

minérales tous les trois jours, par exemple, à dose purgative, et, les jours intercalaires, à dose altérante.

Mais, ici, il y a une foule de susceptibilités ; j'ai pu observer que tel individu était parfaitement purgé avec un demi-
verre d'eau de mer, tandis qu'un autre ne l'était pas avec un
litre ; d'autres encore, avec les doses les plus rationnelles, au
lieu d'être purgés, sont resserrés.

Mais ces derniers cèdent à l'usage du médicament, souvent
en l'employant avec des boissons rafraîchissantes et relâchantes, et surtout en ne permettant, dès le début du traitement, qu'une nourriture peu excitante, pas trop tonique.

Après ces difficultés, auxquelles on peut parer aussi en laissant quelques jours de repos à la dose purgative, et par conséquent à l'impressionnabilité de l'organe, il s'agit encore de
trouver le meilleur mode d'administration. Mais ici tout a été
proposé et rien n'est résolu.

Les anciens sont pour ainsi dire muets sur ce mode d'administration, car les médecins grecs, Hippocrate, Dioclès,
Thessalus et Thémison ne prescrivaient guère l'eau de mer
qu'en lavement. C'est à Pline et à Dioscoride qu'on rapporte
les premiers indices de l'usage de l'eau de mer en boisson.
Seulement alors on ne la donnait pas pure, mais on en com-
posait une sorte de remède, en la mitigeant avec moitié d'eau
de pluie et suffisante quantité de miel ou de suc de raisin.
Ce médicament, ensuite conservé pour l'usage, était appelé
thalassomel.

Les modernes, pour la rendre potable, la mêlent avec du
lait, avec diverses infusions sucrées, avec de la limonade, de
l'eau d'orge miellée. D'autres répudient toutes ces additions,
et conseillent d'aller la puiser profondément au large, pour
être certain qu'elle ne contient point d'huile empyreumatique, qui la rend nauséabonde. Pour plus de sûreté à cet
égard, ils conseillent de la laisser reposer, puis de la décan-
ter ou filtrer.

Quoi qu'on fasse, cependant, on ne peut complétement faire
disparaître le goût désagréable de l'eau marine, et je crain-
drais que ces dernières précautions, en enlevant une partie

des agents constitutifs de l'eau marine, ne nuisissent, dans bien des cas, aux effets physiologiques et aux résultats thérapeutiques qui en dépendent. Aussi, pensons-nous qu'une des premières conditions, c'est la ferme volonté du malade, car, ici, mieux qu'ailleurs encore, nous pouvons surtout dire :

Pouvoir, c'est vouloir.

Cependant, s'il m'est permis d'exprimer ma pensée, je dirai que je me rangerais du côté des praticiens qui, à l'imitation des anciens, mitigent l'eau de mer. Seulement, au lieu de l'adoucir avec diverses infusions sucrées ou décoctions miellées, je ne la tempérerais qu'avec de l'eau ordinaire. Voici pourquoi :

D'abord, en la mitigeant avec des infusions sucrées, on court risque de dégoûter à la fois le malade et de l'eau de mer, et de l'autre boisson édulcorée, dont le mélange fait toujours une triste boisson. Ensuite on agit ainsi contre les principales lois de la physiologie, en ne se réservant pas divers moyens d'impressionner l'organe qu'on sollicite. C'est pour de pareilles raisons, que la pratique sanctionne, que je donnerais séparément ces deux liquides; car on a reconnu que lorsque l'eau de mer, comme toute autre eau minérale, au lieu de purger, constipait, il suffisait d'en interrompre l'usage pour faire reparaître l'action purgative.

Je pratiquerais donc, dans la circonstance, de la manière suivante : eau de mer mitigée avec de l'eau ordinaire et donnée à dose purgative tous les deux ou trois jours. Dans l'intervalle, un verre ou un demi-verre de cette même eau pure ou mitigée, si on avait besoin de continuer la médication altérante, et, avant ou après ce verre d'eau de mer, une boisson adoucissante, une miellée préférablement.

Après ces détails pratiques, il ne nous reste plus à dire sur ce sujet, que les doses purgatives et altérantes de l'eau de mer doivent varier suivant l'ancienneté du mal, l'âge, la force, la sensibilité individuelle et l'état des organes digestifs, conditions dans lesquelles rentrent les diverses situations pathologiques générales que nous avons cherché à faire distinguer. Quant au mode d'administration à dose purgative, il varie depuis un demi-verre jusqu'à six le plus ordinairement, tandis que la dose altérante doit rarement dépasser un verre.

Mais ce qui varie plus encore, ce sont les durées de ces médications : la perturbatrice, c'est-à-dire la purgative, directement éliminatrice, peut durer depuis un jusqu'à deux mois, pour être reprise après un certain temps de repos dans lequel peut être continuée la médication altérante. Celle-ci, au contraire, n'a pour ainsi dire pas de terme approximatif, elle peut se continuer des années entières.

Toutefois, ce que nous en disons là, se juge plus de l'ensemble de la science que de ce qu'elle a pu acquérir de particulier ; car ce que nous y trouvons d'inscrit est à peu près insignifiant, puisque nous n'y voyons guère que ceci : M. Lée, dans sa lettre à Russel, dit avoir vu l'eau de mer, bue chaque jour à la dose d'une livre, jusqu'à consommation de vingt-cinq conges (mesure de liquides chez les Grecs et les Romains, contenant un pied romain cubique). D'après M. Guastella, on peut donner l'eau de mer jusqu'à mille ou quinze cents grammes, c'est-à-dire à peu près huit à douze verrées par jour.

La question d'administration de l'eau de mer à l'intérieur, soulève encore celle-ci : faut-il débuter, comme les Anglais, à haute dose, ou commencer par des doses fractionnées, pour les élever ensuite progressivement, ainsi que le pratiquent la plupart des médecins ? Cette dernière méthode est la plus prudente, mais elle ne peut être la plus efficace dans tous les cas.

En effet, si elle est souvent obligatoire pour acclimater les organes qui doivent servir de support au premier choc médicamenteux ; si elle l'est encore dans tous les cas où la synergie générale ne pourrait permettre aucune perturbation trop violente, il est évident, d'après toutes les observations et considérations que nous avons produites, que, dans certains autres cas de pléthore humorale albumineuse, une médication rapidement purgative atteindra plus tôt le but en marchant plus directement contre la radication du mal, qui se trouve dans la prédominance constitutionnelle humorale. Voilà donc comment l'observation, aidée de la théorie, peut concilier deux pratiques opposées, qui, certainement, devaient avoir chacune leur raison d'être, puisque toutes deux s'appuyaient sur des faits. Voilà comment, enfin, le raisonnement apprend à distinguer toutes choses, et à les mettre en tel ordre dans chaque circonstance, qu'il évite des inconvénients tout en assurant le succès. Voilà comment toujours l'expérience sans principes est dangereuse, parce qu'elle ne conclut à rien, ou conclut d'une manière trop générale.

Quant aux règles à suivre pour l'administration des eaux minéro-thermales à l'intérieur, elles reposent sur les mêmes principes, puisque, lorsqu'il s'agit de convertir une constitution albumineuse en fibrineuse, on peut insister davantage sur leur action purgative; tandis que, lorsque l'on veut obtenir leur action décomposante fibrineuse, il faut aider les effets produits par le mode balnéaire, c'est-à-dire pousser à la peau et aux reins. On obtient le premier résultat en choisissant les eaux salines très-minéralisées, et le second en préférant des eaux fortement thermales et faiblement alcalines, ou en les mitigeant, afin que la quantité d'eau introduite pousse aux reins, tandis que le calorique pousse toujours à la peau.

§ 2.

Médication extérieure.

Comme le but de cet ouvrage est de mettre quelque ordre dans le pêle-mêle des faits et des principes, c'est surtout dans cette question que toutes nos études doivent être mises à profit, afin d'indiquer aux praticiens les principales règles physiologiques, qui doivent les déterminer pour telles ou telles eaux et pour la manière de varier leur application.

Jusqu'ici les auteurs qui sont allés le plus loin dans cette voie directrice de la thérapeutique des eaux, se sont bornés à tracer le genre de médication, c'est-à-dire l'indication capitale qu'on pouvait remplir avec tel ou tel mode d'administration ; mais, outre que ce travail n'était jamais que relatif à une espèce d'eau, il était encore insuffisant, parce qu'il n'embrassait isolément que les indications constitutionnelles ou organiques ; tandis qu'il est manifeste en pratique qu'il faut souvent agir sur l'organe malade, comme sur la constitution en général. C'est donc cette lacune que nous allons nous efforcer de combler.

Toutes les fois qu'il s'agit d'un traitement hydriatique à appliquer à un malade, comme dans tout autre genre de médication, le premier problème à poser est celui du diagnostic entier de la maladie. Seulement, ce problème, quoique simple, ne nous paraît pas aussi distinct et isolé qu'on l'a cru ordinairement, surtout l'école anatomique de nos jours. Il entraîne d'abord cette complexité :

1° Quel est l'abaissement ou la prédominance constitutionnelle, c'est-à-dire, comme on le disait, le tempérament originel ou acquis du malade, l'état ou les conditions de sa constitution générale ?

2° Quel est l'organe malade, et principalement sa situation, par rapport aux mouvements physiologiques centrifuges ou centripètes qu'il s'agit de déterminer ?

Cette première question diagnostique résolue, celle de la thérapeutique commence, et elle n'est pas la moins difficile, parce que c'est dans elle que résident les difficultés d'application, provenant de ces circonstances, souvent toutes contraires, comme, par exemple :

Une maladie d'un organe intérieur, de l'utérus, étant donnée, réclame une action des eaux pouvant amener un mouvement organique centrifuge, à la fois dérivatif et révulsif. Mais ce même mouvement, s'il est poussé trop loin, s'il est produit par la chaleur qui relâche nos tissus et favorise les excrétions cutanées, peut être fâcheux à la constitution en général, dont l'abaissement ne peut subir de nouvelles détériorations organo-plastiques.

D'autre part, la même maladie peut être alliée à une certaine prédominance organo-plastique générale, et toute médication par le calorique, en augmentant la dilatation des liquides, peut forcer les solides, et notamment ceux les plus atteints dans leurs propriétés physiologiques, ceux de l'uté-rus, agir donc au bénéfice de la phlegmasie, avant d'avoir pu produire ces excrétions cutanées qui, en modifiant l'état de la constitution, favoriseraient la résolution du mal. Tout pareillement les bains froids, en portant ces mêmes liquides de la périphérie au centre, agiraient au profit de la maladie de deux manières, soit en portant les liquides à l'intérieur, soit en excitant les organes élaborateurs, lorsqu'il ne faudrait qu'activer la décomposition par les éliminations. Ceci est si vrai, qu'à moins de pareilles maladies très-chroniques, passives, comme on les appelait, les eaux thermales et les eaux froides administrées, ainsi qu'on le pratique beaucoup trop communément aux thermes et sur les rivages de la mer, sans faire attention à ces mouvements organiques déterminés et à leurs relations avec la condition de la plasticité, aggravent souvent la maladie. C'est ainsi que bien des malades reviennent des eaux plus gravement affectés qu'ils n'y étaient allés.

Comment faire, alors? Toutes nos ressources sont dans les modes d'application dirigés d'après les principes physiologiques posés, et toujours avec le régime diététique adjuvant qui peut convenir le mieux à l'état de la constitution générale. Au lieu d'agir sur tout notre corps, et uniformément avec le froid et le chaud, il faut les employer diversement et localement, comme la pratique hydriatique l'a prouvé dans ces derniers temps, et comme la physiologie peut se l'expliquer aujourd'hui par l'ensemble des faits que nous avons produits.

C'est ainsi que les douches froides et les douches chaudes peuvent agir de deux manières : selon qu'elles sont plus ou moins froides, plus ou moins chaudes, qu'elles frappent de haut ou non, qu'elles sont dirigées sur l'organe malade ou sur ceux qui lui sont le plus diamétralement opposés.

Les douches froides, si elles ne le sont pas trop, surtout au début, si elles touchent plutôt qu'elles ne frappent, si elles sont dirigées sur l'organe malade, si, principalement elles sont prolongées, déterminent d'une manière lente et soutenue la

contractilité de la fibre, et, par elle, l'expulsion des liquides ;
de sorte qu'on peut les appeler dérivatives à toutes sortes de
titres.

Les douches très-froides, à haute percussion et à courte
durée, au contraire, ne peuvent guère être dirigées sur l'organe malade, parce qu'elles le contusionneraient, vu la faiblesse des tissus et leur engorgement par les liquides. Aussi
sont-elles dirigées, loin de cet organe altéré, sur la surface cutanée. Là, dit M. Fleury, elles font l'effet de ventouses. Je ne
sais si la comparaison est juste. Elle peut l'être pour le premier phénomène déterminé, la rougeur de la peau, mais cette
idée est nécessairement insuffisante pour la complexité des
phénomènes déterminés. L'observation nous les montrera. En
attendant, constatons simplement, avec M. Fleury, que ces
douches sont véritablement révulsives.

Les douches chaudes possèdent la même action que les
froides révulsives, c'est-à-dire qu'elles font rougir la peau par le
calorique qu'elles y communiquent et par la percussion qu'elles
produisent; mais, il y a bien évidemment, entre ces deux espèces de douches froides et chaudes, cette distinction physiologiques que nous avons établie et dont ceci montre l'importance, que, tandis que la froide excite la faculté calorigénésique, la chaude peut bien le faire encore par la percussion, mais
elle agit surtout par son calorique communiqué. C'est donc
ainsi que nous pouvons dire déjà, qu'alors que la froide est révulsive et reconstitutive, la chaude n'est guère que révulsive.
Ces conséquences physiologiques sont si parfaitement d'accord
avec la pratique, que l'on peut voir, par les belles observations
de M. Fleury, des guérisons de maladies de l'utérus et de
véritables régénérations constitutionnelles au moyen de cette
douche froide révulsive, tandis qu'on peut observer, à tous les
thermes, les dangers de cette pratique banale, de diriger la
douche chaude sur la partie malade.

Maintenant que voilà à peu près tout l'arsenal thérapeutique
de l'hydriatie, venons-en à l'application d'après les principes
que nous avons établis, et disons tout de suite que c'est en
vertu de ces principes que M. Fleury a réussi, parce que, avec

sa douche froide, il a obtenu à la fois une action révulsive et reconstitutive, c'est-à-dire, les deux conséquences du problème posé. Toutes les observations de cet habile praticien l'attestent ! Cependant, nous croyons ce traitement trop absolu et trop uniformément appliqué, et nous pensons que dans tous les cas d'inflammation assez active ou d'hyperesthésie, cette action est trop lente pour obtenir la dérivation (sédation) nécessaire au soulagement du malade. Avec le procédé de M. Fleury, enfin, on n'obtient pas assez tôt tout ce que la maladie exigeait de révulsion, tandis qu'il n'emploie pas tous les moyens dérivatifs (qu'il appelle sédatifs), ni avec assez de persistance, ni avec assez de concordance avec les dérivatifs. Des observations, l'une du médecin de Bellevue, et les autres nous appartenant, prouveront le précepte pratique que nous voulons poser.

J'analyse ici la belle observation du médecin par quartier de l'Empereur, qu'il a classée dans la médication sédative et hyposthénisante. Mme M***, âgée de trente-neuf ans, d'une constitution grêle, mais robuste, après diverses couches où les préceptes de la prudence n'ont pas même toujours été observés, est atteinte, dès 1835, d'une affection utérine qui n'a cessé de s'aggraver jusqu'en 1849.

La douleur du côté droit, depuis l'aine jusque dans tout le membre pelvien correspondant, la pesanteur périnéale, les évacuations alvines rares, la difficulté de marcher, de se tenir debout, et *une sensation de chaleur, de cuisson, de brûlure, qui se fait profondément sentir dans toute la région hypogastrique et dans la cavité pelvienne*, vont en s'aggravant jusqu'à ne laisser jour et nuit ni répit ni trêve. C'est une sensation de brûlure, de vésicatoire, de sinapisme que madame éprouve continuellement dans le bas-ventre. Madame reçoit les conseils de Lisfranc et de Marjolin. Ni les saignées révulsives du premier, ni les bains tièdes, ni deux mille cataplasmes arrosés de deux cuillerées à bouche de laudanum, conseillés par le second, avec une persistance de plusieurs années ; ni des cautères, de larges vésicatoires saupoudrés de morphine, n'arrêtent cette sensation et ces douleurs.

M. Monod n'est pas plus heureux, et après tous ces traitements infructueux, lorsque, avec les mêmes douleurs, les voies digestives sont tout à fait troublées, que l'émaciation est extrême, M. Fleury, n'osant entreprendre un traitement hydriatique complet, conseille pourtant : « injestion fréquente d'une petite quantité d'eau froide, compresses froides incessamment renouvelées sur le ventre, injections rectales et vaginales rendues graduellement de plus en plus copieuses et froides. »

Ce traitement, qui fut commencé le 17 août 1849, est à peu près invariablement suivi jusqu'au 10 juin 1851, époque où la malade entre à Bellevue. Alors, après des bains de siége et des bains entiers froids, depuis le 10 juillet jusqu'au 1er octobre, elle est soumise aux douches froides révulsives sur le tronc et les membres. Ces douches achèvent la guérison et rendent cette malade à la vie commune, d'une manière presque inespérée.

« Dans cette observation si curieuse, ajoute M. Fleury, l'action sédative de l'eau froide n'a pas opéré la guérison à elle seule, il a fallu lui associer l'action révulsive ; néanmoins elle a joué dans le traitement un rôle considérable, prépondérant, et voilà pourquoi j'ai cru devoir placer ici la relation de ce fait remarquable. » (*Ouv. cit.* de la page 196 à 204).

M. Fleury reconnaît donc que l'action dérivative et révulsive peuvent s'aider puissamment, et, sans vouloir attaquer la brillante pratique de ce médecin, je puis dire, qu'en reconnaissant un tel fait, il est étonnant qu'il n'insiste pas plus directement sur l'une et sur l'autre. J'en découvre la cause en ce que M. Fleury ne reconnaît le fait que comme la conséquence de l'observation même, sans l'admettre encore en principe comme nous.

Or, je dis qu'il n'insiste pas assez sur l'action dérivative (sédative), parce que les compresses froides, les bains de siége froids, les grands bains presque froids, les bains de siége à l'eau courante, les douches ascendantes vaginales et rectales qu'il conseille n'ont pas toujours entièrement et uniquement cette action. Ce fait est hors de doute par tout ce qui a été exposé dans cet ouvrage. Quant aux compresses renouvelées toutes les cinq minutes, elles constituent une pratique très-pénible, sinon impossible, de l'aveu même de M. Fleury; et si elles restent plus longtemps, de telles applications deviennent stimulantes. Les bains de siége à l'eau courante et les douches ascendantes stimulent d'ordinaire aussi, de même que les bains de mer; tandis que, par le mouvement du liquide, les premiers peuvent occasionner de la douleur.

Je dois dire encore que M. Fleury n'insiste pas assez directement sur l'action révulsive, parce que, l'action de la douche froide est lente et plutôt reconstitutive que révulsive, comme le prouvent les diverses observations du praticien de Bellevue. C'est ainsi qu'il a fallu deux mois pour la malade que nous avons citée, tandis que d'autres malades y ont été soumises six à huit mois. Ce n'est pas que ce temps soit réellement long pour le traitement total, surtout en le comparant à l'inutilité des traitements antérieurs plus longs encore, mais il sera long pour le soulagement des malades, pour la dérivation de la phlegmasie qui, dans bien des cas, peut être obtenu en quelques jours. D'ailleurs, si ici, dans ce cas si grave, produit par M. Fleury, il n'a fallu que deux mois d'une médication révulsive, cela ne tiendrait-il pas à ce que la maladie était déjà mieux amendée par les moyens dérivatifs (sédatifs)? Que serait-ce alors, avec une pratique à la fois dérivative et révulsive, d'une application plus directe et plus méthodique, qui ne pourrait jamais empêcher une certaine combinaison avec la révulsion reconstitutive!

En effet, après bien des observations datant de dix ans, après divers faits comparés, l'expérience nous a conduit et fixé à la pratique suivante, que rendront plus évidente les diverses observations qui vont suivre.

Madame X***, âgée de trente-quatre ans, d'une constitution grêle, eut, il y a environ dix ans, à Paris, des métrorrhagies extrêmement abondantes à la suite d'une métrite pour laquelle M. Chomel conseilla divers moyens et pratiqua plusieurs cautérisations. La maladie parut amendée pour un certain temps, malgré un flux leucorrhéique très-abondant et des douleurs passagères, pour faire place à des symptômes d'anémie et à des troubles digestifs, tels que palpitation, diarrhée alternant avec la constipation. Cette dame, venue dans le midi, vit augmenter considérablement ses palpitations au point qu'elle ne put quitter pendant plus d'un an son lit ou sa chaise longue. Dans ces circonstances, la maladie utérine demeura stationnaire et ne se traduisait que par une excitation organique manifeste, que caractérisaient des rêves érotiques, des douleurs dans les seins et le flux leucorrhéique.

Divers médecins consultés prodiguèrent les ferrugineux, la digitale sous toutes les formes, l'opium, le laudanum sans résultat. C'est sur ces entrefaites et dans le courant de l'année 1846, que je fus consulté. L'examen du cœur et des gros vaisseaux me permit de rassurer la malade sur une affection du cœur dont elle était très-alarmée.

Rattachant tous ces phénomènes à une cause unique et première, l'affection utérine, les pertes sanguines primitives et les leucorrhéiques consécutives, je prescrivis : injection rectale et vaginale froide deux fois par jour, application de compresses froides sur le cœur et le ventre pendant une heure trois fois par jour, et lorsque tous ces troubles circulatoires se furent amendés, bains de rivière de courte durée.

Sous l'influence de ces moyens, tous les symptômes morbides s'amendèrent si réellement que non-seulement madame rentra dans la vie commune, mais qu'elle négligea de continuer son traitement que je lui annonçais n'être pas fini ; car, la maladie de matrice me paraissait être encore, avec les pertes blanches, la cause de troubles digestifs dont se plaignait de temps à autre la malade. Cependant, elle ne voulut pas se soumettre à un nouveau traitement, prétextant de son bien-être ou d'affaires toujours nouvelles, qu'elle voulait terminer.

Les choses allèrent ainsi jusqu'en 1852, époque où, peut-être à la suite des troubles politiques ou plutôt insurrectionnels dont nos pays ont été le théâtre, les pertes leucorrhéiques devinrent plus abondantes et les troubles digestifs plus prononcés, caractérisés par une dispepsie extrême.

Je déclarai que tout cela tenait à la plegmasie utérine et

qu'il fallait, enfin, se soumettre à un traitement complet. Mais madame voulut encore attendre, prétextant du froid de la saison, et n'accepta que quelques lavements froids, des injections salées ou aluminées sous l'influence desquelles, le flux utéro-vaginal était modéré et les troubles digestifs diminués.

Les choses en étaient là, lorsque madame désira accompagner son mari dans un voyage fait à petites journées dans le département du Var. Mais alors, les douleurs devinrent si vives dans le bas-ventre, la pesanteur, sur le fondement fut si intolérable, que madame voulut rentrer chez elle avant son mari. Elle s'y fit ramener, en effet, et me fit appeler.

Je la trouvai étendue sur son lit, avec un facies décomposé, se plaignant d'une douleur poignante qui occupait tout le bas-ventre et notamment la fosse iliaque gauche, d'où elle s'irradiait dans le membre pelvien, mais cela, d'une manière telle, qu'elle ne pouvait goûter un instant de repos et que le moindre mouvement était intolérable. Pour faire son lit, il fallait qu'on la prît par les jambes et qu'on la traînât en masse et peu à peu sur une chaise longue. Les cataplasmes laudanisés, les lavements pareillement anodins qu'elle s'était administrés ne produisaient aucun soulagement.

J'explorai la matrice par le toucher et la trouvai énorme, occupant presque tout le petit bassin sur le plancher duquel, elle paraissait reposer par sa face antérieure, car le col était fortement en arrière et assez difficile à atteindre. L'émission des urines était rare et extrêmement douloureuse, tandis que l'ardeur, qui restait ensuite dans tous les organes pelviens, était atroce. La fièvre s'était allumée, et en quelques jours la figure de la malade était devenue méconnaissable ; à peine prenait-elle quelques bouillons, car toute autre alimentation la faisait vomir.

Je conseillai à madame de boire, par gorgée et souvent dans la journée, de l'eau froide, de prendre un lavement froid soir et matin et d'appliquer sur le ventre, une heure le matin, une heure le soir, et une heure à midi, des compresses froides souvent renouvelées ; en même temps que ces compresses agiraient par la dérivation, placer chacun de ses bras dans un manuluve chaud et un peu sinapisé, afin d'obtenir une révulsion; pour nourriture, à peine quelques bouillons aux herbes.

En huit jours, il y eut une amélioration notable, madame dormait la nuit et pouvait le jour passer quelques heures sur sa chaise longue. Dès cet instant, je conseillai de remplacer les linges trempés dans l'eau froide par une douche ou irrigation utérine, au moyen d'un appareil très-simple, consistant en un vase supérieur et inférieur et un tuyau conducteur, la malade étant mise sur le bord de son lit, les pieds sur des chaises. Cette irrigation, qui devait être peu froide et ensuite beaucoup, mais toujours très-prolongée (une heure au moins), était aussi prise trois fois par jour, et, bien entendu, pendant que les bras de la malade étaient mis dans l'eau chaude.

En peu de jours, la dérivation (sédation) fut telle et la révulsion si marquée que madame ne souffrait presque plus, et qu'elle me dit avoir saigné du nez, ce qui ne lui était jamais arrivé de sa vie. Trois semaines après, madame courait la ville pendant toute une journée, et fut par conséquent rendue dans un bien court espace de temps à la vie commune.

Cependant, je ne considérai pas madame comme entièrement guérie et l'engageai, pour assurer cette fois sa guérison, de continuer ses irrigations utérines et immédiatement après de se soumettre à des douches froides, pratiquées sur les épaules et les membres supérieurs, au moyen d'un arrosoir. Mais madame, tout en le promettant, ne le fit pas, prétendant que ce traitement était trop pénible chez elle, et qu'elle se rendrait en un autre temps dans un établissement hydrothérapique. Jusqu'ici, elle n'en a encore rien fait, heureuse d'être bien, comme elle le dit et comme le témoigne sa gaieté et la reprise de ses occupations de ménage.

Madame R*** âgée de trente ans, d'une bonne constitution, fibrineuse (tempérament sanguin), éprouvait, à la suite d'un double accouchement, en 1848 et 1849, des douleurs abdominales, lombaires et des pertes sanguinolentes, laissant peu d'intervalle entre elles pendant quelques mois, puis se supprimant tout à fait pour quelques autres, et chaque fois, alors, madame croyait à une grossesse. Aussi, n'avais-je pu lui persuader qu'il s'agissait d'une inflammation de la matrice, et n'avais-je pu obtenir qu'un traitement incomplet consistant en lavements, injections vaginales et bains de siége froids. Cependant, sous l'influence de ces moyens, tant bien que mal appliqués, il y eut une amélioration manifeste, pendant laquelle madame devint réellement enceinte. Elle accoucha, en effet, heureusement en 1850, et dès lors on consulta un autre médecin. Toutefois, peu après, il se manifesta de nouveaux troubles du côté de l'utérus, et après quinze mois du second accouchement, les pertes devinrent si abondantes qu'elles se transformèrent en une véritable métrorrhagie, qui persista en se renouvelant pendant trois mois. On lui conseilla une tisane de grande consoude, quelques potions avec le tannin, des viandes rôties ou grillées et le repos au lit. Tout cela étant parfaitement inutile et le médecin déclarant que ces hémorrhagies persisteraient jusqu'à l'expulsion de quelque môle ou l'effectuation d'un avortement, on jugea à propos de m'appeler de nouveau. Je trouvai madame extrêmement pâle, le pouls filant, tandis qu'elle était habituellement très-colorée et le pouls dur et plein. Elle se plaignait de douleurs très-fatigantes aux reins, aux aines, au bas-ventre qui était sensible à la pression. Le doigt introduit dans le vagin me présenta aussitôt le col béant et l'utérus engorgé. Je fis cesser à la malade son régime tonique, ne lui permis que du lait et des soupes maigres, de l'eau froide en boisson et prescrivis absolument le même traitement dérivatif et révulsif que j'ai indiqué dans la précédente observation.

Après huit jours, il n'y avait plus trace d'hémorrhagie, les douleurs cessèrent peu après, et la malade n'accusait plus que de la faiblesse. Je ne permis cependant que progressivement et insensiblement une nourriture plus abondante et plus substantielle, et les irrigations froides utérines ainsi que les manuluves chauds furent continués pendant environ un mois, après lequel les règles parurent, durèrent quatre jours comme dans le meilleur état de santé et sans renouveler les douleurs. Aussitôt après, madame reprit ses irrigations froides, put se lever, et si ce n'eût été les pertes de sang antérieures qui l'avaient pâlie, elle n'aurait pas conservé trace de son mal.

Une paysanne de cinquante-cinq ans vint me consulter, il y a plusieurs années, pour un essoufflement, une gêne de la respiration dont elle se plaignait depuis les travaux de la moisson. Au moindre mouvement, même la nuit, étant couchée, elle en était tourmentée : « Je manque absolument d'air, » me disait-elle. Cependant pas de toux. Elle était plutôt pâle que rouge, mais c'était sa nature, ajoutait-elle. J'explorai le cœur, où elle accusait des palpitations, et sans y distinguer aucun trouble dans le rhythme des battements, aucun bruit anormal, je constatai une vitesse et une impulsion inaccoutumées, ainsi que des pulsations insolites dans tous les gros vaisseaux thoraciques. Ces troubles seraient-ils dus à un principe chlorotique ? Dépendraient-ils d'une dilatation des cavités droites du cœur, de celle des veines pulmonaires ? Je me décidai à prescrire la banale digitale, un régime doux et lacté ; mais cela ne produisit presque rien, et la malade réclamait toujours avec instance une saignée. J'y consentis enfin, et elle produisit réellement un soulagement marqué de quelques jours. Seulement, huit jours après, malgré la continuation de la digitale, je suis appelé à la hâte, parce que, dit-on, la malade étouffait complétement. En effet, je la trouve dans un accès de dyspnée des plus fatigants. Toujours le même problème du diagnostic se posait devant mes yeux : à quelle maladie avais-je affaire ? Ce n'était pas un asthme, puisque la malade n'avait jamais toussé ; ce n'était pas une maladie du cœur avancée, puisque la malade ne s'était aperçue de cette gêne dans la respiration et de ses battements de cœur que depuis deux mois. D'ailleurs, pas de bruit de souffle, ni de râpe, pas de matité anormale ; donc, point de rétrécissement aux ouvertures du cœur, point d'hypertrophie, de dilatation extrême. Ce ne pouvait être, par conséquent, que ce qu'on appelait une congestion, que je nomme plus exactement hypostase sanguine cardio-pulmonaire, stagnation favorisée par un abaissement de la contractilité du cœur et surtout des gros vaisseaux. Or, cette hypostase ayant entraîné une certaine dilatation des parois du système circulatoire, à la suite de laquelle la circulation stagnante gênait le nouvel abord du sang, rendait impuissants les efforts multipliés de l'organe musculeux de la circulation pour se débarrasser du sang contenu et arrivant. Cette pensée me détermina sur-le-champ à la prescription suivante : aussitôt un bain de pied entretenu chaud pendant une heure, et en même temps entourer toute la poitrine d'une serviette trempée dans de l'eau froide souvent renouvelée. J'assistai à l'opération, et, au grand étonnement des personnes présentes, le soulagement fut très-prompt. Le pouls se rapetissa bientôt, puis se ralentit, et la malade put, avant de sortir de son bain en même temps froid et chaud, respirer à pleine poitrine. Ces moyens dérivatifs et révulsifs, renouvelés deux ou trois fois par jour, ainsi que des applications de linges froids sur le cœur, dans tout autre moment, si la gêne de la respiration reparaissait, firent entièrement céder la maladie, et depuis, cette femme se porte à merveille.

Je fus appelé, il y a quatre ans, à Valensoles, pour une dame qui ne pouvait plus faire un pas, tant les palpitations du cœur qu'elle éprouvait étaient tumultueuses et rapides. Nous explorâmes avec M. Laurens, médecin ordinaire de la malade, la région cardiaque, et nous trouvâmes, avec une voussure des plus marquées de la poitrine, surtout à l'endroit du cœur, des battements tellement étendus qu'ils paraissaient se prolonger sur toute la paroi antérieure du thorax. Ces battements tumultueux étaient si rapprochés qu'il n'était plus possible de distinguer le bruit des oreillettes de celui des ventricules ; en même temps il y avait un ronchus particulier. Pas d'anémie, le teint de la malade était comme d'habitude ; on ne pouvait remarquer que plus d'amaigrissement.

Avec de tels symptômes, avions-nous affaire à une affection organique du cœur des plus anciennes et des plus graves ? Nous le craignions et nous manifestâmes nos craintes au mari. Cependant, nous prescrivîmes : applications froides souvent renouvelées sur la région du cœur, pendant deux heures, soir et matin, même s'il était possible une heure

encore au milieu de la journée ; pendant la dernière heure
du matin et du soir, donner à la malade un bain de pied
entretenu chaud ; pilules de digitale et d'acétate de plomb
conseillées par Dupuytren ; régime froid et spécialement lacté
et herbacé. Trois semaines après, les choses étaient dans le
même état, la malade était peut-être plus affaiblie et ne pouvait plus quitter le lit. Je conseillai néanmoins la continuation des moyens précédents, et de plus, de rendre le régime
alimentaire plus exclusivement lacté, avec de l'eau froide,
alcalinisée au bi-carbonate de soude, pour boisson. Après
quinze jours, un mois et demi environ depuis le commencement du traitement, il y eut un peu d'amélioration : les battements du cœur paraissaient légèrement ralentis et un peu
moins étendus, la malade n'était plus tant abattue. Alors,
j'ordonnai seulement la continuation des moyens dérivatifs
et révulsifs, et le régime lacté qu'on ne devait modifier que
lentement, avec les progrès de l'amélioration. En effet, dans
trois mois, les palpitations du cœur s'étaient considérablement ralenties, les battements rétrécis, et madame pouvait
faire quelque exercice dans ses appartements. Au mois d'octobre, la fraîcheur de la température, aidant aux moyens
employés, ramena tout à fait la contractilité organique, et
ainsi, dans l'espace de cinq mois, tout indice du mal avait
disparu pour ne plus reparaître.

Je pourrais multiplier ces observations d'hypostase cardio-pulmonaire du sang, notamment y joindre l'histoire d'une
jeune femme que je traite en ce moment pour une pareille
affection, dont la persistance, avec l'inutilité des moyens
employés, avait entraîné une toux incessante, des crachements de sang à la suite, ainsi qu'une dyspnée habituelle et
des palpitations de cœur, redoublant au moindre mouvement, et qui, depuis quatre ou cinq ans, retenaient cette jeune
paysanne claquemurée chez elle. La nuit, la malade ne pouvait dormir, si elle n'était pas complétement relevée par des
coussins, et l'action de monter sur son lit suffisait pour lui
faire perdre la respiration. Des saignées, des sangsues, des
vésicatoires, des cautères, successivement essayés pendant

six ans, ayant été inutiles, cette malade vint me consulter. Sous l'influence des moyens analogues à ceux que nous avons indiqués, la maladie s'amende insensiblement, et les symptômes disparaissent à mesure que se dissipe la stagnation sanguine, sous l'influence de la contractilité activée. Déjà, depuis huit jours, il n'y a plus de crachement de sang, la toux a diminué pour disparaître après un mois. Les nuits sont bonnes, car la malade peut dormir à plat, ce qu'elle n'avait pu faire depuis longtemps. Je laisserai, toutefois, cet ordre de faits pour en indiquer un nouveau.

Une dame de cinquante ans éprouve depuis bientôt deux ans, une douleur à la région spléno-gastrique. De temps à autre cette douleur s'avive, et il en résulte un vomissement d'un liquide séreux, quelquefois muqueux et toujours incolore, n'entraînant jamais les aliments ingérés. L'appétit se ralentit et la peau devient chaude, le pouls fréquent. Cependant son médecin lui assure toujours que ce n'est rien, et ne lui prescrit jamais un traitement sérieux. Sur ces entrefaites, je suis consulté ; et, aux symptômes relatés, je reconnais une affection gastrique grave, dont je cherche la nature. Les observations cliniques de M. le professeur Andral et d'autres rattachent de pareils symptômes à des squirrhes, à des tumeurs mamelonnées, gaufrées de la membrane du ventricule. M. Casimir Broussais croit devoir assigner de telles manifestations à une phlegmasie chronique du duodénum, ou même du pancréas. D'autre part, on a vu bien des gastralgies avoir des phénomènes insolites. Pour mieux m'en assurer, je conseille divers moyens usités pour ces derniers cas, l'opium, la belladone avec un régime doux et succulent ; mais je n'en retire, avec un amendement dans les vomissements, que plus de malaise général, et surtout plus de chaleur, plus d'agitation du pouls, de diminution de l'appétit. La malade ne peut encore toucher son côté, ni se coucher dessus, quoique l'exploration ne fasse découvrir rien de particulier.

Enfin, je me décide au traitement suivant : boire à petits coups, souvent, dans la journée, de l'eau froide, se nourrir de lait froid, de quelques soupes féculentes froides, de compotes de fruits, également froides. Je prescris des lavements froids soir et matin, en même temps que des applications froides et le bain de pied chaud, comme dans les précédentes observations. Huit jours après, la douleur s'évanouit, le malaise cesse, et dans l'espace de quinze jours, le vomissement n'a paru qu'une fois, et le malaise ne s'est montré que rarement la nuit : je l'attribue à la chaleur du lit, et je prescris de mettre sur l'épigastre une compresse froide. D'ailleurs la malade peut palper son côté, s'appuyer, se coucher dessus, sans faire reparaître, comme auparavant, la douleur et le vomissement. Cependant la douleur semble fuir à droite. On la poursuit avec les mêmes applications. Enfin, à peine se montre-t-elle par moments, et la malade se trouve si bien, qu'elle prend un peu de viande froide sans mon autorisation. Le pouls est rentré dans sa normalité dès les premiers jours, la malade a repris ses petits travaux de magasin, et sa figure rayonne de satisfaction. Voilà un mois de cela, et le mieux, avec le traitement, continue.

Parviendrons-nous à une guérison complète[1]?

Ce qui devrait nous le faire espérer, c'est l'histoire d'un monsieur que je visitai deux ou trois fois au Plan-des-Mées, il y a quelques années. Ce monsieur, après des douleurs intestinales et des selles mélaniques provenant de l'exhalation du sang sur le point pathologique de l'intestin, était parvenu à une maigreur et à une anémie extrêmes. Je lui conseillai de l'eau froide pour boisson, des lavements froids, des applications froides, soir et matin, sur le ventre, des frictions sèches sur toute la surface de la peau, et surtout un régime entièrement lacté, frugal et froid. Je n'osai employer des révulsifs chauds aux membres inférieurs, à cause d'une dartre squammeuse humide (eczéma), que le malade avait eue dernièrement à la jambe. Cependant un médecin, dans l'espoir de révulser la maladie intérieure, en rappelant, au contraire, l'affection de la peau, fit appliquer des vésicatoires sur cette même jambe. La dartre, toutefois, ne reparut plus; mais, avec son régime,

[1] Pendant que ces lignes s'imprimaient, nous y sommes parvenu; cette dame n'éprouve plus aucun malaise.

les moyens dérivatifs employés, et même, peut-être les révulsifs vésicants, ce monsieur, après quinze mois de traitement, est arrivé à se bien porter et à reprendre ses occupations agricoles.

A une époque plus reculée encore, je fus appelé dans la même contrée, au château de Paillerols, pour une fermière qui se mourait, disait-on, d'un vomissement de sang. Je trouvai en effet cette femme, ayant vomi beaucoup de sang noir, en caillots ou liquide, et dans un tel état, que le pouls était filant, la peau entièrement décolorée, l'œil terne, l'intelligence entièrement affaissée. Ce phénomène, que j'ai observé quelquefois à la suite d'hémorrhagies abondantes, était si marqué, que la malade, lorsqu'elle vint me voir à Manosque, m'assura n'avoir pas du tout souvenance de mes visites, au point que, bien qu'elle me fût si reconnaissante, disait-elle, elle n'aurait pu me reconnaître sans être avertie. Dans cet état, j'ordonnai de l'eau glacée pour boisson, des compresses froides aussi, et constamment renouvelées sur l'épigastre, des sinapismes le long des extrémités inférieures, perpétuellement promenés de haut en bas et de bas en haut, des cruchons d'eau chaude aux pieds et à côté des membres. Sous l'action de ces moyens, l'hématémèse, qui se montrait déjà depuis longtemps avec des douleurs abdominales et des troubles digestifs, ne reparut plus; tandis que, par la continuation d'une pratique fort analogue, les tissus du ventricule reprirent peu à peu leur contractilité physiologique, au point que cette femme se porte fort bien depuis plusieurs années.

Nous ne sommes pas les seuls, maintenant, à comprendre l'importance dérivative des applications froides, des irrigations, etc. Les faits suivants, que nous empruntons à M. Boullay, nous montreront les ressources qu'elles offrent et la valeur qu'elles peuvent avoir dans un traitement, quoique ici cette action dérivative ne soit pas secondée par la révulsive que nous employons concurremment.

« C'est ainsi qu'en disposant convenablement les irrigations, nous avons vu M. Rostan les pratiquer sur la tête dans le cas de méningite. M. Fleury reproche aux irrigations de diviser l'eau et de lui faire frapper les parties sur lesquelles elle arrive ; ce reproche ne me paraît pas fondé ; et certainement on évitera cette force d'impulsion, de projection due au point élevé d'où part le liquide, si on a soin, comme je l'ai recommandé, d'après M. G. Amussat, de mettre à l'extrémité du tube à irrigation des bandelettes de linge, qui dissémineront l'eau à la surface de la compresse qui recouvre la partie soumise à l'irrigation. Affecté à deux reprises différentes de phlegmon diffus du bras, j'ai été soumis aux irrigations, cela pendant six ou huit jours chaque fois, et je puis certifier que les précautions que je viens d'indiquer ayant été prises, le bras sur lequel était dirigée l'irrigation, n'éprouvait pas, de la part de l'eau, le moindre choc, et que, grâce à elle, quand, après quelques heures, la vive inflammation qu'elle était destinée à combattre était calmée, je jouissais d'un bien-être et d'un sommeil qu'elle ne troublait en rien. Pour qu'elles agissent avec fruit, il est essentiel qu'elles ne soient pas interrompues ; car alors, surtout au début du traitement, si l'eau cesse de couler seulement pendant quelques minutes, on éprouve une sensation de chaleur et de cuisson extrêmement pénible. Si, par hasard, la personne qui me veillait n'avait pas soin de maintenir de l'eau dans le vase destiné à l'irrigation, il m'arrivait d'être immédiatement réveillé par la douleur extrême que me causait l'arrêt de l'écoulement. (Il s'agit d'une inflammation aiguë.) Ce n'est donc que peu à peu, et lorsque l'inflammation aura disparu, ou bien quand, dès le début, comme j'aurai soin de l'indiquer, elles ne pourront pas être supportées, que les irrigations devront être complétement cessées. » (Charles Victor Boullay, thèse inaugurale, soutenue à Paris le 17 mars 1853, p. 40-41).

J'ai voulu laisser parler M. Boullay, pour qu'on pût bien comprendre, par lui qui les avait éprouvés, les effets de ces applications dérivatives. Je rentre maintenant plus particulièrement dans mon sujet en revenant à la pratique de M. Fleury, spécialement révulsive, et à la mienne à la fois et en même temps dérivative et révulsive.

Si je ne me trompe, la comparaison des faits que je produis avec ceux de M. Fleury prouve deux choses : qu'il ne faut pas confondre absolument le traitement révulsif avec le reconstitutif ; qu'en pratique, la première indication à remplir consiste à détruire les phénomènes les plus saillants du mal, à arrêter son travail le plus actif. Or, par les moyens que nous préconisons, il est facile de voir qu'on peut déterminer la résolution d'une phlegmasie, même chronique, en quelques jours, et qu'il ne s'agit ensuite que d'en corriger ou d'en prévenir les tendances constitutionnelles. Je dois avouer, néanmoins, que la pratique que je prône a un inconvénient réel : c'est que beaucoup de malades, après avoir obtenu une amélioration que plusieurs praticiens ont regardée jusqu'ici comme une guérison, renvoient ou rejettent leur traitement définitif. N'importe, le médecin doit être l'homme consciencieux par excellence. Dès l'instant qu'il a fait pour le mieux, il doit tout avoir fait.

Résumons-nous donc, et afin de mieux faire comprendre notre pratique, disons que pour nous, toutes les diverses espèces de médications qu'on avait admises toujours si distinctement, comme s'il pouvait y avoir quelque chose de parfaitement distinct dans notre organisme enchaîné dans un consensus indivisible, se mouvant dans un cercle sans fin, se réduisent véritablement à deux, mais liées encore à leur origine à la différente impulsion organique imprimée. De sorte que tous nos traitements, quoique pouvant être distingués, ne sauraient pas plus être séparés que ne le sont nos mouvements organiques et nos actes fonctionnels dans notre machine vivante. Il s'agit toujours à la fois, d'une direction différente imprimée à la contractilité et partant aux fonctions complexes de la circulation, direction marchant à la reconstitution ou à la décomposition constitutionnelle, tout en effectuant la dérivation et la révulsion, pour seconder, avec ces deux modes thérapeutiques, la résolution. C'est ainsi que les médications hydriatiques, comme toutes autres peuvent se représenter par cette simple formule :

Dérivation et révulsion { reconstitutives, toniques.
{ décomposantes, hyposthénisantes.

Dans ce petit tableau viennent se condenser et s'unir toutes les conséquences physiologiques, pathologiques et thérapeutiques de l'hydrothérapie. C'est ainsi qu'une maladie étant donnée, il y aura toujours, pour en suivre les indications physiologiques générales et particulières, la dérivation, la révulsion et la reconstitution à obtenir. Seulement, nous avons dit qu'il y avait bien des cas où il fallait produire la dérivation et la révulsion avant la reconstitution, et cela, d'autant mieux que souvent les forces organiques et vitales peuvent suffire pour les phénomènes constitutionnels. Vérité relative qui n'empêche pas, toutefois, dans certains cas, de poursuivre à la fois ces deux buts.

Nous croyons ainsi être si véritablement dans les voies sûres et naturelles, que dans nos distinctions thérapeutiques se trouve toute la médecine, puisque, dans certaines pratiques, elle se borne à l'un des deux genres de phénomènes organiques ou plastico-organiques que nous venons de signaler. En effet, pour beaucoup de médecins, les faits que nous avons cités seraient des guérisons complètes; tandis que, pour nous, nous n'avons cru parer qu'à un genre de phénomènes organiques. Voyons maintenant comment nous attaquons les phénomènes constitutionnels, les plastico-organiques.

La reconstitution tonique peut s'obtenir, comme l'a montré M. Fleury, par des douches, des affusions froides, par les bains de mer et d'autres eaux simples ou minérales froides, ainsi que l'attestent nombre de faits. Seulement, chacune de ces eaux réclame particulièrement des cas spéciaux, ou tout au moins, ceux-ci exigent à chaque eau des modes variés d'application. C'est ainsi que des bains de mer, de rivière, pourraient agir au bénéfice de la phlegmasie, si cette phlegmasie était intérieure, parce qu'ils agiraient nécessairement à l'inverse des phénomènes organiques dérivatifs et révulsifs qu'il importe d'obtenir. Dans ce cas donc, il faudrait des bains de très-courte durée pour produire, par la réaction et la faculté calorigénésique excitée à la surface, ce même mouvement organique révulsif et reconstitutif que M. Fleury obtient avec les douches froides. En effet, si l'on se rappelle le rôle que jouent les capillaires dans la nutrition et la caloricité vitale, on comprendra bientôt comment l'assimilation et les élaborations doivent être modifiées, et, dès lors, par ce fait, la régénération constitutionnelle produite.

Mme ***, âgée de 35 ans, d'un tempérament lymphatique, à grosses formes, chairs molles, avec des taches de rousseur et des cheveux très-blonds, était épuisée, depuis plusieurs années, par une perte utérine décolorée que remplaçait une leucorrhée purulente, fétide. Il n'y avait pas de douleurs dans le ventre, mais de la constipation alternant avec la diarrhée et divers troubles dispepsiques. Le teint était décoloré, anémique, parfois bouffi. Le toucher ne découvrait aucun changement de position de l'organe, le col était béant, mou, comme fongueux sur le côté gauche. Cet état avait résisté aux ferrugineux, au tannin, et à plusieurs cautérisations pratiquées par divers confrères. Consulté en 1850, je conseillai à madame, de prendre matin et soir un bain de siége disposé à peu près comme celui dont je donnerai la figure et la description (fig. 2), et le soir d'aller prendre un bain de mer à la lame, en ayant soin de placer dans le vagin mon irrigateur. Cet instrument (fig. 1re) que M. Charrière a bien voulu faire confectionner sur les dessins que je lui ai fournis, se place dans le bain de siége, comme dans le bain de mer ou tout autre, et a pour effet de seconder la dérivation; car, au moyen de notre bain de siége, on peut disposer les choses de manière que l'utérus reçoive la première impression de l'eau, puisqu'elle ne se répand dans le bain de siége qu'après avoir passé sur l'organe intérieur. Dans le bain entier ou le bain de mer, il suffit que la malade elle-même agite un peu, de temps à autre, le liquide, avec la main au niveau du pavillon extérieur de l'instrument, pour le faire pénétrer dans le vagin et arriver sur le col utérin. De cette manière, l'eau peut être aussi également bien renouvelée sur l'organe intérieur que sur la surface de la peau. Par ce moyen même, l'irrigation que reçoit l'utérus est aussi douce ou vive qu'on peut le désirer, en abaissant ou en relevant le réservoir qui fournit le courant dans le bain de siége (fig. 2), ou en modérant ou en agitant la main qui pousse le liquide, lorsque la malade prend un bain entier froid, à la mer ou à l'eau courante.

Par ces conditions, on peut user de ce moyen dans différents cas : lorsqu'il faut amener tout simplement une dérivation et une révulsion reconstitutive, ou même exciter quelque tonicité sur l'organe même.

Comme on voit, toutes ces conditions étaient exigées par le cas présent. Aussi la malade prit pendant trois mois des bains de mer, des bains de siége de la manière indiquée, et se trouva si bien après, que ce ne fut qu'avec peine qu'elle consentit de retourner à la mer en 1851. Les pertes sanguines furent presque immédiatement supprimées, la leucorrhée, à peine sensible à la fin de la première saison, disparut complétement à la seconde. Quant à l'hématose, elle fut assez rapidement modifiée et la vascularisation de la peau manifeste dès la première quinzaine des bains de mer, car cette dame m'écrivait alors : « Comme vous le disiez, je me transforme ; avec de la force, je crois reprendre déjà quelques couleurs aux joues, et mes mains sont réellement moins jaunes. »

Voilà donc les cas extrêmes qui peuvent nécessiter avec des modes différents d'application, l'observance de nos principes : toujours dérivation, révulsion et régénération. Or, si dans les cas précédents, nous avons insisté d'abord et surtout sur la dérivation et la révulsion, pour celui-ci nous avons presque négligé la révulsion, nous contentant de seconder la dérivation, en même temps que nous poursuivions la régénération. Il est vrai que dans ces cas encore, une plus grande vitalité des capillaires de la périphérie peut être considérée comme un mouvement organique révulsif, seulement lent et insensible. Le médecin devra donc comprendre, en pratique, toutes ces nuances physiologiques, et il y parviendra facilement en comparant les faits aux principes.

Voici d'ailleurs quelques détails qui feront sentir toujours davantage la manière d'appliquer ces principes. Seulement, comme il serait trop long de rapporter encore de nouvelles observations, je me contenterai de formuler ma pratique, telle qu'elle est résultée d'autres faits que je donnerai ailleurs, dans un ouvrage plus approprié, avec tous leurs détails historiques.

Dans les indurations chroniques du col ou de la matrice entière, avec granulation ou ulcération, les turgescences acuminées ou arrondies, molles ou fongueuses du col, nous avons utilisé les cautérisations ; mais elles ne nous ont jamais suffi, l'hypérémie ramenant toujours les phénomènes pathologiques locaux. Maintenant, aussi, nous négligeons souvent de tels moyens, parce qu'il est manifeste, par nos observations comme par celles de M. Fleury, que, l'hypérémie disparaissant, les ulcérations, les granulations disparaissent avec elles. D'autres faits nous ont témoigné, cependant, que ce pouvait être un bon moyen adjuvant ; et dans des cas graves, nous donnerions la préférence aux cautérisations avec le fer rouge, d'après la méthode de notre ingénieux et habile ami, M. Jobert de Lamballe, qui a obtenu de forts beaux résultats par ce moyen héroïque. Cependant, nous croyons qu'il ne peut être encore qu'accessoire, et ne saurait dispenser de tous ceux qui sont destinés à lutter contre l'hypérémie et à modifier la constitution. Mais, je suis convaincu que ce moyen, combiné avec les pratiques hydrothérapiques, devra désormais sauver bien des femmes qui succombaient à des dégénérescences utérines. Je me souviens avoir lu quelque part que M. Arnolt, de Brighton, aurait guéri une affection cancéreuse de l'utérus avec un mélange de sel marin et de glace qu'il portait sur l'utérus au moyen d'un spéculum en gutta-percha, qui, par un canal particulier, permettait l'écoulement du liquide formé, par la fonte du mélange, au contact de l'organe. D'autre part, il y a vingt ans que mon illustre maître, le baron Alibert, me disait, dans ses conversations intimes : « Pour les maladies de l'utérus, l'eau, toujours l'eau, rien que l'eau, » et me citait, à ce propos, une actrice célèbre qu'il croyait avoir guérie d'une affection même cancéreuse de l'utérus, en ayant disposé, avec beaucoup d'art et de soin, une douche qu'elle prenait plusieurs heures de suite, pendant qu'elle jouait à son piano. Évidemment donc, tous ces moyens combinés à propos ne peuvent que promettre les résultats les plus favorables. Nous avons, d'ailleurs, obtenu des succès presque inattendus de la pratique que nous allons exposer *in globo*, et avec laquelle nous sommes parvenu, notamment, par cinq ans de persévérance, à la guérison d'une maladie de l'utérus qui certainement était du plus fâcheux caractère, non-seulement par les symptômes qu'elle présentait, par la persistance du mal, mais surtout parce que la mère et une sœur de la malade avaient succombé au même âge, à pareille maladie. C'était au point que la malade, après avoir consulté vainement à Lyon et à Montpellier, s'était vouée à la mort, et qu'il a fallu les raisonnements les plus précis pour lui faire entreprendre son traitement, et l'expérience successive de l'amélioration de son état pour la faire persévérer dans les longueurs de la médication. Cependant, depuis deux ans cette guérison est aussi entière qu'assurée, car, outre le bien complet obtenu, cette dame est sortie de son époque critique, ce qui détourne de l'organe, même sa fluxion physiologique. Je n'ai pas donné ici cette observation, bien qu'elle rendît plus manifeste encore l'effet de l'eau froide, mais j'ai pensé que les longueurs de ses détails se placeraient beaucoup mieux dans l'ouvrage spécial sur ces maladies, que j'ai le projet de publier. Alors aussi, je pourrai parler de deux autres malades dont le traitement qui va suivre arrête jusqu'ici les progrès d'une dégénérescence, malgré que je n'aie pu obtenir un soin suffisant dans les moyens employés, à cause des conditions sociales qui entourent l'une et du dénûment de l'autre. Un obstacle aussi à de telles pratiques, dans nos pays ignorants, c'est que les malades, ainsi que beaucoup de monde, croient encore positivement à l'action du remède contre le mal, et ne se doutent nullement que le médecin n'a d'autre pouvoir que celui de susciter certains mouvements de l'organisme, qui seul peut ainsi se débarrasser de la maladie. De ces fausses idées, il en résulte que l'on croit trop ou trop peu à la puissance de la médecine. Dans les deux cas, la conséquence est funeste : ou elle paralyse le médecin, ou elle empêche le malade de retirer tous les bénéfices de la science. Mais revenons à notre traitement.

1° Suivant l'état général de la constitution , j'insiste beaucoup sur le régime alimentaire, et, en général, je ne permets des aliments toniques que lorsque la résolution de la maladie s'est presque effectuée. Pour la seconder, je me suis quelquefois assez bien trouvé de l'iodure de potassium et de l'extrait de seigle ergoté, conseillé par notre ami et ancien camarade, le docteur Arnal, médecin par quartier de Sa Majesté Napoléon III. Par contraire, je n'ai jamais rien obtenu de la ciguë tant vantée ;

2° Bain de siége froid matin et soir autant que possible, irrigation d'après le procédé que nous donnons (fig. 2), ou bien douche utérine, de manière à renouveler incessamment et seulement le liquide froid en contact. Aussi adoptons-nous parfaitement l'appareil imaginé par M. Maisonneuve, qui, comme le nôtre, agit sans percussion, et par conséquent plus favorablement, dans la grande majorité des cas, que les douches ascendantes ;

3° Immédiatement après l'irrigation utérine, lavement froid ou douche rectale, et toujours l'eau de plus en plus froide et les irrigations de plus longue durée ;

4° Pendant ces pratiques dérivatives (sédatives), s'il est besoin d'une puissante révulsion, manuluves chauds, quelquefois sinapisés ; même, au besoin, vessie remplie d'eau chaude entre les deux épaules, où M. le professeur Velpeau fait appliquer des sinapismes dans le cas de perte utérine. Les vessies en caoutchouc vulcanisé, de M. le docteur Gariel, nous ont été, pour cette pratique, aussi utiles qu'agréables et commodes pour les malades. Immédiatement après ces pratiques dérivatives et révulsives, dans le cas surtout où il s'agit de déterminer une révulsion reconstitutive, frictions rapides sur tout le corps avec une serviette trempée dans de l'eau froide, frictions en drap mouillé et surtout immersion de quelques minutes dans la mer ; bain de pluie avec l'eau de mer ou l'eau froide ; enfin, l'étuve sèche, et après elle la douche froide ou le bain de pluie, comme le pratique M. Fleury, sur les épaules et les bras. Tout cela suivant les indications du moment ou l'époque du traitement hydriatique. Je dis suivant l'époque du traitement ou les indications de la maladie, parce que, dans le premier cas, il faut acclimater insensiblement et la sensibilité de l'individu et sa puissance organique de réaction au choc du moyen employé, et, suivant l'indication, le genre ou la puissance du moyen révulsif, les bains chauds partiels, l'étuve sèche ou la douche froide, le bain de pluie froid, celui de mer à la lame. Les moyens dérivatifs ne demandent pas tant de précautions, ils conviennent dans presque tous les cas.

Lorsqu'il s'agit de déterminer une puissante révulsion plutôt que la reconstitution, nous préférons l'étuve sèche, telle que la pratique M. Fleury. On verra plus bas que nous en avons obtenu des résultats remarquables. C'est au point qu'à la première occasion j'ai le projet d'organiser mon bain de siége irrigateur, ou l'appareil de M. Maisonneuve, de manière que, pendant que la malade reçoit une irrigation utérine froide, toute la périphérie de son corps soit soumise à la révulsion de l'étuve sèche. Il y aurait là, en même temps, un mouvement organique déterminé, tout à fait contraire à l'action pathologique, et d'une puissance prodigieuse, comme le montrera une observation incomplète encore, mais sur laquelle néanmoins je donnerai tout à l'heure quelques détails.

Les irrigations froides, dérivations combinées ou simultanément employées avec l'étuve sèche, un régime sédatif, peu nourrissant, seront utiles dans toutes les phlegmasies intérieures encore actives, où il est nécessaire d'obtenir, avec la dérivation, un mouvement de décomposition. Par contraire, si l'affection locale était tellement chronique, passive, qu'elle dépendît de la reconstitution de l'économie, les bains de mer, avec notre irrigateur, les douches ascendantes, les douches froides révulsives ou le bain de pluie reconstitutif et un régime tonique et analeptique, devraient être préférés.

Toujours, comme on voit, les mêmes indications sont posées et doivent être suivies, car elles se rattachent constamment aux mêmes principes physiologico-pathologiques que nous avons établis. En voici des preuves nouvelles dans des maladies différentes.

M. ***, avocat, est pris, à Paris, il y a environ dix ans, d'une paralysie des membres abdominaux et thoraciques, avec fourmillements, fusées électriques dans chacun de ces membres. L'intelligence était intacte, et M. le professeur Chomel, qui visita le malade, jugea que tous ces phénomènes provenaient d'une inflammation de la moelle allongée. Tel est, en effet, le diagnostic que je vois encore sur les consultations de cet habile praticien. Divers moyens furent employés, mais l'amélioration ne fut que très-lente et tout à fait incomplète au bout de deux ans. Alors, on conseilla les eaux de Bourbon-l'Archambault, qui firent encore quelque bien, en donnant un peu plus de liberté aux membres. Cependant, on jugea le séjour dans le Midi nécessaire, et le malade se rendit à Nice, où il passa deux ans. Là, la stricnine fut essayée sans résultat, et il survint une fièvre intermittente qui dura seize mois, y compris de courts intervalles de cessation, occasionnés par le sulfate de quinine que le malade ne prenait qu'à petites doses, dans la crainte de contrarier sa maladie primitive, et aussi surtout parce qu'il s'apercevait qu'à chaque accès de fièvre il avait un peu plus de liberté dans ses membres.

A quoi pouvait tenir ce phénomène si étrange pour le malade, même pour les médecins qui l'observaient alors, et si naturel pour nous? Il tenait, évidemment, à la dérivation des fluides de la moelle allongée, pendant que le frisson congestionnait la rate et le système veineux abdominal, tandis que la réaction, en portant à la peau, produisait une révulsion aussi, en même temps qu'une modification dans la plasticité du sang, par les sécrétions cutanées qui s'en suivent. L'action de la décomposition à la suite de la fièvre intermittente est bien manifeste par le teint pâle et anémique, les lèvres, les conjonctives décolorées que présentent les malades affectés, depuis quelque temps, d'accès fébriles. Ce fait proviendrait-il des pertes excrémentitielles faites par la peau, ou bien donnerait-il raison à M. Donné, lorsqu'il pense que les globules sanguins se forment dans la rate? Ce qu'il y a de positif, c'est que, par les phénomènes organiques d'action et de réaction circulatoires, et par l'atténuation des liquides, on peut comprendre les effets favorables de telles modifications organo-plastiques, dans les mouvements nécessaires à la résolution d'une phlegmasie.

Toujours est-il, d'ailleurs, que sous la seule influence du climat et de cette fièvre intermittente, les membres thoraciques se dégagèrent tout à fait, et que lorsque je vis le malade à Gréoulx, les membres inférieurs seuls se ressentaient du retentissement du mal, à part cependant encore quelques douleurs vagues et passagères dans les membres supérieurs. M. *** marchait, mais avec une canne, traînant et relevant les jambes d'une manière insolite. Sa démarche, il est vrai, avait quelque chose de pénible, de titubant, tandis qu'il ne pouvait rester sur ses pieds et immobile ; ce n'était que par le balancement de la marche qu'il pouvait se tenir debout et progresser. Mais, lorsque l'équilibre devait être le résultat de la contraction simultanée et tonique des muscles extenseurs et fléchisseurs des membres inférieurs, il se serait laissé choir après un instant.

Dans cet état, il éprouvait des vertiges, des éblouissements et souffrait encore fréquemment de la tête. Je lui conseillai des applications, des affusions froides sur la tête, des bains de pieds chauds, des purgatifs répétés, des suppositoires stibiés ; un régime herbacé et lacté, ainsi que de l'eau en abondance, alcalinisée avec le bi-carbonate de soude.

Par ces moyens, alternant avec les eaux de Gréoulx, qui poussaient aux urines et à la peau, M. ***, en deux ans, s'est tout à fait rétabli et n'éprouve plus le moindre symptôme de sa maladie. Il se livre, sans en être fatigué, aux travaux de cabinet, comme à l'exercice à pied et en voiture, que réclame sa profession, qu'il exerce avec autant de sagacité que de distinction.

C'est pour ce cas, comme pour de semblables, que j'ai vivement regretté que les eaux thermales ne fussent pas mieux disposées pour remplir les différentes indications dont nous avons traité. D'après ce fait et d'autres, il est avéré qu'on obtiendrait les plus grands et les plus prompts succès, si l'on pouvait administrer, dans de pareils établissements, des affusions, des irrigations froides sur la tête, pendant qu'on doucherait les membres inférieurs avec de l'eau thermale. J'ai bien cherché à y suppléer, mais toujours, comme on pense, incomplétement. Les bonnets à glace en caoutchouc vulcanisé de M. le docteur Gariel trouvent encore ici leur indication, et j'ai pu les utiliser.

T***, maréchal-ferrant, âgé de trente-quatre ans, est atteint, depuis cinq ans, d'une diarrhée chronique, qu'exaspérèrent souvent des écarts de régime, de manière à ce que les selles deviennent séreuses, sanguinolentes et d'une fréquence inconcevable ; l'appétit, qui est perdu depuis longtemps, cesse alors absolument; la fièvre survient, souvent des nausées et quelquefois des vomissements. Tous ces phénomènes persistent assez longtemps d'ordinaire, et les potions, les lavements laudanisés, les pilules thébaïques, des potions anodines avec la cire en suspension, m'ont paru sans effets. Il n'y a guère que des lavements froids, des applications froides sur le ventre et l'abstinence, qui paraissent amender la violence du mal. Sur l'état chronique, le cachou, le ratanhia sous toutes les formes, le tannin, le diascordium, la thériaque, même la noix vomique, les lavements avec le nitrate d'argent, restent sans aucune action. Aussi, cet homme fort, robuste, musculeux, s'était-il extraordinairement amaigri et était devenu anémique. Sa figure, ses conjonctives étaient décolorées, jaunes même, il traînait ainsi une existence chétive, découragé qu'il était, ainsi que les divers médecins qui l'avaient soigné.

Pour moi, mon découragement venait surtout de ce qu'il n'y avait pas moyen d'obtenir de ce malade un régime alimentaire, dès qu'il était sorti des exacerbations de son mal. Aussi étais-je resté fort longtemps sans le voir, lorsqu'il vint de nouveau me consulter dans le courant de novembre dernier.

Je lui proposai un traitement hydrothérapique complet, pourvu qu'il me promît enfin de se soumettre à toutes les pratiques que je lui tracerais, et surtout au régime alimentaire convenable. Il y souscrivit, et je me décidai à essayer, sans grande confiance à une parole qui m'avait fait défaut tant d'autres fois. Je lui prescrivis :

1° Lavement froid soir et matin , applications froides souvent renouvelées sur le ventre pendant une heure, soir et matin aussi, et immédiatement après frictions avec un linge mouillé par tout le corps, et, dans quelques jours, affusions froides sur les épaules, les bras et le dos ; après , se vêtir de suite et faire de l'exercice proportionné à ses forces ;

2° Pas de vin ; de l'eau froide prise modérément et à petit coup, des soupes féculentes, du riz surtout mais constamment au maigre , quelques viandes rôties lorsque l'appétit se prononcerait , et principalement de la chair musculaire de bœuf ou de mouton crue, réduite en pâte et avalée en boulettes, jusqu'à concurrence de trois ou quatre onces par jour.

Dans une quinzaine de jours, l'appétit se prononça, les forces se relevèrent ; les chairs augmentaient, le teint était meilleur , la peau plus tendue et plus nourrie. Cependant , deux mois après, cette pâleur était encore manifeste, ce qui m'annonçait que l'hématose n'était pas suffisamment modifiée, et par conséquent les forces organiques générales pas assez remontées pour servir de *diverticulum* à l'affection et relever ainsi l'organe malade. Je parlai d'étuves sèches, de douches plus puissantes, mais tout cela fut toujours ajourné.

Je dois dire que dès les premières affusions froides sur les épaules, les jambes s'œdématièrent. Preuve nouvelle de l'action de pareils moyens sur la contractilité des tissus et de l'influence de celle-ci sur la circulation des fluides. Le malade effrayé me demanda ce qu'il fallait penser de cet événement, et, pour toute réponse, je lui conseillai de commencer par les jambes quelques-unes de ses nouvelles affusions. En quelques jours, le phénomène en question fut dissipé, et le malade acquérait insensiblement de nouvelles forces ; car, il put faire de longues courses à pieds, et travailler à sa forge, ce qu'il n'avait pas fait depuis longtemps.

Quant à la diarrhée, elle s'amendait réellement, mais d'une manière fort lente. Toutefois, il n'avait plus de digestions pénibles, l'appétit était bon, les borborygmes et les coliques ne tourmentaient plus le malade. Les selles mêmes étaient plus consistantes, parfois presque moulées.

Ce fut au point qu'assuré plus que jamais de tenir enfin sa guérison, il se relâcha peu à peu sur son régime, et se sentant ses forces antérieures, il permit à son frère de faire une absence de quelques semaines, pouvant parfaitement lui seul suffire aux travaux de sa profession. Mais alors, il suspendit tout traitement, se trouva même mieux, disait-il, qu'il n'avait encore été, car sa diarrhée avait presque disparu. Je lui en fis de vifs reproches, lui déclarant que sa figure, pâle encore, ne témoignait pas un retour définitif à la santé, que d'ailleurs, pour y croire, il faudrait plus de six mois sans le moindre symptôme de mal.

Je prêchai encore dans le désert, et, peu de jours après, grâce à cette suspension subite de traitement et une gibelotte de lapin, le mal reparut avec sa primitive violence. Fièvre, nausées, inappétence complète, selles séreuses, incessantes, etc. Je prescrivis de la tisane de riz froide, édulcorée avec du sirop de coings, lavement d'eau froide et linges trempés dans le même liquide en applications souvent renouvelées sur le ventre, pendant une heure soir et matin. Manuluves chauds en même temps pour seconder l'action locale dérivative (sédative). Ces moyens amendèrent légèrement l'état des choses, et ce fut à ce moment que je montrai le malade à mon excellent confrère, M. le docteur Goyrand, d'Aix, à qui je communiquai le projet que j'avais de soumettre le malade à l'étuve sèche, une fois par jour, tandis qu'il continuerait les moyens dérivatifs indiqués.

A peine y a-t-il été soumis quatre jours, pendant 10, 15, 20 minutes, car j'ai toujours évité d'abondantes sueurs, qu'il put supporter un peu de nourriture (des soupes féculentes et quelques bols de viande crue), et que les selles furent réduites à quatre ou cinq, puis à moins encore dans les vingt-quatre heures. Il est vrai que voilà seulement quinze jours de cela et qu'il s'est maintenu parfaitement au régime alimentaire prescrit. Mais ce qu'il y a de remarquable, c'est que, lorsque ensuite j'ai fait supprimer ces étuves, de crainte d'affaiblir le

malade par la sueur, la diarrhée a augmenté et le malade les
a de nouveau réclamées. Pour obtenir leurs bienfaits sans inconvénients, maintenant que le malade est revenu à de meilleurs conditions (un mois et demi), je lui fais prendre l'étuve le
matin, et de suite après une aspersion à l'eau froide. L'après-
midi, nouvelle mais simple aspersion et promenade rapide.
Arriverons-nous ainsi au but cherché? Je l'ignore. Mais toujours est-il que jamais des effets pareils n'avaient été si rapidement obtenus par les autres moyens ; ce qui n'est pas moins
un grand enseignement, que les praticiens apprécieront ; car,
par ces effets même, il est possible de comprendre qu'avec
un sujet plus raisonnable et une observance rigoureuse des
moyens indiqués, selon les principes que nous avons posés,
on pourrait être presque assuré du résultat [1].

D'après tous ces faits que je pourrais multiplier, notamment par une observation de cystite, qui avait résisté à tous
les moyens conseillés jusqu'ici, il doit être bien établi que,
dans toutes nos médications hydrothérapiques ou autres, il
n'est jamais question que de dérivation, de révulsion, de reconstitution régénératrice ou décomposante. Phénomènes locaux et généraux souvent liés ensemble, dépendant les uns
des autres, mais pouvant avoir cette conséquence pratique :
qu'il peut devenir plus utile de détourner les phénomènes
locaux, ou au contraire de modifier les phénomènes généraux.

On devra donc choisir les eaux et disposer leurs modes

1. Voilà trois mois que j'écrivais ces lignes. Aujourd'hui, les selles sont
devenues régulières, les digestions parfaites, l'appétit et les forces entièrement revenues, et T*** a repris tous ses travaux. Je lui conseille néanmoins
encore la plus exacte observance de son régime diététique, des soupes féculentes maigres et des viandes rôties ; pas de lait, d'herbages, de fruits, absolument pas de ragoûts, des lavements froids tous les jours ; de temps à autre
quelques étuves sèches et des douches froides quotidiennes sur les épaules,
en même temps que beaucoup d'exercice ; car je ne considère pas encore sa
guérison comme tout à fait assurée. Je n'y croirai que lorsque le teint aura
recouvré toute son animation et témoignera ainsi autant de la régénération
constitutionnelle que de la résolution complète et définitive de l'altération organique ; la régénération devant être le témoignage le plus manifeste et le
plus assuré de la parfaite équilibration organo-fonctionnelle. Déjà, toutefois,
le teint a bien changé, puisque les pommettes se colorent, que tout le monde
croit à la guérison du malade. Cependant, il n'y a pas dans toutes les parties
de la peau de sa figure l'animation qu'il devrait y avoir.

d'application, dans la première circonstance, en vue de la dérivation et de la révulsion ; dans la seconde, en vue de la reconstitution régénératrice ou décomposante.

Chose étrange ! l'étude des eaux thermales comme des eaux froides s'est faite, jusqu'ici, par l'inféodation du médecin à tel ou tel établissement, de manière qu'avec les unes ou les autres on a prétendu arriver également au résultat. Nous avons montré, dans les chapitres précédents, que cette assertion n'était pas tout à fait exacte, et si, dans celui-ci, nous devons convenir, qu'en effet, suivant le mode d'application de ces mêmes eaux, avec le froid ou le chaud, on pouvait relever la dynamie vitale de notre organisme par la simple commotion imprimée, nous avons prouvé aussi qu'il y avait une médecine plus rationnelle, plus sûre, qui suivait plus immédiatement les indications locales et générales. Lesquelles indications on ne pouvait bien observer : les locales, qu'en se servant en même temps du froid et du chaud ; les générales, qu'en utilisant particulièrement les eaux froides, pour les reconstitutions régénératrices, et les eaux chaudes, pour les reconstitutions décomposantes. Faits d'autant plus exacts que les principes chimiques de chacune de ces eaux agissent d'ordinaire à l'intérieur en déterminant des modifications constitutionnelles plastiques, correspondant aux modifications qu'entraîne différemment la différence de la température.

Nous montrons ainsi que les médecins des différentes eaux, en préconisant leurs établissements pour presque la généralité des maladies, vont trop loin, de même qu'ils abusent en pratique et de la dynamie vitale et de leurs eaux. Aujourd'hui, nul établissement ne pourrait avoir une telle prétention qu'en possédant, à des degrés divers, de l'eau froide et de l'eau chaude, et des sources minéralisées, de manière à être les unes altérantes, les autres recomposantes. C'est au point que, maintenant que la science peut comparer les faits qui émanent des traitements hydriatiques thermaux et froids, qu'elle peut se rendre compte des phénomènes physiologiques qui les commandent, nul établissement ne saurait être suffisant pour remplir les plus urgentes indications, qu'en possédant des appareils variés qui permettent au praticien d'administrer en même temps, sur différentes parties du corps, de l'eau froide et de l'eau chaude. Jusque-là, la pratique hydrothérapique se fera aveuglément, et l'on pourra, comme le disait naguère un spirituel et habile professeur, M. Trousseau, « conseiller les eaux, et sur le revers de la consultation, ajouter : à moins qu'il n'entre dans les convenances de la malade de prendre les bains de mer. » (*Bulletin de thérapeutique*, t. XLIV, 1853, p. 33.)

Je ne disconviens pas qu'on puisse ainsi réussir, puisqu'on peut révulser avec l'eau froide comme avec l'eau chaude, relever même la tonicité de la fibre par le contraste de l'eau froide avec l'air chaud, comme de l'eau chaude avec l'air froid. Mais, dans cet état de choses, la thérapeutique et le médecin sont à la disposition du malade ou du baigneur, et toujours à celle de l'irritabilité particulière de l'individu. M. Fleury l'a fort bien compris, puisqu'il ne confie sa douche à la fois sédative et excitante qu'à lui-même. Mais même, dans ce cas, sommes-nous assez assuré de l'impression que nous allons produire? sommes-nous assez assuré d'atteindre juste cette dynamie vitale que nous allons toucher ainsi à sens et à contre-sens? On doit convenir qu'il reste encore trop de conséquences aléatoires, qu'une pratique plus sage, étayée sur les principes posés d'après l'ensemble de l'observation et de l'expérience, ferait disparaître.

D'ailleurs, avec les modifications dans les modes d'application, nous agrandissons véritablement le cercle de la thérapeutique, tout en rendant celle-ci plus sûre, puisque nous la faisons plus immédiatement suivre la raison physiologico-pathologique.

En effet, on dit bien que par le bain froid, celui de mer, la douche froide, nous obtenons une révulsion par la réaction produite. C'est vrai; mais cette révulsion est surtout reconstitutive, ce qui ne peut convenir dans toute phlegmasie et même dans tous les degrés de cette même phlegmasie. Il faut donc, ici, non-seulement le plus exact diagnostic sur la maladie, mais encore la plus parfaite appréciation de la sensibilité de ce mal, si je puis ainsi parler, et toujours celle de l'impressionnabilité de l'individu, de la condition plastique de ses liquides. Chose si difficile qu'elle est souvent impossible, comme le témoignent bien des malades qui s'en retournent des eaux, prises ainsi simplement au hasard, plus gravement affectés qu'ils n'y étaient venus. On éviterait ces inconvénients et ces dangers, si, par des moyens moins perturbateurs que régulateurs, on suivait pas à pas les indications des fonctions vitales organo - plastiques que nous nous sommes efforcé de distinguer, et que sûrement l'on peut atteindre, comme le prouvent les faits que nous avons produits.

Disons donc que l'immersion, les douches, les bains de pluie à l'eau froide seront indiqués toutes les fois qu'avec une révulsion à obtenir, on aura besoin d'une reconstitution tonique. Les faits de M. Fleury le prouvent surabondamment, tandis que déjà, les études physiologico-pathologiques auxquelles je me suis livré depuis 1847, et que j'ai présentées dans les divers concours de la Société impériale de médecine de Marseille, en donnent la raison et les motifs.

En effet, si ces pratiques hydrothérapiques ramènent la chaleur à la peau, cette action physiologique qu'on appelle réaction est complexe. Après la répulsion violente des liquides par la contractilité périphérique excitée, il y a vraiment retour du sang par des effets presque physiques. Mais en même temps, il y a des modifications chimico-vitales dépendant à la fois de la respiration d'un côté et de l'action des capillaires sur les fluides de l'autre. Si, au moment d'une immersion rapide d'une douche froide, d'un bain de pluie, on observe la respiration, on la trouve d'abord, comme arrêtée, puis tout à coup, se reproduisant par de vastes et longues inspirations. De cet effet, comme nous l'avons dit, le conflit de l'air et du sang étant augmenté dans le poumon, il devra y avoir plus d'oxygène introduit, plus de dissous dans le sang. Aussi lorsque ce sang arrivera aux capillaires, il se brûlera d'autant plus de carbone que ces mêmes capillaires, par leur contractilité excitée, auront acquis plus d'activité organique. C'est donc là ce qui explique la réaction, comme la reconstitution à laquelle il faut ajouter les autres phénomènes de la nutrition, qui ne doivent être que la conséquence de ceux-ci, comme le prouvent tant de faits que nous avons évoqués.

Maintenant, par des effets inverses, les eaux thermales, les étuves sèches, les bains de vapeurs, les bains russes, ont une action définitive opposée, et cela même en usant de l'immersion, de la douche froide, après. Celle-ci ne fera qu'arrêter l'action diacritique de la peau, diminuer la susceptibilité; mais l'action la plus longue, la plus modificatrice reste avec sa révulsion et sa décomposition. C'est pour cela qu'on usera de ces moyens avec avantage, dans les phlegmasies chroniques intérieures, dans les diarrhées rebelles.

En effet, Hallé, dans son article *Bain* du Dictionnaire en soixante volumes, avait déjà dit que, si l'on s'opiniâtrait dans l'emploi des bains froids, la diarrhée survenait. Ceux-ci donc ne seront vraiment utiles, comme nous l'avons montré, que lorsqu'il s'agira de dévier des affectious cutanées et de modifier une constitution albumineuse par des sécrétions intestinales prolongées.

Les faits, d'accord avec le raisonnement, doivent faire repousser, dans la plupart des cas, les immersions froides trop répétées comme les douches et les bains de pluie, par cette raison qu'il y a trop de déperdition de calorique sans laisser le temps à la faculté calorigénésique d'agir. C'est ainsi, qu'on cite l'histoire d'un naufrage où des individus qui, étant demeurés suspendus sur la carcasse d'un navire, et mouillés seulement de temps à autre par la vague, succombèrent plutôt que ceux qui se trouvaient plus bas immergés continuellement jusqu'au cou. Les bains de mer qui furent conseillés à la reine Hortense, pour la fortifier, étant ainsi des bains à immersions courtes et répétées, ne firent que l'énerver davantage (ouv. cit. de Mlle Cochelet). C'est ainsi que l'on utilise avantageusement, au contraire, de semblables pratiques, dans l'état inflammatoire de diverses fièvres.

Toutes ces questions, comme le comprennent d'ailleurs, tous les hydrothérapeutistes, dépendant de la vitalité organo-plastique ranimée ou dirigée, consistent dans la température du liquide et la durée de l'impression. On pourra donc désormais, surtout sous les beaux climats des rivages de la Méditerranée, en France, en Italie, en Espagne, administrer des bains de mer et surtout des douches et des bains partiels, en été comme en hiver. Il n'y aura que la différence de durée à observer avec la plus grande attention, et alors, surtout si l'on parvenait à avoir un établissement qui, par le chaud et le froid, permît de suivre toutes les indications, on pourrait ne discontinuer aucun traitement, et même profiter plus particulièrement de l'hiver, lorsqu'il s'agirait de reconstitution tonique, ainsi que bien des faits émanés de Graëfenberg le font admettre.

Pour utiliser donc tous ces principes, soit avec des eaux de mer, soit avec toute autre eau froide, soit avec des eaux thermales, il s'agira toujours, pour le praticien, de se faire une idée exacte:

1° Du mouvement organique centrifuge à exciter par rapport à la dérivation et à la révulsion ;

2° Des éliminations les plus nécessaires à provoquer, soit pour arriver à la reconstitution régénératrice, soit à la reconstitution décomposante;

3° Du besoin le plus pressant, pour l'état pathologique, ou de la dérivation ou de la reconstitution.

Avec ces données, la pratique hydrothérapique est fixée, aussi bien selon les lois de la physiologie pathologique, que de la thérapeutique générale. D'ailleurs, celle-ci ne nous a pas fourni jusqu'ici d'indications précises, ni donné de règles y correspondant. Toutes les médications reconnues n'établissaient aucune distinction à l'égard des rapports de l'organe avec la constitution ; tandis que ces mêmes médications rentrent parfaitement dans les catégories de nos principes physiologico-thérapeutiques.

C'est donc maintenant que nous pouvons dire avec M. Fleury, que l'hydrothérapie, d'empirique, d'exclusive, d'aveugle, est transformée en rationnelle, méthodique et devant d'autant mieux être avouée par la science, qu'elle est, non-seulement mise en rapport avec l'état actuel de nos connaissances physiologiques et pathologiques, mais encore, que tous les faits relatifs à la thérapeutique générale des eaux minérales, thermales, froides, simples, se prêtent la main, pour assurer les uns par les autres les mêmes principes, la même raison : le mode véritable de leur action médicatrice.

SECTION IX.

HYGIÈNE DES BAIGNEURS AUX EAUX DE MER EN PARTICULIER ET AUX EAUX MINÉRO-THERMALES EN GÉNÉRAL.

Si j'ai été assez heureux pour faire bien comprendre que les eaux de mer n'agissaient sur nos états pathologiques et constitutionnels, qu'en modifiant la sensibilité, la caloricité, par la contractilité et la nutrition, et *vice versá*, on a dû reconnaître que les conditions hygiéniques, dont on doit entourer les malades, doivent être de la plus grande importance, en même temps qu'elles doivent varier suivant qu'il s'agit d'amener des éliminations et par elles l'exaltation de l'absorption, ou de rétablir simplement l'équilibration fonctionnelle, en excitant, par les commotions imprimées, la dynamie synergique.

Dans tous ces cas, les moyens hygiéniques adjuvants peuvent tous et de différentes manières être utilisés. Je dis plus : ils sont ordinairement indispensables. Depuis le climat qui agit sur toutes les fonctions, jusqu'aux impressions qui retentissent spécialement sur la sensibilité, toutes les conditions de l'existence ont la plus grande influence sur les différents états morbides et constitutionnels auxquels les eaux de mer et l'hydrothérapie en général peuvent convenir.

Circumfusa. Nous avons déjà vu que l'air atmosphérique, la lumière solaire, la latitude du pays, la nature du sol, pouvaient avoir les effets les plus directs sur les individus malades. C'est ainsi que presque tous les états physiologico-pathologiques, où les eaux de mer sont utiles pour déterminer des éliminations et des régénérations, réclamaient un climat sec et chaud, qui dût favoriser l'accomplissement des fonctions de l'absorption. En même temps, et j'insiste sur ce point, qui ressort déjà de nos études physiologiques, la médication marine, agissant par la température froide et la densité de l'eau, doit avoir plus de puissance relative, non-seulement par l'air de la mer, qui dans un tel climat est nécessairement chargé de plus de principes chimiques évaporés et moins de dissous par les pluies, comme le confirment les récentes expériences de M. Chatin, mais encore parce que cette même action du climat, portant plus essentiellement l'économie à toutes les fonctions expansives, celle du bain froid doit exciter, en pareille circonstance, plus vivement le ressort de la contractilité. En effet, n'est-ce pas toujours par contraste que notre sensibilité est impressionnée? Par conséquent, il doit s'en suivre nécessairement que les bains de mer, pris sous un climat chaud et sec, doivent produire plus d'effets dans les maladies qui les réclament, attendu que sous de telles influences les actions et les réactions déterminées sont plus entières, plus complètes et surtout plus faciles.

On peut dire aussi des eaux thermales que, favorisant la décomposition et les éliminations par le mouvement organique expansif, elles doivent plutôt être choisies dans les climats chauds et secs. C'est ainsi que les eaux d'Aix, de Gréoulx, de Digne, des Camoins à Marseille, en Provence, nous paraîtraient bien plus favorables que certaines eaux thermales des Pyrénées où l'humidité des vallées et des montagnes exige, de l'aveu de M. Marchant, les plus attentives précautions.

Seulement, j'avoue que, pour que ces thermes puissent acquérir tout leur degré de prééminence, il faut qu'ils réunissent des appareils complets qui se prêtent mieux aux indications locales et générales que nous avons posées. C'est ainsi qu'il devrait y avoir des douches froides et des douches chaudes de tout genre, des vaporium et des étuves de différentes espèces pour obtenir des modifications constitutionnelles, et des appareils divers, afin de pouvoir administrer en même temps des bains locaux froids et des bains chauds qui déterminassent les mouvements organiques de dérivation et de révulsion, dont nous avons établi l'importance médicatrice.

Ingesta. Ce qui manque encore et surtout à ces thermes

comme à tous les établissements d'eaux minérales, ce sont des tables de régime, ainsi que je le disais dans mon *Dogmatisme pratique des maladies dartreuses* (ouv. cité). Je ne veux pas parler d'une table comme celle de Graëfenberg, uniforme pour tout le monde. Au contraire, ce mode a autant d'inconvénients que les restaurants de nos thermes en France. Il faudrait diverses tables où l'on servît, sur chacune, un régime exclusivement lacté, végétal, frugal, animalisé et tonique, froid ou chaud, afin de ranger autour les divers malades qui peuvent réclamer plus particulièrement chacun de ces différents genres d'alimentation. Tout ainsi serait sérieux et utile, toujours dirigé par le médecin et non pas livré à la merci des goûts du malade et au trafic de chaque maître d'hôtel.

Ce serait d'autant plus avantageux que, comme nous le disions en 1849, un régime diététique, approprié à chaque prédominance ou abaissement idiosyncrasique, corrigera, mieux que quoi que ce soit, l'effet réfractaire qu'on observe sur quelques organismes, pour les premières actions des eaux. Leur premier choc sera moins orageux et plutôt en harmonie avec l'action physiologique que l'on veut solliciter et finalement obtenir. D'ailleurs, disais-je, avec des tables de régime, ce qui est réellement pénible, chez soi, seul, soumis dans sa famille à pareille règle, deviendrait presque un plaisir par l'entraînement de l'exemple, par l'encouragement mutuel, par l'enthousiasme que fait naître une même espérance poursuivie en commun, par la confiance qu'inspire la vue des effets obtenus sur d'autres. (Voy. mon Dogmatisme cité, p. 40, 41.) Aussi, je ne doute pas que des établissements d'eaux minérales ou hydrothérapiques, qui organiseraient ainsi un système diétético-thérapeutique sérieux et complet, n'obtinssent des succès inespérés, des guérisons importantes, qui viendraient chaque jour s'inscrire dans la science et ajouter à la signification de nos observations, qu'ont étendues déjà les faits de M. Chossat ou les résultats de M. Pravaz.

D'ailleurs, tout ce que nous avons dit de l'action des eaux thermales ou froides prouve qu'il s'agit constamment d'atteindre la nutrition, de même que nous l'avons établi pour la thérapeutique en général dans un autre travail (*Synthèse pathologico-thérapeutique*, *Bulletin de thérapeutique*, 1850). Il s'agit toujours de lui enlever ou de lui faire acquérir ! Par conséquent, si le véritable mode d'action des eaux consiste à diminuer ou à activer les organes élaborateurs, il est incontestable qu'il faudra, dans différents cas, pour seconder encore mieux cette action, diminuer ou augmenter les matériaux de cette élaboration.

Aussi, si, dans cette question de physiologie thérapeutique, il est bien démontré que tous nos moyens, quelque élément de la vie, sensibilité, contractilité, caloricité, qu'ils touchent, atteignent toujours la nutrition, il reste également avéré que toutes nos questions thérapeutiques rentrent dans cette déduction physiologique de M. Chossat déjà citée : que toute maladie est un problème d'alimentation.

Cette vérité m'a été démontrée en pratique par toute sorte de faits. J'en ai cité quelques-uns, je pourrais les multiplier et même invoquer ceux de M. Pravaz ; mais je me bornerai à ceux-ci, que je ne saurais taire toutefois, parce qu'ils démontrent plus particulièrement qu'en modifiant la nutrition ou l'hématose, on arrête même des maladies charbonneuses, pustuleuses, du plus mauvais caractère. Cependant, on avait cru devoir attribuer ces maladies à un principe morbide très-spécial, et, à défaut de spécifique pour les combattre, s'astreignait-on à détruire aussitôt tout le foyer du mal par le fer ou par le caustique.

Au commencement de ma pratique dans le midi de la France, je fus appelé à la campagne de Pontoise, et là, on vint me prier d'aller visiter un autre malade qui était alité depuis trois jours. Je le trouve avec une inflammation à la joue, dont le centre était dur et violacé, et les environs rouges, comme œdématiés jusqu'en delà du front et de l'oreille. Je reconnus un charbon des plus malins, mais n'ayant rien pour le cautériser, étant d'ailleurs à une grande distance de chez moi, j'engageai les parents d'aller chercher, dans la journée même, un officier de santé des environs, en le prévenant de ce dont il s'agissait. Mais, en attendant, devais-je rester inactif devant cette maladie ? Le malade avait une fièvre extraordinaire, telle que je n'en ai peut-être jamais revu. Fort, jeune et robuste, il avait un pouls d'une distension, d'une plénitude étonnantes ; toute sa peau était rouge, comme tendue et gorgée ; il ruisselait de sueur et se plaignait d'une douleur atroce générale de la tête. Je me posai cette question : en attendant des secours, pour combattre localement la maladie, n'y avait-il pas à craindre que de tels phénomènes inflammatoires compromissent quelque organe important, qu'ils aggravassent même la maladie charbonneuse? Dans cette double pensée, je me décidai à lui pratiquer une saignée. Je retirai un sang couenneux, et le malade prétendit aussitôt en ressentir du soulagement. Je repartis donc, et n'ayant plus rien entendu dire de ce malade, je craignis, pendant quelque temps, qu'il n'eût succombé, lorsque, trois mois après, à mon grand étonnement, je le vois apparaître lui-même, me déclarant qu'il n'avait pas suivi le conseil que je lui avais donné d'aller chercher un médecin plus à portée de lui ; que, d'ailleurs, il avait moins souffert depuis la saignée et avait continué à beaucoup suer ; qu'en conséquence, ses parents et lui-même pensèrent que le mal se dissiperait seul. D'autant, disait-il, que sa joue avait percé ; puis, il s'en était détaché un gros morceau, et c'est pour cela qu'il venait me voir. En effet, outre un ectropion que la cicatrice entraînait, il me montra sa joue transpercée de part en part de manière à y introduire le petit doigt. Je lui fis de vifs reproches, mais cela ne parait à rien ; il fallait remédier aux deux inconvénients qui étaient résultés et de cette grande mortification et de cette cicatrice. Heureusement, je pus y parvenir au moyen d'une opération et ensuite du fer rouge ; car, depuis longtemps, ce malade est débarrassé de sa double infirmité.

Mais la question n'est pas en ce moment dans ces circonstances chirurgicales, elle est dans ce fait : qu'une affection charbonneuse des plus graves guérit par les modifications qu'une saignée, des sueurs excessives peuvent apporter à l'hématose ; car, bien évidemment, les mêmes désordres locaux seraient survenus si l'on s'était borné à un traitement local ; on peut même se demander s'ils n'auraient pas été plus considérables, et si, sans la saignée, la vie n'eût pas été compromise? Les faits qui vont suivre le démontrent aussi clairement que possible.

Il y a trois ou quatre ans, je fus appelé, dans la commune de Sainte-Tulle, pour un homme que visitait l'officier de santé de la localité, M. Sicard. Cet homme fort et robuste avait été piqué, il y avait à peu près quinze jours, sur le dos de la main par une guêpe. D'abord, la partie s'enfla plus que d'habitude et présenta toujours, à l'endroit de la piqûre, une ecchymose qui surprenait le malade lui-même. Cependant, il passa outre, espérant que cela se dissiperait de lui-même, lorsque, au contraire, cette ecchymose augmenta, puis noircit et s'entoura de petites phlyctènes renfermant, les unes, une sérosité noirâtre, les autres, jaune ; le tout accompagné d'une inflammation œdémateuse du reste de la main. C'est dans cet état que nous vîmes le malade, qui avait de la fièvre, et qui, cependant, avait mangé jusque-là. Le mauvais caractère de la plaie ne fut douteux, ni pour M. Sicard, ni pour moi ; car, tous deux, nous nous demandâmes s'il fallait cautériser? Mais, quelles conséquences terribles! nécessairement, le caustique allait attaquer les tendons des muscles extenseurs de la main, et rendre ainsi cet homme impropre à ses travaux, comme je l'avais vu d'autres fois. Nous nous déterminâmes à attendre jusqu'au lendemain, et en attendant, nous résolûmes d'attaquer la nutrition en général, de manière à éliminer ou à détruire le principe morbifique. Pour parvenir à ce but nous conseillâmes :

1° Le malade étant très-fort et robuste, une large saignée ;

2° Immédiatement après, l'émétique, d'abord à dose vomitive, et ensuite, en lavage, pour déterminer une purgation abondante ;

3° Des embrocations d'huile d'olive sur la main pour abriter la plaie du contact de l'air, et par-dessus des compresses imbibées d'eau froide, souvent renouvelées, afin de ranimer la contractilité locale et s'opposer à la stagnation des liquides, sinon faciliter leur résolution.

Le lendemain, l'état des choses n'avait pas changé, le mal local n'avait pas augmenté. Le malade avait eu plusieurs vomissements et nombre de selles. Continuation donc de l'émétique en lavage et même traitement topique. Toutefois, remplacer l'émétique par du sulfate de soude, aussitôt que la tolérance du premier paraîtra être établie.

Le quatrième jour, la fièvre avait diminué, et à part quelques phlyctènes qui s'étaient ouvertes et l'œdème inflammatoire qui semblait abandonner la main pour se porter à l'avant-bras, l'escarre ne paraissait avoir fait des progrès, ni en profondeur ni en étendue. Purgation tous les matins avec le sulfate de soude et l'après-midi boire abondamment d'une tisane délayante avec addition de quatre grammes de carbonate d'ammoniaque par litre de liquide.

Ce traitement continué pendant dix jours triompha tout à fait du mal : la peau superficiellement mortifiée se détacha, l'inflammation ambiante se résolut peu à peu et le malade en a été quitte pour une roideur de sa main qui a duré plusieurs mois. Mais des douches d'eau froide et l'exercice en ont triomphé depuis longtemps, et cet homme ne conserve pas trace de la terrible maladie qu'il a eue.

Je dis terrible, puisque le fait qui va suivre a montré le danger auquel il était exposé, en même temps que la valeur des principes pratiques que j'émets pour la circonstance. Le fait dont il s'agit se passait à la même époque, ce qui prouve qu'il y avait dans la constitution atmosphérique quelque chose de particulier qui agissait sur l'état général de l'organisme. Je n'ai pas vu la malade dont il est question, mais j'en tiens les principaux détails d'un jeune confrère, M. Roche, qui avait suivi cette maladie sous la direction d'un autre médecin.

Une dame est piquée, par un cousin (*culex pipiens*), derrière la nuque. Comme dans notre observation, cette piqûre resta quelque temps sans vouloir se guérir ; puis, tout à coup, elle prit un mauvais caractère, de sorte qu'on pratiqua des incisions jusque sur les portions de peau saine, afin d'empêcher les progrès gangréneux. Mais, cette pratique n'arrêta rien ;

car il fallut ainsi successivement suivre le mal jusque sous le bras, et, lorsqu'il parut s'arrêter à ce point, il se montra inopinément sur l'une des hanches où les mêmes moyens furent inutilement employés, puisque, enfin, quelques jours après, la poitrine s'embarrassa subitement et la malade succomba. Comme toujours on parla de métastase à l'intérieur, mais il n'était pas besoin de cette circonstance pour attester que la maladie était générale avant d'être locale. L'ordre des phénomènes l'indiquait assez, surtout lorsqu'on avait vu le mal se porter tout à coup sur l'une des hanches, c'est-à-dire à un lieu distinct et séparé de son premier point de départ.

En effet, les circonstances seules de cette dernière observation prouvent qu'il s'agit d'une infection générale, de même que le résultat calamiteux de cette dernière, comparé avec la terminaison de la précédente, qui lui est si identique, achève la démonstration. Démonstration qui porte nécessairement cette instruction pratique, qu'en modifiant l'hématose ou la nutrition générale, on peut atteindre même les principes morbides dans lesquels la médecine avait dû reconnaître une certaine malignité essentielle, et que, faute de spécifique pour la combattre, elle avait au moins recommandé un traitement chirurgical qui détruisît sur place le foyer pathologique, afin de préserver de son venin le reste de l'économie. Après de tels résultats, on peut juger de l'insuffisance de cette manière de voir et de l'importance de nos principes physiologico-thérapeutiques, attestant toujours mieux que, dans quelque maladie que ce soit, nous sommes presque toujours obligés d'agir sur la nutrition, soit directement, soit indirectement par les autres facultés physiologiques que nous avons reconnues. J'ai montré, ailleurs, en mettant à profit et en étendant les observations de Dupuytren, que l'on pouvait guérir de cette manière certaines gangrènes séniles (*Bulletin de Thérapeutique*, t. XXXV, 1848). C'est donc ainsi que la proposition de M. Chossat est presque toujours vraie et applicable; car, en l'observant exactement, si nous savions à temps et à propos donner ou enlever à la nutrition, nous obtiendrions des résultats aussi heureux que surprenants. En voici un exemple significatif.

Il y a plusieurs années qu'un homme de trente-cinq ans environ présentait, depuis deux ou trois ans, un ictère général. Il avait déjà subi divers traitements, et était depuis près d'un an à l'hôpital de Manosque, sans avoir retiré la plus petite amélioration des différents remèdes employés par mes confrères et par moi. Cependant, dans les premiers temps que cet homme fut soumis à mon observation, je ne pus croire à une affection grave du foie; car il mangeait, se prêtait même difficilement aux plus légères modifications de son régime alimentaire, et je ne constatai, d'ailleurs, aucun engorgement de l'organe hépatique. Mais cet état se prolongeant pendant près d'un an devant mes yeux, le malade étant toujours d'un jaune orangé pour ainsi dire plus intense, je me demandai s'il ne pourrait pas s'agir d'une cyrrhose, de calculs biliaires formés dans la vésicule du fiel, d'une altération de tissus particulière, de celle de certains canaux de l'organe? Toujours est-il que l'insuffisance des moyens employés et la persistance du mal m'autorisaient à employer un moyen énergique. Je ne crus pas qu'il y en eût de plus efficace qu'un régime alimentaire exclusivement frugal. Mais le malade, qui se tenait difficilement à un régime herbacé, comment consentirait-il à ne manger que des fruits, sans pain, sans vin, ni aucune autre espèce d'aliments? Je lui dis, cependant, qu'à son âge, il fallait guérir, fut-ce par les moyens les plus extrêmes et les plus pénibles; que, d'ailleurs, s'il ne voulait pas se prêter à mes prescriptions, je ne pourrais le garder à l'hôpital, ne pouvant m'associer plus longtemps à son incurie. Ces raisons le déterminèrent : il ne mangea donc que des melons, des pastèques, des raisins, des poires et des pêches, et dans l'espace d'un mois, la coloration jaune si foncée de sa peau avait beaucoup diminué; dans l'espace de deux mois, il n'y avait plus trace de maladie.

Après ces divers genres de faits, on doit comprendre toute l'importance d'un régime alimentaire en pratique générale. Ainsi est-il question de ces constitutions albumineuses dont il faut déterminer l'excrétion de l'excédant humoral et régulariser les assimilations et les élaborations nouvelles? est-il question de principes tuberculeux à résorber et à éliminer, il est évident que si, pendant que l'action des eaux de mer tend à faire excréter certains principes animaux, la nourriture que l'on accorde aux malades n'apporte guère que des matériaux analogues aux fonctions de l'élaboration pathologique, nous perdrions tout le bénéfice réel de la médication.

Est-il besoin, au contraire, de modifier aux eaux thermales une constitution fibrineuse et d'éliminer un principe morbide qui s'allie aux éléments du sang les plus animalisés, comme dans la goutte, le rhumatisme, la gravelle, nombre de dermatoses? on conçoit qu'avant de chercher à excréter, par la peau et les reins, au moyen de l'action des eaux, les matériaux protéiques et azotés de la nutrition, la première et la plus simple condition consiste à ne pas en fournir par l'alimentation. Ainsi, de même, pour toutes les maladies qui, en s'alliant avec de telles situations de la nutrition, empêcheraient la résolution de l'altération, soit parce que, sous une telle situation de la plasticité des liquides, les solides ne pourraient pas réagir, soit parce que, comme nous l'avons dit, ce genre de constitution des liquides, trop similaire aux éléments qui constituent la lésion, ne ferait qu'augmenter cette dernière.

Ainsi donc, comme nous l'avons exposé, dans notre *Dogmatisme des maladies dartreuses*, la première condition hygiénique ou même médicatrice, que l'on doit faire concorder avec l'effet que l'on veut obtenir des eaux, réside dans le régime alimentaire. S'il s'agit de diminuer l'animalisation de la plasticité par des éliminations rénales et cutanées : régime frugal, lacté, herbacé; régimes que, dans les cas graves, lorsqu'il s'agit d'obtenir une reconstitution générale et une résolution difficile par une modification profonde, on doit rendre chacun entièrement exclusif. C'est ainsi que divers praticiens du midi de la France, notamment MM. les docteurs Ducros, de Marseille, et d'Astros, d'Aix, ont obtenu des guérisons fort importantes par la diète sèche, qui con-

siste à ne permettre au malade que des galettes de marins,
des figues, des raisins secs, des amandes et des noisettes torréfiées. J'ai obtenu aussi de cette manière la résolution de
différentes maladies, surtout celle de certaines scrofules hyper-albumineuses et de plusieurs espèces de syphilides, qui
avaient résisté aux traitements prétendus spécifiques dirigés
par les hommes les plus habiles de la capitale. Ce résultat fut
particulièrement très-heureux sur un jeune marié que m'avait
adressé un digne confrère du département des Vosges. La
maladie récidivait pour la troisième fois avec les symptômes
les plus formidables et les plus dévastateurs.

Je parvins également, par la diète lactée exclusive pendant
neuf mois, à guérir une ascite, qui avait nécessité quinze
ponctions, chez mon regrettable et digne ami, M. Gravier,
médecin et pair de France. Neuf de ces ponctions avaient été
faites à Paris, et six ici par moi-même. Elles étaient devenues nécessaires tous les mois et même tous les vingt jours,
en produisant quinze, seize et dix-sept kilogrammes de liquide. Cependant, M. Gravier, contrairement à l'opinion de
plusieurs confrères très-éclairés, guérit si complétement de son
ascite, qu'il a vécu quelques années exempt de sa terrible
maladie, et qu'il a succombé plus tard tout à coup à une in-
vagination intestinale.

Mais je m'arrête là ; car, dans le cours de cet ouvrage, j'ai
cité diverses observations où ces différents régimes alimen-
taires ont été utilisés. Il doit me suffire, après ceux que je
viens d'ajouter, de dire que le genre d'alimentation choisi
doit être exclusif pour en obtenir un résultat complet. Alors,
sous son influence, puissamment modificative ou altérante,
comme on le disait, on voit augmenter les sécrétions, diminuer l'espèce d'assimilation similaire à la pathologique ; d'où
les conséquences résolutives.

Pour obtenir un résultat favorable, il faut enfin que tout concorde : moyen de l'action, comme matériaux de la réaction.
C'est ainsi que dans ces diverses conditions de la physiologie
pathologique, je conseille des aliments qui ne contrarient
point d'abord les mouvements d'élimination, et de manière

que l'économie n'assimile guère que les principes dont je veux remonter les proportions dans la constitution humorale. Je sais bien qu'ici, pour arriver à un résultat complétement satisfaisant, la science a encore beaucoup de progrès à faire: cependant déjà mon expérience particulière, en se fondant sur les acquisitions faites et des observations cliniques que j'ai données ou d'autres que je ne puis reproduire dans ce travail, est arrivée à poser certains principes et certaines règles que j'ai exposés dans mon *Dogmatisme pratique des maladies dartreuses*. C'est ainsi que, comme on le pratique assez généralement, je repousse pour les constitutions albumineuses que je veux changer en fibrineuses, le lait, les féculents, tous les genres de viandes, ou de parties animales plus particulièrement constituées d'albumine, telles que les cervelles de tous les animaux, les viandes de veau, d'agneau, de cochon, et particulièrement les pieds de ces animaux; je recommande au contraire, les légumes herbacés, les viandes noires adultes rôties, les poissons, et le pain très-cuit et très-chargé de gluten.

Mais, cependant, je n'applique pas banalement à tous les cas, comme on l'a fait, un tel régime; je ne l'applique pas, surtout à toutes les conditions pathologiques, à toutes les phases d'un traitement. S'il s'agit de favoriser aussitôt des éliminations et des résolutions, on doit s'en préoccuper avant de songer à la régénération constitutionnelle. C'est alors qu'un régime alimentaire, spécialement herbacé et frugal, peut être indiqué; tandis que, plus tard, il peut être presque exclusivement animalisé et aussi fibrineux que possible. On prescrit à ce moment des viandes noires rôties, des fruits secs ou confits, des amandes torréfiées, du pain dur ou biscuit et du vin généreux. Le gros vin du midi et le café chargés de tannin m'ont paru particulièrement indiqués.

S'il s'agit de provoquer la résolution d'une simple phlegmasie chronique, d'engorgements indurés vraiment inflammatoires, au milieu d'une synergie organique encore puissante dans sa vitalité, alors, même aux eaux de mer, un régime lacté ou frugal peut être utile ou indispensable; tandis que, dans de simples perversions fonctionnelles nerveuses, dans des appauvrissements généraux de la constitution , le régime alimentaire doit être mis en rapport, soit avec la force organique digestive, soit avec celle de la dynamie générale, comme avec le genre et le degré de la maladie. J'ai remarqué souvent que, pour que nos remèdes narcotiques ou antispasmodiques pussent atteindre la sensibilité et la comprimer sous leur action sédative, qui n'est jamais, à mes yeux , qu'une soporification, une ébriété , il fallait diminuer la plasticité humorale qui , dans l'ordre physiologique , est l'excitant de la contractilité comme de cette même sensibilité. C'est ainsi que je produirai un jour de curieuses observations, même des guérisons de l'épilepsie, par un régime débilitant et divers narcotiques qui, sans cette condition constitutionnelle produite, eussent été sans action.

Fait si vrai, si bien lié avec l'ordre harmonique de la physiologie, qui rattache invariablement la sensibilité à la nutrition, qu'il est manifestement avéré par la pratique générale de tous les jours, que nos médicaments qui tonifient la sensibilité, et par elle la contractilité, sont sans effets durables, si l'on ne peut en même temps augmenter la plasticité et l'animalisation des fluides. Que de fois n'a-t-on pas vu le quinquina, les ferrugineux, les spiritueux, rester sans résultats, dès l'instant qu'on ne pouvait pas donner au sang des qualités nouvelles, soit par les obstacles qu'apporte la position de fortune des malades pour suivre un régime alimentaire convenable, soit parce que les organes digestifs ne peuvent pas le supporter et fournir, par leurs élaborations, à l'assimilation , et partant, à la synergie générale !

Dans des cas semblables, notamment dans des dyspepsies de différentes espèces, où le malade périssait, pour ainsi dire, par inertie des organes digestifs ou par épuisement, à la suite de diarrhées chroniques, de lienterie, je me suis très-bien trouvé de faire avaler de la viande crue, réduite en pâte et mise en pilules, en bols, que l'on roulait dans du sucre et que le malade avalait ainsi jusqu'à concurrence de plusieurs onces par jour. Peu à peu, les forces revenant, l'appétit reparaissait, et dès lors le malade pouvait ajouter à ce moyen un régime plus approprié à sa maladie et à ses goûts.

Les *applicata*, c'est-à-dire les vêtements, le genre de lit que l'on pourrait croire sans influence sur la plupart des maladies traitées aux eaux de mer, réclament également toute l'attention du praticien. J'ai été frappé de ces paroles de Lisfranc, lorsqu'il a dit : « J'ai connu beaucoup de femmes affectées de maladies de la matrice, dont l'habitude de se trop couvrir dans le lit a paralysé tous les effets des meilleures médications. » (Ouvr. cité.)

C'est ainsi qu'il est impossible d'oublier, même après toutes les recherches étiologiques de M. Fourcault sur presque toutes les conditions sociales de l'Europe, l'observation que rapporte Bordeu, de ce pauvre petit mendiant, qui avait été bien portant, tant qu'il était à peine couvert de quelques haillons, qu'il marchait pieds nus, qu'il couchait maintes fois à la belle étoile et vivait des aumônes qu'il ramassait aux thermes; tandis qu'il mourut par suite des progrès de la scrofule, lorsqu'une princesse l'eut pris en intérêt et l'eut fait coucher dans les lits les plus moelleux et l'eut nourri avec les friandises les plus recherchées. (Ouvr. cit., maladies écrouelleuses, t. I, p. 452.)

Ainsi, sauf indications particulières, toujours momentanées, comme pour les baigneurs à l'eau de mer, il s'agit constamment d'augmenter la contractilité de la fibre, en même temps que d'activer les organes chargés des excrétions et des élaborations intérieures, les malades ne devront être, ni trop vêtus, ni trop couverts pendant la nuit, tandis qu'ils devront préférer un lit dur à un lit trop moelleux.

Un lit dur a l'avantage d'élever la tonicité de la fibre et en même temps d'entretenir moins de chaleur, circonstances qui toutes arrivent à favoriser davantage la contractilité et le mouvement organique et vital intérieur que les bains froids de mer déterminent.

Ces conditions sont peut-être plus indispensables dans les climats chauds, afin de lutter plus heureusement contre le mouvement d'expansion que l'agitation du corps et la chaleur du soleil, pendant la journée, provoquent. Aussi, remplaceront-elles, jusqu'à un certain point, cette obligation si bien reconnue aujourd'hui, pour soutenir la tonicité organique et la perfection fonctionnelle, d'habituer le corps aux plus extrêmes intempéries.

Ces observations hygiéniques, dans le midi, seront d'autant plus utiles, que lorsque nous avons montré qu'on devait préférer son climat, ce n'est pas pour repousser absolument le froid, mais surtout l'humidité et les obligations sédentaires qu'elle entraîne.

C'est enfin parce que, dans le midi, on peut mettre dans tout son entier, en application, cette maxime de Xénophon, confirmée par toutes les évolutions de la science, l'histoire des peuples et la comparaison des diverses conditions sociales de nos sociétés modernes : *Pour conserver sa santé, il ne faut rester assis, ni à l'ombre, ni autour du feu*, que nous, thérapeutistes aux eaux de mer, nous devons repousser le climat du nord.

Tout doit se lier dans les applications de l'art, comme tout s'unit et s'enchaîne dans la science ; et si nous optons pour le climat du midi dans la plupart des maladies auxquelles conviennent les eaux de mer, parce que les mouvements d'expansion imprimés par l'air chaud et sec, et ceux de contraction déterminés par la fraîcheur et la densité de l'eau, sont ainsi plus propres, par les actions et les réactions physiologiques développées, à ranimer la dynamie générale, à plus forte raison devons-nous utiliser les avantages de ce climat, pour retirer tout le parti médicinal possible de l'enseignement du disciple de Socrate.

C'est ainsi que les moyens hygiéniques qui rentrent dans les *gesta* ne sauraient être négligés sans s'exposer aux plus fâcheux mécomptes. Dans certaines conditions d'affaiblissement musculaire général ou partiel, ils sont indispensables, tandis qu'ils seront également nécessaires toutes les fois qu'il s'agira de reconstituer complétement des constitutions albumineuses dont nous avons parlé, puisque le but du médecin doit consister surtout à changer ces prédominances humorales d'albumineuses en fibrineuses.

Pour cela, il ne suffit pas toujours de provoquer des éliminations et de fournir des matériaux nouveaux à la nutrition, il faut encore forcer, autant que possible, l'assimilation de la nouvelle transformation. Or, dans ce cas, il n'est pas douteux qu'au milieu de ces conditions organiques et fonctionnelles favorables que produisent les eaux de mer, des exercices musculaires répétés et diversifiés, en donnant à la fibre plus de tonicité, lui donnent plus de vitalité, et partant, de facultés assimilatrices. Les jambes des danseurs, les bras des boulangers et des forgerons en sont des preuves sans réplique.

C'est ainsi que, par ces conditions hygiéniques, le cercle de la nutrition sera complété; car, tandis que les eaux de mer disposeront à l'élimination et aux résolutions, les conditions hygiéniques, que favorise le climat, faciliteront tous les genres d'endosmose, comme l'assimilation des nouvelles transformations humorales.

Voilà pourquoi l'équitation, les jeux gymnastiques, les courses à pied, etc., pourront être conseillés dans la généralité des maladies qui réclament les eaux de mer; tandis que, certaines d'entre elles exigent des modes spéciaux d'exercices musculaires. Dans certaines difformités, par suite de faiblesse des muscles, on devrait même combiner l'exercice de la natation avec celui de la gymnastique; aussi pourrait-on disposer fort utilement à cet effet, sur la mer, des échelles, des mâts, des cordes tendues, etc.

Enfin, il n'y a pas jusqu'aux conditions hygiéniques qui rentrent dans les *percepta*, qui ne doivent être prises en grande considération dans les maladies chroniques que l'on traite aux eaux minérales en général, et par conséquent, aux eaux de mer en particulier. En effet, comme il s'agit ici d'élever, souvent au moins, certaines puissances fonctionnelles, même pour changer la nature de nos humeurs, on ne devra pas oublier qu'au milieu de la joie, des plaisirs, des douces et agréables sensations, nos fonctions vitales et organiques s'exécutent avec beaucoup plus de facilité et de puissance. Une digestion qui s'opère au milieu des plaisirs et une autre dans la tristesse rendent compte de l'influence de pareilles causes sur les fonctions gastro-intestinales, et par suite, sur celles de la nutrition. Les sécrétions, dans ces premières circonstances, sont même augmentées; car, en parlant de celles de la peau, M. Lhéritier dit : « Tous les actes dans lesquels la vie tend à se manifester par des mouvements d'*expansion*, augmentent la transpiration : elle diminue au contraire sous l'influence de la tristesse, de la douleur, de l'anxiété, et généralement de toutes les affections morales *déprimantes*. » (Ouvr. cit., p. 606.)

RÉSUMÉ CONCLUANT.

L'eau froide ou chaude, minérale ou ordinaire, ne peut agir sur notre organisme, comme tout autre agent, qu'en allant toucher, provoquer ou modifier une des quatre facultés résultantes de notre machine organo-fonctionnelle, constituée par des solides, des liquides et des fluides.

Ces derniers pourront, maintenant ou par la suite, être appelés esprit, âme, électricité, magnétisme, fluide nerveux, électro-magnétique, n'importe ! Tout cela n'empêchera pas que la source première ne soit un mystère du Créateur et une œuvre magnifique qui atteste sa toute-puissance et son admirable grandeur.

Au milieu de ces merveilles les plus initiales, où doivent nécessairement se trouver les liens sublimes qui rattachent la créature à la cause infinie de toutes les causes, nous distinguons cependant quatre facultés primordiales manifestes, résultantes et motrices tout à la fois ; terminaisons fonctionnelles et en même temps radicales, si essentielles à connaître dans la pratique de la médecine, qu'il n'y a pas une action morale, un effet hygiénique, un agent médicateur, qui puisse éviter de toucher et d'atteindre une de ces quatre facultés , si inhérentes à la vie que, sans elles, on ne peut comprendre cette même vie :

1° La sensibilité ;

2° La contractilité ;

3° La nutrition ;

4° La caloricité.

Aussi, si l'hydrothérapie peut avoir la prétention de constituer une médecine générale, c'est qu'avec les diverses qualités de l'eau on peut atteindre, suivant la manière de s'en servir, chacune de ces facultés. Il n'en est pas de même des autres moyens de la matière médicale : chacun ne s'adresse d'ordinaire qu'à l'une de ces facultés.

Toutefois, une chose évidente qui est la preuve de cette harmonie bien reconnue que l'on résume dans l'idée de la vie, c'est qu'il n'est guère possible de toucher ou d'impressionner une de ces facultés, sans donner une certaine impulsion à une ou plusieurs de ces autres facultés, qui changent alors les mouvements de l'organisme d'où elles dépendent et qu'elles dirigent en même temps. En effet, de même que ces facultés résultent de la construction, de l'ordre, du mécanisme de notre économie, pareillement par un *consensus* d'action qui termine le cercle, chacune de ces facultés générales est nécessaire à chacune de nos parties, c'est-à-dire à nos organes.

C'est donc à savoir quelle est celle de ces facultés qui, dans un moment donné, dans une condition de troubles pathologiques, doit être mise en action pour donner telle impulsion au mouvement organique, que consiste toute la médecine, et par conséquent, l'hydrothérapie, qui en est inséparable.

Or, nécessairement, comme il s'agit d'un cercle, on doit comprendre que, rigoureusement, on peut arriver au même but, en touchant un segment différent de ce cercle ; que même, comme organes et fonctions, solides, fluides et liquides, forment le tout, il a pu y avoir diverses opinions, différentes doctrines qui, avec quelque raison, aient assuré qu'on arriverait également en agissant primitivement sur les solides ou les liquides ou les fluides. Mais, comme chacun des systèmes qui en ont émané n'ont jamais pu, dans leurs vues exclusives, faire la part de l'ensemble, respecter parfaitement l'harmonie du tout, pareillement, surtout, n'ont-ils pu indiquer le mécanisme agissant et faire suivre à l'esprit, sur les mouvements manifestes de notre organisme, ce que l'intelligence devait essentiellement comprendre pour pouvoir diriger. Aussi, partant d'une idée exclusive, ces systèmes sont-ils arrivés à des résultats limités, et par ce fait, se sont-ils tour à tour détruits et remplacés.

Pour nous donc, guidé avant tout par la pratique, instruit surtout par elle, nous avons dû rejeter ces théories solidistes, humoristes, animistes, exclusives, par ce fait bien simple, que ces solides, liquides ou fluides avaient d'abord eux-mêmes une qualité, une fonction capitale, un but essentiel qui, tout en résumant leur individualité, témoignait principalement de leur puissance, de leur action et surtout de leurs rapports ; que, dépourvus de cette essence, toujours dépendante d'une autre, ils n'étaient plus que matière inerte où impuissance, s'évanouissant à nos yeux comme se soustrayant à nos moyens.

Il a donc fallu reconnaître et constater les qualités essentielles résultant de ces fluides, de ces solides et de ces liquides, et choisir celles qui étaient les prédominantes par leur importance, comme par les rapports qui devaient lier toutes les fonctions avec tous les organes. Or, nous l'avons dit, nous avions été assuré que nous avions démêlé ces facultés, au milieu de tant de phénomènes, lorsque nous avons vu qu'aucun de nos organes ne pouvait se passer de ces qualités générales ; de même qu'aucune action morale, hygiénique et thérapeutique ne pouvait tomber en dehors de ces quatre facultés. Nous avons d'ailleurs montré, dans notre ouvrage, l'hydrothérapie en action avec ces mêmes facultés ; il ne nous reste, pour rendre le lecteur meilleur juge de notre doctrine, qu'à rattacher les faits aux principes, c'est-à-dire qu'à résumer dans un tableau synoptique notre ouvrage tout entier.

De cette manière, les effets et les résultats se trouvant rapprochés autant que possible, il sera facile de reconnaître les avantages ou les inconvénients de notre manière de considérer les liaisons de la physiologie avec la thérapeutique, et de constater comment nous avons pu rendre assez clairs et évidents les rapports qui doivent fusionner l'ancien dogmatisme hippocratique, si vénéré parce qu'il est si lumineux, avec les progrès de notre physiologie anatomique.

EFFETS ET RÉSULTATS DE L'ADMINISTRATION DE L'EAU PAR LE MODE BALNÉAIRE.

Eau froide.

EFFETS PRIMITIFS.	EFFETS CONSÉCUTIFS.	CONSÉQUENCES LOCALES.	CONSÉQUENCES GÉNÉRALES.	RÉSULTATS DÉFINITIFS.
Contractilité périphérique des solides augmentée, respiration plus complète, oxygénation plus parfaite du sang.	Là faculté calorigénésique est augmentée par le conflit plus actif des liquides et des solides sous la contractilité de ceux-ci activée. Par ce même effet et la direction donnée à cette contractilité, les globules rouges sont poussés dans la circulation capillaire des organes intérieurs, les fluides blancs se sont engagés dans le système lymphatique.	Organes intérieurs activés par la nouvelle stimulation et l'afflux des liquides ; l'élaboration en général augmentée par la tonicité réactionnelle, par la puissance encéphalo-rachidienne, et surtout par l'énergie donnée à la direction de la fonction du système lymphatique.	Donc, nouvelles sécrétions par le mouvement des liquides qui, d'ailleurs, ayant subi plus activement l'action vitale et organique, sont mieux disposés aux sécrétions et aux élaborations : aux sécrétions albumineuses et carbonées, parce que les liquides se sont portés sur l'intestin, le foie et le poumon ; aux transformations d'albumineuses en fibrineuses ; parce que la contractilité périphérique engage et fait circuler les fluides blancs dans le système lymphatique.	L'activité vitale de la fibre organique, en augmentant la résorption, entraîne les matériaux des résolutions; celles-ci peuvent donc s'effectuer lorsque, surtout, toutes les opérations organiques changent la prédominance plastique au milieu de laquelle ou par laquelle s'était formée la lésion pathologique. En même temps, les résolutions sont assurées par la régénération constitutionnelle d'albumineuse en fibrineuse, qui augmente toujours la tonicité générale et la synergie organique fonctionnelle, sous le trouble ou la faiblesse desquelles s'était développée la condition pathologique.

EFFETS ET RÉSULTATS DE L'ADMINISTRATION DE L'EAU PAR LE MODE BALNÉAIRE.

Eau chaude.

EFFETS PRIMITIFS.	EFFETS CONSÉCUTIFS.	CONSÉQUENCES LOCALES.	CONSÉQUENCES GÉNÉRALES.	RÉSULTATS DÉFINITIFS.
—	—	—	—	—
Expansion générale des liquides et par suite distension des solides, c'est-à-dire abaissement de la contractilité, diminution dans l'accomplissement de la respiration.	Mouvement centrifuge des liquides augmenté, en même temps distension des solides dans cette direction. Le sang moins oxygéné, par conséquent moins apte aux diverses opérations de la nutrition, notamment aux élaborations.	La peau est particulièrement stimulée par le mouvement des liquides qui se portent vers elle et le sang plus dilaté qui la pénètre. Elle doit être pareillement excitée par plus de sensibilité réveillée[1]. De cet état de choses, il n'en peut résulter jamais que les conséquences des fonctions de la peau, l'excrétion et l'élimination de matériaux protéiques, albumineux, fibrineux et azotés que nous avons constatés.	Moins d'élaboration, parce que, outre que le sang est moins disposé à cette fin par le manque d'oxygénation, le mouvement des liquides et des solides ne s'opérant pas dans la direction fonctionnelle des organes élaborateurs, mais, au contraire, de la peau, qui est surtout un organe excréteur, il n'en résulte qu'une décomposition.	L'élimination de protéine, c'est-à-dire d'albumine, de fibrine et de sels azotés, changeant peu à peu la prédominance humorale, de concert avec le courant des liquides déviant les stagnations intérieures, permet aux solides de reprendre par retour ou réaction leur contractilité et même leur dynamie. C'est ainsi que s'effectuent en finale les résolutions, qui sont toujours la conséquence de l'équilibration des fonctions et des organes, c'est-à-dire de l'harmonie organo-plastique.

[1] Le froid, en effet, diminue la sensibilité, le chaud l'exalte. S'il y a donc un fluide qui détermine la sensibilité, on doit pouvoir dire que celui-ci s'accumule lorsque la sensibilité est particulièrement réveillée. Les fluides suivent d'ailleurs, en quelque sorte, les liquides; car, plus il y a de tension dans une partie, plus il y a de sensibilité. Sans doute les liquides ne portent pas avec eux cette sensibilité, mais par l'impression qu'ils déterminent sur les solides, avec lesquels la sensibilité est particulièrement liée, ils doivent nécessairement l'augmenter.

Effets et résultats de l'administration des substances médicamenteuses de la minéralisation des eaux.

A l'extérieur, les substances minérales des eaux ne peuvent guère stimuler la sensibilité de la peau, que lorsque celle-ci est excoriée, dénudée de son épiderme ou dans un état pathologique qui a altéré la texture de cette enveloppe protectrice (la furfuration ou la desquammation des dartres). A l'intérieur, elles atteignent toujours la nutrition en modifiant les liquides de deux manières : en les concentrant ou en les fluidifiant par une action directe peu connue. On a attribué la première propriété aux eaux ferrugineuses, manganésiennes, iodurées, et la seconde aux salines et surtout alcalines; mais ces propriétés sont encore trop douteuses pour que nous puissions nous y arrêter plus longtemps. Nous devons donc principalement insister sur les mouvements organiques et fonctionnels que ces substances minérales déterminent, de manière à arriver au même but par les différentes sécrétions et les élaborations qu'elles sollicitent. Ainsi, suivant que les sécrétions s'opèrent sur les organes intérieurs, de même que le mode balnéaire froid, elles entraînent des sécrétions albumineuses et carbonées, réveillent, par retour ou réaction, l'activité des organes élaborateurs, et augmentent au moyen de cette action unique, mais dont les conséquences sont multiples, l'animalisation du sang; suivant qu'elles déterminent des excrétions de la peau, le mouvement organique est centrifuge, et leurs conséquences diacritiques consistent tout pareillement, comme pour le bain chaud, dans l'excrétion de la protéine, c'est-à-dire de l'albumine, de la fibrine et des sels azotés; d'où résulte, sinon une fluidification du sang, du moins sa moins grande animalisation.

La plupart donc des eaux minérales, ou excitent les excrétions intérieures de l'intestin, du foie, du rein et du poumon, ou les excrétions extérieures de la peau; nous les diviserons donc en purgatives et en diaphorétiques pour indiquer leur action capitale primitive.

Toutes les observations physiologiques et pathologiques

relatées attestent que de ces deux actions primordiales des eaux, soit par leurs conséquences diacritiques, soit par le mouvement organique imprimé, découle la source originelle des principales modifications organo-plastiques. C'est donc forcément dans ces fonctions qu'il faut aller chercher les premiers mobiles des diverses résolutions et régénérations, dont la complexité, quoique réelle, se résume pour nous en action décomposante et reconstituante, puisque, peu à peu, toutes les maladies se trouvent modifiées par ces deux conditions opposées de la nutrition.

Nous n'avons pas dit, cependant, qu'il n'y ait une action décomposante que par les sécrétions de la peau, et une action reconstituante que par les sécrétions de l'intestin; nous avons, au contraire, assez insisté sur l'enchaînement des phénomènes organiques, dépendant toujours harmonieusement les uns des autres. C'est ainsi que la fibrine naissant de l'albumine, enlever outre mesure de l'albumine, c'est finir par empêcher la reproduction de la fibrine ; tandis que, lorsque l'albumine est en excès, surtout par défaut de transformation fibrineuse, soustraire la partie la plus séreuse, la moins bien élaborée de cette albumine, c'est, surtout si la tonicité fonctionnelle est remontée, déterminer une meilleure transformation fibrineuse. Ce qui n'empêche pas que l'on pourra, attaquer toujours une prédominance constitutionnelle albumineuse, en sollicitant les sécrétions intestinales, et une prédominance fibrineuse, en provoquant les sécrétions de la peau.

Il importe seulement qu'on se souvienne qu'entre organes, effets et fonctions, il est toujours question d'un certain et juste degré d'action, qu'il faut atteindre sans dépasser. C'est là toujours le problème de la pratique.

EFFETS ET RÉSULTATS DE L'ADMINISTRATION A L'INTÉRIEUR DES SUBSTANCES MÉDICAMENTEUSES DE LA MINÉRALISATION DES EAUX.

Eaux minérales purgatives.

EFFETS PRIMITIFS.	EFFETS CONSÉCUTIFS.	CONSÉQUENCES LOCALES.	CONSÉQUENCES GÉNÉRALES.	RÉSULTATS DÉFINITIFS.
Stimulation de la sensibilité gastro-intestinale et hépatique, et par conséquent, action de ces organes augmentée dans leurs fonctions de sécrétions, surtout par les liquides appelés sur l'organe.	Circulation capillaire augmentée, déterminant des conflits plus intimes entre l'organe sécréteur et les liquides. D'où excrétion plus complète.	Augmentation donc des excrétions pendant l'action médicamenteuse sur l'organe et par retour ou réaction, contractilité de la fibre augmentée, qui active la puissance de l'action élaboratrice des organes, ayant la double fonction de sécrétion et d'élaboration.	Les liquides séreux et les matériaux excrémentitiels albumineux et carbonés étant éliminés par les selles, les organes intestinaux et chilifères élaborateurs étant par l'effet de la réaction activés, il s'engage dans le système lymphatique des matériaux plus parfaits. Il doit donc s'ensuivre nécessairement de meilleures transformations d'albumine en fibrine ; d'autant que les effets multiples produits sur l'organe entraînent la contractilité dans la direction fonctionnelle de ce même système lymphatique.	Résultats analogues à ceux des bains froids, quoique provenant d'actions primitives différentes. Pour le bain froid, c'était la contractilité périphérique qui provoquait les éliminations intérieures ; ici, ce sont ces éliminations qui entraînent la contractilité périphérique de la fibre. D'où il n'en résulte pas moins la même modification dans la prédominance plastique, les mêmes résultats dans les matériaux de l'hématose qui restent, le retour au lieu de l'impulsion de la contractilité organique, et par conséquent, avec les mêmes régénérations des liquides, avec de pareilles actions organiques, les mêmes conséquences résolutives. C'est ainsi, en effet, que les purgatifs sont toujours si utiles aux chlorotiques et aux scrofuleux comme le sont les bains froids et les bains de mer.

EFFETS ET RÉSULTATS DE L'ADMINISTRATION DES SUBSTANCES MÉDICAMENTEUSES DE LA MINÉRALISATION DES EAUX.

Eaux minérales diaphorétiques.

EFFETS PRIMITIFS.	EFFETS CONSÉCUTIFS.	CONSÉQUENCES LOCALES.	CONSÉQUENCES GÉNÉRALES.	RÉSULTATS DÉFINITIFS.
Le mélange au sang de différentes substances, telles que le soufre principalement, donne aux liquides des qualités que nous ne pouvons pas connaître[1], mais dont la conséquence est de stimuler les solides que nos liquides pénètrent.	Donc les organes sont stimulés d'une certaine manière.	Par conséquent, il y a réaction des solides sur les liquides.	D'où l'on pourrait comprendre rigoureusement, avec des sécrétions plus abondantes, de pareilles élaborations, si la minéralisation n'était pas ici surtout aidée par la thermalité, qui entraîne, à cause de l'expansion des liquides et des tissus, le mouvement organique à la périphérie et ne contrariait ainsi l'action des organes élaborateurs[2].	Mêmes résultats encore que pour le bain chaud, dont, comme nous l'avons vu, la propriété sudorifique du soufre est inséparable. En conséquence, si celui-ci est pour quelque chose, ainsi qu'on l'a prétendu, dans les effets produits, la diaphorèse, entraînant le mouvement circulatoire à l'extérieur, peut dévier une phlegmasie intérieure, de même que l'absorption se trouve réveillée à la suite des excrétions protéiques qui modifient les conditions de l'hématose, car les conditions nouvelles des liquides réveillent la contractilité par le retour de la fibre ou sa réaction. Aussi est-ce de ces dispositions organo-plastiques que résultent les résolutions par l'absorption.

1. Nous avons dit dans un de nos chapitres, que la minéralisation des eaux, en mélangeant ses principes au sang, rendait d'abord nos liquides plus stimulants; de sorte que, l'excitation primitive produite était dans le sang. Aujourd'hui, d'après les expériences de MM. Aug. Duméril, Demarquay et Lecointe, nous pourrions dire plus positivement encore que cette stimulation consiste dans une élévation de température ; car, à la suite de leurs expériences, ces médecins ont constaté que divers médicaments avaient cette propriété (*Annuaire de thérapeutique* de M. Bouchardat, 1852). S'il en était ainsi pour les eaux sulfureuses, on comprendrait d'autant mieux leurs effets, que beaucoup de raisons nous ont obligé de rapporter la plupart de ces effets au calorique.

2. L'effet de la chaleur ou le mouvement d'expansion abaisse si véritablement les organes élaborateurs que, de même qu'on observe l'appétit augmenté par l'action des climats froids et diminué par les chauds, pareillement le bain chaud diminue cet appétit et le bain froid l'augmente. C'est une observation que chacun a pu faire sur soi.

Tel est le résumé des mouvements organiques et fonctionnels provoqués sous l'impressionnabilité ou les modifications des facultés vitales radicales que nous avons reconnues. Cette manière de voir est la conséquence d'une expérience comparée, discutée et appliquée comme on l'a vu. C'est maintenant à l'observation plus multipliée encore à la comparer de nouveau. Mais c'est avec confiance que je la livre à mes confrères, parce que ce n'est qu'au moyen de pareils principes que j'ai pu accorder l'expérience générale et traditionnelle avec la pratique de tous les jours.

Toutefois, on dira sans doute qu'il ne résulte guère de nos recherches que ce fait : que toutes les maladies doivent se réduire à deux classes, les sthéniques et les asthéniques; ou mieux, ce qui serait cependant différent, en maladies avec prédominance ou abaissement organo-plastique. Mais ainsi, ajoutera-t-on, nous n'effaçons pas moins beaucoup de travaux qui s'étaient efforcés de reconnaître, au contraire, la nature des maladies, pour en mieux combattre les radicules originelles.

Nous n'effaçons rien ! L'étude de la nature des maladies est toujours une question importante, utile même, en ce sens que, si elle ne peut espérer de faire trouver le remède qui attaque directement l'essence de cette même nature, elle pourrait faire comprendre plus parfaitement que telles maladies, ayant des formes, une marche, des caractères analogues, similaires, devront être attaquées d'une manière spéciale par tels adjuvants diététiques ou hygiéniques. Donc, de telles études n'indiqueraient-elles que la durée d'un traitement, qu'elles seraient encore fort utiles.

D'ailleurs, serait-ce notre faute si, de nos travaux, du rapprochement des faits, et surtout des conséquences de l'hydrothérapie générale, il en résulte un nivellement de toutes les individualités morbides sous les puissances organo-plastiques? Est-ce que toutes les maladies qui naissent sous le désaccord de nos organes et de nos fonctions peuvent guérir autrement que par l'harmonie rétablie dans ces mêmes organes et ces mêmes fonctions? Est-ce nous, au reste, ou les faits qui avons expliqué, qu'avec un même moyen, suivant la direction imprimée à l'organisme, nous pouvons guérir la plupart des maladies?

L'hydrothérapie a donc donné le plus éclatant témoignage à la doctrine d'Hippocrate, et s'il reste encore de la médecine empirique quelques moyens utiles, c'est qu'ils se rattachent aux grands principes que nous avons posés, c'est-à-dire que ces moyens atteignent une des facultés ou fonctions résultantes que nous avons distinguées comme prédominantes, et regardées comme forces médicatrices.

C'est ainsi que la saignée, les purgatifs, les vomitifs, les narcotiques ou ébriétifs seront toujours utiles, sinon indispensables; car il est des conditions pathologiques où il faut soustraire tout à coup, sur-le-champ, des matériaux à la nutrition, où il faut calmer aussitôt une douleur troublant l'harmonie du fluide sensitif. L'observation d'une maladie livrée à la nature nous en montre la nécessité, puisque nous voyons et des hémorrhagies critiques, et des vomissements, et la diarrhée, de même que nous observons les bienfaits du sommeil.

L'hydrothérapie, quoique pouvant atteindre chacune des fonctions capitales de l'organisme, peut ne pas y arriver assez tôt ou assez puissamment, et ne saurait ainsi prétendre à un règne exclusif; mais, à son tour, elle est évidemment indispensable et comptera surtout dans les fastes de l'époque, comme étant venue fournir les dernières preuves à la médecine hippocratique, en fusionnant le vitalisme et l'organicisme, d'autant que le *consensus unus* d'Hippocrate embrasse ces deux choses à la fois.

Nous espérons qu'il restera principalement de nos travaux que, tandis que, jusqu'ici, l'essence morbide nous a été inconnue; que, parmi tant d'efforts, il ne nous a jamais été donné de l'atteindre directement par nos remèdes, nous avons montré qu'on y parvenait plus sûrement en attaquant, par les mouvements organiques imprimés à la suite des facultés médicatrices impressionnées, certaines de nos conditions organo-plastiques, avec lesquelles s'allie toujours cette essence morbide originelle.

27

Dans cette voie qui, nous en sommes convaincu de la manière la plus intime, est celle de la vérité la plus générale, la mieux démontrée par la science, la mieux étayée par la tradition, la mieux expliquée par la pratique journalière, nous sommes allé plus loin : nous avons montré, autant que les progrès de la physiologie pouvaient nous le permettre, quels étaient les mouvements organiques, les modifications fonctionnelles, plastiques, qu'il fallait particulièrement solliciter dans telle condition pathologique.

Maintenant, sans doute, pour faire de notre ouvrage une doctrine générale de médecine, il faudrait tracer, d'après la nature des maladies, les modes plus ou moins spéciaux d'hygiène, de diététique et de thérapeutique, par lesquels on pourrait plus particulièrement atteindre le but désiré ; mais, dans ce cas, il faudrait des volumes, et, outre que nos faibles moyens intellectuels y succomberaient, la vie d'un homme serait manifestement trop courte. A peine si le concours des générations, qui entreront dans cette voie, pourrait y suffire, en s'aidant de toutes les conquêtes nouvelles de la science.

Ce qui nous console, néanmoins, c'est que, convaincu parfaitement que nous avons pris nos points d'appui les plus solides dans le passé le plus respecté, nous croyons être engagé dans le sillon qu'ouvre l'avenir le plus fructueux.

Ce qui nous fait espérer, c'est que ce n'est pas un système que nous avons élevé, mais une synthèse naturelle de nécessité, pouvant non-seulement nous faire comprendre tous les rapports des phénomènes pathologiques et thérapeutiques dans leurs correspondances physiologiques, mais nous donner encore les moyens de diriger notre pratique, qui, tout en ayant besoin de s'adresser à cette individualité, la vie, ne pouvait l'atteindre dans son insaisissable unité. Maintenant, au contraire, que nous l'avons décomposée en éléments les plus nécessaires, en ceux qui sont indispensables pour la concevoir, mais qui, pour nous, sont compréhensibles à notre intelligence et susceptibles d'être atteints par nos moyens modificateurs, le problème devrait sinon être résolu, du moins être sur la voie qui doit faire espérer de le résoudre, dans les limites cependant de la puissance humaine.

Toutefois, comme nous ne sommes parvenu à ces principes de doctrine que par la pratique, comme la théorie que nous nous sommes efforcé d'exprimer, n'est enfin que pour venir en aide à cette même pratique, dans le but de faciliter de toute manière le praticien, nous ferons suivre ici deux tables. L'une donnera particulièrement les faits généraux, l'ensemble des déductions; l'autre classera uniquement les faits cliniques qui nous ont servi de matériaux primitifs. De cette manière, le lecteur qui voudra consulter la théorie ou la pratique le pourra plus facilement; tandis qu'en les comparant toutes deux, il pourra mieux apprécier l'une par l'autre, et se convaincre qu'elles naissent réciproquement l'une de l'autre.

FIN.

EXPLICATION DES PLANCHES.

FIGURE PREMIÈRE.

Elle représente notre irrigateur utérin, que nous employons dans diverses maladies de la matrice, pendant le bain de mer, de rivière, le bain tiède, et même d'eau thermale. Comme nous l'avons dit, avec un léger mouvement que la main de la malade imprime au liquide, celui-ci arrive sur le col utérin pour être chassé et renouvelé par la même manœuvre. Ce contact et ce renouvellement permanent du liquide sur l'utérus, transforme cet organe intérieur en un extérieur, et évite ainsi, pour ses phlegmasies, les inconvénients des bains froids, en lui en assurant, au contraire, tous les bénéfices.

FIGURE DEUXIÈME.

Elle représente un bain de siége qui nous a rendu de grands services dans les maladies utérines, lorsqu'il s'agit de déterminer une puissante dérivation. La première impression du liquide froid porte sur l'utérus au moyen d'un tuyau qui le lui amène, et ressort du vagin pour se répandre dans le bain de siége, d'où il ne se vide que par le trop-plein des couches supérieures, c'est-à-dire par celles qui ont été le plus échauffées. De ce mécanisme résulte cette action : que de tout le bassin, dont on veut augmenter la contractilité organique et chasser les fluides, la matrice se trouve être le centre de la partie qui reçoit la première et la plus puissante action.

On peut joindre à ce moyen actif de dérivation (sédation) d'autres pratiques de révulsion, par des manuluves chauds et même sinapisés, par une vessie en caoutchouc vulcanisé, remplie d'eau chaude, et appliquée entre les deux épaules. De même peut-on soumettre toute la surface de la peau de la malade, autre que celle du bassin immergée dans l'eau froide, à l'action d'une étuve sèche. Cela peut se pratiquer en disposant autour du fauteuil des lampes à esprit-de-vin, et par-dessus des couvertures de laine qui enveloppent toute l'atmosphère de la malade jusqu'au cou. Il n'y a qu'à se prémunir contre la congestion de la tête, en y maintenant des compresses froides ou le bonnet à glace, en caoutchouc, de M. le docteur Gariel.

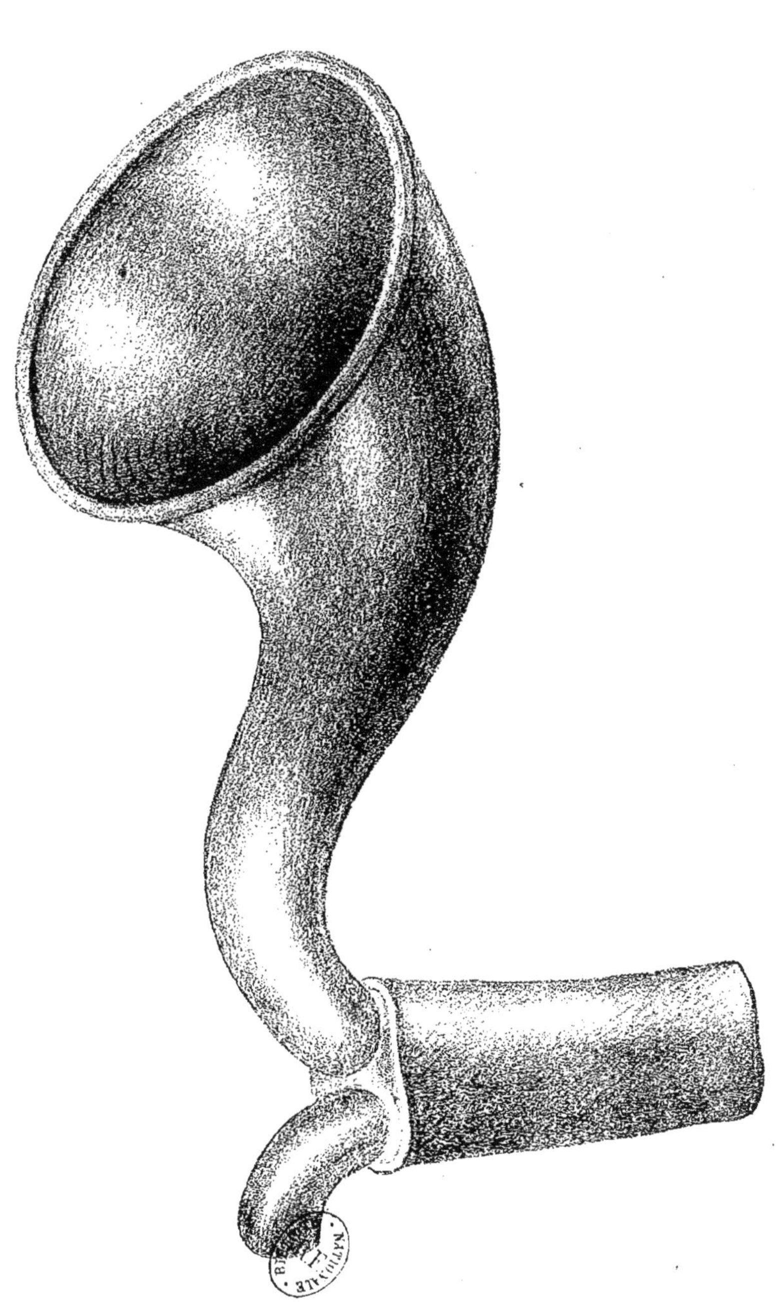

Fig. 1.

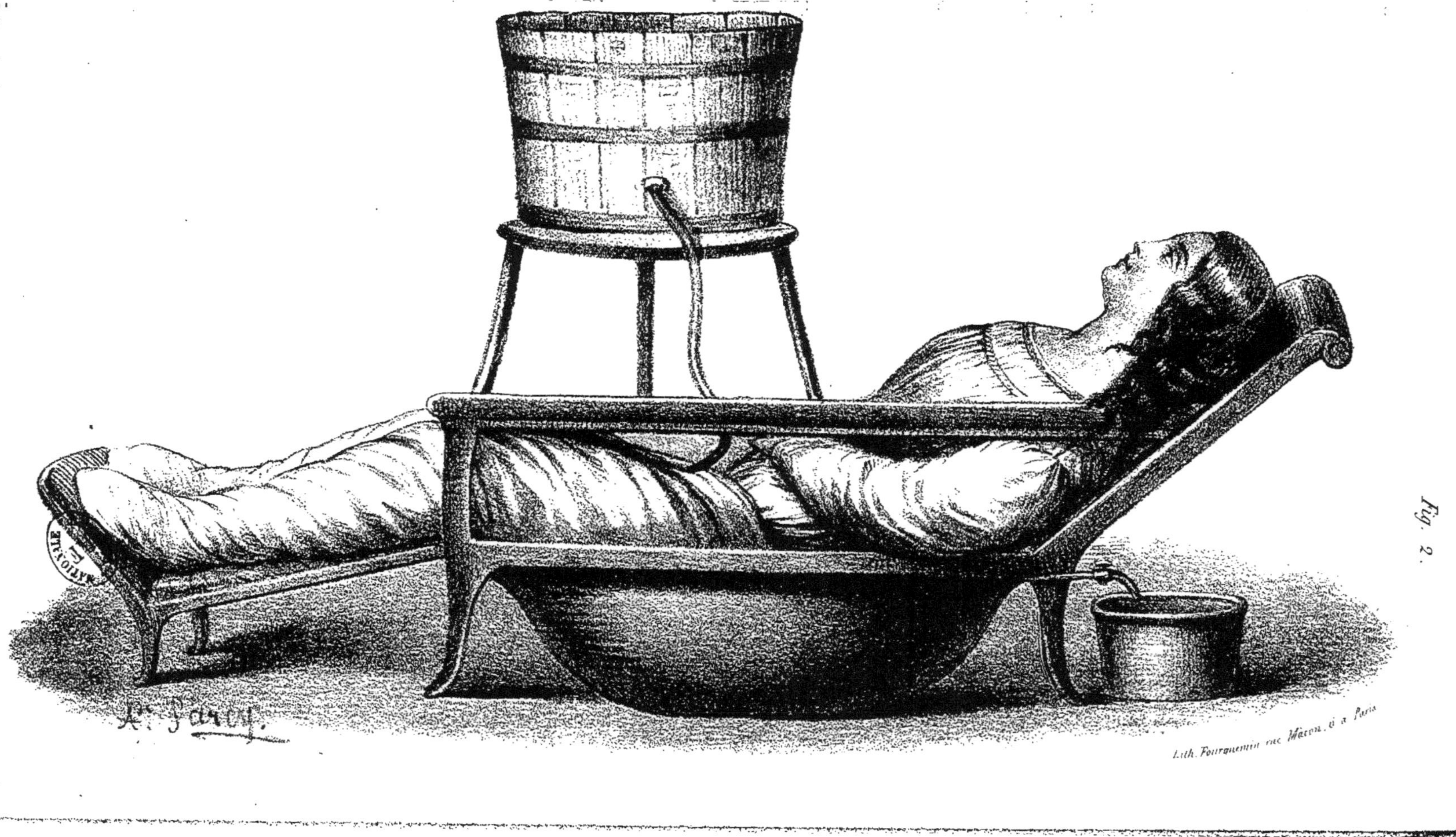

Fig. 2.
Lith. Fourquemin rue Macon, 6 à Paris

TABLE ANALYTIQUE

DE L'ENSEMBLE DE L'OUVRAGE.

(les chiffres indiquent les pages).

PRÉFACE.

PROLÉGOMÈNES,

ou *physiologie pathologique pour comprendre le véritable mode d'action des eaux*, p. vıı.

SECTION I.

PROPRIÉTÉS DE L'EAU DE MER.

SECTION II.

DES EFFETS PHYSIOLOGIQUES DE L'EAU DE MER SUR L'ORGANISME.

Toute la thérapeutique répondant à l'action physiologique des remèdes,
l'étude de ces derniers effets est le fondement de la médecine, 21. — C'est
en changeant les matériaux de notre corps molécule par molécule que s'o-
pèrent les résolutions comme les reconstitutions, 22.

DES EFFETS PHYSIQUES ET PAR SUITE VITAUX DES EAUX DE MER SUR L'OR-GANISME, 23.

§ 1. *Effets de l'air et des lieux*, 23. — L'air qu'on respire, qui baigne et
pénètre le corps détruit les incommodités et les maladies, 23. — Un air
chaud et sec porte les fluides à la peau et excite le système nerveux encéphalo-rachidien, 23. — Mais il diminue la puissance digestive, 25. — L'activité fonctionnelle de la peau n'est dans ces circonstances que le résultat
de l'expansion générale des liquides, 27. — Les sécrétions sont facilitées
par la dilatation générale des tissus, 28. — L'activité de la circulation capillaire en est la conséquence, et de ce fait et du calorique introduit, résulte qu'une nourriture substantielle est moins indispensable, parce qu'il
y a moins d'aliments brûlés dans les capillaires, 28 ; — le calorique communiqué dispense la faculté calorigénésique de produire du calorique, 29.
— De cette condition de la circulation capillaire dans les climats chauds
résulte une foule d'applications dans la pratique, puisque c'est là que s'o-
pèrent les principales transformations de la nutrition, 30-33. — Les vents

qui règnent dans les climats secs et chauds activent la contractilité organique, de manière que les sécrétions et les élaborations sont plus parfaites, 33 ; — ce qui le prouve, c'est le moins grand nombre de maladies dyscrasiques, la rareté des épidémies, 34-42. — Toutes les actions organiques et fonctionnelles tendent à s'épurer et à s'élever par la respiration d'une part et la contractilité organique de l'autre, 43-47. — Un air humide et raréfié, déterminant des effets contraires, procure diverses maladies, 48. — Les bains de mer de la Méditerranée ont donc une prééminence sur ceux du Nord, à cause des conditions climatériques qui les entourent, 52. — Avec de telles conditions climatériques et hygiéniques, on peut modifier en entier l'organisme, par des actions physiologiques manifestes, agissant le plus directement possible sur les éléments de la vie, 53. — Voilà comment nous atteignons cette vie par un *impetum faciens* que nous désignons, 54 ; — cela, en conciliant les principes d'Hippocrate et de l'École de Montpellier avec les travaux anatomo-pathologiques de l'École de Paris, 55. — C'est ainsi que nous matérialisons presque le dogmatisme d'Hippocrate et de Galien, 41-51 ; — car, toute résolution et toute régénération ne peuvent être que la conséquence du mouvement de composition et de décomposition que nous pouvons déterminer dans notre consensus organique, 57.

§ 2. *Des effets physiologiques de la densité de l'eau*, 58. — Les effets de la densité de l'eau à l'extérieur du corps ne sont pas différents de ceux de l'air, 58. — Par l'action du bain froid le sang est poussé dans les organes intérieurs, 60 ; — il est expulsé de la périphérie ; expérimentations qui le prouvent, 61-63. — Il est dans les capillaires des organes intérieurs, 64. — Par cette double action, la respiration est modifiée, plus complète, 65 ; — et de ce double effet : circulation capillaire intérieure plus active, respiration plus complète, résulte plus de perfection dans l'hématose, 65 ; — cela, parce que cette circulation capillaire plus active, étant devenue plus parfaite avec l'hématose, modifie les conditions fonctionnelles du système nerveux, du foie, des reins, des organes digestifs, 66. — De là, le retentissement modificateur des fluides modifiés sur tout l'organisme, 68.

§ 3. *Effets physiologiques de la température de l'eau*, 69. — La température froide de l'eau de mer ne fait qu'ajouter des qualités plus actives à sa densité, 69 ; — en impressionnant encore la contractilité par la sensibilité, 70. — La contractilité ainsi augmentée active le conflit vital des molécules des solides et des liquides ; d'où ce phénomène, que s'il y a du calorique enlevé par l'eau ambiante, il y en a aussi plus d'engendré par l'action physiologique relevée, qui se passe dans les capillaires, 71. — De là, la réaction : la chaleur que l'on éprouve après le bain froid, 71. — Par la natation ces effets sont encore plus actifs, 74 ; — donc les résultats diacritiques et régénérateurs plus prononcés, 75. — Mais de tels effets sont la conséquence des actions multiples des organes sécréteurs et élaborateurs, et non de la simple réaction à la peau, comme on l'avait cru, 75-79. — Dès lors l'action des eaux de mer est dévoilée, 81 ; — car, par les fonctions du système lymphatique et les influences que lui apporte le bain froid, les transformations du sang sont expliquées, 82. — Les parties les plus séreuses de ce sang s'engagent dans les radicules des vaisseaux lymphatiques et se transforment dans le trajet de ces vaisseaux, 83-85. — C'est ainsi qu'il résulte par les sécrétions des intestins, une dépuration albumineuse, par celles du foie, une dépuration carbonée, 86 ; — et par les éla-

borations du système lymphatique, la transformation de l'albumine la
mieux élaborée, en fibrine, 87.

§ 4. *Des effets physiologiques déterminés par les mouvements de la
mer*, 87. — Les vagues compriment aussi notre corps, 88. — Comme la
densité et la température froide, elles excitent la contractilité ; d'une manière même intermittente qui double l'énergie de cette faculté, 89. — Cette
action favorise la circulation capillaire intérieure et les transformations
dans le système lymphatique, active aussi l'assimilation des éléments les
mieux élaborés et la décomposition des matériaux les plus excrémentitiels, 90. — Ces deux phénomènes opposés de la nutrition s'opèrent par
les conditions de contractilité nouvelle des fibres et des cellules des tissus,
et de telle sorte qu'ensuite le système lymphatique sert à l'élaboration, le
système veineux à la décomposition : l'un pour ramener le sang dans le
torrent circulatoire, l'autre pour le porter aux sécrétoires, 91. — L'action
de la vague ne fait donc qu'activer les effets du bain froid, c'est-à-dire
l'élimination carbonée et albumineuse, et les transformations azotées et
fibrineuses, 92.

§ 5. *Des effets physiologiques de la phosphorescence de l'eau de mer*, 92.
— Il n'est pas prouvé que la phosphorescence de la mer puisse agir sur
la peau, 92. — Il est même impossible de l'admettre, 93. — Elle n'a donc
aucune conséquence physiologique sur l'organisme, 95.

§ 6. *Des effets physiologiques de l'électricité de l'eau de mer*, 96. — Elle
ne peut qu'activer l'action nerveuse, 96 ; — d'où les conséquences sur la
contractilité, la nutrition, la caloricité, 97-103.

§ 7. *Des effets physiologiques des agents physiques des eaux thermales*, 104. — Outre l'action du liquide, 105. — Leurs effets varient suivant la température, 109. — Par cette température, elles dilatent les liquides et par suite les tissus, contrarient l'accomplissement de la respiration, 110 ; — modifient la circulation capillaire, 111 ; — de manière à
faciliter la décomposition, 112-116, — à laquelle participent souvent les
principes minéraux, 117, — sans cependant neutraliser l'effet de la thermalité qui les domine, 118. — Aussi, les eaux thermales minérales, surtout alcalines, salines et sulfureuses, sont hyposthénisantes par les décompositions qu'elles sollicitent et les élaborations qu'elles empêchent, 122.

§ 8. *Des effets physiologiques des agents chimiques de l'eau de mer*, effets
de l'odeur de la mer, 124. — L'air de la mer contenant des vapeurs salines, de l'iode, du brôme et du pétrole, agit sur la contractilité des tuyaux
bronchiques qu'il traverse, 125. — Par ces diverses substances, par la
colonne atmosphérique plus haute et la moindre quantité d'acide carbonique, il agit sur l'hématose, qu'il modifie, 126 ; — de manière à activer
la transformation fibrineuse, 130.

§ 9. *Des effets physiologiques des sels de l'eau de mer*, 132. — Les sels
doivent favoriser l'artérialisation du sang, 133. — Ils excitent les sécrétions albumineuses et carbonées, 135 ; — d'où résulte que, comme la médication marine extérieure, ils combattent la vénosité et favorisent l'artérialisation, 139 ; — et, en finale, qu'ils aident encore les transformations
de l'albumine en fibrine, 140.

§ 10. *Des effets physiologiques des agents chimiques des eaux minéro-
thermales*, 140. — Déjà l'eau seule force toutes les sécrétions, 142. —

L'action des sels des eaux varie surtout suivant leur température, c'est-à-dire qu'elles deviennent alors ou purgatives ou diaphorétiques, 143. — Les principes minéraux agissent encore par une action peu connue, les uns en augmentant, les autres en diminuant la plasticité des liquides, 146.

SECTION III.

DES CONSÉQUENCES THÉRAPEUTIQUES OBTENUES PAR LES EAUX DE MER EN PARTICULIER ET LES EAUX MINÉRALES EN GÉNÉRAL, 149.

C'est au moyen des rapports de ces conséquences avec les effets physiologiques que nous devons trouver le véritable mode d'action des eaux de mer qui doit fixer la science et diriger la pratique, 149. — Ces conséquences se divisent en trois chefs, 150.

§ 1. *Résultats thérapeutiques par action topique immédiate*, 150.—Résultats topiques de l'air de la mer, *ib.* — Il agit en augmentant la contractilité des tissus de la membrane muqueuse bronchique, diminue ainsi ses sécrétions et fait résoudre l'hypérémie qui pénétrait ses tissus; la guérison de divers catarrhes bronchiques le prouvent, 151.

§ 2. *De l'action médicatrice topique de l'eau de mer*, 152. — Elle résout des glandes engorgées, fait cicatriser des ulcères, disparaître des dartres, 153; — la gale, le prurigo, 154. — Mais, il est difficile d'attribuer uniquement ce résultat aux principes chimiques de l'eau de mer, la température de l'eau y contribue puissamment, comme le prouve nombre de faits, 157-164.—Lorsque la contractilité générale est aussi abaissée que l'est la locale dans la partie pathologique, ces sels peuvent y contribuer, 165.

§ 3. *Des résultats thérapeutiques par équilibration fonctionnelle*, 169. — Les faits prouvent que c'est en augmentant la contractilité locale par l'eau froide qu'on arrive à la résolution de diverses phlegmasies, 169. — Quelquefois, ce sont des fonctions sorties de l'harmonie générale qu'il faut faire rentrer dans les limites d'une juste équilibration, 180. — Dans les fièvres et diverses perturbations de l'innervation, pour atteindre l'équilibration organique, il faut obtenir en même temps celle des fluides et des solides, c'est-à-dire l'équilibration entre la plasticité et la contractilité, 198.

§ 4. *Des résultats thérapeutiques par régénération de la nutrition*, 215. — On ne peut plus attribuer ces résultats à la spécificité du remède, 216. — Celui-ci n'a d'action sur le mal que par ses conséquences, 217. — Ce n'est jamais qu'en modifiant les solides par les fluides et les fluides par les solides, c'est-à-dire la contractilité des organes élaborateurs ou la nutrition par les sécrétions, 219. — Ce qui l'atteste, ce sont les radications pathologiques de la chlorose et des maladies scrofuleuses, 221. — Les bains de mer attaquent les radications de ces maladies de toute manière, en modifiant la nutrition par les sécrétions, et en déterminant la régénération par l'élévation de la contractilité des organes élaborateurs, 221. — D'ailleurs les chloroses et les maladies scrofuleuses doivent leurs différentes phases à un excès ou à un abaissement d'albumine, 225. — Indications diverses de ces états différents de la plasticité humorale, 243.

§ 5. *Des résultats thérapeutiques obtenus par les eaux thermales en général et surtout par les eaux salines et sulfureuses*, 252. — Ce sont les excrétions déterminées qui modifient l'état organo-plastique de manière diminuer les matériaux azotés de la fibrine , 256. — Par ces sécrétions la contractilité revient sur elle-même, et en augmentant ainsi la résorption, facilite les résolutions, auxquelles concourt aussi le mouvement organique imprimé, c'est-à-dire la révulsion, 259. — Preuves de l'action décomposante, hyposthénisante de ces eaux, 273.

SECTION IV.

DES INDICATIONS ET CONTRE-INDICATIONS DE LA MÉDICATION MARINE ET HYDROSULFUREUSE THERMALE, 283.

Les indications et les contre-indications profondes, intimes ou générales se tirent plutôt de l'état organo-plastique que de la maladie, de sa nature et de son siége, 283. — Le siége ne nous donne que des indications de dérivation et de révulsion, 288.

SECTION VI.

DU VÉRITABLE MODE D'ACTION DES EAUX DE MER EN PARTICULIER ET DES EAUX THERMO-MINÉRALES EN GÉNÉRAL, 300.

§ 1 et 2. *Du véritable mode d'action de l'air et de l'eau de la mer à l'intérieur*, 300-307. Les principes chimiques de l'air et de l'eau de mer agissent directement sur le sang en s'y mêlant, et indirectement par les sécrétions qui modifient sa plasticité, 300-307. — Le sang ainsi modifié, réagissant sur les tissus, modifie leur contractilité, 314, — qui, alors, réveille d'autant plus les organes élaborateurs que cette impulsion organique s'opère mieux dans le sens et la direction fonctionnelle du système lymphatique, 315.

§ 3. *Du véritable mode d'action des eaux de mer à l'extérieur*, 319.— Elles agissent ici essentiellement, sinon uniquement par la densité, la température et les vagues qui, en réveillant la contractilité, changent les élaborations, notamment celles du système lymphatique, 319.—On ne peut en effet expliquer leurs conséquences par l'absorption de la peau qui n'est pas possible dans la plupart des modes d'administration des bains de mer, 321.— De la même manière ne peut-on expliquer cet effet par la stimulation révulsive de la peau, 325. — Ce qui prouve toutes ces conséquences, ce sont les actions opposées des bains froids et chauds comparés, 330.

SECTION VII.

LES EAUX DE MER PERDENT-ELLES DE LEUR ÉNERGIE OU DEVIENNENT-ELLES PLUS ACTIVES EN LES FAISANT CHAUFFER, 336.

Les eaux de mer perdent de leur énergie en les faisant chauffer, surtout sur les maladies auxquelles elles conviennent plus particulièrement, 337. — Elles n'acquièrent ainsi qu'une certaine innocuité relativement à la sensibilité individuelle, à la condition organo-plastique du moment, 343. — A cause des conditions au milieu desquelles s'effectue toujours la respiration, elles conviennent aux mêmes états morbides que les eaux de mer froides, 343.

SECTION VIII.

DES DIFFÉRENTS MODES D'APPLICATION DE L'EAU DE MER EN PARTICULIER, DES
EAUX FROIDES, SIMPLES, MINÉRALES OU THERMALES EN GÉNÉRAL, 346.

§ 1. *Administration intérieure*, 346. — Elles doivent être administrées à
petites doses, s'il ne s'agit que de remonter la contractilité organique, et à
doses purgatives, diurétiques, diaphorétiques, s'il s'agit d'arriver à des
transformations organo-plastiques, 349.

§ 2. *Administration extérieure*, 352. Il importe de mettre en ordre les indications qui doivent diriger les modes d'administration, 352. — Ces indications se tirent à la fois de l'état général et local, 353, — et se résument
dans les principes qui embrassent les diverses médications, à la fois trop
distinctes et trop confuses qu'on avait admises, et qui ne sont pour nous
que dérivatives et révulsives, reconstitutives toniques ou reconstitutives
décomposantes, 370.

SECTION IX.

HYGIÈNE DES BAIGNEURS AUX EAUX DE MER EN PARTICULIER ET AUX EAUX
MINÉRO-THERMALES EN GÉNÉRAL, 390.

Les eaux en général modifiant la nutrition, il n'y a pas de médication hydrothérapique sans régime hygiénique et surtout diététique y correspondant, 390.

Circumfusa. — L'air chaud et sec facilitant les sécrétions, les eaux situées
dans les pays méridionaux devront généralement être préférées, 391, —
même pour établir des contrastes avec l'eau froide, impressionnant l'organisme et réveillant sa tonicité, 391. — D'ailleurs, ce n'est pas tant pour
le froid qu'il faut repousser les climats du nord, mais pour l'humidité qui
empêche souvent les malades de profiter de l'exercice, qui est ordinairement une condition hygiénique indispensable, 403.

Ingesta. — L'alimentation, devant fournir ou refuser certain matériaux à la
nutrition, est si importante, qu'on devrait établir dans tout établissement
d'hydrothérapie des tables de différents régimes sous la surveillance des
médecins, 392.

Applicata. — Dans les maladies où il s'agit de reconstitution tonique, les
malades ne doivent pas trop se couvrir, surtout au lit, 402. — Les lits
doivent même être durs, 403.

Gesta. — L'exercice qui rentre dans cette classe, forçant les éliminations et
l'assimilation, doit être utilisé surtout pour les reconstitutions toniques, 404.

Percepta. — Au milieu des sensations douces, même de la joie et du plaisir,
nos sécrétions comme nos élaborations s'effectuent mieux ; tout ce qui peut
donc entretenir l'esprit dans de telles conditions sera à observer, 405.

RÉSUMÉ CONCLUANT.

De même qu'il est impossible de concevoir la vie sans la sensibilité, la contractilité, la nutrition et la caloricité, de même tous nos moyens médicateurs agissent sur nous en allant atteindre et mettre en mouvement une de
ces facultés, qui, à son tour, fait mouvoir les autres, 407.—De cette manière,

nous ne sommes ni vitaliste, ni solidiste, ni humoriste exclusivement, mais tout à la fois, et cela en expliquant le mécanisme de nos actions sur nos organes, et les réactions des fonctions sur ces mêmes organes, 408. — Aussi, donnons-nous dans des tableaux : les effets et les résultats de l'administration de l'eau par le mode balnéaire, et montrons-nous ainsi les effets primitifs, les effets consécutifs, les conséquences locales, les conséquences générales et les résultats définitifs de l'eau froide, 410, — de l'eau chaude, 411, — des eaux minérales purgatives, 414, — des eaux minérales diaphorétiques, 415. — Ce n'est donc pas un système que nous avons élevé, mais une théorie de pure nécessité pour diriger la pratique, 416.

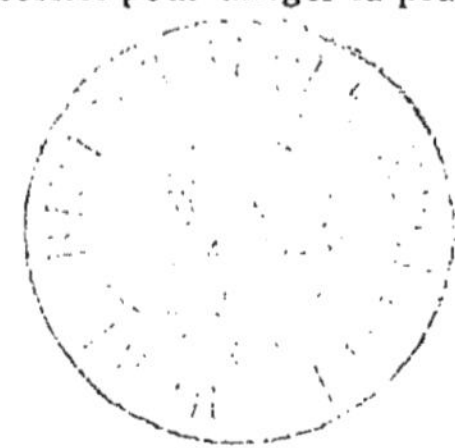

FIN DE LA TABLE EXPLICATIVE DES CHAPITRES.

TABLE

PHYSIOLOGICO-THÉRAPEUTIQUE DES FAITS CLINIQUES CITÉS DANS CET OUVRAGE.

4° *Curations obtenues par dérivation et révulsion reconstitutives décomposantes.*

FIN DE LA TABLE DES FAITS CLINIQUES.

ERRATA.

Page   4. De l'Océan 1,0280, *lisez* 1,0028.
 —   4. De la Méditerranée 1,0320, *lisez* 1,0032.
 —   4. Résultats qui se comprendraient, *lisez* que l'on comprendrait.
 — 114. Serait facile, *lisez* il serait facile.
 — 184. C'est même à cette dernière, *lisez* sur cette dernière.
 — 204. Cherchons toujours à atteindre, *lisez* à obtenir.
 — 356. Assez de concordance avec les dérivatifs, *lisez* révulsifs.

Imprimerie de Ch. Lahure (ancienne maison Crapelet)
rue de Vaugirard, 9, près de l'Odéon.